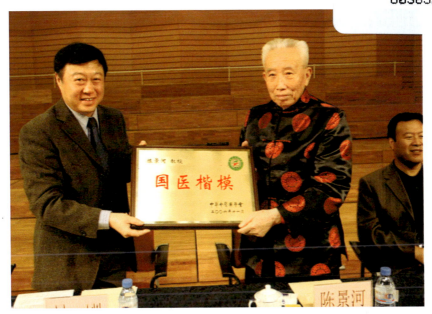

国家中医药管理局原副局长吴刚向陈景河教授颁发"国医楷模"牌匾

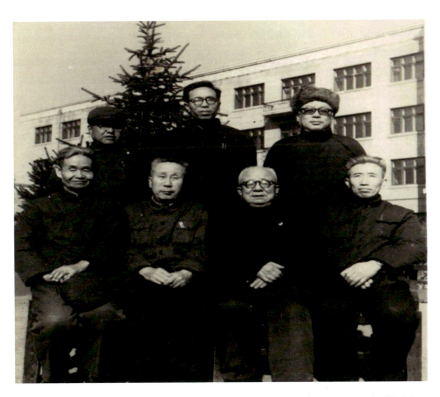

陈景河(右一)与高仲山(右二)、马骥(左二)、张金衡(左一)、柯利民(二排右一)、毛翼楷(二排中)等合影

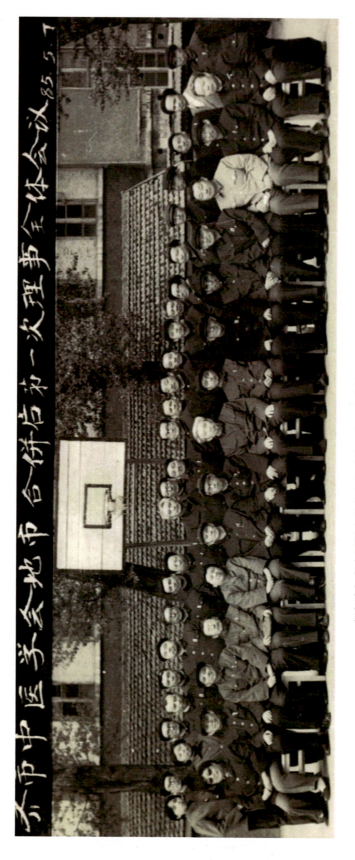

齐齐哈尔市中医学会地市合并后第一次理事全体会议（第一排中为陈景河）

龙江医派丛书

姜德友　常存库　总主编

陈景河学术经验集

蒋希成　陈星燃　主编

科学出版社

北　京

内 容 简 介

龙江医派是在黑龙江省特有的地域环境和文化背景下、在不断更迭的历史条件下，文化相互碰撞争鸣、撷取交融所形成的风格独特、蕴育了高纬寒地在中医药防治疾病的优势与特色、在我国北方地区新崛起的医学流派。"龙江医派丛书"全面、系统地搜集整理、汇集了有关龙江医派诸位医家学术思想和临床经验的珍贵文献资料，并利用现代研究方法对其进行了深入的分析、研究和提炼。本书整理汇集了龙江医派杰出医家、国医楷模陈景河教授的著作、医论、医话和医案等。本书分为医家传略、学术思想、医论集锦、医案撷菁四部分，系统总结了陈景河教授的学术思想和临床经验。

本书可供中医药研究及临床工作人员、中医院校学生及广大中医爱好者阅读、参考。

图书在版编目（CIP）数据

陈景河学术经验集 / 蒋希成，陈星燃主编. —北京：科学出版社，2021.7
（龙江医派丛书 / 姜德友，常存库总主编）
ISBN 978-7-03-069310-5

Ⅰ. ①陈⋯ Ⅱ. ①蒋⋯ ②陈⋯ Ⅲ. ①中医临床-经验-中国-现代 Ⅳ. ①R249.7

中国版本图书馆CIP数据核字（2021）第130303号

责任编辑：鲍　燕　孙　曼 / 责任校对：王晓茜
责任印制：徐晓晨 / 封面设计：陈　敬

版权所有，违者必究。未经本社许可，数字图书馆不得使用

科学出版社 出版
北京东黄城根北街16号
邮政编码：100717
http://www.sciencep.com

北京虎彩文化传播有限公司 印刷
科学出版社发行　各地新华书店经销

*

2021年7月第　一　版　　开本：787×1092　1/16
2021年7月第一次印刷　　印张：29　插页：1
字数：682 000

定价：168.00元
（如有印装质量问题，我社负责调换）

"龙江医派丛书"组委会

总 顾 问	张 琪　袁 纲　索天仁　田文媛
主任委员	李大宁　王国才
副主任委员	陈亚平　姚凤祯　黄 友　柳 鸣　于黎明
委　　员	（按姓氏笔画排序）

王立军　王学军　王春雷　王晓鹏　王爱萍
左 军　曲 峰　曲敬来　刘世斌　关立峰
孙 莹　孙 斌　孙志彬　孙茂峰　运 峰
李丽雅　李建民　杨 波　杨天悦　邱文兴
张晓峰　陈 光　陈 宏　陈 晶　陈冬梅
陈祖仁　武朋鬲　赵海滨　徐 峰　徐国廷
高志刚　郭加利　郭志江　梁 华　蒋希成
靳万庆　廖佳音　翟 煜

"龙江医派丛书"学术委员会

主任委员	匡海学
副主任委员	程 伟　王喜军　田振坤　李 冀　孙忠人
委　　员	（按姓氏笔画排序）

于福年　王 顺　王友鹏　王雪华　李永吉
李廷利　李显筑　李敬孝　杨天仁　杨炳友
佟子林　邹 伟　汪少开　张佩青　周亚滨
周忠光　段光达　段富津　都晓伟　徐 巍
高 雪　唐 强　阎雪莹　谢 宁

"龙江医派丛书"总编委会

总 主 编 姜德友 常存库

编　　委（按姓氏笔画排序）

马龙侨	马伯艳	王 历	王 宇	王 兵
王 非	王 瑶	王 磊	王东岩	王芝兰
王远红	太 鑫	田旭生	白玉宾	丛慧芳
冯 军	冯晓玲	吕姵瑶	朱 峰	乔 羽
任为民	刘 明	刘 征	刘华生	刘春红
刘晓晶	刘雅芳	孙 洋	李 军	李凤莲
李文英	李阳光	李富震	杨云松	吴文刚
邱海丽	冷德生	宋立群	张 茗	张 浩
张友堂	张宗利	张海丽	张福利	陈 飞
陈岩波	陈宝忠	林 静	林晓峰	罗庆东
周雪明	郑 杨	郎笑飞	赵文静	赵春森
赵桂新	柳成刚	段永富	姜雪岩	姚 丽
姚素媛	高长玉	高恩宇	郭伟光	桑希生
黄鹏展	常佳怡	常惟智	常滨毓	符 强
隋博文	韩凤娟	韩延华	韩洁茹	鲁美君
谢晶日	解 颖	裴 丽		

学术秘书 李富震

《陈景河学术经验集》编委会

主　　编　蒋希成　陈星燃
副 主 编　钟　声　郎笑飞　李晓光　王笃彬　孟　薇
　　　　　　李俊毅
编　　委（按姓氏笔画排序）
　　　　　　于　琨　于存玥　马　琳　王　钧　王　振
　　　　　　王　硕　王佳柔　王金先　王金贺　王梦思
　　　　　　王晶波　王婷萱　田　源　冯慧静　任鹏鹏
　　　　　　刘　彬　刘　爽　刘　菲　刘国鑫　孙曼丽
　　　　　　孙奥博　李文昊　李玉梅　李秋实　杨　威
　　　　　　杨圣英　张宜默　张宛秋　陈知行　陈素云
　　　　　　陈素玉　和鹏飞　孟　鹏　孟　璐　赵　艳
　　　　　　赵术志　俞　婧　高　阳　黄云蕾　曹家浩
　　　　　　蒋钱福　翟　煜　鞠丽丽
主　　审　陈　宏　张永刚　于万贵

总　序

中医药学源远流长。薪火相传，流派纷呈，是中医药学的一大特色，也是中医药学术思想和临床经验传承创新的主要形式。在数千年漫长的发展过程中，涌现出了一大批的著名医家，形成了不同的医学流派，他们在学术争鸣中互相渗透、发展、融合，最终形成了中医药学"一源多流"的学术特点及文化特色。

开展中医药学术流派的研究，进一步挖掘和揭示各医学流派形成和发展的历史规律，不仅仅是为了评价各流派在中医药传承和发展中的作用及历史地位，更为重要的是以史为鉴，古为今用，不断丰富中医药学术理论体系，从而推动当代中医药学研究的创新和发展，促进中医药事业的繁荣与发展。

黑龙江地处祖国北疆边陲，白山黑水之畔，与俄罗斯、日本、韩国都有密切交往，具有独特的地域地理气候特点及历史文化底蕴。通过一代代中医药人的不懈努力，在龙江大地上已逐渐形成了以高仲山、马骥、韩百灵、张琪四大名医为首的黑龙江名中医群体，他们在黑龙江省特有的地域环境和文化背景下，在动荡不安、不断更迭的历史条件下，相互碰撞争鸣撷取交融，以临床实践为重点的内科、外科、妇科、儿科、五官科、骨伤科、针灸科等，协同发展，各成体系，学术经验多有特点，并有论著传世，形成了风格独特的"龙江医派"，孕育了北寒地区中医药防治疾病的优势与特色，成为我国北方地区新崛起的医学流派。

当今，"龙江医派"已融汇成为区域中医学术传承创新的精华，筑建起黑龙江中医学术探讨的平台，成为黑龙江中医事业发展和人才培养的内生动力。中医龙江学派的系统研究将为学派的学术内涵建设提供良好环境，为黑龙江中医文化品牌和地域社会文化的优势形成做出卓越贡献。

"龙江医派丛书"不仅全面、系统地搜集整理了有关"龙江医派"的珍贵文献资料，而且利用现代研究方法对其进行了深入的分析、研究和提炼。"龙江医派"反映了近百年来中医药不畏艰苦、自强不息、不断发展壮大的奋斗历程，为中医药学的理论研究和创新实践提供了坚实的学术基础。相信该丛书的出版，对于继承和发扬"龙江医派"名老中医学术思想和临床经验，激励中医药新生力量成长有着重要的教育意义，亦将对推动黑龙江中医药学术进步与事业发展产生积极、深远的影响。同时，对全国中医药学术流派的挖掘、整理、研究也有重要的启迪，更期盼同道能将丛书所辑各位名家临床经验和学术思想综合剖析，凝炼特点，彰显"龙江医派"所独具的优势和特色。谨致数语为之序。

中　国　工　程　院　院士
中国中医科学院　院长
天津中医药大学　校长

2012年春日

总 前 言

中国地大物博，传统文化源远流长，中医学就是在中国的自然和人文环境中发育成长起来的。由于自然和人文条件的差异，中医学在其发生发展过程中就必然地形成了地方特色，由此便出现了林林总总的地方流派。龙江医派是近现代我国北疆新崛起的中医学术流派，是黑龙江省独特的历史、文化、经济、地理、气候等诸多因素作用逐渐形成的，是在白山黑水中、在黑土文化历史背景下孕育成长起来的，有着鲜明的地域文化特色。黑龙江省委书记张庆伟在全省中医药发展大会上指出：龙江医派是通过一代代中医药人不懈努力而形成的。特别是在其百余年的发展过程中，以高仲山、马骥、韩百灵、张琪四大名医为代表的新时代黑龙江名中医群体，不断创新，薪火相传，形成了鲜明的学术特色和临证风格，凸显了对北方地区疾病防治的优势。龙江医派体现了中医学术流派必须具备的地域性、学术性、继承性、辐射性、群体性等特点，有自身的贡献和价值。梳理龙江医学发展历史脉络，总结龙江医派的学术经验和成就，对促进龙江中医的进步，发展全国的中医事业都有重要意义。

1 龙江医派的文化背景

龙江医派的形成和发展与黑龙江流域的古代文明、文明拓展和古民族分布、少数民族文明的勃兴、黑土文化特点及黑龙江省特有精神具有密切联系。

黑龙江古代文明和古人类距今已18万年，黑龙江省兴凯湖曾出土形态各异的6000年前陶器。黑龙江省有三大族系：一是东胡、鲜卑系——西部游牧经济；二是秽貊、夫余系——中部农业渔猎经济；三是肃慎、女真系——东部狩猎捕鱼经济。全省共有53个少数民族。公元5~17世纪，北方少数民族所建立的北魏、辽、金、元、清五个重要朝代都兴起于黑龙江流域，他们创建了独具特色的鲜卑文化、渤海文化、金元文化、满族文化、流人文化及侨民文化。所以，黑龙江地区具有开放性、多元性、豪放性、融合性、开创性等多种黑土文化特点。同时黑龙江历史积淀出的闯关东精神、抗联精神、北大荒精神、大庆精神、龙医精神，激励着一代又一代的龙江人不断进取。

2 龙江医派的形成与发展

龙江地区医疗实践经跌宕起伏、脉冲式发展历程，形成了独树一帜的诊疗风格及用药特色，其学术思想鲜明，具北疆寒地特点。

2.1 龙江中医的孕育

有了人类就有了医疗保健活动。据史料记载，旧石器时代晚期，黑龙江流域就有了中华民族先人的生息活动，西汉时期黑龙江各民族就已经处于中央管辖之下。经历代王朝兴衰、地方民族政权的演替，黑龙江地区逐步发展为多民族聚居的省份，有丰富的地产药材。各族人民利用地产药物和不同的民族文化，积累了特色鲜明的医药经验和知识，形成了满医、蒙医、朝鲜医等不同的民族医学，还有赫哲、鄂伦春等特殊的民族医药经验和知识。黑龙江的中医学在历史上不可避免地吸收了各方面的医药知识和经验，如此就使龙江医派的学术中融汇了地方和民族医药因素，逐步形成了地方医学流派的内涵和风格。

在漫长的古代，黑龙江区域的医疗主要是少数民族医药内容，汉民族的中医学基本是从唐宋以来逐步兴盛起来的。唐代时渤海国接受唐王朝册封后，多次派遣人员赴唐学习中原文化，中原文化大规模输入北方渤海国，并向日本等周边国家和地区出口中药材，这样的反复交流活动，促使黑龙江的中医学术逐步积累起来。金代女真人攻陷北宋汴梁，掳中原人十余万，其中就有大批医药人员，包括太医局医官，此外还有大量的医药典籍和医药器具，这极大地促进了中医药在黑龙江的传播和发展。

到了清代，随着移民、经商、开矿、设立边防驿站、流放犯人等活动的进行，中医药大量进入黑龙江，专业从事人员日益增多，中医药事业随之发展起来并逐渐形成了阵容和规模。

2.2 龙江医派的雏形

由于民族因素和地方疾病谱及地方药物等物质文化原因，黑龙江中医药经过漫长的孕育，到清末民初，初步形成了龙江医派格局。当时的黑龙江中医有六个支系，分别为龙沙系、松滨系、呼兰系、汇通系、三大山系和宁古塔系。

龙沙系的主流是由唐宋以来至明清的中原医药辗转传承而来的，渊源深远，文化和经验基础雄厚。他们自标儒医，重医德，讲气节，注重文化修养，习医者必先修四书五经以立道德文章之本，然后才研读《内经》《伤寒论》等医药典籍。临证多用经方，用药轻，辨证细。1742年（清乾隆七年），杭州旗人华熙，被流放齐齐哈尔，在此地行医，其对天花、麻疹患儿救治尤多。1775年（清乾隆四十年），吕留良的子孙发遣到齐齐哈尔，有多人行医，最有名望者为吕留良的四世孙吕景瑞。1807年（清嘉庆十二年），晋商武诩从中原到黑龙江带来药物贸易，该人擅针灸并施药济人，文献记载他曾把药物投井中治疗了很多时疫病人，此系医风延及黑龙江的嫩江、讷河、克山、望奎一带。

松滨系起于黑龙江的巴彦县,因沿松花江滨流传而得名。该派系医家多以明代医书《寿世保元》《万病回春》为传承教本,用药多以平补为主,少有急攻峻补之品,理论上讲求体质禀赋,临证上重视保元固本,应用药物多以地产的人参、黄芪、五味子等为主,治疗以调养为主要方法。

呼兰系世人多称为"金鉴派",源于光绪年间秀才王明五叔侄于1921年(民国十年)所创之"中医学社"。该社讲学授徒专重《医宗金鉴》,并辅之以明清医书《内经知要》《本草备要》《温病条辨》,依此四种医书为基础授业。此派医家用药简洁精炼,擅长时方,治热性病经验丰富。此医系门人数百,分布于黑龙江的哈尔滨、绥化、阿城、呼兰一带。

汇通系以阎德润为代表。阎德润先生1927年留学日本仙台东北帝国大学,1929年夏获医学博士学位,1934年任哈尔滨医学专门学校校长,1938年至1940年任哈尔滨医科大学校长兼教授。先生虽习西医,但是热爱中医,从1924年开始,陆续发表《汉医剪辟》等文章,并著有中医专著《伤寒论评释》等。他是近代西医界少有的以肯定态度研究中医而成就卓著者。其授课时除讲解生理、解剖等西医知识外,还研究中医名著,主张中西医汇通,见解独到,是黑龙江近现代中西医汇通派的优秀代表人物。

三大山系属走方铃医性质,串雅于东北各地区。据说此派系王氏等三人以医艺会友而结派,为此派的开山祖师,三人姓名中都有"山"字,故又名为"三大山派"。哈尔滨道外北五道街有"王麻子药店",以王麻子膏药著称,此即为三大山派人物之一。同派人物流落到此,可管吃住,但是临别时须献一治病绝技,以此作为交流,增长提高治病技艺。该派偏重奇方妙法,忽视医理探究,除惯用外用膏药外,多习针灸之术,而针灸又以刺络泄血手法称绝。

宁古塔系在今宁安市一带,古为渤海国,此系军医官较多。1665年(清顺治十二年),流徙宁古塔的周长卿擅长医术,为居民治病,是宁古塔中医的创始人。1822年(清道光二年),宁古塔副都统衙门有从九品医官杜奇源。1824年(清道光四年),副都统衙门有从九品医官刘永祥行医治病,衙门不给俸禄,只给药资银每月12两。1862年(清同治元年),宁古塔民间中医有李瑞昌,擅长内科。1875年(清光绪元年),宁古塔有医官刘克明行医治病。1880年(清光绪六年),有练军退役军医黄维瑶,持将军衙门的带龙旗的执照在宁古塔城设四居堂诊所。此时城里还有专治黑红伤的中医刘少男、串乡游医李芝兰。1880年(清光绪六年)吴大澂来宁安,次年设立种痘局预防天花。据1911年(清宣统三年)统计,宁古塔有中医内科医生19人,外科医生4人,妇科医生2人,儿科医生3人,喉科医生2人,眼科医生1人,齿科医生1人。宁古塔一地,中医已形成人才比较全面的群体。

2.3 龙江医派的发展壮大

民国初年以降,龙江医派逐步发展壮大。一代名医高仲山可谓龙江医派发展壮大的关键人物。他积极组织学术团体,筹办中医教育,培养了一大批龙江中医俊才,整合和凝聚了龙江中医的各个支系,组织领导并推动了龙江医派在现代的进步。其时虽无龙江医派之名,但却具备了龙江医派之实。

高仲山1910年生于吉林省吉林市,祖辈均为当地名医。他幼读私塾,1924年于吉林第一中学毕业,后随父学医。1926年为深造医学,他远赴沪上,求学于上海中国医学院,师从沪上名医秦伯未、陆渊雷等。1931年毕业并获得医学学士学位,后来到哈尔滨开业行医。1932年高仲山在哈尔滨开办"成德堂"门诊,当年夏末,松花江决堤,霍乱病流行,染病者不计其数,高仲山用急救回阳汤救治,疗效显著,名声远扬。同时他自编讲义开展早期中医函授教育。1941年创办"哈尔滨汉医学讲习会",培养了500余名高水平的中医人才,后来成为龙江医派的中坚力量。1955年高仲山先生被国务院任命为黑龙江省卫生厅副厅长,负责中医工作。这一时期他四处访贤,组织中医力量,先后创办了哈尔滨中医进修学校、黑龙江省中医进修学校、牡丹江卫生学校、黑龙江省中医学校、黑龙江省卫生干部进修学院等中医院校。1959年在原黑龙江省卫生干部进修学院基础上创建了黑龙江中医学院,标志着黑龙江省高等中医教育的开始。

1934年高仲山先生还在哈尔滨组建中医学术团体,集中了黑龙江的中医有识之士。1937年创立"哈尔滨汉医学研究会"任会长,开创龙江医派先河,1941年又成立"滨江省汉医会"任会长,并在各市、县设立分会。同年任伪满洲国汉医会副会长,1945年任东北卫生工作者协会松江分会会长,1946年任哈尔滨市特别中医师公会主任委员,1949年任东北卫生工作者协会哈尔滨市医药联合会主任。新中国成立后,他还于1956年创办"黑龙江省祖国医药研究所",20世纪70年代成立了"黑龙江省中医学会"。

20世纪40年代初,高仲山先生创办了《哈尔滨汉医学研究会月刊》,1940年更名为《滨江省汉医学月刊》并发行了53期。1958年创刊《哈尔滨中医》,1965年创办《黑龙江中医药》。

在高仲山先生的率领下,黑龙江汇聚了数百名中医名家,形成了龙江医派的阵容和规模。

3 龙江医派之人才与成就

龙江医派经长期吸收全国各地中医人才,终于在近现代形成了蔚为壮观的队伍阵容。在汇聚积累人才的同时,龙江中医不仅在临床上为黑龙江的民众解决了疾苦,且在学术上作出了突出的贡献。

3.1 龙江医派之人才队伍

龙江医派的人才队伍是经过漫长的时间逐步积累起来的,自唐宋移民直至明清才使黑龙江的中医人才队伍初具规模。随着近现代东北的开发,中医人才迅速集中,而新中国的成立,为黑龙江中医人才辈出创造了优越条件。

在20世纪40年代末,哈尔滨就产生了"四大名医",此外,当时名望卓著的中医有左云亭、刘巧合、安子明、安世泽、高香岩、王子良、纪铭、李德荣、王俊卿、高文会、阎海门、宋瑞生、李修政、章子腴、韩凤阁、马金犀、孙希泰等,他们都是当时哈尔滨汉医学研究会和滨江省汉医会的骨干成员。各地还有汉医会分会,会长均由当地名医担任,计有延寿县罗甸一、宾县真书樵、苇河县林舆伍和杨景山、五常县杨耀东、望奎县阎勇三、东兴县宋宝山、珠河县王维翰、双城县刘化南、青冈县李凤歧、木兰县李英臣、呼兰县王明五、巴彦县金昌、安达县吴仲英和迟子栋、阿城县沈九经、哈尔滨市陈志和、肇东县李全德、兰西县杨辅震、肇州县孙舆、郭后旗、佟振中等。其他如齐齐哈尔市韩星楼、依兰县孙汝续、付华东,佳木斯何子敬、宫显卿,绥滨县高中午,这是旧中国时龙江医派的精英和骨干,是后来龙江医派发展壮大的奠基人士。

新中国成立后,高仲山先生各地访贤,汇聚各地著名中医包括张琪、赵正元、赵麟阁、钟育衡、陈景河、金文华、白郡符、华廷芳、孙纪常、王若铨、吴惟康、陈占奎、孟广奇、胡青山、柯利民、郑侨、黄国昌、于瀛涛、于盈科、衣震寰、刘青、孙文廷、汪秀峰、杨乃儒、张志刚、高式国、夏静华、常广丰、阎惠民、翟奎、吕效临、崔云峰、姜淑明、李西园、刘晓汉、樊春洲、邹德琛、段富津等近百人。这些名医是龙江医派后来发展的中坚力量,并产生了黑龙江省"四大名医",即高仲山、马骥、韩百灵、张琪。

高仲山(1910~1986年),我国著名中医学家,中医教育家,现代黑龙江中医药教育的开拓者和奠基人,黑龙江中医药大学创始人。开创龙江医派,黑龙江中医药大学伤寒学科奠基人。黑龙江省四大名医之首。1931年毕业于上海中国医学院,获学士学位,1937年创办哈尔滨汉医研究会任会长,1941年创办滨江省汉医讲习会,为全国培养中医人才五百余人,创办《哈尔滨汉医学研究会月刊》、《创办滨江省汉医学月刊》。1955年任黑龙江省卫生厅副厅长。著有《汉药丸散膏酒标准配本》《妇科学》等,倡导中华大医学观,善治外感急重热病等内科疾病。

马骥(1913~1991年),自幼随祖父清代宫廷御医马承先侍诊,哈尔滨市汉医讲习会首批学员。1941年于哈尔滨市开设中医诊所。1950年首创哈尔滨市联合医疗机构。1954年后,曾任哈尔滨市中医进修学校校长,哈尔滨市卫生局副局长,黑龙江中医学院附属医院副院长,博士生导师,黑龙江中医药大学中医内科学科奠基人,黑龙江省四大名医之一,善治内科杂病及时病。

韩百灵(1907~2010年),1939年在哈尔滨自设"百灵诊所"行医。黑龙江中医药大学博士生导师,黑龙江省四大名医之一,国家级重点学科中医妇科学科奠基人,全国著名中医妇科专家,在中医妇科界素有"南罗北韩"之称,被授予"国医楷模"称号,荣获中华中医药学会首届中医药传承特别贡献奖,著有《百灵妇科学》《百灵妇科传真》等。创立"肝肾学说",发展"同因异病、异病同治"理论,善治妇科疑难杂病。

张琪(1922~2019年),哈尔滨汉医讲习会首批学员,1951年创办哈尔滨第四联合诊所,黑龙江中医药大学博士生导师,黑龙江省中医学会名誉会长,黑龙江省中医肾病学科奠基人。黑龙江省四大名医之一,国家级非物质文化遗产传统医药项目代表性传承人,2009年被评为首批国医大师,为当代龙江医派之旗帜、我国著名中医学家。著《脉学刍议》《张琪临床经验荟要》《张琪肾病医案精选》等。创制"宁神灵"等有效方剂,提出辨治疑难内科疾病以气血为纲,主张大方复法,治疗肾病倡导顾护脾肾。善治内科疑难重病,尤善治肾病。

1987年黑龙江人民出版社出版了《北疆名医》一书,书中记载了70多位黑龙江著名中医的简要生平、学术经历以及他们的学术特点和经验,从中反映出龙江医派的学术成就及特点。

从20世纪80年代末开始,国家和省市陆续评定了国医大师和几批全国老中医药专家学术经验继承工作指导老师、省级名中医、省级德艺双馨名医、龙江名医等。从这些名中医的数量、学历和职称等因素看,龙江医派的队伍构成已经发生了很深刻的变化,表现了龙江医派与时俱进的趋势。

3.2 龙江医派之学术成就

龙江医派作为龙江地方的学术群体,在近现代以来,不仅在医疗上为黑龙江的防病治病作出了历史性的贡献,在学术上也为后人留下了弥足珍贵的财富。这些学术财富不仅引导了后学,在医学历史上也留下了痕迹,具备了恒久的意义和价值。

在新中国成立之前,高仲山先生为发扬中医学术,培养后学,曾编著了多种中医著述,既为传播学术上的成果,又可作为学习中医的教材读本。这些著述有《黄帝内经素问合解》《汉药丸散膏酒标准配本》《高仲山处方新例》《湿温时疫之研究》《时疫新论》《血证辑要》《中医肿瘤学原始》《妇科学》等十余种,其中《汉药丸散膏酒标准配本》为当时中成药市场标准化规范化作出了重要贡献。

新中国成立后,老一代中医专家也都各自著书立说,为龙江医派的学术建设作出了可贵的贡献。如马骥著《中医内科学》《万荣轩得效录》,王度著《针灸概要》，白郡符著《白郡符临床经验选》，孙文廷著《中医儿科经验选》，华廷芳著《华廷芳医案》，吕效临著《吕氏医案》《医方集锦》等，张秀峰著《张秀峰医案选》等，韩百灵著《百灵妇科》《中医妇产科学》《百灵临床辨证》《百灵论文集》等，张金衡著《中药药物学》，肖贯一著《验方汇编》《临床经验选》等书，吴惟康编《针灸各家学说讲义》《中医各家学说及医案分析》《医学史料笔记》等，张琪编《脉学刍议》《张琪临床经验荟要》《国医大师临床丛书·张琪肾病医案精选》《跟名师学临床系列丛书·张琪》《中国百年百名中医临床家丛书·张琪》《国医大师临床经验实录·张琪》等，李西园著《西园医案》等，孟广奇编《中医学基础》《中医诊断学》《金匮要略》《温病学》《本草》《中医妇科学》《中医内科学》《中医临床学》等，杨乃儒著《祖国医学的儿科四诊集要》，杨明贤著《常用中药手册》《中药炮制学》，陈景河著《医疗心得集》，邹德琛著《伤寒总病论点校》等，郑侨著《郑侨医案》《郑侨医疗经验集》，高式国著《内经摘误补正》《针灸穴名解》等，栾汝蔚著《栾氏按摩法》，窦广誉著《临床医案医话》，陈占奎著《陈氏整骨学》，樊春洲著《中医伤科学》，邓福树著《整骨学》等。

这些论著表现出老一代中医学人的拳拳道业之心，既朴实厚重，又内涵丰富，既有术的实用，又有道的深邃幽远。正是这些前辈的引领，才使今天的龙江医派人才如林，成果丰厚，跻身于全国中医前列。

4 龙江医派之学术特点

龙江医派汇聚全国各地的医药精粹，在天人合一、整体观念、病证结合、三因制宜等思想指导下，融合了黑龙江各民族医药经验，结合黑龙江地方多发病，利用黑龙江地产药物，经过漫长的历史酝酿，认识到黑龙江地区常见疾病的病因病机特点是外因寒燥、内伤痰热，气血不畅，并积累了以温润、清化、调畅气血为常法的丰富诊疗经验及具有地区特色的中医预防与调养方法。

4.1 多元汇聚，融汇各地医学之长

龙江医派的学术，除了融合早期地方民族医药经验之外，还通过从唐代开始的移民等方式从中原和南方各地传播而来。这种从内地传入的方式从宋代以后逐步增多，至明清达到一个高潮，已经初步形成人才队伍，这种趋势到近代随东北开发而达到顶点。可以说，龙江医派的学术根源是地方民族医药经验与全国各地医学的融合，因此也就必然会显示出全国各地医学的特色元素。

唐代渤海国派遣人员到中原学习，带回了中原医学的典籍，这就使中原医学的学术思想和临床经验传播到了黑龙江地区，从而龙江医学也就吸收了中原医学的营养。

北宋末年，金人攻陷汴梁，掳掠了大批医药人员以及医学典籍和器物，其中就有北宋所铸造的针灸铜人。这在客观上是比较大规模的医药传播，使中原医药在黑龙江传播得更加广泛和深入。

到明清时期，随着移民、经商、开矿、设立边防驿站、流人、马市贸易等，中医药开始更大规模地传播到黑龙江，并逐渐成为龙江医学的主流，如顺治年间流入的史可法药酒以及流放至宁古塔的方拱乾、陈世纪、周长卿、史世仪等名医，乾隆年间杭州旗人流放齐齐哈尔并在当地开展医疗活动，吕留良的子孙在齐齐哈尔行医等，这都是南方医学在黑龙江传播的证明。而清代在龙江各地行医者大多为中原人，清宣统时仅宁古塔一地就有了比较齐全的各科医生，说明全国各地的医药学术已在龙江安家落户，这对龙江医派的学术特点影响至深至广。

近现代的黑龙江各地中医人员的籍贯出身，更能反映出龙江医派学术的来源。多数名医祖籍为山东、河北、河南，另有祖籍为江南各省者。如果上溯三代，他们绝大多数都是中原和南方移民的后裔，故龙江医派也就包容了各地的学术内涵。

因为黑龙江省地处北部边陲，古代地广人稀，从唐代以后是最主要的北方移民地之一，到清代形成移民高潮。移民是最主要也是最有效的文化传播方式，龙江医派融合全国各地的医药内容就是历史的必然。移民地区虽然原始文化根基薄弱，但是没有固有文化的限制，因此有利于形成开放的精神，可以为不同的医药学内容的发展传承搭建舞台。这可能是今天黑龙江的中医事业水平跻身全国前列的文化基因。

4.2 以明清医药典籍为主要学术内容

中医学发展到明清时期达到鼎盛，医书的编写内容比较丰富，体例也日益标准化。这些医书因为理法方药内容较全面，只要熟读一本就可满足一般的临床需要，故为龙江中医所偏爱习诵，如"四百味""药性赋""汤头歌"《濒湖脉学》等歌诀。此外，人们多以明清时期明了易懂的医书作为修习的课本，如《寿世保元》《万病回春》《医宗必读》《万科正宗》《温病条辨》《本草备要》等。《医宗金鉴》是清代朝廷组织国家力量编著的，其中对中医基础理论、诊断、药物、方剂以及临证各科都有全面系统的论述，既有普及歌诀，也有详细解说，确实是中医药学书籍中既有相当深度广度，又切合临床实用的优秀医书。因此龙江医派的大多数医家都能熟记《医宗金鉴》内容，熟练应用该书的诊疗方法。

直到高仲山先生自沪上毕业而来黑龙江兴办汉医讲习会，使"四大经典"以及近现代的中医课程在黑龙江成为习医教材。新中国成立之前，得益于高仲山先生对中医教育的积极努力，黑龙江地区涌现了一大批高素质的中医人才。

4.3 龙江医派学术的地方特色

龙江医派的学术来源有多元化特点，既有全国南北各地的医药传入，又有地方民族医药观念和经验，这些都是龙江医派学术特色和风格形成的基础。同时，黑龙江地处北方，地方性气候、地理特点以及民众体质禀赋、风俗文化习惯长期以来深刻地影响了龙江医派医家的学术认知，这也必然会给龙江医派医家群体学术思想、理论认识和临床诊治特点和风格打上深刻的地方性烙印。

首先，善治外感热病、疫病。黑龙江地区纬度较高，偏寒多风，而且冬季漫长，气温极低，寒温季节转变迅速，罹患伤寒、温病者多见，尤其春冬两季更为普遍。地方性高发疾病谱使龙江医派群体重视对伤寒和温病的研究，对北方热性病、疫病的诊治积累了丰厚的经验，临床应用经方和时方并重而不偏。黑龙江省各地方志对此都有大量记载，如清末民初，黑龙江地区发生大规模流行的肺鼠疫，经伍连德采取的有效防治措施，中医顾喜诰、西医柳振林、司事贾凤石在疫区医院连续工作数月，救治鼠疫患者2000余例，成功遏制了鼠疫的蔓延，其中中医在治疗鼠疫方面起到了独特作用。许多医家重视以仲景之法辨表里寒热虚实，善用六经辨证和方证相应理论指导临证，同时对温病诸家的理法方药也多能融会贯通，互相配合，灵活应用。而且龙江医派大多数医家无论家居城乡、年龄少长，都能对《医宗金鉴·伤寒心法要诀》和《温病条辨》背诵如流并熟练应用，寒温之说并行不悖，可见一斑。

其次，善治复合病、复合症、疑难病。本地区民众豪放好酒，饮食肉类摄入较多，蔬菜水果相对偏少，而且习惯食用腌制品，如酸菜、咸菜等，造成盐摄入量过高，导致代谢性疾病如糖尿病、痛风等多发，高血压、心脑血管疾病在本地区也十分常见。黑龙江地区每年寒冷时段漫长，户外运动不便，加之民众防病治病、养生保健意识相对薄弱，客观上也造成了疾病的复杂性，单个患者多种疾病并存，兼症多，疑难病多，治疗棘手。龙江医派医家长年诊治复合病、复合症、疑难病，习惯于纷繁复杂之中精细辨证，灵活运用各种治法，熔扶止祛邪于一炉。面对疑难复杂病症，龙江医家临证谨守病机，重视脾肾，强调内伤杂病痰瘀相关、水血同治，或经方小剂，药简效宏，或大方复法，兼顾周全，总以愈疾为期。

再次，本地区冬季寒冷，气候以寒燥为主，民众风湿痹痛普遍，加之龙江地区冰雪天气多见，外伤骨折、脱位高发。龙江医派医家对此类疾患诊治时日已久，骨伤科治疗经验独到丰富，或以手法称奇，或以药功见著，既有整体观，又讲辨证法，既有家传师授的临床经验，又有坚实的中医理论基础，外科不离于内科，心法更胜于手法。值得一提的是，许多龙江医家注意吸收源于北方蒙古等善于骑射的少数民族的骨伤整复、治疗方法，从而也形成了龙江医派骨伤科学术特色的一部分。

另外，众多医家在成长之中，对黑龙江地产药材如人参、鹿茸、五味子、北五加、北细辛等的特殊性能体会深刻，进而可以更好地利用它们临证遣方用药。更因龙江民众一般体质强壮，腠理致密，正邪交争之时反应较剧，所以一般地说，龙江医派医家多善用峻猛力强之品，实则急攻，虚则峻补，或单刀直入，或大方围攻，常用乌头、附子、大黄、芒硝、人参、鹿茸等，所以多能于病情危重之时力挽狂澜，或治疗沉疴痼疾之时，收到出人意料之效。

龙江医派医家也多善用外治、针灸、奇方、秘术。黑龙江是北方少数民族聚集之地，本地区少数民族医药虽然理论不系统，经验零散，但是在漫长的历史中积累了很多奇诡的治病捷法。比如龙江大地赫哲族、鄂伦春族、达斡尔族及部分地区的蒙古族民众等普遍信奉的萨满文化，就包含许多医学内容，这些内容在民间广为流传，虽说不清医理药性，但是临证施用，往往立竿见影。此外，常用外用膏药、针挑放血、拔罐火攻、头针丛刺、项针等治疗方法在龙江医派中也是临床特色之一。

5 龙江医派近年所做工作

为弘扬龙医精神，发展龙江中医药事业，以龙江医学流派传承工作室及黑龙江省龙江医派研究会为依托，龙江医派建设团队做了大量工作，为龙江医派进一步发展奠定了历史性基础，并列入黑龙江省委、省政府颁发的《"健康龙江2030发展"规划》和黑龙江省人大常委会审议通过的《黑龙江省中医药条例》中。

5.1 抢救挖掘整理前辈经验，出版"龙江医派丛书"

为传承发扬龙江医派前辈学术精华，黑龙江中医药大学龙江医派研究团队一直致力于前辈经验的抢救搜集挖掘整理工作，由科学出版社先后出版的《龙江医派创始人高仲山学术经验集》《华廷芳学术经验集》《御医传人马骥学术经验集》《王德光学术经验集》《邓福树骨伤科学术经验集》《邹德琛学术经验集》《崔振儒学术经验集》《吴惟康学术经验集》《王选章推拿学术经验集》《国医大师卢芳学术经验集》《张金良肝胆脾胃病学术经验集》《王维昌妇科学术经验集》《白郡符皮肤病学术经验集》《黑龙江省名中医医案精选》《龙江医派学术与文化》《寒地养生》《黑龙江省民间特色诊疗技术选集》《国医大师张琪学术经验集》等著作，引起省内外中医爱好者的强烈反响，"龙江医派丛书"已被英国大英图书馆收录为馆藏图书。

"龙江医派丛书"反映了龙江中医药事业近百年来不畏艰苦、自强不息的发展历程以及取得的辉煌成果，其中宝贵的学术思想和经验对于现代中医临床和科研工作具有重要的实用价值和指导意义，同时也是黑土文化的重要组成部分。

5.2 建设龙江医学流派传承工作室，创立龙江医派研究会，搭建学术交流平台

国家中医药管理局龙江医学流派传承工作室作为全国首批64家学术流派工作室之一，以探索建立龙江医派学术传承、临床运用、推广转化的新模式为己任，着力凝聚和培育特色优势明显、学术影响较大、临床疗效显著、传承梯队完备、资源横向整合的龙江中医学术流派传承群体，既促进中医药学术繁荣，又更好地满足广大人民群众对中医药服务的需求。

为更全面地整合龙江中医资源，由黑龙江省民政厅批准、黑龙江省中医药管理局为业务主管部门，成立黑龙江省龙江医派研究会，黑龙江中医药大学姜德友教授任首任会长。研究会为学术性、非营利性、公益性社会团体法人的省一级学会，其宗旨是团结组织黑龙江省内中医药工作者，发扬中医药特色和优势，发掘、整理、验证、创新、推广龙江中医药学术思想，提供中医药学术交流切磋的平台，提高龙江中医药的科研、医疗服务能力。龙江医学流派传承工作室与黑龙江省龙江医派研究会相得益彰，为提炼整理龙江医派学术特点及诊疗技术并推广应用，为龙江医派学术文化创建工程，做出大量卓有成效的工作。

5.3 举办龙江医派研究会学术年会，推进学术平台建设

为繁荣龙江中医学术，营造学术交流氛围，2014年，黑龙江省龙江医派研究会举办首届学术年会，与会专家以"龙江名医之路"为主题进行交流探讨。第二届学术年会于2015年举办，龙江医派传承人围绕黑龙江省四大名医及龙江医派发展史进行主题交流。同时通过《龙江医派会刊》的编撰，荟萃龙江中医药学术精华。

5.4 建立黑龙江省龙江医派研究中心，深化和丰富龙江医派学术内涵

2016年10月经黑龙江省卫生和计划生育委员会批准，在黑龙江中医药大学附属第一医院建立龙江医派研究中心。中心依托黑龙江中医药大学附属第一医院和国家中医临床研究基地、黑龙江省中医药数据中心，旨在通过临床病例研究黑龙江地区常见病、多发病、疑难病的病因病机、证治规律，寒地养生的理论与实践体系等，现已编纂"龙江医派现代中医临床思路与方法丛书"24册，由科学出版社出版，发表相关论文近百篇。

姜德友教授经过多年对黑龙江中医验案、手稿、史料等文献资料的搜集整理研究，归纳、提炼出龙江医派思想：一、首重经典，熟读《医宗金鉴》；二、倡中华大医学观；三、外因寒燥，法宜温润；内伤痰热，治宜清化；四、辨治疑难，以气血为纲；五、复合病证宜用大方复法；六、药法与病证相合，活用平奇猛毒、对药群药；七、寒地养生，注重三因忌宜，守恒有节；八、形气学说。

5.5 建立龙江医派传承基地，提升中医临床思维能力，探索中医临床家培养的教育途径

龙江医派传承工作室先后在台湾、深圳、三亚、长春、东港、丹东、天津、满洲里及黑龙江省多地建立传承基地，主要开展讲座、出诊及带教工作，其中三亚市中医医院已成为黑龙江中医药大学教学医院及本科生实习基地，现已进行多次专家交流出诊带教工作。

受黑龙江省中医药管理局委托，2013年进行"发扬龙江医派优势特色，提升县级中医院医疗水平"帮扶活动，研究会于黑龙江省设立十个试点单位，2014年通过讲座、义诊等一系列活动，使各试点县后备传承人诊疗水平和门诊量均有不同程度的提升。2015年，受黑龙江省中医药管理局委托，龙江医派研究会及工作室，在全省各地市县中医医院全面开展龙江医学流派传承工作室二级工作站的建设，全面提升黑龙江省中医院的学术水平与医疗服务能力，并编撰《龙江医派养生备要》，向全省民众发放。

旨在研究培养中医药人才、发挥中医药优势的"龙江医派教育科学研究团队"，于2014年被批准为黑龙江省首批A类教育教学研究团队，团队致力于建设一批学术底蕴深厚、中医特色鲜明的教育研究群体，以期探索中医人才的成长规律，培养能够充分发挥中医特色优势的中医精英。

通过在中医药大学举办"龙江医派杯"中医经典知识竞赛、英语开口秀、龙江医派杰出医家马骥基金评选及颁奖等活动，开设中医学术流派、龙江医派学术经验选讲课程，以激发学生学习中医的热情，强化其对龙江医派的归属感及使命感。

5.6 创办龙江医派学术文化节，创新中医药文化传播模式，打造龙医文化名片

通过创办龙江医派学术文化节，建立龙江医派网站，打造龙江医派学术文化品牌，宣传中医药文化思想，扩大龙江医派影响力。2012年以来，举办高仲山、马骥、华廷芳、孟广奇、吴惟康等龙江医派著名医家百年诞辰纪念活动，使全省各界感受到龙江中医药的独特魅力及前辈先贤披荆斩棘、励精图治的创业精神。龙江医派各项工作的推进，得到中国中医药报、新华网、人民网、东北网、黑龙江日报等数十家媒体平台的大量报道，在学术界及龙江民众中获得良好声誉，并载入《黑龙江中医药大学校史》《中国中医药年鉴》。时任黑龙江省委书记孙维本同志欣然题词："龙江医派、功业辉煌。"

工作室团队以黑龙江省中医药博物馆的建设为契机，大力挖掘黑龙江省中医药学术文化历史资源，梳理明晰龙江医学流派发展脉络，建成龙江医学发展史馆，所编写的《龙江医派颂歌》在同学中广为传唱，激发杏林学子对龙江中医的热情。黑龙江省龙江医派研究会会长姜德友教授，经过多年对龙江医派名家事迹、学术思想、德业精神等的多方面研究，提炼总结出八大龙医精神，其内容是勇于开拓的创业精神、勤奋务实的敬业精神、求真创新的博学精神、重育贤才的传承精神、执中致和的包容精神、仁爱诚信的厚德精神、铁肩护道的爱国精神、济世救人的大医精神。充分展现出龙医风采，成为黑龙江省特有的中医文化之魂。

通过对龙江医派底蕴的发掘和打造，使其成为黑龙江中医药学术界理论产生和创新的土壤，成为黑龙江省中医从业者的凝聚中心，成为黑龙江中医学术探讨的平台和学术园地，成为黑龙江省中医药人才培养与成长的核心动力，成为引领、传承、传播黑龙江中医学术的主体力量，成为黑龙江中医文化品牌和中医人的精神家园，成为龙江医药学的特色标志，成为黑龙江省非物质文化遗产，成为黑龙江的重要地理文化标识。相信，在新的历史时期，龙江医派将会作出新的学术建树，为丰富祖国医学的内涵作出更大的贡献。

"龙江医派丛书"总编委会
2019 年 11 月 19 日

序

遥溯远往，古族更衍。万余年前，齐齐哈尔即闪烁昂昂溪文明之曙光，夏商周为索离，秦汉乃夫余，魏晋南北朝属鲜卑、豆莫娄，隋为室韦，辽金元诸路更迭，清初开埠为城，扼四达之要冲，为诸城之都会，开合张汇达勇灵慧为鹤城之遗韵。

流人文化、站人文化，孕育了龙江医派卜奎支系。昔有杭州旗人华熙治天花麻疹之效验；江南大儒吕尚良后裔吕景儒，用医重儒、抗疫有术；晋商武祤，善针活人。继有韩星楼、张揆一、朱慎斋、胡国相、范梦泉、李万岑众医为齐造福，慈惠一方。

惜乎，年移代革，齐城虽积医久厚，然其或未文立言，或立言而隐没，后学敬而未逮，实为憾矣。

恩师张琪先生对齐医陈景河先生有嘉赞，曾嘱晚生对陈老先生之学验宜整理付梓以济世。陈景河先生与首届国医大师张琪先生在二十世纪三十年代有同窗之谊。陈先生于治学审谛覃思，广索医源，透象求意，善文以载道；于治医明晰病候之原始，省察阴阳之列候、变化之表里、死生之兆彰，不求方奇，不为量囿，但求良效，常于奇难处起痼疴，济羸劣以获安；于育才善纳诸医之精华，复参己之道术认知，设多途以传世，广授徒以传薪，执期中医生生不息。陈先生善摄生延寿、丰蓄心法，年近期颐，仍能应诊，近百岁乃去，可谓仁登寿城。已达"立德、立功、立言"为医之三不朽之高界，誉满鹤城，蜚声龙江，为国医楷模。

三年前，适逢陈先生百年冥诞，陈先生嫡孙女陈星燃考取余硕士生，遂使《陈景河学术经验集》整理撰写工作得以顺畅开展，丁庚子年告竣，珍列于"龙江医派丛书"，此对充实龙江医派学术内涵，嘉惠后学，实乃医门善事，余于此欣为代序，以告慰二老之遗愿，期臻至善。

黑龙江中医药大学中医临床基础学科带头人
黑龙江省龙江医派研究会会长　姜德友
世界中医药学会联合会中医临床思维专业委员会会长
庚子年季春于冰城

前 言

陈景河是我国现代著名中医学家,是全国首批500名名老中医药专家学术经验继承工作指导老师,具有"国医楷模"的称号。陈老幼年从岳父贺绍武处学医,尽得其亲传,学业有成,1938年独立行医于嫩水之滨,名噪一方。陈老曾于黑龙江省中医药讲习所深造,1958年在北京中医学院中医教学研究班学习;历任齐齐哈尔市联合中医院院长,齐齐哈尔市中医院院长、名誉院长,黑龙江中医学院兼职教授,黑龙江省中医学会顾问,齐齐哈尔市中医学会理事长,以及省、市人大代表,齐齐哈尔市政协副主席,九三学社中央委员,社省委副主委,社市委主任委员等职。陈老一生清廉高洁、专注医道、博览群书、经验宏富。临床七十六载,内外妇儿,无不精通,尤擅长治疗内科疑难杂病。他法古而不泥古,因治愈许多疑难重病如发作性睡病、脱髓鞘病等而驰名中外;其治学严谨、精勤不倦,为祖国医学事业付出毕生精力。他曾著有《医疗心得集》(1978年内部刊行)、《中国百年百名中医临床医家丛书·陈景河》,并先后在国家级刊物及国家、国际会议上发表学术论文50余篇,为后人留下了宝贵的医学财富,堪称龙江医派杰出代表。

本书编委会
2020年1月

目 录

总序
总前言
序
前言

医 家 传 略

一、立志行医，发奋苦修 ·· 2
二、博采众长，精益求精 ·· 4
三、医道济世，傲骨高德 ·· 7
四、治学严谨，知行合一 ·· 9
五、传道授业，甘为公仆 ··· 11

学 术 思 想

一、衷中参西，诊病辨证相结合 ······································ 14
二、寒地多瘀，治宜活血 ··· 18
三、治疗奇症，立法于症，着眼于本 ······························· 25
四、年老道滞，常用通法 ··· 29
五、肝为百病之贼，治宜疏调 ··· 34
六、审机择药 ·· 38

医 论 集 锦

一、着痹的舌诊与治法 ·· 46
二、久病头痛治要 ·· 47
三、治萎缩性胃炎一得 ·· 50
四、方药勿求奇 ··· 51
五、胆识方守，医之良箴 ··· 52
六、吾智有尽而理无止 ·· 53

七、药量不须拘，在人善用之 ……………………………………………………… 54
八、温通理气治疗胃脘痛 …………………………………………………………… 55
九、略谈养生与延缓衰老 …………………………………………………………… 56
十、治疗老年眩晕运用活血化瘀药的经验 ………………………………………… 59
十一、汗法的临床运用与体会 ……………………………………………………… 62
十二、白及善于止血愈合破损 ……………………………………………………… 65
十三、略谈麻黄发汗功能的运用 …………………………………………………… 66
十四、《神农本草经》成书时间新议 ………………………………………………… 67
十五、中风防治片防治中风病的经验 ……………………………………………… 71
十六、《本草纲目·人傀》词语注释三则 …………………………………………… 74
十七、医易研究应当"忘象求意" …………………………………………………… 76
十八、对袁伟同志商榷文章的答复 ………………………………………………… 78
十九、冠心病与血液病患者脉象形成机制的对比研究 …………………………… 80
二十、血液流变性和心功能在脉象形成中的作用 ………………………………… 82
二十一、冠心病与血液病舌象及其形成机制的对比研究 ………………………… 83
二十二、衰老的机制与抗衰老研究初探 …………………………………………… 85
二十三、对"短期未知决诊"句注释的看法 ………………………………………… 88
二十四、白芥子临床运用经验 ……………………………………………………… 90
二十五、理气法在治疗中的作用 …………………………………………………… 92
二十六、龙骨趣话 …………………………………………………………………… 93
二十七、谈心肾 ……………………………………………………………………… 94
二十八、谈谈切脉 …………………………………………………………………… 109
二十九、我的生活习性歌 …………………………………………………………… 116
三十、提高医古文水平是培养高水平中医队伍的前提——从晋级考试医古文试卷谈起 …… 118

医 案 撷 菁

一、内科 ……………………………………………………………………………… 120
二、外科 ……………………………………………………………………………… 312
三、妇科 ……………………………………………………………………………… 348
四、儿科 ……………………………………………………………………………… 378
五、五官科 …………………………………………………………………………… 407

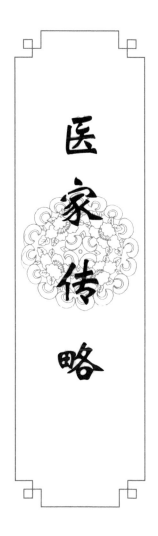

医家传略

一、立志行医，发奋苦修

陈景河，1917年11月18日出生于齐齐哈尔市一个普通的农村家庭。先生天资聪颖，勤奋好学，七岁就读私塾，受清末秀才陆师教诲，博览国学经典，学习书法、诗词歌赋。七年的寒窗苦读为其学习古典文学打下坚实基础，先生的过人悟性常获陆师赞许。至1932年，其因家境贫困辍学，至天和鸿商店药品部当学徒，开始对医学有所认识，并为学医积累经验。年少的陈景河认为，良医能济世活人，受人尊重，而庸医却能杀人，误人性命，贻害不浅。学不学医在脑海中尚举棋不定之际，其祖父挚友凌某给予点拨，他讲医乃仁术，上可疗君亲之疾，下可救贫贱之厄，中可保身长全，以养其身，利国利民。加之当时正处于战乱时期，烽火四起，生灵涂炭，饿殍遍野，疾病横行，群众饱受身心之苦，这一幕幕使先生痛心疾首，无法释怀，为济世活人，其立志学医，欲求治人之病，更医人之心，遂受业于当地名医贺绍武门下。

贺绍武为当地知名中医，医儒学识兼优，擅长内、外、妇、儿各科，治学严谨，诲人不倦，陈景河在其指导下，系统学习了中医的各门知识，包括内经、难经、伤寒论、金匮要略、药物学、方剂学、脉学，《医宗金鉴》之内、外、妇、儿科及针灸、眼科、骨科等，亦博览各家名著。贺绍武谆谆教导陈景河读书要取其长处，化为己有，循序而渐进，熟读而精思，方能达到医理贯通，日后临床运用化裁方能自如，少有贻误，才可受到医家、患家爱戴。在贺老先生的教导下，陈景河学习刻苦，注重实践，在对病证诊断与理法方药运用方面，得到其师的指点，并深受业师嘉许。

时至1938年，经过五年的学习，在熟练掌握中医诊疗方法的基础上，陈景河遂独立行医于嫩水之滨的朱家坎。为了济世活人，对每个求医者都尽心竭力诊治，效果往往立竿见影，如一老年眩晕患者，60岁，病十余年，久治不愈，头晕发作时伴恶心呕吐，不敢睁眼，时好时犯，经服药三剂即告治愈，随访两年未再复发。百姓之间口口相传，一时间患者纷至沓来，这为先生当好医生增强了信心。但亦有些难治之病，因其经验欠缺，疗效不佳。于是，陈景河拜能者为师，多方学习。当时，有一位与陈景河在同一家药店行医的，来自沈阳的名老中医王文友，医术高明，陈景河虚心向其求教，并拜其为师，从学三载，得其教诲与指点，受益匪浅。陈景河对一些疾病的辨证治疗都有王师的经验在其中，其不仅在临床经验方面得以丰富和提高，还在治学方法上，因受王师教诲，得到很大的进步。如书贵多读博览，取其精华，归己所用；温故知新，开拓创新；业精于勤而荒于嬉等，陈景河这些良好的治学态度和敬业精神就是年轻时期在业师指导下形成的，并且始终坚持不渝。

在此期间，陈景河对古书不厌百回读，广收博览古今医家著作及医案、医话等。李东垣的《脾胃论》、王清任的《医林改错》、张锡纯的《医学衷中参西录》及叶天士、吴又可的温病学说等为陈景河所赏识，积极钻研，如入医海取宝，熟读熟记，他们的学术思想和医疗经验对陈景河也产生了极大的影响，有些难治之证如肠系膜结核引起的久泻，肝气犯胃所致的顽固性失眠等，分别用李氏升阳益胃汤和调中益气汤加减治愈。陈景河的体会是书不熟读不能见真精神，书读的不多不能医理贯通。采众家之长，为我所用，加上陈景河对每个疾病的认真钻研，临床疗效大大提高。1941年，他迁至龙江县东大兴屯行医，治愈了很多疑难杂症，深受欢迎，名噪一方。如一骨结核穿孔患者，流脓水（中医称漏疮）已七年，几经医治不效，先生用阳和汤内服，局部下药捻，以蜈蚣、全蝎等配之药面，半年后治愈。又如，一新产妇，三日腰痛不能动，并腰以下不用，其脉浮大，舌苔边白中心黄，辨为新产血虚汗出，风邪侵袭下焦，恶露不下所致，应从风治，当以汗法，唯恐解表而津伤，拟从血活风自散法，投以生化汤一剂恶露已下，痛已大减，二剂而痊愈。通过学习实践，再学习再实践，陈景河的医学理论与实践经验有了很大的飞跃，其进步有如六翻生成，扶摇直上之感。

1941年，伪满洲国施行汉医考试，哈尔滨汉医讲习会招生，陈景河遂报名参加。授课业师皆为该省中西医名流，讲授中西医全部课程。此间，不仅中医知识得以巩固，还对西医进行了系统学习，收获甚丰，毕业考试名列第二。毕业后，届期参加伪满洲国举行的汉医考试。汉医考试为日本人举办，企图以此对东北地区的汉医严加控制。凡通过者颁发由日本人署名的汉医证书，方可行医。为了获取资格，陈景河更是百倍努力，精进不休，白天出诊，晚上复习。那时候的生活极其困苦，仅凭陈景河一人收入供全家开销，收入除贴补家用外，所剩已寥寥无几，为购买书籍研习，先生处处节俭，他以地为纸，以树枝代笔，书写背诵，夜以继日，从不懈怠。汉医考区地点设在哈尔滨北新学校，考试分两步进行，第一步考试是笔答。据先生后来回忆说，在进行汉医考试的笔试部分时，他坐第一排，与监考官坐个"对头碰"，考官表情严肃，一直注视着他。开考不到二十分钟，便有人陆续交卷，半个小时左右，考生已走大半。陈先生当时摸不到头脑，唯有奋笔疾书，后来觉得部分题出得较有难度，推测交卷者乃选择弃考。整场考试，先生游刃有余、发挥自如，再抬头之时，只见考官望着自己的试卷频频点头，流露赞许之情。第二步考试即为口试，考察辨识中药，需回答出药物名称、药性、功效等。先生对所考药物，逐一辨出，对答如流，考官对其颇为称赞。听闻陈景河曾经在药店当学徒，中药基础深厚，便决定加大难度，仅提供部分中药碎片让陈景河辨认，通过外观药物已经很难识别，陈景河在闻、尝之后药名脱口而出，准确无误，让考官赞许有佳。当年，全伪满洲国参加应试考生计2372人，仅考取155人，哈尔滨考区600余名考生，只考上29人，其中黑龙江省只考上陈景河与讷河县张松岩、左嗣荣三人。全部考试合格者，由汉医考试委员会、委员长植村秀一发给及格证书，用及格证书换发民生部的汉医认许证，从此，陈景河成为正式的中医师。

宝剑锋从磨砺出，梅花香自苦寒来。陈景河8年的苦学，终于结出丰硕的果实，高兴的心情不言而喻。陈夫人常当着子女们的面回忆说，在此之前，曾有两子先后患病高热，于陈景河外出学习时不治夭折。陈景河考中归来时，恰逢仅剩的一个女儿又在高热，夫人心急如焚，不料，陈景河仅三剂药治愈，这让夫人倍感安心与欣慰。

二、博采众长，精益求精

1945年，日本投降，东北光复，陈景河全家从农村搬到了齐齐哈尔市城里。获得新生的陈景河更加坚定了行医治病的信心。他开始在锦和昌药店坐堂行医，有机会结识当时齐齐哈尔市的名老中医，如韩星楼、王丽峰、张泽普、陶菊村等，先生视他们为师，虚心向他们学习请教，他们视先生为友，常同先生一起切磋医学，交流经验，特别是对疑难杂病的治疗，先生因此积累了一定的经验，先生常言："学不博者，不能守约；志不笃者，不能力行。"做学问必须要博览古今，采纳众家之长，方可有所提升。

1948年末，先生辞去锦和昌坐堂行医之职，自己开设明明药局独立行医，先生内、外、妇、儿各科疾病都能诊治，而且精通药物炮制方法，无论饮片还是丸、散、膏、丹，都可自行炮制加工，当时在中医界亦有一定名气和影响，其因高超的医术、良好的医德医风颇受患者的信任与敬重。1952年，政府号召中医联合，先生首先响应，主动组织几名中医，以自家的药局为基础稍加扩建，组建了齐齐哈尔市第一中医联合诊所，于当年5月正式应诊，先生担起所长一职，并将明明药局这一私有财产无偿奉献给集体。为了发展中医，先生带领诊所同仁于同年7月开展了汤剂饮片之剂型改革，首先制成中药水煎剂应用，不仅方便了患者，还提高了疗效，很受欢迎，为开拓中医药剂型改革的研究工作，迈出了可喜的第一步。1953年，陈景河又组建齐齐哈尔市联合中医院并任院长，进一步推动齐齐哈尔市中医走向联合。在此基础上齐齐哈尔市先后组建了12个联合诊所，形势大好，先生不但负责医院的领导工作，而且经常参加西医院的邀请会诊，促进现代医学知识的日渐提高。1956年，市里指示联合中医院归并于市中医院，先生曾先后担任门诊部及病房主任、技术院长和院长等职务。在此期间，因有病房查房，有机会密切观察患者，又有西医配合，使中医院的工作进入了新阶段。1958年，中央卫生部举办"中医教学研究班"，从全国中医中考试招生，陈景河被录取，前去北京中医学院学习深造。先生学习期间，幸遇京都名医，受益良多。继后，又在内经教研室进修3个月，结识了著名医家任应秋、余无言等，并深得其教诲。经过此番学习，先生对中医体系科学性、系统性、实践性的认识更加深入，唯在这时，先生的中医学术水平达到了精深的造诣，无论临床还是教学都得到了省、市及同行的高度评价。

学然后而知不足，通过不断的研修学习、临床实践，先生进一步认识到中、西医各有所长，并有很大的互补性，临床医生需摒弃门户之见，互相学习，走中西医结合的道路，以求为患者减少病痛，提高生活质量。因此，陈先生积极组织全院的西医学习中医理论，中医学习现代医学知识，为中医院开展中西医结合工作奠定了良好的基础，在不懈努力下1972年齐齐哈尔市第三医院即中医院被评为全国22个典型之一，得到周总理的赞誉并提出齐齐哈尔市第三医院的经验可以提倡。

先生座右铭是"良相治国安邦，良医济世活人"。为成为真正济世活人的良医，先生时时以此鞭策自己，经常反思自己所治疗的每一个成功和不效的病例，总结教训，以求更大的进步。如先生早年治一阳痿患者，其人自述有手淫陋习，初诊时其脉象沉细，辨为肾虚伤精，经云"精不足者，补之以味"，故治以补肾敛精之法，兼以食饵疗法以补之。服药多日不效，后细细审之发现其脉虽沉细却还有力，悟出虚中夹实，相火妄动，乃因热而痿，遂拟以滋阴清热之法，以知柏地黄汤加肉桂治之而效，后再补肾，果以此法治愈。又如先生20世纪40年代时治疗一痨病（结核重证）患者，视之其虚弱太甚，当以补法，用了人参，用药后不多天即面现潮红，虚热益甚，而后找出教训，痨病多阴虚，补阳药应慎用，而以益气养阴、补土生金之法获救。先生由此总结出：不忽于细，必谨于微；精益求精，方不失为良医。陈老先生一生以此为信条，并将其融入工作生活之中。

先生治病用药的特点是胆大心细，辨证准确，主药功专量大，处方配伍精良，疗效确切。凡跟先生一起学习、工作过的学生、医生都有同感，跟先生学习中医的大女儿陈素云更有同感。20世纪60年代，陈素云在黑龙江中医学院学习中医，恰逢三年自然灾害时期，每年下乡劳动两次，那时她患有风湿性结节性红斑，病情不甚严重。1962年6月，学校前往大顶山农场劳动，分配她在福利组，为大家保障后勤，解决吃饭的问题。陈素云需要每天早起，到松花江里去摸鱼和找蛤蜊，由于水凉，在水中停留时间长，劳动结束后，她的结节性红斑复发非常严重，各关节红肿热痛，伴发大小不等的红而硬痛的结节，双下肢肿得发亮，膝关节不能弯曲，走路、上下楼、去厕所等都十分困难，其曾在黑龙江中医学院附属医院住院治疗，因服用阿司匹林而呕吐严重不能进食，只好出院，改服中药。当时，黑龙江中医学院许多老师是陈先生的同仁或朋友，对其女儿的病都很关心，给予细心诊治，根据患病的表现，诸多老师都按风湿热辨证，多施以清热利湿的药物，患者服药后一般很快消肿，但却觉得关节之间有种摩擦样的疼痛更是难忍，红斑新旧不断交替出现，虽经多方治疗月余不效，其带着沉重的病躯，乘火车每小时服一片安乃近止痛回到家里。

父母见到女儿如此很心疼，于是，先生便很快给她进行了中药治疗。开始服药时的反应与在学校时吃的中药一样，女儿向先生说明情况后，先生思考一会儿，决定换处方，用《金匮要略》中的桂枝芍药知母汤和乌头汤加减，重用乌头、附子，换药后，女儿服过第一次药后反应大不相同，有种昏昏欲睡的感觉，睡醒后，周身轻松，疼痛大减，继续服药，病情迅速好转，仅服9剂药，肿痛皆消，唯有些陈旧红斑未消退。因开学在即，先生为女儿配丸药一料，带回学校继续服用，以善其后。从此以后，女儿的结节性红斑及关节炎再未复发，想当初夫人曾为女儿的病忧虑担心，不曾想竟被先生几剂药治好，全家人都有种拨开乌云见晴天的感觉，女儿的心情更是豁然开朗。陈素云当了医生以后，逐渐体会到先生治疗成功的关键在于求其本，湿热乃为病之标，寒湿才为病之本，清利湿热虽能消肿，但未解决寒湿所致的气血瘀滞问题，乌头、附子均为大辛大热之品，散寒止痛疗效甚佳，因其有毒副作用，有些医生不敢重用，而先生贵在胆大心细敢用药，所以收到了他人收不到的效果，正所谓艺高人胆大，但这种胆大并非盲目用药，而是来自正确的、科学的辨证及其丰富的临床经验，这亦是先生几十年勤奋读书、精心实践的结果。

先生治疗疑难杂症效果十分显著，这与他老人家认证准、敢用药密切相关，如先生治头痛，川芎可用到35～40克，治疗尿道炎，萹蓄可用到50克，治疗崩漏，生椿皮可用到60克，治疗结核病，猫爪草可用到100克等。古人云："用药如用兵。"先生治病细心，辨证准确，药性纯熟，精于配伍。虚邪之体，攻不可过，实邪之伤，攻不手软，善于以草木之偏性，攻脏腑之偏胜，知己知彼，多方以治之，因此，每每收到满意疗效，达到治病救人的效果。

三、医道济世，傲骨高德

天下万事，莫不成于才，莫不统于德。陈先生精湛的医术正源于对百姓的仁爱之心，历经国破家亡的战乱时期，让他深悟人命至贵，怀着为民众治疗疾病、救死扶伤的朴素情感，先生一生恪守德医并重，以德立医。20世纪40年代初，先生初于朱家坎独立门户，时逢战乱，百姓们颠沛流离，百病丛生，虽生活清贫，但先生常施医舍药，为患者解除病痛，深受百姓爱戴。每当一早开诊时，门口总见一些采好洗净的野菜或鸡蛋，是那些受先生施以援手之人，怕先生谢绝而偷偷放置的。曾有一贫困农户，儿媳产后开始大出血，继之七窍均流血，病症十分特殊，他们急忙找来一个医生，医生看后告诉家人产妇情况异常危险，自己力不能支，须另请高明，提议到："或许你们可以找陈景河，如果他能治的话就能治，若他也说不能，估计谁也治不了了。"这户人家像得了救命稻草一样，来请先生去看病。先生亦是第一次看到产后七窍均流血的病例，且见患者之时已失血时间较长，见患者面色发白，没有什么把握。这户人家对先生说："先生，我们找了好几个郎中一听七窍流血，都不肯来看，也都不敢给开药，人已经这样了，您不要有所顾虑，就死马当活马医吧！"救人于危难之际，时不我待，先生仔细斟酌，以犀角地黄汤为底方加减化裁，给这户人家，言："这方姑且一试，若服药后4个小时之内血止住了，再来找我。如若止不住，就准备后事吧。"在生命与时间的角逐下，陈先生再次给这个家庭带去了希望，产妇的血止住了，脱离了危险，一家人欣喜若狂，先生亦无比高兴。此番惊心动魄的遭遇，让这家人对先生万分感激，虽家境贫困，但硬是多拿出酬劳以表心意，先生却分文不取，嘱家人拿此钱给产妇补充些营养。又如，先生一家搬迁至齐齐哈尔市杨家窑时，陈家后院住着一户人家，其儿患有癫痫，偶有发作，发作时抽搐口吐白沫。有一次突然发作，病情十分严重，先生闻讯，和夫人马上赶过去，见患者四肢抽搐、口吐白沫、呕吐物满身、满地都是。先生夫妇丝毫没有嫌弃，为患者进行针灸、人工呼吸等急救措施，没过多久患者终于恢复了意识。正是因先生妙手回春的医术、仁爱乐善的医德，周围的百姓都称他为"活菩萨"。孩子们在整理先生材料时，曾翻到陈先生记录随感日记，首页写着一句话："我的快乐，是建筑在病人恢复健康的基础上，因为我是一名医生，只有病人恢复健康而快乐，我才有快乐。"

陈老一生虚怀若谷、不计个人得失、甘于为中医药事业奉献自己的一切。1948年末，陈老开办明明药局，他全面、高超的诊疗技术，高尚的医德医风，药局中所提供的便捷服务，迅速打响齐齐哈尔市中医界，可谓福泽一方。当时，有不少同行向陈老请求指导，陈老都积极给予自己的意见与帮助，受到业内的广泛称赞。1952年，政府号召中医联合，陈老率先响应。他以自家的药局为基础扩建，进行组织与倡导，很多中医备受鼓舞，都有意愿加入联合的行列，就此齐齐哈尔市第一中医联合诊所成立了。陈老后又组建齐齐哈尔市联合中医院，进一步推动齐齐哈尔市中医走向联合。陈老常言："中医需要拧成一股绳，这样才能更好地发展。"他曾对后辈讲："当时捐出明明药局，多数人都表示不理解。而我仍坚持，因为它能在鹤乡黑土的中医人心中埋下一颗发芽的种子，当聚到一起时，种子即会破土而出。"在齐齐哈尔市中医人共同努力下，齐齐哈尔地区的中医行业不断地规范壮大。2007年，90岁高龄的陈景河老先生，仍致力于中医事业，发起成立"齐齐哈尔市中医药发展基金会"，并进行捐款，以求促进齐齐哈尔市中医药事业的蓬勃发展。

四、治学严谨，知行合一

陈先生担任齐齐哈尔市中医院院长，全面负责中医院的医疗、教学及科研工作，他身先士卒，带领全院医务人员为弘扬中医药事业做出了积极的贡献，尤其是运用现代的科研方法如血液流变仪、微循环诊断仪等，结合临床开展了中风预报和防治研究工作，研制出中风防治片，为患者排除病苦。古人云："年四十而阴气自半。"故随着年龄的增长，机体走向衰老，脑力减退，出现诸如头晕头痛，困倦乏力，记忆力减退，动作不灵活等现象，还有的人出现病理改变。陈先生以益母草、何首乌、葛根、川芎、红花等药物作为制剂研究，方中何首乌补肝肾、益精血，久服可长筋骨、乌须发、延年益寿，且不寒、不燥、不腻，为抗衰老之要约，故在方中为主药；益母草、葛根、川芎、红花活血通经，改善心脑血流状况。现代研究证实，益母草能扩张冠脉，增加冠脉血流量；红花抗血栓形成，改善微循环；葛根不但有增加冠脉血流量的作用，而且可改善脑循环，降低血压，减慢心率，故有很好的治疗头晕头痛的作用；川芎、红花都有改善心脑血流，抗血栓形成，改善微循环等作用，故诸药合用，共奏补脑强身、填精益髓、活血通络、预防梗死之功。经随机抽样530例调查统计，与对照组相比，服药组无一例发生中风，而未服药组20例发生中风，两组差异非常显著（$P<0.01$）。经药理实验研究证实中风防治片可以改善微循环，改善血液的浓、黏、聚、集即血液的高黏状态，改善缺血，因此，可以较好地防治中风。

先生还组织人员积极开展了对人民健康危害极大的肝炎、肾炎的中医药治疗研究。他所总结的清利湿热、蠲除肝家病毒、护肝健脾法治疗肝炎及顾肾阳、利水气、通血脉、保元泻毒法治疗肾炎均取得了很好的疗效，并对肝炎的治疗方法进行计算机录入，建立了陈景河治疗肝炎的专家系统。他对一些常见病如头痛、胃痛、眩晕及老年病等都进行了大量的观察和总结，其治疗经验均被原上海中医学院院长黄文东主编的《著名中医学家学术经验》一书收录。如李某，女，37岁。1977年12月4日初诊，患者主诉胃胀、胃痛，伴右侧胸胁区窜痛，食后胃有堵塞感，打嗝、嗳气半年余，适逢天寒季节疼痛加重，食欲差，大便正常，苔白浊，脉沉弦。依患者胃脘胀痛、嗳气伴右胁窜痛，天冷加重，脉沉弦等此患可诊为肝郁性胃病，法当治以疏肝和胃，理气止痛，温中散寒，予以服用胃痛通用方（党参10克，黄芪10克，良姜10克，香附15克，郁金10克，木香6克，川楝子10克，檀香6克，蒲黄5克，灵脂5克，延胡索10克，白芍30克，甘草10克，砂仁10克）减蒲黄、灵脂，加柿蒂、丁香、柴胡、青皮、佛手，服用7剂后，诸证减轻，但仍有疼痛，饮食少，食后有胀，苔白浊，脉沉缓。按效不更方之原则，前方加厚朴、乌药、茯苓、白蔻仁、焦三仙、鸡内金再服两周，疼痛消失，无明显不适，舌苔薄白，脉象和缓，胃痛已告治愈。陈老认为胃脘痛病机虽复杂，而胃气虚，胃失冲和之气，胃失和降，实为酿痛之根源。凡郁、食、气、血、痰所致者，莫不皆然。因此，治疗胃脘痛，只须针对此理，必能获效，余者无非变通之事而已。临证自出机杼，并受东垣"胃不可不温"之论的启发，确立了温通理气的治疗大法，拟胃脘痛通用方。

在治疗疑难杂症方面，如运用清热解毒、育阴扶阳、活血化瘀法治疗白血病收效甚佳，延长了生存率，提高了生存质量，其中临床治愈一例。在治疗发作性睡病、肝豆状核变性及脂膜炎等疾病时，陈先生均进行认真的观察和研究，收到满意疗效。如1996年末，一家长背来一男孩，14岁，因服激素患儿身体肥胖，无力走路，头部疼痛剧烈，连及颈项脊柱骨疼痛，不能前屈后伸，活动十分困难，而且视力很差。经询问，病已半年有余，曾在几家医院就诊，住院治疗不效，后在北京天坛医院住院，经磁共振和诱发电位等检查及4位著名神经内科专家会诊，诊断为脱髓鞘病，除用激素治疗外，别无他法，每逢感冒后，病情加重，头项强痛且复视，左右眼视力分别为0.3和0.125，左右下肢的肌力分别为4度和1度，患儿十分痛苦。脱髓鞘病有很多表现，有些病例可治好，恢复正常，有些不及时治，可导致失明和瘫痪。此男孩是视神经炎和脊髓神经炎的综合表现，陈先生详细检查诊断后，认为此男孩的病是可以治好的，给孩子和家长增强了信心，但须将激素逐渐停下，坚持中医治疗，遂根据中医肾主骨生髓通于脑的理论，辨其为肾虚髓海不足所致之脑转、耳鸣、胫酸眩冒、目不明，给予补肾生髓佐以理气活血通络法治之，根据病情的各种变化，辨证加减用药，未停完激素时重在养阴，停完激素以后则重在补气壮阳，同时，重用大量活血化瘀及虫类药物，治疗3个多月，激素停用，诸症好转，但因感冒病情复发，又治疗半年多，到1997年11月，患儿能自行走路，并提十几斤重物上7楼，一切症状消失，视力一眼恢复到1.5，另一眼为1.2，再到天坛医院复查脑磁共振等均无异常，又再巩固善后治疗月余，总计治疗约一年而告痊愈，患儿及其家属感激不尽。陈先生以活血化瘀、清利湿热法治愈发作性睡病经验，已于1984年由《中医杂志》（英文版）发表介绍到国外；肝豆状核变性、脂膜炎等病的治疗经验均已形成论文发表。

陈景河先生正是以其深厚的医学功底、严谨的治学态度，在临床中得心应手，数起疑难沉疴。他不断积极探求新思维、新方法，务期丝丝入扣，恰中病机，从而提高治疗效果，以求为患者解除病痛之苦。

五、传道授业，甘为公仆

陈先生为了中医药事业的发展和提高，为了培养优秀的中医药人才，一生兢兢业业、竭尽心力，可谓呕心沥血、鞠躬尽瘁。早在1948年，齐齐哈尔市组织全体中医业务学习班，以提高学术水平，先生便躬体力行担任讲课任务。那时白天工作，夜晚讲课，步行回家之时，通常已是深夜。尽管如此，先生仍是为了讲好每一堂课而通宵达旦，长此以往，在困苦的环境下，没有条件加强营养，更没有充足的时间休息，学习班结束之后陈先生便病倒了。先生被诊断为肺结核空洞咯血并伴发结核性胸膜炎，病情十分严重，齐齐哈尔市的中医同仁得知此事后，纷纷施以援手，捐献金钱与药物，使陈家在极端困难的时期，有了给先生医病的能力，这让先生及其家人备受感动。陈先生根据自身情况调理大约一年的时间，身体终于完全康复。

联合中医院成立以后，很多名老中医聚集于此，有内科、外科、妇科、儿科、针灸科、骨科等各科的专家，有的年事已高，继承这些老专家的特长是当务之急。于是陈先生又组织了中医院的"师带徒"工作，并且带头培养年轻人。实践证明，这批老专家培养的继承人后来都成了中医药事业的骨干力量。师带徒是培养人才的一种方式，但培养的数量有限，为了培养更多的中医人才，先生在院党委的领导下，又在徒弟班的基础上办起中医学校，组织资深的名老中医为学生授课，并躬身教学。先生曾言："破除保守潜鞭著，不愧当前一代师。"他师古而不泥古，旁征博引，以其丰富的临床经验，深入浅出，使学生将理论与实践相结合，举一反三，受到师生们的一致好评。

先生身为一院之长，不仅要出门诊、病房查房、院外会诊及在特诊室诊病，还要为学生讲课，筹划院内的各种大小事情。无论寒冬酷暑，更不分年节假日，每天都是早出晚归，日日月月，岁岁年年。没有自行车时，步行上班，有了自行车以后，骑车上班，几十年如一日，一直坚持到古稀之年。1983年4月29日，齐齐哈尔市遭受历史上罕见的大风雪袭击。在暴雪的袭击下，很多电线杆、电线折断，造成断水、断电，通信、交通障碍和生产停顿。在如此恶劣的环境下，身为院长，已经66岁的陈先生，心系医院的安危，担心设备损坏，影响日后医疗工作，他不顾家人百般劝阻，不到七点便迎大雪推车出门，可是没想到厚厚的积雪已没过膝盖，脚下为光滑的冰面，每跨一步都异常困难，原本骑车只需20分钟的路程，先生推车行走了两个多小时。到达医院后，经过检查发现医院设施一切正常，没有受到任何损坏，他悬着的心才算安定下来。一去一回的雨雪路途，让先生从此落下了滑膜炎的病根。而后身体虽还算硬朗，但不能久行，每值阴天下雨之时膝盖便疼痛。家人曾问他："您后悔吗？"先生却笑言："何谈后悔，我只是尽到了一个院长该尽到的责任而已！"陈先生以高尚的情操服务患者，不断提高专业素质和业务能力，真正承担起服务人民、奉献社会的使命，获得了患者和业界的一致认可，1983、1986年他分别当选省和全国卫生系统先进工作者，而后又被授予"齐齐哈尔市改革开放三十年突出贡献人物"称号。

古稀之年，陈先生先后荣聘为首批全国 500 名老中医药专家学术经验继承工作指导老师和黑龙江中医学院的兼职教授，他始终言传身教，毫无保留地将心得与经验传授给学生，为祖国培养一批又一批中医人才而不懈努力。身体力行数十年如一日，直至 97 岁，他仍坚持出诊为患者排忧解难，每回家中，又书不释手，勤于笔耕，除所出版的《医疗心得》《中国百年百名中医临床医家丛书·陈景河》外，在国家级刊物及国家、国际会议上发表学术论文 50 余篇，为后人留下了宝贵的医学财富。可谓青衿之岁，高尚兹典，白首之年，未尝释卷。2006 年，国家中医药管理局授予他"国医楷模"称号（全国仅有五位获此殊荣）。先生以中医之盛衰为己任，将毕生精力投身于中医学的发展，始终把解除病患痛苦放在首位，不论贫富贵贱一视同仁，恬淡无求，不为名利得失所囿。陈先生不仅在中医的传承和发展方面做出巨大贡献，在品德和治学方面亦为后人树立了榜样，值得我们永远敬仰学习，其实属杏林之典范，医家之楷模。

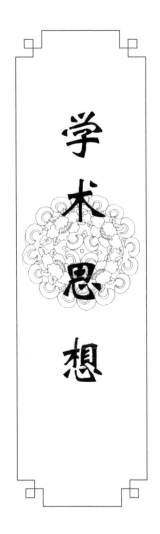

学术思想

一、衷中参西，诊病辨证相结合

衷中参西即在医学理论研究和临床诊治衷于中医学术思想，参照西医学说，是中西汇通派的一种学术主张，首见于张锡纯《医学衷中参西录》一书，其试图遵循"衷中"与"参西"的原则，沟通中西两医，发展祖国医学。陈景河老先生博极医源，精勤不倦，系统学习了中医的各门知识，包括内经、难经、伤寒论、金匮要略、药物学、方剂学、脉学，《医宗金鉴》之内、外、妇、儿科及针灸、眼科、骨科等，还博览了各家名著，王清任的《医林改错》、张锡纯的《医学衷中参西录》尤为陈老所赏识，对陈老的学术思想也产生了极大的影响。陈老在临床上既继承中医传统理论之要旨，又悉心钻研现代医学知识，有较丰富的临床经验和独到之处，在治疗上以中医辨证为纲，且不妨取西医之长，具有鲜明的学术特色。

（一）衷中参西，融会贯通

张锡纯言："盖中西医学原可相助为理，而不宜偏废，吾国果欲医学之振兴，故非沟通中西不可也。"恽铁樵亦曰："中医之改良，借助于科学，试验于动物，自当事半功倍。"此类观点陈老颇为推崇，陈老认为以现代医学研究中医、加强临床实践能够给中医发展带来巨大的活力，亦能更好满足人民的需求，但这不等同于中医同化于西医，只是取西医之理补助中医。"衷中"是必要前提，而"衷中"的根柢就是首重经典，溯源求本。祖国医学历经千年，在发展过程中不断开枝散叶，医家林立，医籍充栋，各派医家各有所长，但寻其中医理论之滥觞，纲领之所出均源于《黄帝内经》《伤寒论》《金匮要略》《神农本草经》等。正如朱丹溪所言："非《素问》无以立论，非《本草》无以立方。"陈老强调这些中医经典书籍是好比中医学的"地基"，亦是长远学习中医学的基础"工具"，"求木之长者，必固其根本；欲流之远者，必浚其泉源"，故以从源到流的纵向研究方法来探究学习，是把握中医理念思维、坚持中医根本的重要因素。

除夯实中医功底之外，掌握现代医学知识亦尤为重要。陈老认为无论是中医还是西医都是医学科学，虽有各自的理论体系，但并不是"风马牛不相及"的。张锡纯于《医学衷中参西录》言："中医之理多包括西医之理，沟通中西原非难事。"在一定的条件下，它们可以互相渗透、互相转化、互相启发，而要达到好的临床预判与疗效，需要把中西医真正融会贯通起来。

陈老早在1983就对老年人眼底改变与缺血性中风先兆关系进行了中西医结合的研究，陈老认为缺血性中风属中医学血瘀范畴，收集病例3418例，将老年人眼底改变程度分别与中风预测综合判断结果、血压、微循环、中医辨证分型、脉象、舌诊等之间的关系进行分析。结果显示眼底改变与中医辨证分型具有相关性，而且血瘀型的眼底改变为重，同时气虚血瘀型比气滞血瘀型较为突出，而肝阳上亢型、痰湿中阻型的眼底改变也比较明显。

故老年患者若具备上述四种分型的一种，说明其发生中风的概率较其他分型为高。这一研究结果为中西医结合防治中风提供了理论依据。

陈老一直热心中西医结合研究，曾在讲座中提到"头痛的归纳，其中也有分类，例如按六经分类的是伤寒头痛，属于外感范围，按脏腑分类有来自肝、脾、肾病的头痛属于内伤，'头痛'常包括在杂病之中。外感、内伤两大基本原因可包括了大部分的'头痛'病，如果不进一步区分是不便于临床的，怎样划分好，是值得商榷的，如完全按现代医学去分析，现阶段中医就无法适从，但两者应积极地参照考虑，给中西结合打下基础，我的思想并不仅仅是衷中参西而是努力实现中西医结合"。

陈老曾发表过论文《痨瘵论治》，其从中西医结合的角度论述了"痨瘵"的病名、概念，"痨"的原因及大概分类，"痨"的病机和诊断、辨证、治疗，并分享了一则验案即"痨瘵症"（腹膜、肠、肺、淋巴结结核）合并有风湿病、肝炎、溃疡病及幽门梗阻，在历经四个月的中西医结合治疗后最终临床治愈。此论述为中西医结合治疗各种消耗过重的疾病（包括传染病）和部分恶病质状态提供了宝贵经验。

陈老认为咳、痰、喘三症为肺及其通道（气管）的疾病，气逆则咳嗽，津液灼缩则生痰，水湿不化犯肺则生饮，肾与肺之间升纳失常，气道责迫则作喘，此"三症"之间有着密切关系，中医学认为"三症"分别立论，治疗亦不同。《中医大辞典》归纳，咳嗽有七十余种，痰饮有三十种，哮喘有四十种（哮十种，喘三十种）。陈老说这些归纳是从各种角度分类的，过于烦琐，还应进一步归纳。今天我们学习的现代医学病理、生理，与中医的认识互相对照，有符合方面，也有差异方面。"三症"相当于急、慢性气管炎，支气管哮喘，肺气肿，心力衰竭等。慢性气管炎占有的比例是很大的。党中央号召我们攻克慢性气管炎，意义重大，陈老以实际行动表明要为之努力工作，争取做出点滴成绩。其除了为医院提供"三症"立法处方用药经验外，还对115例慢性气管炎患者进行了临床观察，陈老以往将侧柏叶用于治疗血分疾病，根据现代药物学的记载认为"侧柏叶"有镇咳、祛痰作用，能使平滑肌松弛，增加支气管腺体分泌，有抑制金黄色葡萄球菌、白色葡萄球菌、卡他球菌、痢疾杆菌的作用，遂制成"柏枣汤""侧柏叶片"应用于临床以观察其疗效、中医证候等，最终结果显示有效率为69.6%。

（二）病证结合，着眼实效

恽铁樵曾言："盖百学问，由两个系统化合而成的，必发生新效力，医学自不能力外。"恽氏所提倡不同学说"相摩相荡"受到陈老推崇，他认为中医哲学"精于穷理，而拙于格物"，西医哲学则"详于形迹，而略于气化"，中西医为两种截然不同的思维模式，二者的结合可扬长避短，正如清末医家周雪樵所言："中医之所以能自立，不至为西医所侵夺渐灭者，亦自有道焉，寒热虚实是也……仆之治病，凡治病器具盖用西法，至开方用药则用中法，有疾病及中药所不能及者，则以西药济之。"表现出西医辨病（诊断），中医辨证（论治），西医辨病与中医辨证相结合的病证结合模式，对治疗效果及疾病认识的精准度等方面都有着巨大的推动，是医学研究与临床的良好切入点。

陈老指出，现代医学注重疾病辨治，而辨证论治则是中医学的特色，因此辨病与辨证的病证结合研究能够充分发挥中西医两种医学体系诊断、治疗疾病的优势。与传统中医辨证模式相比，病证结合模式优势显著，它可以从"症证——病机——病理——药理"层面达到经典深入化，诊断清晰化，治疗靶向化及预后精确化。如陈景河教授在20世纪70年代，以"诊断以识病，辨证以疗病"病证结合的方式对肝炎进行研究，在中西医理论及治疗方法上互相渗透、互相借鉴，拟"排除肝家病毒"之法对肝炎进行治疗，在一定程度上丰富了肝病的治疗方法和手段，提高了临床疗效。他于《医疗心得》指出："中医认为本病的病原体亦为病毒，外邪学说包括'病毒'亦是显而易见。在治疗上，清热解毒法也示意着'病毒'的存在。清初名医徐大椿论连翘主治，即有'除肝家留滞之邪毒'学说。中医虽未能如西医'研究物质之内景'挖掘出'微生物'，但却'就势力变化之不同，以推测内景为之说'，采用清热解毒法可治疗有传染性的'瘟病'，而'瘟病'的来源为'瘟毒'这未尝不是一个启示。"陈老认为急性传染性肝炎是肝家病毒在肝阴受损的情况下侵犯肝脏而成，慢性肝炎是病毒未尽迁延而成，多数慢性肝炎则是经过不同程度的肝郁气滞和肝胃不和阶段。在分型方面，陈老认为黄疸型肝炎也有湿胜于热、热胜于湿（明代张景岳）或湿困气滞者及气血郁滞者，然而无黄疸型肝炎也有湿热者。慢性、重症亦如此，并不少见。因而治疗前应辨认清楚，此非否定上述分型，而是应灵活辨证，审因论治，才能提高治疗效果。在治疗方面，陈老意见始终注重解除肝家病毒，清热、利湿、理气，调和肝脾，使肝阴得复，肝炎消退，恢复健康。陈老拟"清肝排毒法"两根（板蓝根、山豆根）两草（败酱草、紫草）一连翘为清肝排毒法之主药。疏解气滞常用木香、郁金。调理肝胃不和常用神曲等，有兼症者对症治疗。

陈老指出，西医多从解剖入手，将组织结构和人体功能统一起来，用结构及其变化解释整体功能的变化。西医的整体观是建立在将整体分解为部分，详备研究各部分的特点及其互相联系基础之上的。这种模式的整体观念，可视为一种工具，在面对疑难复杂的患者时，可拓宽外延，优化治疗。如陈老治疗一例脱髓鞘病，该患为年轻男性，感冒后发病，以复视、视力下降、四肢乏力及头颈脊柱骨痛为特点，经会诊确诊为脱髓鞘病。经用大量激素治疗半年有余，病情无明显好转，且每因感冒而加重。在明确诊断的情况下，了解脱髓鞘病含义颇广，视神经脊髓炎、多发性硬化、弥漫性硬化和预防接种或感染后急性脑脊髓膜炎皆为脱髓鞘疾病。属急性发病进展迅速的多发性脑、脊周围神经病，具有周围神经广泛炎性脱髓鞘病理特点，属迟发性过敏反应性自身免疫性疾病。而该患者具备视神经炎和脊髓炎两方面症状。因此陈老针对其病"视""髓"，根据"肝开窍于目""肾主骨生髓"认为病位在肝肾，因此均可用"髓海不足则脑转耳鸣，胫酸眩冒，目无所见，懈怠安卧"所概括。拟"补肾生髓"之法贯穿治疗的全过程。该患者经1年左右的坚持治疗，取得了满意的疗效。

汗腺管瘤为一少见之病，当时西医尚无理想疗法。据本病临床体征，近乎祖国医学鼠疮或疣瘊类，但形不具备，症不全同。陈老在辨证与辨病结合的过程中，更重视整体调治，取得了较好的效果，陈老认为中医对瘤病的认识，早在几千年前就有文字记载，根据发病部位的不同，命名也不一致，如颈部有瘿瘤，唇有茧唇，乳有乳岩等。而皮肤所生是瘤，与疣瘊亦不同，故在诊断上仍守现代医学病名。根据汗腺管瘤现代医学病理，陈老推测其成因为"外因风邪"，病机为感受风邪后毛窍闭塞，汗液被劫，水湿内停，酿而为毒，与气血交结于肤表所致。治当以散风祛湿为首，佐以助气活血通络。

陈老在治疗脂膜炎时，是先诊病，明确该病就现代医学而言也是较近代的学名，全称是回归发热结节性非化脓性脂膜炎。此为一少见的脂肪层炎症，呈包块及结节状，中医书籍有相似的病案，多称为痰核，陈老即按中医理论推测而来，并据治疗结果得知，确与痰有关，因此陈老使用了"类痰核"的名称，这就说明了既似痰核，又有区别。内科学"脂膜炎"的治疗中列入了中医药疗法，多用清热、解毒、化痰、通络法，而陈老采用了祛风、涤痰、活血、化瘀法，处方近似"常山截疟饮"，疗效显著。

（三）研创新方，不断实践

张锡纯于《医学衷中参西录》自序中言："夫事贵师古者，非以古人之规矩准线我绳也……贵举古人之规矩准绳而扩充之，变化之，引申促长之。"陈老认为张锡纯之所以在中西汇通方面做出如此之多的贡献，与其勇于探索的革新精神密不可分。张氏习承古人之经典，具有不被旧框所束缚、独行之魄力，这是现代中医学者需传承之处。陈老受张氏的影响，在重视经典理论的掌握与运用下，积极参与现代药理知识研究，不断总结、创新、实践，研创出很多经得起临床实践的经典方剂，在推进中医新方研究方面起到了一定的作用。

如陈老在中风辨证论治方面多受张锡纯"脑充血"和"脑贫血"理论之影响，基于"诸风掉眩，皆属于肝""血之与气，并走于上，则为大厥，厥则暴死，气反则生，不反则死"等说，于1983～1991年正式开展对中风防治工作的预测研究的课题工作，选取其经验高效方，并结合药理研究、动物实验、剂型改革等，先后完成科研成果《中药健脑1、2号预防治疗454例中风先兆的疗效观察》《中风防治片防治中风的临床与实验研究》等。其中中风防治片由益母草、何首乌、葛根、川芎、杜仲、泽泻、红花七味药组成，该方具有活血化瘀、通络、益精填髓、健脑强身、清头明目之效。方中重用益母草，行血养血，为方中之主药。辅以何首乌，补益肝肾，养血祛风。用葛根清热生津，升发清阳之气药，燥而伤阴，配川芎通达气血，散血中气滞。佐杜仲补肝肾、强筋骨，以红花为使通经活络，助益母草行血养血之力；以小量泽泻取其淡渗利水。诸药合用则能活血化瘀，疏解气机，保持机体功能平衡而精神治矣。在临床使用历时八年之间，于6085例预防治疗患者中，随机抽样530例患者，坚持服药者370人，其中10例检查由重度改变转为正常，263例各项指标明显改善，无一例发生中风，在血液流变学、甲皱微循环及综合临床判定结果方面均有良好的改善。

二、寒地多瘀，治宜活血

《素问·异法方宜论》言："北方者，天地所闭藏之域也，其地高陵居，风寒冰冽，其民乐野处而乳食。"黑龙江位于祖国边陲，根据其独特的地理、气候、文化特点，形成了具有外因寒燥、内伤痰热、气血不畅特征的病因病机。陈氏云："'瘀'乃污秽淤积之义，瘀血是指丧失了正常功能的血液，不为生理所需而成为有害物质，导致疾病的一种因素，瘀血可以在许多疾病过程中继发性产生出来，而认为是病理变化的结果。"结合北方地区气候特点及人们生活规律，陈老指出在东北人群流行证候病中，常伴有瘀血问题，遂在治法方药上应注重气与血的调理，主张灵活运用活血化瘀法，结合不同情况随证治之。

（一）气血同源，相互为用

陈老习遵经典，对历代医家相关论述仔细研析，主张"气血同源，相互为用"是治疗瘀血所导致相关疾病之理论基础，气为阳，主化生运行；血属阴，主濡润滋养，气中有血，血中有气，气与血即阴阳之不可离决，是人体生命活动的基本物质，如《医学真传》言："人之一身，皆气血之所循行，气非血不和，血非气不运，故曰：气主煦之，血主濡之。"气血的这种关系可概括为"气为血之帅""血为气之母"。

1. 气血同源

气血同源指气与血都根源于肾中精气，滋生于脾胃化生的水谷精微和肺吸入的清气，即气、血均为人体之精所化。《灵枢》即有"血之与气，异名同类"之说，气乃构成人体和维持生命之基本物质，气的运动变化是人体生命活动的体现。人身之气有多种，如元气、宗气、营气、卫气，以及脏腑之气、经络之气等，总的来说，气有赖于摄入于胃的饮食物经脾和胃的消化吸收所生成的水谷精微所化生。血由营气和津液所组成，亦来源于脾胃运化的水谷精微。气无形而血有质，血之于气，来源相同。化生相同，异名同类，共居脉中（指营气），互相资生，相互转化，相互制约，血中有气，气中有血，气血相依，循环不息。

2. 气血相互为用

气为血之帅，气行则血行，其气冲和有力，则能推动血液正常循行。血之正常运行与气紧密相连，气血循行全身，气以血运，血与气和。气血之间的关系正如唐容川所说："载气者血也，而运血者气也。"

气为血之帅：①气能生血。水谷精微转化成血，整个过程离不开气的运动变化，气的运动变化是血液生成的动力，气旺则血充，气虚则血少。②气能行血。血液的运行，依赖于气的推动作用，运血者即是气，气行则血行，气止则血止，气有一息之不运，则血有一息之不行。③气能摄血。为气固摄作用的具体体现，如《血证论》云："人身之生，总之以气统血。"血在脉中运行而不溢出脉外，主要依赖于气的固摄作用。

血为气之母：①血能生气。人体从中焦摄入的水谷精微经过转化进入血液，通过脏腑的功能活动不断地为气供给营养，使气的生成与运行正常进行，所谓血盛则气旺，血衰则气少。②血能载气。气存于血中，赖血液的运行而到达全身各个脏腑，血为气之守，气必依附于血而静谧。

《素问·生气通天论》言："是以圣人陈阴阳，筋脉和痛，骨髓坚固，气血皆从，如是则内外调和，邪不能害，耳目聪明，气力如故。"可见，气与血循环往复于经脉之中，环流不息，充盈营养全身，滋润四肢百骸，和调于五脏，洒陈于六腑，是维护人体生理功能的重要因素。两者不仅生成同源，而且无论在生理上还是病理上都是相互依存、相互为用。

（二）寒邪为病，瘀血遂生

《素问·调经论》有"人之所有者，血与气耳""气血不和，百病乃变化而生"之述，指出因气血在生理上的密切联系，决定了两者在病理上的影响。黑龙江省冬季漫长寒冷，夏季短促而高温，春秋季节不明显。寒冷的冬季，气温甚至下降至-35~-25℃，人们在寒冷的环境下必然会感受寒邪的侵袭，寒为阴邪，易伤阳气，故寒邪致病，易导致瘀血发生，多病丛生。

寒邪致病特点

（1）寒易伤阳：①寒为阴邪，阳气本可以制阴，但阴寒偏盛，则阳气不仅不足以驱除寒邪，反为阴寒所侮，故云"阴盛则寒""阴盛则阳病"。所以寒邪最易损伤人体阳气。阳气受损，失于温煦，故全身或局部可出现明显的寒象。②寒性凝滞：人身气血津液的运行，赖阳气的温煦推动，才能畅通无阻。寒邪侵入人体，经脉气血失于阳气温煦，易使气血凝结阻滞，涩滞不通，不通则痛，故疼痛是寒邪致病的重要特征。③寒性收引：寒邪具有收引拘急之特性。"寒则气收"，寒邪侵袭人体，可使气机收敛，腠理闭塞，经络筋脉收缩而挛急。

（2）因寒致瘀：寒邪致瘀可归纳为以下四个方面。①出血：因出血之后，离经之血未能排出体外而为瘀，所谓"离经之血为瘀血"。或因出血之后，感受寒邪，使离经之血凝滞，未离经之血郁滞不畅而形成瘀血。②气虚：寒邪袭体，伤阳甚重，久则气虚，载气者为血，运血者为气。气行血行，气虚运血无力，血行迟滞致瘀。或气虚不能统摄血液，血溢脉外而为瘀，此为因虚致瘀。③气滞：气行则血行，气滞血亦滞，气滞必致血瘀，如《素问·举痛论》云："寒气入经而稽迟，涩而不行客于脉外则血少，客于脉中则气不通。"④血寒：血得温则行，得寒则凝。《灵枢·痛疽》载："寒邪客于经脉之中，则血涩，血涩则不通。"《金匮要略》亦谓："血寒积结，胞口寒伤，经络凝坚。"上述皆说明感受外寒，或阴寒内盛，使血液凝涩，运行不畅，则成瘀血。

由此可知，寒邪为病，最终导致瘀血的产生，其机制与气的功能受损存在着很大的关联，因黑龙江地区冬季漫长且寒冷，所以瘀血致病在人群中很常见。

（三）寒地多瘀，法从活血

陈老从医七十余载，其"活血化瘀法"的临床应用颇为广泛，尤其在治疗沉疴痼疾之时，收获颇丰。陈先生临证之时强调注重三因制宜、四诊合参、虚实差异及治有先后的理论，具体内容分述如下：

（1）三因制宜，寒地多瘀：因疾病的发生、发展与转归受多方面因素的影响，如时令气候、地理环境、体质强弱、年龄大小等。因而在治疗上须依据疾病与气候、地理、患者三者之间的关系，制订相适宜的治疗方法，才能取得预期的治疗效果，陈老临证时"三因制宜"的思想，体现了中医学整体观念和辨证论治的宏观思维。充分考虑病患的体质、气候及居住环境等因素，动态把握病情，圆机活法，从而大大提高临床疗效。其认为寒地多瘀，在长期临证过程中，对于黑龙江地区患者，陈老抓住血脉瘀滞这一病因病机，以活血化瘀为主要治法治疗疾病。其临证时常应用丹参、红花、川芎、乳香、没药、桃仁、牛膝等活血化瘀、通利经脉之药，疗效颇佳。

（2）四诊合参，善察舌下脉络：通过四诊可获得有效可靠的临证资料，以诊断疾病及辨证论治。陈老认为，疾病是一个复杂过程，证候表现可体现于各个方面，必须四诊合参，各法并重，才能详尽地获取所需的临床资料。如《医门法律》曰："望闻问切，医之不可缺一。"陈老在临证过程中，尤重望舌下脉络，通过观察其颜色、形态、长短、粗细、有无怒张，可帮助判断疾病的证候类型，特别是对于血瘀证的诊断有着重要的意义。正常人应有两根静脉隐现于舌下，脉色淡紫，脉形粗细均匀，不弯曲，不怒张，无紧张感，多为单支。血瘀证患者舌下络脉青紫或紫暗，多增粗，或有结节、弯曲，与常人相比较，有显著的差异。此外，陈老认为可根据舌下脉络的表现，判断预后情况。

（3）以虚为本，以实为标：素体正气不足，腠理不密，卫外不固，是引起外邪侵袭的内在因素。陈老认为瘀血患者的病机根本在于"虚"，外邪乘袭是发病的重要条件。如《临证指南医案》云："正气为邪气所阻，脏腑经络不能畅达，皆由气血亏虚，腠理疏豁。"陈老认为，瘀血患者多本虚标实，本为"虚"，标为"瘀"，故治疗应活血化瘀，但同时须扶助正气。这一点在老年患者身上体现明显，因此，陈老多用黄芪、党参、人参等补气药配合活血化瘀类药物治疗本虚标实之病。

（4）治有先后，用药精准：陈老认为多数疾病在其病机演变中都分几个时期，瘀血为病也不例外，在初期多以外邪侵入为主，治以祛邪；中、晚期多损耗气血津液，以扶正兼祛瘀为主。以陈老在治疗痹证上为例：痹证初期主要以祛邪止痛为主，常用羌活、独活、防风、葛根等药，再加以少量活血行气之药，如红花、川芎、丹参等。若在初期治疗得当，则可将病势遏止于此。到了中、晚期，气血津液运行不畅日甚，以致瘀血阻痹经络，出现疼痛剧烈、皮肤瘀斑、关节肿大、屈伸不利等症。陈老通常以活血通经为主，选用活血效力强之药，如五灵脂、牛膝、乳香、没药、鸡血藤，并喜入虫类药加以配合，以搜剔人体顽固瘀血，如土鳖虫、水蛭、蜈蚣等。

（四）陈景河活血化瘀十五法

1. 活血化瘀法的基础方药

陈老常用方为川芎、当归、丹参、赤芍、红花。具体用药如下：川芎 10/40/80 克，当归 10～35 克，丹参 15～30 克，赤芍 15～30 克，红花 9～15 克，陈老通过基础方进行加减，以求在临床灵活运用活血化瘀法。

2. 活血化瘀十五法运用

（1）补血活血法：针对的病机是血虚血瘀。处方：基础方加白芍 40 克，鸡血藤 15～50 克，白芍能够养血柔肝，缓中止痛，可除血痹，破坚积，对于治疗血虚、营血瘀阻之证有效。配合鸡血藤能够活血通络，对于血虚导致的营血瘀阻，陈老常用此两药养营血，化瘀通络。陈老专门阐述对鸡血藤的用药体会："鸡血藤温不伤阴，补不壅滞，善通络活血。配川芎、防风、全蝎可治舞蹈病，配玉竹治阴虚血热型风湿性心脏病，配附子治疗阳虚型风湿性心脏病，配益母草治月经不调及痛经。风湿痹痛偏于血虚者，用之最宜。"同时陈老治疗妇人因瘀血而致腹痛时，常用大量白芍以缓急止痛；治疗因中风后遗症所致的肢体麻木不仁，以及运用汗法时，常用白芍、鸡血藤配伍桂枝治疗血痹、营卫不和之证。

（2）益气活血法：针对的病机是气虚血瘀。处方：基础方加黄芪 30 克，黄精 30 克，党参 15 克，人参 20 克，甘草 10 克，川芎 20 克，当归 25 克等，可起到益气生血活血的作用。黄芪能补益元气，陈老常注重气血的相生相化，故常用黄芪配伍当归，益气生血，气旺则血行，两药相合具有当归补血汤及补阳还五汤之意。黄精、党参、人参、甘草皆为补中益气之品，针对老年慢性病患者常有的脾胃气虚症状，陈老常用诸药。所以在活血化瘀的同时使用补中益气药尤为重要。

（3）养阴活血法：针对的病机是阴伤致瘀。处方：基础方加沙参 50 克，山茱萸 15 克，生熟地 15～30 克，何首乌 50 克，女贞子 20 克，墨旱莲 20 克，诸药相配能益阴活血。肝肾阴虚之证，日久虚热耗伤津血，气血运行不畅则导致血瘀。在陈老治疗的诸多疾病中，肝肾阴虚证为常见证型，如现代心脑血管疾病、妇科疾病、现代肾病等，运用基础方加上述药物，同病异治、异病同治，灵活加减，起到满意疗效。

（4）温阳活血法：针对的病机是阳伤致瘀。处方：以基础方加鹿角胶 10～15 克，菟丝子 15～50 克。鹿角胶为壮元阳、补血气、生精髓、暖筋骨之药。菟丝子为补肾养肝、温脾助胃之药，两药皆可入肾，对于肾阳气不足导致的血瘀，以基础方加此两药，达到温阳活血之效。陈老尤其在治疗现代肾病之时加此两药。

（5）理血活血法：针对的病机是瘀血轻、疼痛轻，用药力缓而和。处方：基础方加桃仁 6～10 克，土鳖虫 5 克，泽兰 15 克，山楂 15 克，牛膝 30 克等。桃仁、红花为活血化瘀、通络的常用药对；土鳖虫可祛风通络化瘀。陈老亦在治疗男性病阳痿时加此虫类药以化瘀通络。山楂既可消积，又可活血止痛，尤其对现代心绞痛之证有良效，陈老在临证之时，若患者因瘀血而导致疼痛之轻症时，常配合上述药物以化瘀止痛。

（6）破血活血法：针对的病机是瘀血重、疼痛甚，用药力猛而捷。处方：基础方加延胡索10~20克，乳香6/10/20克，没药10~20克，三七10~15克，水蛭5~10克等。上述药物皆具有行气活血止痛的作用，若因血瘀而致疼痛，疼痛重则多伴气滞重，故陈老对于气滞血瘀导致的重症疼痛多加上述药物；若因旧血不去导致疼痛不止，则再重用水蛭，使死血去而新血生；若患者兼有脾胃运化不良的症状，则酌加神曲以消积化瘀。

（7）通络活血法：针对的病机是久病血瘀入络。处方：基础方加威灵仙30克，土鳖虫5~10克，地龙10克，蜈蚣2条，甲珠10克，鹿角20克，全蝎20克等。久病血瘀入络，陈老多在辨证时加虫类药以通络祛风解痉，这在陈老治疗中风后遗症时体现最为明显，若通络软坚，则用甲珠配合牡蛎，若因风湿兼有血瘀入络，常配用威灵仙祛风湿、通经络、疏利关节。

（8）活血通乳法：适用于产妇乳汁不通。处方：基础方加王不留行20克，路路通15克，漏芦15克，木通20克，对于产妇产后少乳，甚至无乳有特效。因血瘀导致乳少者多加通经下乳之药，如陈老自拟"补气通乳方"（王不留行20克，路路通15克，漏芦15克，甲珠5克，当归15克，川芎10克，木通20克，丹参15克，党参15克，黄芪20克，瓜蒌20克）。王不留行的特性是走而不守，能入肝经血分，具有活血通经下乳之功，故为下乳通经之要药，常配合路路通、漏芦、当归、川芎、木通等药，诸药活血通经以增强王不留行通经下乳的功效，同时也促进产后恶露的外排。

（9）消积活血法：处方为基础方加三棱15克，莪术10~15克，姜黄10克，大黄5克，鳖甲50克，鸡内金20克，上述药物配合可消癥积，破瘀血。三棱、莪术为一对对药，可破血、行气、消积、止痛，常配伍大黄、鳖甲、姜黄等药，陈老多用于现代妇科病中腹痛、多囊卵巢综合征等疾病，同时鸡内金不仅可消积，还可活血化瘀。

（10）敛血活血法：适用于瘀血出血。处方：基础方加白及10克，椿根皮15克，艾炭15克，刘寄奴15克，陈老对白及止血有专门的论述："白及性涩微寒，味甘辛微苦，前贤及近代医家谓治内、外科多种疾病，善止血，是其长也，现代药理学谓其能止血，与其所含胶状成分有关""肺结核咳血、胃溃疡出血等，都是由脏腑局部破损所致，故用白及不但止血，更能修补局部组织促进愈合，余用白及治疗肾炎尿血、结肠溃疡出血、妇科经漏等症，皆收效良好"。陈老自拟"止血益肠方"（椿根皮50克，刘寄奴50克，白及20克，川贝母20克，体虚者加黄芪30克，白术20克），即白及配合椿根皮、刘寄奴敛血活血的具体体现，同时对于有寒象表现时，则会配合艾叶炭温经止血。

（11）利水活血法：适用于血瘀水停。处方：基础方加琥珀20克，瞿麦20~30克，益母草30克，陈老在治疗眩晕证时，常在辨证基础上加用益母草以活血利水，因眩晕多有水饮上逆之病机，又日久经血不利，而致血瘀入络，益母草不仅活血化瘀，更可利水。现代肝胆疾病，多有中医血瘀夹饮之证存在，陈老喜用琥珀以活血利水，在治疗淋证之时，琥珀、瞿麦、益母草更是陈老活血利水法的常用药物。

（12）清热活血法：针对的病机是血热血瘀证型者，处方：基础方上加用凉血活血之药，通过总结陈老血热血瘀医案，可得出以下四类用药经验：

1）清热凉血药：生地30克，牡丹皮10~20克，丹参20克，郁金10~15克，玄参15克，多是针对阴虚生热，灼伤津血而致瘀的证型。

2）凉血活血药：益母草30克，虎杖30克，益母草和虎杖是一对对药，不仅可以活血化瘀，还可以清热凉血，更可以活血利水，多用于血热夹瘀之证型。

3）凉血解毒药：板蓝根 50 克，败酱草 20～30 克，重楼 15 克，紫草 10 克，茜草 15 克，当热毒导致血瘀时，陈老多用此五味药相配伍以清热解毒、凉血活血。

4）凉血泄热药：大黄 2.5～5 克，黄芩 10～25 克，柴胡 15 克，菊花 10 克，此热为实热，当实热与瘀血互结时，陈老喜用清瘀血、泄实热法，大黄为常用泄热逐瘀之品，配合柴胡、黄芩清利胆经之火，菊花清肝经之热，既能通腑泄热，又能行气逐瘀。

（13）行气活血法：针对的病机是气滞血瘀。陈老在气滞血瘀证治疗上，不仅注重疏肝理气，还在理气的基础上镇痛，因气滞血瘀证导致的典型症状为胀痛，陈老疏肝理气常用柴胡 15 克，香附 15 克，陈皮 10～35 克，枳壳 15 克，青皮 15 克，行气镇痛常用降香 10～15 克，乌药 15 克，疏肝理气、行气镇痛同时顾及，能明显缓解诸多疾病表现的胀痛之症。

（14）温经活血法：针对的病机是寒凝血脉。处方：在基础方加用温经通络之药，桂枝 15 克，附子 10 克，淫羊藿 15～20 克，此在陈老治疗重症疾病中表现突出，附子为大辛大热之品，可回阳救逆，桂枝可温通经脉，淫羊藿可温肾助阳，对于寒凝血脉导致的急症、重症，上述药物可温经回阳，有力挽狂澜之功效。

（15）化湿活血法：针对的病机是湿浊血瘀。湿浊最难化除，且常与瘀血互结，变证百出。通过总结陈老活血化瘀利湿医案，可得出以下五类用药经验：

1）祛风化湿通络药：常用药为千年健 9～35 克，钻地风 30 克，青风藤 15 克，桑寄生 21 克，羌活 10 克，秦艽 9 克等，多用于风湿痹证，因外感风寒湿或内生湿邪兼夹瘀血导致的机体关节不利之证。

2）健脾化湿药：常用药为苍术 15 克，白术 20 克，茯苓 15 克，太子参 15 克等，多用于中焦脾胃运化不利，瘀血与湿浊互结中焦之证。

3）化浊祛湿药：常用药为薏苡仁 30～50 克，杏仁 15 克，白豆蔻 15 克，桑白皮 10 克等，多用于肺系疾病，痰浊与瘀血导致肺失肃降之证。

4）利水渗湿药：常用药为泽泻 15 克，益母草 20～80 克，白茅根 50 克，土茯苓 30 克等，多用于湿浊瘀血互结导致膀胱不利的淋证。

5）利湿退黄药：常用药为茵陈 15 克，败酱草 10 克，酒大黄 5 克，多用于肝胆疾病，尤其湿浊瘀血导致的黄疸及现代肝炎疾病。

（五）活血化瘀，临证效验

1. 活血化瘀法治疗血瘀性眩晕案

金某，男，56 岁。1990 年 10 月诊治。一年前头部外伤后发生眩晕，头沉伴有隐痛。食欲尚好，二便如常。虽经多方治疗效果不著，某医院诊为脑震荡后遗症。检查：头转动即觉晕重，颜面青白，舌苔薄白，舌下络脉怒张，脉沉细有力。辨证为外伤后经络停瘀。治宜活血化瘀兼平肝祛风。处方：川芎 35 克，白芷 10 克，乳香 20 克，没药 20 克，蜈蚣 2 条，菊花 15 克，天麻 10 克，甲珠 10 克，灵磁石 50 克，神曲 10 克。6 剂，每日 1 剂，水煎服。服药后头觉清爽，隐痛消失，唯头转动时仍有不适，继投原方 6 剂，三诊已大效，患者要求服药根治，又继服 12 剂，后函告已痊愈。

按：金姓男患病证为血瘀证，陈老喜用逐瘀理眩汤进行治疗，本方主治外伤后、血瘀性眩晕，方中川芎、白芷、乳香、没药、甲珠活血化瘀、通络止痛；菊花、天麻、蜈蚣、灵磁石平肝明目祛风；神曲理气调胃，减轻乳、没等药对胃的刺激，防止呕吐。经云："诸风掉眩，皆属于肝。"因此，治疗眩晕应适当用平肝息风药。

2. 活血化瘀法治疗妊娠腹痛案

高某，女，27岁。初诊于1976年3月4日。妊娠6个月，3月3日因生气后腹痛阵作，伴有小腹下坠感，带下频作，大便溏泄，下肢浮肿，脉濡弱，舌胖。检查血象示血红蛋白偏低。处方：当归身三钱，白芍二钱，川芎一钱，土炒白术三钱，太子参三钱，山药二钱，茯苓二钱，泽泻二钱，广木香一钱，炙甘草一钱。4剂。嘱其忌食生冷、辛辣之品。

复诊　3月9日。服用上方后，腹痛明显减轻，带下亦减，大便正常，原方加减。太子参三钱，当归身三钱，川芎一钱，白芍二钱，土炒白术三钱，山药二钱，茯苓一钱，泽泻二钱，广木香一钱，陈皮一钱，鸡血藤二钱，红花五分。3剂。

按：此患者所患为妊娠腹痛，陈老喜用当归芍药散加减。此方是《金匮要略》治疗妊娠腹痛的专方。与四君子汤合用，能够补气健脾，加入山药能够益阴补脾，加入木香、陈皮能够芳香化湿，健脾理气。陈老认为：患者因妊娠期间肝气不舒，脾失健运，而致腹痛坠、带下量多，故用当归芍药散配以四君子汤养血疏肝，健脾利水。方中当归身养血补血，白芍益阴养血，川芎活血行气，白术炒用健脾利湿，泽泻辅以茯苓利湿去浊，太子参配炙甘草甘平益气不滋腻。妊娠期间活血药宜慎用，故用小量红花调理血脉，甘平的鸡血藤养血补血。从此方的养血活血、健脾利湿的药物配伍中可见陈老化湿活血法的端倪。

三、治疗奇症，立法于症，着眼于本

症之奇者，形形色色，业医终生，亦难尽见。清代医家沈源辑《奇症汇》，搜罗繁富，足资参考。然推沈氏命意，在"奇"而不在"症"，遂有"额角瘤中藏棋子""割破其疮有黄雀飞鸣而去"等不经之谈，非巫非医，妄言妄听，反滋眩惑。窃谓治奇症，须于"症"字着眼，透过表面现象，抓住内在本质，谨记辨证施治原则，处方量大力专，一鼓作气。如此寻理、选方、用药，纵然奇、纵然怪，常可获效。

（一）于"症"字着眼，运用经方辨治奇症

陈老认为奇症临床少见，症状千奇百怪，病因病机复杂，涉及病变脏腑繁多，且历代医籍记载较少，故论治奇病时，应本从《内经》，于"症"字着眼，了解疾病发生之机制，审查疾病之变化，正如清代黄元御《素问悬解·奇病论》将"厥论"称为"奇病论"，其载"厥逆"病，以头痛、数岁不已为主症，其病因病机为寒邪升发、浊气之逆，因脑为髓海，又肾主骨生髓，故骨髓为水之精液，而水位于下，其源在上，故骨髓以脑为主，若人身冲犯大寒，邪气内传至骨髓，骨髓之寒，上通于脑，则脑为之逆，脑逆则浊气不降，郁冲于头，是以头痛。又齿为骨之余，浊气填塞，故牙齿亦痛。如此辨证施治，虽病症称奇，但明晰"症"机，辨治从容。用药选方时，亦应以经方为根本，陈老熟读《神农本草经》《伤寒论》《肘后备急方》等历代方书，并融会贯通。查脉辨色时，亦皆从《内经》《伤寒论》平脉辨证之法及历代相传之真诀，常在分析症、证之机制的基础上，以仲景"观其脉证，知犯何逆，随证治之"思想为核心，结合脏腑经络辨证、卫气营血辨证、三焦辨证等辨治思路。如此则能洞见病源，审察毫末，所投之效，如桴鼓之应。

如啼泣症，多见于女性，而男性少见。常因情志刺激，如悲伤、抑郁等，哭泣入睡，而罹此患。其症状为恸哭后，时而抽噎，余悲不止，夜眠往往因抽噎而醒，昼则发作频频不能自禁，甚则精神改变，言语过多，如怨如诉。本人苦之，他人厌之。陈老诊一男患，26岁，因生气进食而发腹部胀满，某日睡醒后出现哭泣状。该患以啼泣症之证候为基础，分析其病与肝、肺密切相关，故从肝郁论治，盖因肝木火炽，反来刑金，肺之志为悲，悲不能胜怒，故抽噎啼泣不已。以《金匮要略》枳实芍药散改为汤剂，方中枳实、芍药各50克，水煎服。以疏肝郁、理逆气、平五志之火，轻则三剂，重则五剂，无一不愈。明代李时珍《本草纲目》载白芍可泻肝，收和胃气，和血脉之功；枳实有破气消积，宽胸利膈、化痰除痞之用，陈老通过临床实践证实应用大剂量"芍药""枳实"治疗郁证，疗效显著，若枳实缺，可用枳壳或青皮代替。值得一提的是，陈老发现啼泣既为症状，亦为解除肝郁之内在机制，因而患者暴发啼泣后可一时舒缓，但肝郁较重之啼泣则需药物调治，可见陈老对此病认识之清晰，辨治之灵活。

又如一中年女子患交接头痛，达七年之久。自述自花烛之夜起，每房事后即头痛，须过四五日始止。因性欲颇旺，故患者头痛经年累月，无一日少宁。初时尚轻，日久渐重，百治无效。诊见其面容华好，绝无病态，询得其烦躁易怒，月事正常，已生二胎；脉弦缓有力。此乃系情感激动、血气上冲、枢机不利所致，陈老仿《伤寒论》柴胡加龙骨牡蛎汤方义（柴胡20克，龙骨20克，牡蛎20克，大黄5克，川芎40克，生地30克，赭石35克，半夏10克，水煎服）治之，三剂后头痛即止，房事后亦无所苦。嘱其守服一个月，以防复发。彼谓已愈辍服，三月后果然复发，仍服前方三剂而止。患者续服二十剂，随访十年，从未复发。

（二）从瘀论治，注重活血化瘀

陈老认为奇症之发病机制，总不离脏腑功能紊乱与气血失和，而气血失和之主要表现形式即气滞血瘀。首先，生理上气血相互为用，气为血之帅，血为气之母，如清代高秉钧《医学真传·气血》指出："人之一身，皆气血之所循行，气非血不和，血非气不运，故曰：气主煦之，血主濡之。"可见气血对人身之重要性。其次，病理上根据人身体质、环境、感受邪气等不同诱因，其所形成之气血功能失调可分为多种情况，或气虚不能推动血行，终成气虚血瘀；或气滞，血行不畅，瘀阻脉内，而成气滞血瘀；或寒积日久，阻碍阳气，阳气凝滞，而成寒凝血瘀；或血分蕴热，煎熬津液，阻滞血行而成瘀；或气滞、痰湿、寒凝等多种因素积于体内，使经脉气血运行受阻，停聚成瘀。

再次，以气血为纲辨治奇病时，须知气血为病之特点。如在病初起之时，其病位在气，证候简单，病情轻浅，若及时治疗，则疾病可除，故邪在气分时少见奇病及疑难怪病，而当病久不愈，邪气入络入脏时，其病位在血，病情深重，此时常见复杂、奇怪证候，故认为奇病多瘀，此时不可强攻，以免更伤正气，亦不可纯补，以防邪气留恋，当以活血化瘀、疏其气血之法治之，使气血条达。总之，气血之运行与疾病密切相关，尤其是寒热夹杂、虚实互兼之奇症怪病，非痰即瘀。

如陈老治疗一女患脱眉症，日久不愈，其左眉脱落将尽，闭经、心悸、易汗、寐差、多梦、甲状腺肿大。伴全身消瘦、纳呆、心烦易怒等症，其脉象沉滑涩，舌苔薄白淡胖。处方为黄芪25克，党参20克，当归25克，三棱15克，莪术15克，乳香5克，共服药二月余，落眉复生如初。陈老认为脱眉症的机制近似圆形脱毛症，俗称鬼剃头、油风，皮肤病学认为其原因与精神因素有关，常为神经衰弱的并发症。清代吴谦等所撰《医宗金鉴》载有"眉横属木"之条文，汪宏《望诊遵经》亦曰："盖闻精之荣以须，气之荣以眉。眉也者，禀木气而侧生者也。以经络言之，则属乎手足太阳阳明矣。其有多少疏密粗细长短之殊者，亦由气血有多少，赋禀有清浊耳。"可知眉与肝、肾之关系，且肝主藏血，肾主藏精，若肾精亏虚、肝血不足，兼肝气郁滞，则精血亏虚而血行乏源，气机郁滞更无力运血，终致气血亏虚、瘀血阻滞之证，故陈老应用补益气血、活血化瘀之法治之，服药20剂后，肝郁解除，虚烦消退，落眉复生。

又如陈老诊治一男患顽固性血瘀性头痛（功能性头痛）案，该患头痛十二年余，就诊时头部剧痛难忍，且牵及目珠痛，伴有心烦、欲吐，发作时需用木棒击其头顶，方能忍耐入睡，其脉弦细，左尺独浮，舌苔灰白而浊，眼球赤脉下注。眼科眼底检查：动静脉交叉压迹。陈老认为该患属于血瘀，肝阳上亢，上犯清窍，故而头痛。治疗重在活血化瘀兼平肝，佐以祛风。处方：川芎35克，羌活5克，柴胡15克，桃仁5克，红花5克，香附20克，白芷5克，防风15克，方中川芎、桃仁、红花活血祛瘀，陈老认为川芎随理气药用之善解肝郁，随活血药用之善能化瘀，随解表药用之善能祛邪止痛。用柴胡、香附疏肝理气。又头部居于高位，为诸阳之会，虽能耐风寒，也易被风邪所袭，故方中佐以祛风之药。服6剂头痛明显好转，加减调治月余，患者精神愉快，头目清晰，头痛已除，两个月后追访未再发作，已上班工作。

总之，陈老善用活血化瘀法治疗各种疑难杂病，曾应用凉血化瘀、活血滋阴法治疗"血友病"；应用古方"荡胞汤"治疗痛经、不孕症，该方见于唐代孙思邈《千金翼方》，方用朴硝3两，桃仁3两（去皮尖双仁，熬），茯苓3两，牡丹皮3两，大黄3两，人参2两，桂心2两，芍药2两，厚朴2两（炙），细辛2两，牛膝2两，当归2两，橘皮2两，附子（炮，去皮）1两半，虻虫（去翅足，熬）60枚，水蛭（熬）60枚。并曰："主治妇人断绪二三十年，及生来无子并数数失子，服此皆有子长命无病方。"可见该方活血化瘀不伤正之功。

（三）胆大心细，处方量大力专

自古以来便有关于使用大剂量药物治疗奇症之记载，如《华佗神方》治"粪便前后互易"之奇症，用车前子三两，煎汤三碗，大剂顿服，以集中药力，祛邪外出，一鼓作气。究其症之原因，为夏季感受暑热，导致患者粪从前阴出，溺从后阴出，前后倒置，失其常度，故以车前子清热利湿，导二便归于常路。明代王肯堂《六科准绳》中载有丁香柿蒂散治疗寒呃，陈老在其基础上根据病情调整施治，药量显著不同。陈老治疗寒呃时，每剂应用柿蒂剂量高达100克，丁香高达20克，佐药之白芍、党参亦多至50克，超过常用量的三至六倍，如此施药，不但效果满意，且无不良反应，实乃药证相合、紧扣病机之理。总之，陈老认为治疗奇症，需遵循胆大心细、量大力专原则，处方一般为3剂，密切观察患者病情变化，随症加减，其处方药味少、药量大，方中君药之量多则50克，少则15克，取"一鼓作气"之意，若量小则无效或效果不佳。

如陈老治疗一37岁单眼暴突女患者，半年前突闻其母暴亡，大哭之后，左眼球努出，兼感胀痛。始经某医院诊为甲状腺突眼症，治之反剧。后经省某医院疑诊为眼球后肿物，又转北京某医院，排除前两种诊断，但未定病名，亦无疗法。患者几经辗转，病势无减，求治于陈老。诊见其左眼眼裂增宽，眼球明显高突，于侧面观之，可高于右眼5mm，脉弦缓有力。此乃肝气上逆，目为肝之窍，肝气急，偏攻于上，遂发是症。治以疏肝解郁之法，药用柴胡疏肝汤进退，方中白芍40克，枳实25克，柴胡20克，川芎15克，桔梗10克，赭石15克，青皮20克，大黄2克，龙胆草10克，青葙子15克，菊花15克，服药半年，患者左眼恢复正常。方中白芍重用40克，养阴柔肝、缓急止痛。

又如陈老治疗一42岁患牛鸣症男子，自感胃内冲气上逆三月余，自述发作时胃内"咕噜"声后即有气向上冲，并发出牛鸣状之长音，重时连鸣2~3小时不止，长吁气则觉胸宽，生气或进食时加重，经过中西医多种疗法治疗无效，食欲日减，食量极少，大便干燥，二三天一次，形如羊屎。脉象沉弦，舌薄白，边缘有齿痕，胃镜示慢性胃炎。以温中下气、暖胃降逆、解郁柔肝法治之，应用丁香柿蒂汤合温胆汤加减，并佐以疏肝之药，处方：柿蒂 75 克，白芍 50 克，党参 50 克，芒硝 15 克，丁香 15 克，干姜 15 克，青皮 25 克。治疗半月，诸症皆安，随访半年，不再复作。

陈老认为，祖国医学中"五痫"病有"五畜"之音，应和五脏之病变。但临床中患者所发之"五音"并不限于痫症，虚寒性呃逆即可发出牛鸣音，故陈老从胃、肝辨治，紧扣中焦虚寒之病机，其方中重用柿蒂 75 克，白芍 50 克，党参 50 克，降逆柔肝调脾，又加丁香温脾胃，疗呃逆。金元医家刘完素指出柿蒂温苦入胃，专能温中下气，丁香可祛胃寒，理元气，两者合用效果更佳。

如陈老治一口渴不止兼恶食盐之尿崩症患者，男，59 岁。发病时口渴口干，兼尿频，且每日 24 小时可饮 5～6 瓶重 5 磅之水，其饮食正常，但不能食盐、辛辣等刺激食物。辅助检查：血糖正常，尿糖正常无明显改变。脑血栓动脉硬化病史 5 年。舌苔根部薄白浊，中心微黄，脉弦滑而急。陈老诊断此患为尿崩症。处方：人参 15 克，生石膏 150 克，知母 30 克，粳米 15 克，石斛 40 克，葛根 30 克，女贞子 20 克，墨旱莲 20 克，夏枯草 20 克，三棱 10 克，莪术 10 克，海藻 15 克，大贝 15 克。服药半月余，口渴明显减轻，尿量 4 升左右，饮食正常，酸苦甘辛咸等食物可以食用。舌苔薄白，脉弦缓有力，继以补肾填精、生津止渴、活血清热之法治之，处方：生地 30 克，石斛 30 克，黄精 30 克，天花粉 80 克，生石膏 150 克，黄连 10 克，当归 30 克，知母 40 克，麦冬 30 克，夏枯草 30 克，三棱 10 克，莪术 10 克，女贞子 20 克，墨旱莲 20 克，黄芪 60 克，羚羊角 10 克，再服 7 剂，口不渴，尿量及饮食正常，舌苔薄白，脉弦缓有力，诸症全消。

陈老认为该患口大渴，喜饮，脉弦疾有力，为阳明胃火夹肝气亢盛，而尿频，恶食盐，肾精亏虚，无力主水，水液代谢失调所致，故属肝胃之阳气亢盛而化火，烁灼津液而伤阴，形成虚实夹杂之证。其症状虽奇，但病机明晰，故当投以白虎加人参汤加减，泻其阳、平其阴，使浮动之阳火而灭，引动之阴火而平，重用生石膏、知母、天花粉等，清胃火、滋肾阴，同时应用二至丸补益肝肾，恢复阴精。此外，陈老应用化坚消积之药，如三棱、莪术、夏枯草等，以防其脑下垂体生长肿物之隙。

四、年老道滞，常用通法

"通法"是一种中医临床运用广泛的治疗方法。在中医概念中"通"不仅是中医的一种治疗方法，更是一种治疗目的。陈老中医临床思维上注重"通法"的运用，特别是在治疗老年病时，首重病机，从通调谷道、水道、气道、血道四个方面入手，积累了丰富经验。

（一）年老道滞病因病机

《素问·上古天真论》中描述了人的年龄由幼到老、身体由生长到壮再到衰的过程，其曰："女子七岁肾气盛，齿更发长……五七阳明脉衰，面始焦，发始堕。六七之阳脉衰于上，面皆焦，发始白。七七任脉虚，太冲脉衰少，天癸竭，地道不通，故形坏而无子也。丈夫八岁肾气实，发长齿更……五八肾气衰，发堕齿槁。六八阳气衰竭于上，面焦，发鬓颁白。七八肝气衰，筋不能动。八八天癸竭，精少，肾脏衰，形体皆极，则齿发去。"此处说明女子五七、男子五八后开始逐渐出现衰老现象，如"面始焦，发始堕""发堕齿槁"等，与肾、脾两脏密切相关。《千金翼方》载："人年五十以上，阳气日衰，损与日至。"朱丹溪在《养生论》中云："人生到六十、七十以后，精血俱耗，百不如意，怒火易炽。"陈老认为，年老道滞其病因病机有三。其一，年老之人阴阳俱衰，阳衰则不能温煦脾土推动水谷精微运行而营养全身，阴衰则精血耗损不能濡养诸窍道、筋脉。其二，脏腑功能衰退，《灵枢·天年》曰："人生十岁，五脏始定，血气已通，其气在下，故好走……五十岁，肝气始衰，肝叶始薄，胆汁始灭，目始不明。六十岁，心气始衰，善忧悲，血气懈惰，故好卧。七十岁，脾气虚，皮肤枯。八十岁，肺气衰，魄离，故言善误。九十岁，肾气焦，四脏经脉空虚。百岁，五脏皆虚，神气皆去，形骸独居而终矣。"此处描述了人从五十岁开始，五脏按肝、心、脾、肺、肾的顺序衰退，肝气衰则肝失于疏泄而气机不畅，心气衰则血脉运行鼓动无力而壅滞，脾气衰则水谷精微运行不畅而瘀积，肺气虚则失于通调水道而成湿、饮、痰，肾气虚则先天之精亏耗而阴阳失调。其三，气血亏虚，《灵枢·营卫生会》指出"老者之气血衰，其肌肉枯，气道涩"。年老之人，阴阳和脏腑功能渐衰，气血生化之源不足，气血亏虚则不能濡养全身。

总体概括，年老之人以阴阳、气血、脏腑虚耗为本，因虚致精气津液不足，或因虚致实而出现痰浊、水饮、瘀血等病理变化，最终使谷道、水道、气道、血道滞涩不通。

（二）灵活运用通法

《说文解字》曰"通，达也"，即没有阻碍，可以通过之意。《金匮要略》认为"若五脏之元真通畅，人即可安和"。《临证指南医案》曰："夫痛则不通，通字须究气血阴阳。"

《古今医鉴》曰："不通则痛，气血壅滞也。通则不通，气血调和也。"说明人体以"通"为要，以"通"为常。若人体脏腑、经络、气血、津液、诸窍等"不通"，则易变生疾病。《灵枢·邪客》也有"补其不足，泻其有余；调其虚实，以通其道，而去其邪"之说。故治疗应以通法为主，但本法不包含在"八法"之中，却体现在"八法"之内，包括温通、通脉、通下、润通、宣通、通腑、通窍、通闭、通阳、通乳、通利等。现代医家多认为"通法"有"狭义"和"广义"之分。狭义的通法即攻通、通下之法，多用于正气未虚而有里实的病证；广义的通法即通调脏腑、疏通气血津液、消积散结之法，诸如通腑、行气活血、攻逐痰饮、软坚散结、消食化积，甚或扶正补虚、温经通络之法皆可归属"通法"。陈老常以"通法"治疗年老之人因阴阳、气血、脏腑虚耗，致使谷道、水道、气道、血道滞涩不通之病症，包括通利大便以通谷道，利水行气以通水道，调理气机以通气道，气血并治以通血道。

1. 通利大便以通谷道

谷道即水谷咽下后，经胃肠消化吸收精微，由脾为胃行其津液，输送到各器官为营养资源，化生气血，奉养生身；其糟粕浊物由魄门排出体外。只要谷道通利不畅，莫贵于通之。病各不同，审其虚实寒热之因，若虚秘而燥，宜补虚而通之；阳明腑实便不通者，宜急下泻热存阴而通之；若寒实秘结，宜救阳温润以消阴凝而通之。

陈老认为患大便秘结病有多种，仲景谓："其脉浮而数，能食，不大便者，此为实，名曰阳结也，期十七日当剧。其脉沉而迟，不能食，身体重，大便反硬，名曰阴结也。期十四日当剧。"脉浮数能食而不便，为阳结。阳结多实，宜救阴泻热，应急下通其腑气，陈老常以厚朴、枳实、大黄、芒硝、当归、桃仁进行治疗。大黄、芒硝通腑泄热，蠲除肠胃之浊物；厚朴、枳实，消胀去满，降逆通便；以当归、桃仁润燥，助芒硝软坚化结，荡涤肠内糟粕瘀积。便下数日后，嘱以润肠丸每日二次，保持大便通利为要。阴结属寒实，症虽少见，但治疗棘手。而老年人便结最常见的有风燥、气燥、血燥、虚燥等。风燥宜用搜风顺气丸；气燥宜用河间厚朴汤；若气燥有热，中焦燥实者宜用凉膈散；血燥宜益血润肠丸或当归补血汤和增液汤服之；虚燥宜苁蓉润肠丸（《济生方》）服之。总之治大便秘结，初皆宜用硝黄为快，使谷道通利，并注意用药莫矫枉过正，即因硝黄之药不宜久服，久服使大便秘结愈甚。

2. 利水行气以通水道

水道即津液运行的通道。水谷皆是滋养生命的源泉，经曰："饮入于胃，游溢精气，上输于脾，脾气散精，上归于肺，通调水道，下输膀胱。"可见水与谷相提并重，无谷则死，无水亦亡。水液耗伤或运行输布失常，致水道不利而为病，最常见的是水肿病，西医多为尿路感染、前列腺增生、肾炎、肝硬化腹水、肺心病、心脏病之浮肿等病。凡水肿病，皆应从本而治，本者肺脾肾也，善治水病，总以利水为主，佐以行气，则水道通利。正如《类证治裁》有言："是知肿胀无不由肺脾肾者，以肺主气化，脾主运输，肾主藏液也。且胀不必兼肿，肿则或兼胀，亦有肿胀并至者。病在水分，以治水为主，而兼理气，气化水自化也。病在气分，以理气为主，而兼利水，水行气亦行也。"水肿严重者可致水毒瘀积，上凌于肺则喘咳，中凌于心则心悸气短，下凌于胃则呕逆。

若尿路感染属中医学之急淋，亦称痛淋。尿频、尿急、尿痛，此宜八正散加减治之。若肝硬化腹水，宜急用峻利消水之剂，如厚朴汤（《医宗金鉴》）。腹水大消后宜遇仙丹调理之。心脏病浮肿，必须补心气利水，改善血行通路，浮肿自消。

3. 调理气机以通气道

气是人身生理活动的动力，维持生命健康成长。《内经》中提出，维持人体脏腑的正常功能离不开气之通畅，如《灵枢·平人绝谷》所言"气得上下，五脏安定；血脉和利，精神乃居"。虽为年老之人，如若"正气存内"，则"邪不可干"，可葆韶华长存。气之为病，气不顺则瘀，此皆由情志变化与外在条件影响内在的气机失和所致。故治气机病，宜疏解气机、通调气道，气顺则不郁。气行血行，气滞血滞，使气机和顺，则体内隧道皆通，百病不生矣。陈老在临床治疗多种疾病皆佐以通气之药，取得满意效果。

4. 气血并治以通血道

血是人身最宝贵的营养物质，机体各器官全赖血的供养，维持生命活动，周而复始。气与血皆为水谷之化，具有互根互用的关系，两者可分而不可离。正如《张氏医通》所云："气主煦之，血主濡之，虽气禀阳和，血禀阴质，而阴中有阳，阳中有阴，不能截然两分。"陈老认为老年人患血病，多是动脉硬化之冠心病，由血脂增高产生动脉硬化，供血不足所致，中医称之为胸痹心痛。在临床上常遇此症，多为痰阻血脉、血脉壅阻型。《灵枢·经脉》中云："经脉者，所以能决死生，处百病，调虚实，不可不通。"陈老根据气病损血、血病损气的病机特点，运用通血法治疗血病的同时必配通气之药，自拟加味瓜蒌薤白半夏汤，疗效颇佳。常用药如瓜蒌、薤白、半夏、川芎、白芍、郁金、降香、延胡索、鹿角、太子参、生地、水蛭等。瓜蒌行气降痰，化结开郁；延胡索、郁金、川芎、丹参、水蛭既能活血化瘀止痛，又能除留滞之血；伍降香开阖心气；配川芎有升清降浊之用。

（三）病案举隅

1. 通谷道

张某，女，73岁。大便秘结二十余年，近两年便秘尤甚，十几日排便一次，痛苦之极，经常有便排不下来，早些年服缓泻药维持，近两年服之无效，经友人介绍前来就诊。患者体瘦弱，不能食。舌干无苔，脉沉细而迟、无力。查体：肠型，触到包块粪石多处。

中医诊断为阴结。治以救阳通下。

处方　人参30克，附子20克，肉桂10克，干姜10克，当归30克，桃仁10克，火麻仁10克，酒大黄10克，枳实10克，水煎服。日二次，早晚服。并送服半硫丸一剂（15粒）。

翌日复诊，便未通。遂按原方将附子增至30克。

三诊　仍未通便，思之再三，仍守前方，将附子增至50克，加芒硝5克，并嘱以腹部按摩，助肠管蠕动，次日排便下粪石 10 多枚和很多燥便，便后沉睡一日，醒来觉腹部宽松，亦思食。继服 3 剂后，嘱服右归丸和润肠丸。半年后来告知，便已通利如常而停药。

按：该患年岁已高，本正气虚衰，阴阳两虚，阴凝日甚，阳气势微，又曾服苦寒通便药，阳气更伤，肠腑滞涩，而成阴结。故应以救阳通下之法。方用温脾汤加减，方中附子、干姜温补阳气，祛痼冷沉寒，大黄泻下攻积，三药合用共奏温下之功。当归、人参益气养血，顾护正气，防攻下之药伤正。加肉桂辛散温通，助附子、干姜温阳祛寒；桃仁、火麻仁质润多脂，助大黄润肠通便，又可滋养补虚；枳实辛行苦降，可助大黄消积导滞。三诊时，再三思考，此方不效，为患者阴寒日久而留痼不去，阳气衰微，加大附子之量以救阳，芒硝以助通下，随即中病即愈。

2. 通水道

李某，男，61 岁。头面周身肿胖，尿少不能食，经多处检查原因不明，治疗无效，求陈老诊治。视之，头肿的眼睑只可睁开一条缝隙，四肢腹背皆肿成圆柱形，语音发鼾而气壮，大便日一次，尿量少。苔薄白，脉弦滑。

中医诊断为水肿。治以醒脾利水。

处方　砂仁 15 克，活鲫鱼三两重一条。药置于鱼腹中，外用白纸包七层浸透水，入火煨熟，食之即痊愈。

按：该患因三焦水道不利，水液停聚；水湿困脾，脾失健运，而出现头面、周身水肿明显，尿少不能食的症状。故治以醒脾健胃、行气利水之法。方中鲫鱼味甘、性平，入脾、胃、大肠经，具有益气利水、健脾除湿之功效，与醒脾健胃之砂仁相伍，能中和条达，助脾与三焦之气化，水湿去而水肿消。

3. 通气道

张某，女，62 岁。患慢性气管炎肺气肿，兼有浮肿，病史二十余年。每年四季少有不患感冒之时，咳喘不已，吐黄白痰，晨昏痰涎壅盛，形体消瘦，食少纳呆。舌苔白厚中心黄，脉弦滑重按稍有力。

中医诊断为喘证。治以补益降逆、清热化痰。

处方　党参 20 克，沙参 30 克，橘红 15 克，黄芩 30 克，鱼腥草 50 克，侧柏叶 50 克，猫爪草 50 克，苏子 15 克，莱菔子 20 克，枳壳 15 克，半夏 10 克，3 剂，水煎服。

复诊　服三剂咳喘痰涎减轻，继服 20 余剂，症见大好，后以扶正固本（补肺肾）理气行水之法，并维持将息而恢复之。

按：该患年老久病中气虚弱无力抗御外邪而易感冒；脾脏运化失健而生痰涎、身浮肿；痰壅气逆，兼久咳伤于肺气，气逆不降，故咳喘不已；病日重矣，舌脉共见日久趋于热化之势。故以三子养亲汤加减治疗，方用苏子长于降肺气、化痰涎，气降痰消则喘自平。莱菔子行气化痰，气顺痰消，因有化热之势，故去辛温之白芥子。重用鱼腥草、侧柏叶清解肺热、化痰止咳，又加黄芩、猫爪草助两药清热化痰之功；党参、沙参益气化痰；半夏辛温而燥，为燥湿化痰之要药，与橘红、枳壳合用通气道，取"气下则痰喘自止，气行则痰满自消"之意。

4. 通血脉

徐某，男，61岁。经某医院抢救，经治三个月，唯心前区痛，阵发性发作，每隔10～20分钟发作一次，胸闷气短，身乏力，不能食，现代仪器检查心电有明显改变。邀余会诊，呈痛苦容貌，精神抑郁。舌苔白浊中心黄褐，脉沉涩。

中医诊断为心血瘀阻型胸痹心痛。急以补虚清热，活血化瘀止痛。

处方 太子参80克，黄芪80克，瓜蒌80克，薤白15克，半夏15克，川芎40克，白芍50克，延胡索20克，水蛭5克，郁金20克，降香10克，焦栀子10克。3剂，水煎服。

二诊 患者自述，心前区痛大为好转，发作次数也减少。继服原方6剂。

三诊 进食好转，身觉有力，但心前区仍有痛感，睡眠不好。仍守前方加夜交藤50克，生地20克，黄连7克，嘱连服6剂。若继好转，水蛭减至2克，继服半个月。

四诊 症状几乎消失。舌苔已退为白浊乏津，脉沉缓，偶有停跳。仍守三诊方减水蛭、黄连，加汉三七10克。继服一个月，注意观察，嘱患者不要活动过多、生气或食过饱等。

药后来告，基本治愈。二个月后，因心前区痛来诊一次，自述因劳累而发作，仍拟以加味瓜蒌薤白半夏汤，投6剂服之。后告已愈。

按：该患证为心气无力行血，血瘀滞于心，故胸闷疼痛，气短乏力，脉沉涩；又兼苦闷抑郁而产生虚火炎上，故舌苔黄褐。故用加味瓜蒌薤白半夏汤为主方，加补虚和活血化瘀药，使瘀血化而心气通，经曰：痛则不通，通则不痛。其中瓜蒌为君，理气宽胸、涤痰散结；薤白温通散结、行气止痛；半夏辛开散结，三药共伍祛痰结、通气机。重用太子参、黄芪补虚益气，延胡索、郁金行血中气滞，气中血滞，具有活血行气止痛之功，水蛭咸苦入血，破血通瘀力强；焦栀子入血分，清血分之热，白芍养血敛阴；伍降香开阖心气；配川芎有升清降浊之用。此症是在医院抢救缓解，而用中医药治疗加速恢复，得以治愈，应该属中西医共同努力治验结果。中医通法治疗血分之瘀结者，既能祛瘀，又有生新之特点，但必须着眼于血分瘀滞，否则慎用。

五、肝为百病之贼，治宜疏调

肝为五脏之一，疏泄无形之气，贮藏有形之血，体阴而用阳，与五脏六腑之间有着密切的联系。清代黄元御在《四圣心源》中言："风木者，五脏之贼，百病之长。凡病之起，无不因于木气之郁。"其认为脏腑之病皆与肝脏相关，并将肝冠以"五脏之贼""百病之长"。陈老经多年临床经验指出其中确有至理，肝通贯阴阳，把握气血之枢机，斡旋气机升降，在以脏腑为中心的生命活动中，肝具有独特的作用和重要地位。其言："肝郁为病，则气机不得宜调""气之为用，无所不至，一有不调，则无所不病。气机顺，百脉和，百病不生"。在临床实践中注重肝气疏调之重要作用，并以疏肝理气解郁为治疗大法。

（一）肝为百病之贼的理论基础

1. 木气之郁，诸病因生

人体是一个有机的整体，以气、血、津液为生命活动的物质基础，依赖脏腑之功能活动。陈老认为，在气、血、津液之中，气乃首要，若全身气机条和畅达，则人体安和。肝为疏泄之职司，升发阳气，宣散疏达，秉木气而生长，性喜条达而恶抑郁。《医碥》云："因郁而不舒，则皆肝木之病矣""百病皆生于郁"。因肝气易郁之生理特性，肝气郁结即为肝病最基本之病理产物，可产生诸多疾病。陈老将其总结为两方面："因郁致病""因病致郁"。

"因郁致病"：是指因情志不舒、气机郁滞因素产生的疾病，临床多表现为心烦易怒、两胁胀痛、抑郁喜哭、胸闷、善太息、咽中异物感等。此类患者长期处在不良情绪下，肝气则涩滞不可解，病理变化逐渐趋于错综复杂，或见气滞血瘀，或见肝郁化火，或见肝阳上亢，或见肝肾阴虚，周学海于《读医随笔》曾总结："凡病之气结、血滞、痰饮、跗肿、臌胀、痉厥、癫狂、积聚、痞满、眩晕、呕吐、咳嗽、哮喘、血痹、虚损，皆肝气之不能舒畅所致也。或肝虚而无力不能舒，或肝郁而力不得舒，日久气停血滞，水邪泛滥，火势内灼而外暴矣。"可见木气之郁，气机升降不畅，病邪逆乱于内可产生诸多不定之证。

"因病致郁"：是指因外感或内伤等各种复杂因素（瘀血、痰饮、湿热等病理因素）导致的脏腑气血郁滞。人之中病，多伤及于内，精气血脉"结聚而不得发越"，由此导致气机停滞、难以条达，而见诸气郁之弊端，或郁于气，或郁于血，或郁于表，或郁于里等。

2. 唯肝一病，延及他脏

《知医必辨》有言："人之五脏，唯肝易动难静。其他脏有病，不过自病……唯肝一病即延及他脏。"肝乃将军之官，"升降发始之根也"，脏腑十二经之气化，均赖于肝胆之气化鼓舞，故肝病最易延及他脏。肝木属春，肝气疏调，犹如春气来临，万物得以发荣滋长。就脏腑而论，肝气疏泄，脾胃运化得健，则脾可升清，胃可降浊，而心血通达，肺气宣降，肾之藏得度。所以，当肝失疏泄气机不畅之时，必然引起诸脏功能活动的病变。

（1）肝病及脾胃：《金匮要略》云："夫治未病者，见肝之病，知肝传脾，当先实脾。"根据五行相克原理，可知脾土为肝木所胜。《素问·宝命全形论》言："土得木而达。"土赖木疏，始能纳化运布。若肝气疏泄太过，郁而乘脾，则脾虚运化失常，引痰湿内生，上蒙清窍，可表现为眩晕、腹阵痛即作泻等肝脾不和之症；肝气犯胃则见胃失和降，表现为纳差食少、水谷不化、呕恶胃痛、嗳气吞酸等肝胃不和之症。

（2）肝病及肺：肝肺同主一身之气，肺居上焦而主气以降为顺，并依肝之疏泄得以正常宣降。肝气郁逆，上壅肺气，肺气壅塞，则会出现喘息、胸闷、胀满等肺气失宣之症；若肝木之气疏泄不及，可日久化火，上行灼伤肺阴，可发为肝咳，余症可表现为黏痰难出、口苦咽干、咳时面红目赤等症。如汪昂《医方集解》言："肝者将军之官，肝火上逆，能烁心肺，故咳嗽痰血也。"《知医必读》亦有"肝气太旺，不受金制，反来侮金，致肺之清肃不行而呛咳不已，所谓木击金鸣也"之论述。

（3）肝病及心：肝气失于条达，可对心产生两方面的影响。一为神志方面，肝气疏泄太过，肝气冲心，上扰心神，则见心慌心悸、心烦失眠，甚则狂怒躁扰、叫骂不休。若疏泄不及，心气不畅，则见精神抑郁、情志低迷。二为血液方面，肝主藏血，心主血脉，二者共同维持人体血液正常运转。肝失疏泄气逆于上，气随血升，可表现为衄血之症。若疏泄不及，无法促进心之行血，心血瘀阻则可见胸痹等症。

（4）肝病及肾：《素问·五运行大论》言："北方生寒，寒生水，水生咸，咸生肾，肾生骨髓，髓生肝。"肾藏精，肝藏血，由于"肝肾同源"，精血相互转化滋生，故肝失疏泄、肝气郁结可导致男子宗筋失养之阳痿不举，女子月经不调等症状。若气郁日久可化火伤及肝阴，进而损伤肾阴。肝火内扰，肾精失藏，水不涵木，则可产生眩晕、耳鸣、头痛、遗精、早泄、月经过多、月经先期等病证。若肝疏泄不及易致肾封藏过度，女子可出现月经过少、月经后期甚至闭经，男子则出现排精不畅等。

（5）肝病及胆：《东医宝鉴》言："肝之余气，溢入于胆。"肝之疏泄直接影响着胆汁生成与排泄。若肝失疏泄，则胆会出现生成、排泄的障碍，可见口苦、胁胀、黄疸等病证。《素问·灵兰秘典论》曰："将军之官，谋略出焉""胆者，中正之官，决断出焉"。在情志方面，若肝失疏泄则胆气不宁，可表现为惊惕胆怯、恶梦虚烦、不寐等病症。

综上所述，肝在人体具有调控气血、协调其他脏腑等重要作用，若肝气疏泄失职，则必牵涉气血，脏腑功能协调受到影响，诸病遂生，故曰："肝为百病之贼""肝为五脏之贼"，百病之起，常责之于肝。肝病为害虽繁多、复杂，但究其根本因素，即肝气郁逆，疏泄失司。

（二）疏调为法，百病得安

《素问·玉机真脏论》言："五脏受气于其所生，传之于其所胜，气舍于其所生，死于其所不胜……肝受气于心，传之于脾，气舍于肾，至肺而死。"这直接表明了肝与其他脏腑的关系。肝体阴而用阳，主疏泄与藏血的相互协调，共同维持脏腑气血的正常运转，故百病因肝为害，调肝以治百病。陈老尊崇经典，尤重视肝在脏腑中的重要作用，并指出在六淫、七情等病因中，影响肝疏泄功能的主要因素乃是因异常的精神情志导致的肝气郁结。《张氏医通》曰："郁证多源于志虑不伸，而气先受病。"若木气冲和条达，则血脉流畅，故临证之时尤重疏肝理气、条畅患者情志，并强调须注意肝气郁结是否化火、生风、挟痰、挟瘀之情况，从而在辨证论治中起到执简驭繁之用。陈老总以疏肝理气解郁为调肝大法，选方用药临证经验如下：

1. 调治五脏，尤重肝脾

陈老以疏肝理气解郁为调肝大法。在选方方面，肝郁气滞者主以柴胡疏肝散，肝郁气结者主以五磨饮子。陈老指出，肝郁虽及五脏，但最易乘袭脾胃，肝郁为病，郁气不得升散，乘其所胜，加临脾胃，以肝郁脾虚或肝胃不和最为常见，因此临证要尤其重视调和肝脾，前者方用逍遥散加减，肝脾不和者主以四逆散加减。若肝气乘侮脾胃，脾胃虚弱，湿浊不化，酿成腹泻者，则可证见腹痛肠鸣，坠泻，中焦痞满，不欲食。舌苔白，脉弦或弦缓。陈老以其自拟方"平肝止泻饮"治疗，该方药物组成为白芍、甘草、黄芪、香橼、茯苓、白术、煨肉豆蔻、防风、羌活。白芍养阴柔肝，敛肝气之妄动，又善治坠泻，甘草缓急和中，与芍药养肝平气，香橼平肝郁而消痞满，与芍药同气相求，入脾通壅。以黄芪、茯苓、白术、肉豆蔻补脾止泻，防香橼入脾伤气，辅以羌、防升阳燥湿理肠中之风气，俾肝气平，脾气升，胃气降，则水谷清浊自分矣。此外，陈老认为，肝郁为病，又易化火、生风、挟痰、挟瘀，肝郁化火者主以丹栀逍遥散，化风则主以天麻钩藤饮、羚角钩藤汤、镇肝熄风汤，挟痰者主以半夏白术天麻汤、半夏厚朴汤，挟瘀者主以血府逐瘀汤。

2. 用药灵活，重视兼症

在择药方面，陈老认为：柴胡乃疏肝解郁之要药，升清散结、补中寓散，无壅滞之弊，柴胡、白芍二药配伍可升阳敛阴、调和表里、疏肝解郁，对于肝郁不畅，表里不和者可投；紫苏、香附二者配伍可气血双调、疏肝解郁、行气消胀，对于脘腹胀满、呕吐恶心者可投；砂仁、煨肉豆蔻二者均为辛散温通之品，可芳香化浊、行郁消滞，对于脾胃气滞寒凝者可投；瓜蒌、枳实二者配伍可宽胸散结、破气消积、润燥通便，对于心胸胃脘痞满，便而不畅者可投；木香、槟榔二者配伍可消积导滞、行气止痛，对于胃肠积滞、腹胀腹痛者可投。大腹皮、槟榔二者配伍逐浊气直下而去后重；川芎、苏叶二者配伍使郁气从汗而解。青皮、川楝子疏肝，木香和胃，香附散郁，枳壳利膈，厚朴除满，沉香降逆，皆可随证灵活加减化裁。若肝气盛而胀甚者，宜重用枳实下气；若胃气不降作呕或吐者，加半夏降逆，协砂仁和胃止呕；若胁痛甚者，加延胡索或郁金以理气活血、通络止痛。

3. 慎防伤及肝阴

在临床应用疏肝理气解郁之法时，陈老还特别强调须注意慎防伤阴。因肝气易郁，日久极易化火而伤阴，且疏肝理气之品多辛香燥热，故而易耗伤阴血，尤其在治疗久病兼阴血不足之患时更当慎重。陈老常选用药性平和之疏肝理气之品，如佛手、绿萼梅、代代花等。他同时指出，肝体阴而用阳之性临证之时切不可忽视。若疏肝解郁疗效不佳，更应注意敛肝、柔肝，他常用白芍、乌梅、木瓜等。此外，陈老强调气血之互调，在疏肝解郁之时，他常加入郁金、丹参、赤芍等活血之品，以求达血行气畅散郁之功。

六、审机择药

陈老从医七十余载，屡起沉疴痼疾，其常言："疗疾务寻求本之道，理在法先，药在方后。"然何求其本？但当详审其病机。刘完素于《素问病机气宜保命集》言："察病机之要理，施品味之性用，然后明病之本焉。"可见，详审病机是临证制定治则治法之关键，亦是"施品味之性用"、选方择药之前提。清代医家徐大椿于《医学源流论》中提出"方之于药，似合而实离"之"方药离合论"，即所谓药有个性之专长，方有合群之妙用，药必合方，方必本药，离合有秩，辄方药俱兴。良医如良将，陈老认为，临证四诊合参可探"敌"之虚实，把握"病机"方能排兵布阵，医者只有做到知己知彼，才能出奇制胜，百战不殆。

陈老曾治一邻县壮年患者李某，1971年初秋患外感，纷然杂治，十余日不效，来齐齐哈尔市住院观察七日，中西药迭进，仍不效，遂邀陈老会诊。刻证：身壮热（40℃），头痛，目有赤脉，鼻孔如烟煤，腹部满硬，大便十余日未行，小便短赤而少，神昏谵语，时而循衣摸床，脉弦缓有力，舌苔边黄中黑燥裂。投大承气汤一剂（大黄25克，芒硝40克，枳实25克，厚朴25克，水煎服），6小时服两次，患者下燥屎半痰盂，旋即安然入睡。次日复诊，诸症悉减，体温36℃，脉和缓，亦欲食，唯感乏力。投《温病条辨》益胃汤加减：沙参50克，麦冬25克，生黄15克，玉竹20克，山药20克，焦栀子10克，甘草10克，水煎服。服3剂后，患者身心俱佳，欣然出院。时有一实习生侍诊始终，启问前医所以不效，今药所以立效之故。陈老喜其好学，乃以"理在法先，药在方后"作答：医贵精医理，辨病，辨证，在治疗上谨守病机，把握空间与时间的推移，组方、用药符合病情，不致延误病机。此例，病本外感，当从表解，由于医治之失，热传阳明，胃燥肠枯，便结不通，病机为热结于腑，当以通下法治之。前医反用消炎和清热解毒药，皆是扬汤止沸，药不中肯綮，如矢不中的；今以急下存阴，投大承气汤，泄热通结，乃釜底抽薪。然病势虽减，而阴未复，恐去而复聚，重用《温病条辨》益胃汤方加减，养阴清热，急复阴液。若止步于已得之效，邪热必入肝肾，证属下焦，治尤棘手。大承气汤之用原方，自有仲景条文可据；而益胃汤加玉竹，意在养心之阴液；加焦栀子，清三焦屈曲之火；加山药，养胃液，调和胃气。理法方药的关系，大抵如此。

由上验案可见陈老在审机辨证的基础上择善用药，效如桴鼓。其在临证诊疗过程中，不仅详审药物特性，明辨其机制，而且擅于将其用药经验融入经方和验方之中。

（一）爕理医道医源，细审药物特性

临证方面，陈老详审药物药性，最擅长应用的药物为鸡血藤、瓜蒌、川芎、防风、全蝎。

1. 鸡血藤

鸡血藤主治风湿性关节炎、风湿性心脏病、闭经、痛经等疾病。主症或有周身关节痛；或经期腹痛，由血虚兼瘀滞所致者。但热痹阴虚者，出血性疾病属血热者慎用。临床中，常用量为30~70克，多以鸡血藤50克，配防风20克，治疗风寒身痛伴血虚有瘀者；鸡血藤50克，配附子10克，治疗风湿性心脏病；鸡血藤70克，配淫羊藿20克，巴戟天20克，补肝肾壮阳气。陈老认为鸡血藤温不伤阴，补不壅滞，善通络活血。配川芎、防风、全蝎可治舞蹈病，配玉竹治阴虚血热型风湿性心脏病，配附子治疗阳虚型风湿性心脏病，配益母草治月经不调及痛经。风湿痹痛偏于血虚者，用之最宜。

病案举隅 郭某，男，41岁，1992年9月8日初诊。一个月前发生肩背酸痛，渐至痛减，两上肢无力，不能上举，闹心兼有心微痛感，近半个月脖子硬，手凉，从肩至肘无力，尿频，脉沉缓，舌苔薄白。中医诊断：风湿痹证。治法：益肾壮阳，通经活血，疏散风湿。处方：鸡血藤50克，羌活15克，菟丝子20克，全虫10克，千年健30克，蜈蚣1条，白术30克，山药10克，黄芪25克，板蓝根50克。本方用黄芪、山药、白术意在健脾益气以助除湿之力，加板蓝根意在祛风湿之毒。

2. 瓜蒌

瓜蒌主治冠状动脉性心脏病、乳腺增生、脂肪肝等疾病。主症或心前区痛，胸闷气促；或乳腺增大；或B超检查示脂肪肝者。但病属寒痰、湿痰、脾虚泄泻者禁用。反乌头。临床中，常用量为20~60克，多以瓜蒌50克，配薤白15克，治胸痹；瓜蒌50克，配黄连15克，治痰热结胸证；瓜蒌30克，配黄芩15克，治痰热壅肺之咳嗽；瓜蒌30克，配知母30克，川贝母10克，治痰热伤津之咳嗽；瓜蒌30克，配夏枯草20克，鹿角20克，治乳腺增生症；瓜蒌30克，配郁金20克，柴胡20克，白芍30克，金钱草30克，葛根15克，治脂肪肝。陈老认为瓜蒌主治热邪伤津，痰热黏稠之胸闷。若治寒痰，须配白芥子，且白芥子的用量倍于瓜蒌方有效。

病案举隅 杨某，男，51岁，1992年11月20日初诊，1991年11月份发病，前间壁心肌梗死，V_5导联T波倒置，曾用脉通、蝮蛇抗栓酶，目下难受憋气，眼花，不欲食，大便干，日一次，睡眠不好，苔薄白，脉滑。中医诊断：胸痹。处方：胆南星10克，枳实15克，丹参20克，乳没10克，薤白3克，郁金15克，降香5克，甘草10克，瓜蒌50克。7剂，水煎服。本证属痰湿瘀阻型心肌梗死。脉滑憋气，为痰湿之征，痰湿即生，必致血行不畅，在上血不能濡目故眼花，在内血不能养心故睡眠不好，故治用化痰逐瘀、行气通阳法。

3. 川芎

川芎主治头痛、冠心病心绞痛、痛经、闭经等疾病。主症或心前区闷痛，心电图ST段，T波改变；或经期腹痛，有血块；舌质色紫或有瘀斑，舌下静脉怒张，脉沉涩或弦缓而细。痛甚者必用。但阴虚火旺，舌红口干，月经过多，出血性疾病不宜使用。临床中，常用量为15~60克，多以川芎50克，配白芷10克，治头痛；川芎50克，配瓜蒌50克，薤白15克，治冠状动脉性心脏病；川芎30克，配当归25克，治疗痛经、闭经。陈老认为川芎具有通达气血之功，治疗血瘀头痛，量至 50 克效著。治疗妇女经期头痛或性交后头痛不已，宜四物汤，或八珍汤中重用川芎可收全功。治疗冠状动脉性心脏病，心前区绵绵不休者，宜瓜蒌薤白半夏汤加川芎 30～60 克，如痛不减者，加水蛭 5 克可立效。久病多虚之人，用川芎开郁散结，须配参芪补之，防其升散太过。

病案举隅 宋某，女，45 岁，1992 年 6 月 16 日初诊，二十天前发生太阳穴痛，继之后头痛，甚则恶心呕吐，阵发性心痛，曾服西药不效，舌苔薄少，边缘有齿痕，脉沉涩，舌下静脉微怒。中医诊断：头痛。处方：川芎 50 克，白芷 10 克，羌活 10 克，防风 20 克，荆芥 10 克，薄荷 15 克，甘草 10 克，龙骨 20 克，7 剂，水煎服。该患者脉涩，舌下静脉瘀怒，为脉道不利、血瘀之症，又于二十天前因感冒，外邪入血上攻而头痛，甚则其气上冲而呕吐。重用川芎归肝入血、祛风止头痛，配白芷、羌活、防风、荆芥、薄荷以疏风散邪，龙骨以潜阳安神，共奏活血祛风、止痛安神之效。

4. 防风

防风主治感冒头痛、风湿性关节炎、自汗、肠风腹泻。若外感风寒头痛或风寒湿痹阻经脉所致关节疼痛者必用。但血虚不能养筋者及阴虚火旺者不宜用。临床中，常用量为 10～30 克，多以防风 20 克，配川芎 35 克，白芷 10 克，治头痛风；防风 25 克，配羌活 15 克，独活 15 克，治风寒腰痛，腿痛；防风 25 克，配当归 20 克，祛血分之风。血热者加黄芩 15 克，生地 20 克；血寒者加桂枝 10 克，附子 10 克；防风 20 克，配白术 20 克，治慢性腹泻，又治风湿证；防风 20 克，配附子 7 克，桂枝 15 克，治风湿痛；防风 15 克，配黄芪 50 克，白术 10 克，生地 20 克，治自汗；防风 10 克，配黄芩 25 克，治热痹。

病案举隅 高某，女，53 岁，1992 年 5 月 5 日初诊，风湿腿痛，怕冷，怕凉水七八年。阴天下雨时加重，既往有盆腔炎，脉沉弦缓，舌苔白浊。中医诊断：寒湿滞于血脉之痹证。处方：鸡血藤 50 克，独活 20 克，防风 20 克，千年健 50 克，牛膝 15 克，何首乌 50 克，附子 15 克，桂枝 10 克，钻地风 25 克，白术 10 克。7 剂，水煎服。本证由寒湿滞于血脉，故以温经通脉、散寒除湿法治之。更用鸡血藤、何首乌、牛膝补血和血、益肝肾、健筋骨，意寓"治风先治血，血和风自灭"之理。

5. 全蝎

全蝎主治面神经麻痹、癫痫、神经性头痛、末梢神经炎。或伴口眼㖞斜；或阵发性抽搐，口吐白沫，握拳大指在内。但血虚生风者禁用。临床中，常用量为 5～15 克，多以全蝎 10～15 克，配蜈蚣 1～3 条，土鳖虫 5～10 克按此比例用量配药，研末，每日 2 次，每次 3～5 克，治疗骨结核、类风湿关节炎之肿痛；全蝎 10 克，配僵蚕 10 克，南星 7 克，白附子 10 克，露蜂房 20 克，治面瘫；全蝎 10 克，配川芎 50 克，治神经性头痛；全蝎 10 克，配桂枝 15 克，鸡血藤 50 克，治末梢神经炎。陈老认为蝎性有毒，善入肝经，故镇痉止搐，通络止痛。本品能通里达外，上下走行，无经不入，无络不通，故治病甚广，尤对神经性疾病效著。《玉楸药解》云："穿筋透骨，逐湿除风。"故治湿有通络止痛，搜剔风寒湿之邪，从筋骨间徐徐而出，以达寒散、结破、肿消之效。余治风湿性结节红斑或红斑肢痛皆与附子、鸡血藤同用，疗效颇佳。

病案举隅 李某，男，60岁，1992年10月9日初诊，腿痛，右腿重，牵痛甚则兀兀，不敢坐，从腿部至髋部。舌苔白腻，舌下静脉瘀怒。右脉沉弦，左脉弦缓。诊断：外伤劳损，腰椎间盘脱出。处方：当归20克，丹参20克，乳香20克，没药20克，全蝎10克，蜈蚣1条，土鳖虫10克，甲珠5克，地龙15克，延胡索20克，附子10克，7剂，水煎服。本证属血瘀阻络之痹痛，故加入大量活血之品以行血通络。

（二）审机辨证精准，遣方灵活变通

病机是疾病发展过程中医者根据患者情况总结出的疾病发生机制，陈老在治疗疾病过程中，往往一击必中，直达病机所在，精准辨证，结合自己数十年临证经验，灵活遣方，其中最得心应手的方剂为清肃止咳汤、桂枝芍药知母汤加味、小柴胡汤加味、瓜蒌薤白半夏汤加味和胃脘痛通用方。

1. 清肃止咳汤

清肃止咳汤由鱼腥草20~50克，桔梗10~20克，黄芩10~30克，白花蛇舌草20~50克，天冬10~20克，紫菀10~20克，枇杷叶10~20克，款冬花15~30克，白薇10~20克，霜桑叶20~30克，杏仁5~10克，橘红20~40克组成。主治肺炎，感冒咳嗽，慢性支气管炎继发感染。主症为咳喘，咯黄痰，舌苔黄腻，舌质红，脉滑数。在痰热蕴肺伤阴、肺失宣降的情况下用之必定有效。但非肺热咳嗽者慎用。

病案举隅 刘某，女，35岁，1992年7月3日初诊，咳嗽，咯黄痰，痰量多5年，左胸痛，服消炎药不效，有肺结核病史。脉弦滑，苔薄白。白细胞1.4万。中医诊断：咳嗽。处方：侧柏叶50克，黄芩30克，栀子10克，紫菀15克，炙百部15克，桔梗20克，天冬30克，硼砂5克，儿茶10克，鱼腥草50克。7剂，水煎服。7月10日二诊，咯黄痰减少，不欲饮食，舌脉同前。上方加延胡索10克。7剂，水煎服。方中硼砂有清热化痰之作用，炙百部润而不腻，治新、久咳嗽，配诸药清热化痰，共奏止咳之效，且百部含百部生物碱，有使呼吸兴奋性减退之作用，故奏镇咳作用，是植物性抗生素一种，能润肺，治气管炎。本方具宣肺化痰、清热止咳之效。

2. 桂枝芍药知母汤加味

桂枝芍药知母汤加味由桂枝10~20克，白芍20~60克，知母10~30克，白术20~60克，防风20~40克，附子10~30克，麻黄6~15克，甘草10~20克，生姜10~20克组成。主治风湿性关节炎（历节风），红斑肢痛，风寒感冒而身痛者（恶寒不发热）。主症为关节痛，重者如虎咬或四肢起结节红斑。凡属风寒湿三气杂合为痹，辨清偏胜，灵活运用必定有效。用本方治疗顽痹，常加鸡血藤、甲珠、全蝎、蜈蚣，屡收显效。但热痹者不宜使用。

病案举隅 黄某，女，31岁，1991年11月22日初诊，膝下凉，手足凉胀，着凉水肿。脖子见风生风疹块，腰痛两年多。脉沉缓而小，舌下静脉瘀怒。处方：桂枝10克，白芍40克，知母30克，鸡血藤50克，附子20克，南星10克，鹿角胶10克，防风25克，蜈蚣1条，6剂。本证为寒湿滞于血脉，故用桂枝芍药知母汤祛风除湿，通阳散寒，佐以清热。

3. 小柴胡汤加味

小柴胡汤加味由柴胡20～50克，黄芩10～50克，党参10～35克，半夏10～20克，甘草10～15克，生姜5～10克，大枣11～12枚，白术10～30克组成。主治外感后高热日久不退，胆汁反流性胃炎，胃肠感冒，眩晕，口舌溃疡。用小柴胡汤加味治疗高热长期不退，体温达38～40℃，重用柴胡50克，黄芩50克，必定有效。若外感病后，低热日久不退者，小柴胡汤酌加沙参、麦冬、生地。但恶寒发热身痛，属外感风寒表证的发热，不宜使用该方。

病案举隅 王某，女，28岁。1993年4月15日初诊，自述：产后3天发热，39℃，周身不适，厌食，微呕，头晕乏力，经静脉滴注消炎药7天，热不退，诸症不减。舌苔薄黄，舌质红，脉弦数无力。中医诊断：产后发热。处方：柴胡50克，黄芩50克，板蓝根15克，党参20克，白术20克，半夏10克，甘草10克，生姜5克，大枣7枚。3剂，水煎服。4月18日复诊，自述热退大半，体温37.5℃，上药加减，3剂，药后热退身凉痊愈。本证为妇人产后发热，热入血室，用小柴胡汤加减清透热邪，滋阴凉血，和解少阳。

4. 瓜蒌薤白半夏汤加味

瓜蒌薤白半夏汤加味由瓜蒌20～50克，薤白10～15克，半夏10～15克，川芎20～50克，白芍20～50克，郁金10～20克，降香10～15克，延胡索10～20克组成。主治冠状动脉性心脏病，肋间神经痛。主症为心前区闷痛，心绞痛，脉沉涩或间歇，舌白浊或厚腻。用此方治疗由心阳伤和痰滞血脉所致冠状动脉性心脏病颇收卓效。应用本方时心肌梗死者加水蛭；脑血栓者加乳香、没药；脉细属心阳不足者加党参、黄芪；脉有间歇者加紫石英；脉弦疾者加生地、醋制香附。若胸阳不振，痰浊阻滞气机所致肋间神经痛或痰浊阻塞气道发生喘息咳唾，亦可用本方治之。但心悸胸闷痛属心阴虚者，不宜使用。

病案举隅 乔某，女，1992年7月21日初诊，自诉胸闷气短，十天前岔气样痛两天，脉沉缓而涩，苔薄白，边缘有齿痕，舌下静脉微怒。中医诊断：胸痹。处方：瓜蒌50克，薤白15克，半夏10克，延胡索10克，川芎30克，降香10克，郁金15克，枳壳15克，丹参30克，白芍50克。7剂，水煎服。7月28日二诊，心悸气短好转，眠差，心烦，脉沉涩，苔薄白，舌下静脉微怒。处方：前方加夜交藤50克。7剂，水煎服。本方在大队的行气活血、温阳通脉药中加白芍意在取其敛阴和营以防伤其正气，又白芍亦具散恶血、破坚积、通顺血脉、利膀胱之效，故重用之能增强其效果。

5. 胃脘痛通用方

胃脘痛通用方由党参10克，黄芪10克，香附10克，高良姜10克，郁金10克，木香7克，川楝子7克，檀香7克，砂仁10克，五灵脂5克，蒲黄5克，延胡索10克组成。主治胃脘痛。主症为胃脘痛，食少。舌淡苔白，脉沉缓而弦。本方以古方良附丸、颠倒木金散、金铃子散、丹参饮等化裁而成。通治气、血、寒、食之胃脘痛。便秘者，去参芪，加二丑10克，姜炒黄连10克；伴肝郁腹胀者，加厚朴10克，青皮15克；痰积停饮者加枳实15克，茯苓30克，竹沥1瓶。但胃脘痛属胃阴虚或伴发热呕吐、下利者慎用。

病案举隅 郭某，男，22 岁，1992 年 7 月 10 日初诊，胃痛胀，恶生冷，不欲食，冬季怕凉，头晕体虚，脉弦缓，舌苔薄白。中医诊断：寒性腹痛。处方：香附 20 克，高良姜 20 克，延胡索 20 克，川楝子 10 克，木香 10 克，附子 10 克，甘草 20 克，五灵脂 5 克，蒲黄 5 克，郁金 15 克，党参 20 克。7 剂，水煎服。本证属寒邪内阻，阳气不运，气机阻滞，故胃胀痛，怕凉。病久及血，故用温中散寒、理气活血法治之。

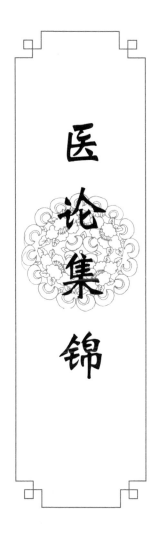

医论集锦

一、着痹的舌诊与治法

诊断痹证要重视舌下络脉诊法。舌下络脉是气血痰湿的敏感特征。人体任何部位有瘀积或痰湿中阻，脉道不利时，舌下脉络均可见相应的变化。着痹可见舌下脉络郁怒，舌系带两侧白滑，是湿邪留滞、气血瘀积的表现，用温经祛湿药可以改善。

舌下络脉的具体诊察方法是令患者将舌上翘，舌尖舐上腭或切牙内侧，使舌底面充分暴露，即可清楚看到舌下络脉。舌下络脉可分为主络和支络，主络为舌下静脉主干，支络为其分支。主要观察舌下络脉的色泽、形态、长短、粗细以判定是否异常。诊察痹证时应注意察验舌下络脉的形态与色泽。形态有粗细，色泽有浅深，粗者为瘀血怒张多实；细者为营气不充多虚；色暗紫青多痰湿血瘀；色红紫光亮多营分湿热；色黄为湿浊内郁，蒸蒸于上，色白滑多寒湿。

着痹治疗以温经祛湿为主。薏苡仁健脾祛湿，缓急止痛，为治痹之要药。薏苡仁治着痹须重用方能收效显著，少用效果不显，每次用量为 100~200 克。

治久痹重用虫类药、藤类药。病邪深入，筋脉拘挛，非虫蚁搜剔、舒筋通络之品不能奏效。藤类药常选用鸡血藤，以其有活血祛瘀之功能。镇痉止痛，可选全蝎、蜈蚣。

《备急千金要方》的小续命汤可为温经祛湿法的基本方。此方妙在能补虚，能散邪，散中有补，无伤正之弊；补中有散，邪无内恋之虞。可酌加薏苡仁、鸡血藤、乳香、没药、全蝎、蜈蚣、钻地风等，以温通经络，发散风寒，重在祛湿。着痹为湿邪留滞筋骨肌肉，非重用薏苡仁，不能拔湿浊之邪于骨骼，故以钻地风助麻桂之发散，扫荡风邪于肌腠；用乳香、没药、鸡血藤助附子逐寒气；镇痉止痛，搜剔风邪，缓解痉挛，以蜈蚣、全蝎为要药。方中麻桂初用量宜大。久用量宜微，审病度量为宜。若湿中夹热，湿滞气机，宜苦辛通降，用黄连、木香、半夏，共蠲湿滞。若虚阳不振，头晕目眩，身倦神萎，大便稀溏，脉虚数者，为湿伤元气，宜加重补药，扶正祛邪。总之，治疗湿痹，初以拔邪为主，发散务求养正，后以扶本为主，固本勿忘驱隐匿之邪。

如病情稳定，湿浊已消，体倦乏力者，宜补助真元，和其营气，以善其后。补真元宜用党参、黄芪、龟板、生地；和营气宜用当归、白芍、麻黄、桂枝、川芎、甘草等，量宜小，以防甘温壅滞中宫。从疗效看，短则月余，长则 3~4 个月可告愈，愈后调摄得益，很少复发。

二、久病头痛治要

伏邪郁结　或虚或实　务求其本

宣络开郁　理气理血　贵在流通

久病头痛（非高血压）的原因，因伏邪和气血瘀结发病者多，因虚、因痰者次之。其治法，主要根据伏邪从化关系或情志因素的情况，行寒温热清、虚补实消、通经络等法则，剔除隐匿之患。

伏邪滞络　斟酌寒热

外病头痛，多是伏邪蕴袭经络，浊气瘀着清窍，阻滞清阳不升，日久伏邪从阳化热，从阴化寒。这种慢性头痛，其属寒证抑或热证，在症状上每不突出，辨证诊得一二处是寒、是热即可诊定。

从阳化热的头痛，喜凉恶热，口干，便秘，尿黄，心烦躁，指甲印大、色润泽，脉沉数，或沉缓有力，舌红、苔黄或苔厚、舌下静脉微鲜红色。治宜清热滋阴、发汗宣络法。常用川芎茶调散加黄芩、大黄、栀子、龙胆草、生地、草决明、白菊花、牛膝等。发散伏邪用羌、防、荆、薄。虽是风药亦能散热；清热以黄芩、栀子、大黄、龙胆草，既能降火又杜绝伏邪化热之源；滋阴以生地、草决明，填肾阴以养肝木，肝气平，火无以生；引热下行以牛膝；化浊宣络用白芷、菊花清头明目，益金以平肝木；尤重川芎引清阳之气上升，与牛膝同用又能导浊阴下降，一升一降，合诸药蠲除窍络伏邪，使无蕴藏之地。

若从阴化寒的头痛，喜温畏冷怕寒，尿清长色白，便不秘结，指甲印小或无，色暗无光，脉象沉缓或沉弦，舌下静脉色青。治宜温经散寒、发汗宣络之法。常用六味地黄汤和麻黄附子细辛汤加桂枝少许，济阴助阳，壮水火之气化，佐桂枝宣阳通络，透发隐匿之邪。此寒、热二证，用药不同，而开鬼门，逐伏邪宣络发汗法同，使邪从汗而解。愈后以食养将息之。运用此法要量病体情况，虚弱之人宜取微汗，或小汗，但必以见汗为度，不可过汗伤津。

瘀结为病　气血兼理

头痛因瘀发病者，多是因气、因血瘀结不散，导致清窍络脉受阻。方书曰，气行血行，气郁血瘀。气病必及于血，血病必及于气，此气血互为功用，也互为影响。所以对气郁和血瘀的头痛，治气时必辅以理血，治血时必佐以调气，使气血平和，方收全功。血瘀头痛，痛重时欲动，或拍打之觉好，遇寒则痛剧，因血得寒则凝，得热则行；气郁头痛，痛重则头昏胀，恶动，性急躁，遇热则闷痛，或生怒气，其痛亦重。气郁者，脉多浮细；血瘀者，脉多沉细，气郁者，指甲多红润，舌色红，舌下静脉细而红紫；血瘀者，指甲色暗无光，或甲缘青紫，或耳郭苍黑，或眼窝色瘀黑，或舌有瘀斑，舌下静脉瘀怒。以上皆可参考为气郁、血瘀之判断。

对气郁的治法，必用疏肝和胃降气之药，常用丹栀逍遥散为主方，理脾清肝，加川芎、菊花、荷叶、青皮、石决明、炒黄连、降香等。用川芎理血化瘀而通经，同菊花、荷叶、降香清化窍络之浊气，驱之外解；取石决明之镇肝潜阳，以补肝阴，使黄连、青皮扫除气机郁结之残热，气郁散而痛除矣。对血瘀头痛，必予活血化瘀、芳香通络之药，常用活络效灵丹，活血止痛消瘀加白芷、蜈蚣、泽兰、川芎、红花、香橼、青皮等。以在诸活血化瘀药中辅以白芷、香橼、青皮通窍，清上焦之气，助气帅血行化瘀之力，血活瘀去而痛止。凡瘀结为病多属实证，万勿见邪之损正而虚者即用补法，越补而痛越重矣。此谓邪实不去，虚不受补之忌。

补虚防壅　少佐宣药

头痛属虚者，有气虚和血虚两种。

气虚者必阳虚，血虚者必阴虚。气虚头痛，多惨淡不乐，头脑不清，倦怠，羞明喜暗，得温稍好，纳呆食少，脉沉弱或微，指甲色淡无光，重者枯灰色，此为阳气不彰，阴精不化，血不荣筋；血虚头痛，痛而烦懊，手心热，遇热痛增，脉浮而无力，或细，指甲少血色，白而光亮，多有竖纹，此为阴精不足，体力大亏，阳气浮越，筋失气血之润。

气虚者，用补中益气汤或十全大补汤，酌加全蝎、炙僵蚕、川芎、红花、鸡血藤、鹿角胶等。用全蝎、僵蚕镇静止痛，又能疏散因久虚停瘀之热，川芎、红花、鸡血藤活血通络，通气虚中之血滞，鹿角胶填补真阳，阳气升腾，阴精随之上奉，合诸补气药，而元气得复矣。

血虚者，宜用当归补血汤或四物汤，酌加蜈蚣、山茱萸、益母草、肉桂、木香、龟甲胶，更加川芎等。用蜈蚣、木香宣导血中之滞，又能镇静止痛，更加川芎与蜈蚣同用能化恶血，益母草祛瘀血而生新血，调和血脉，肉桂引阴虚火动而归于命门，龟甲胶填补真阴，阴气复，生化之功能旺盛，血得补，头痛即除。治疗气虚和血虚之头痛，宜在补气、补血药中，少佐宣药，使阴得阳而生化，阳得阴而长养，阴阳和而气血调，精气神日益壮矣。

治痰求本　调气清热

头痛亦有因痰而发者，但痰必因病而发，而后停留头部发病，为痰浊塞络，胶滞难化，很难消除。若先病头痛，而后为痰所干者，亦属痰病，必伏其所主而先其所因，方可对症下药。因痰头痛，多觉体重，吐痰涎，或是寒，痛重时面颊青色，脉沉涩，或沉缓，舌系带处色灰滑，或舌下静脉瘀怒，指甲颜色青白，是为有痰之征。治痰必先清火，因痰之生，非火烁灼津液不能成痰，要清火，必先调顺气机，若气不逆，火无以生，何痰之有。可见痰必由气逆生火，方化为痰，否则为饮，不为痰矣。

清气化痰用柴胡疏肝汤（若虚人宜用逍遥散），加香橼、天花粉、佩兰、竹沥、荷叶、川芎、海浮石等。

降火化痰用牛黄清心丸，加节菖蒲、草决明、川芎、瓜蒌仁、胆南星等。

燥湿化痰用二陈汤加枳实、黄芩、鸡内金、白术、姜黄连、川芎等。

活血化痰用七厘散，加川芎、白矾、橘红、旋覆花、沉香等。

寒痰头痛，用理中汤加胡椒、半夏、川芎、鸡血藤等，温经化痰即可。

治痰之法尽多，大致是清气、降火、燥湿、活血为本，至于变化多端，随症加减选择用药可也。

头痛（非高血压者）久治不愈，诊为神经性头痛、血管神经痛或神经衰弱，或精神分裂等不一。于临床所见，有伏邪、血气瘀结、因虚、因痰四种，而伏邪和瘀结头痛较多，因虚因痰的较少。对伏邪为病者，用宣络发汗法，根据病情，取微汗、小汗、大汗，以宣络透发引邪从汗而解；对血气瘀结者，则通经、活血散气而消瘀结；但对血瘀者，在活血化瘀药中，少佐以调气之药；对气郁者，在调气药中，少佐以理血之药，方收理想之效。虚证头痛，运用补法的同时，辅以小量宣药，防其壅滞之弊，此乃从东垣补脾胃药中悟出。治痰法也是携丹溪治痰要领，用清火顺气治生痰之本，较之治脾动湿，滋水泛者尤为重要。从生痰之本入手，杜绝生痰之源，源绝而痰自竭矣。陈老治头痛而每方药中皆用川芎，因川芎有行气开郁、理血止痛作用，其量必用 30～80 克，能收奇效。但对血虚发热或火壅于上者宜慎用。（中医古籍出版社　头痛眩晕专辑　当代名医临证精华）

三、治萎缩性胃炎一得

萎缩性胃炎是现代医学病名，余初未留意，以为自有西医治之，不必越俎代庖。不意事有不期然而然者，一患者按中医理论经治而愈，方较深刻认识本病。黄姓，51岁，干部，1981年冬来诊。症见胃脘隐痛，腹胀纳呆，食后尤甚，偶尔呕吐完谷，多方求治，三年无效，形体消瘦，皮肤枯燥，脉弦细无力。舌质淡红，苔白厚。断此证患者既往无吞酸吐酸病史，脉弦细，腹胀系因木气失和，无力疏土、中宫失健，脾为标，肝为本，当以标本兼治为拟下方：乌梅10克，柴胡10克，白芍30克，茯苓15克，砂仁15克。当归10克，党参20克，黄芪20克，神曲10克，山楂10克，麦芽10克。水煎服。

方中乌梅味酸，为厥阴经要药，可补肝之体而助肝之用；余药系随证而施。服药三剂，竟食增力复，腹胀微减，自言三年以来，药服几百付，法治见此效，乃守服月余，症状递减，适因故赴哈尔滨市，顺便到某院行纤维内镜检查，报告"黏膜红白相间，以白为主，有血管分支透见"，镜检诊断为萎缩性胃炎。重审理法方药，坚信无悖谬处，而功效之得，实乃在于乌梅。方中以乌梅为主药，余药则随证加减出入，继服百余剂，镜检复查，报告为"体窦黏膜充血发红，胃窦小弯及胃角有血管分支透见"，诊断为浅表萎缩性胃炎。此时腹胀全消，食欲增进，既往所不敢食之生冷油腻，今可恣意食之。其后至今，余又治疗确诊为萎缩性胃炎患者多人，皆以乌梅为要药，效果均佳。是则乌梅确有治疗萎缩性胃炎之功，敢许为一得之愚。唯是乌梅"多啖伤骨，蚀脾胃"。论见于《日华子本草》用量不宜过大，是又不可不知。（黑龙江人民出版社　龙江医话医论集）

四、方药勿求奇

清代徐大椿曾以用兵与用药相喻,甚是;然则兵,诡道也,奇兵常可制胜;医,正道也,方药不可求奇。

新中国成立之前治一咎姓女,18岁,自幼尿频,夜必尿床。初谓其主贪睡,渐至白昼亦遗,裤褥常湿。然无力医治,及早遣嫁,花烛之夜,夫婿遭淹。以故屡遭打骂。母家于意不忍,接回求治于余。诊得精神抑郁,脉沉缓无力,小腹不温,形体瘦弱,知其心肾有亏,命火不足,下元虚惫,乃投桑螵蛸散加附子。其父持方购药,旋即归来,言肆中人评曰"平淡之方,不治大病",恳请再议。余为之一笑,且嘱服之勿辍,须两月而止。不期果愈。

1957年治一中年女患,患淋病,三天前突然尿频尿急,尿清灼痛,牵引小腹,脉沉弦,即疏八正散加小茴与之。患者持方归家,值亲友多人议事,其舅氏粗知医,言:"这种套方谁都能开!"余之挚友某适在座,闻而走告余,余亦为之一笑。所赖患者本人坚信不疑,药尽二剂而症霍然。

旧邻黄姓七岁小儿,素无病,两年前突于某夜惊叫一声,当即四肢抽搐,"八候"毕现,但少顷平复如初。半年后搐搦再发,十数日一见,近则一日数见。脉弦滑,手心热,腹稍大,诊为食痫,嘱令购一捻金,每服3.5克,以薄荷叶、钩藤少许为引,煎汤送服。儿父与余过从甚密,不拘礼仪,直率而言:"一捻金家里现存着,不必现买……你别替我心疼钱,掂量点好药!"余复为之一笑,先以"先吃七天,再做道理"。儿父默然而去。七日后复来,面带喜色,服药后确未一发,且食增眠实。嘱继服三个月而止。病者今过四旬,以刻字为业,子亦二十余岁,父子皆无他异。

桑螵蛸散、八正散、一捻金,皆为寻常方药,余岂不知,然余之所重,在方药之效,不在方药之奇。近人何廉臣却因以怪药平地木(即经霜甘蔗),蟋蟀原配一对为引,遂遭鲁迅异议,为医者不可不鉴。

五、胆识方守，医之良箴

已故岳美中教授曾言："治疗急性病要有胆有识，治疗慢性病要有方有守。"余亦深然其说，并谓治疗急性病亦须有方有守，治疗慢性病亦须有胆有识，为此则庶免贻误。

某年治赵姓女，43岁，患单腹胀，病史八年，经某医院诊为肝硬化腹水，转辗求治不效。来诊时眼窝深陷，两颧高耸，形销骨立，腹大如鼓，青筋暴突，腹围96厘米，息促而微，语怯，舌苔薄黄而燥，脉弦细有力。断其神气尚有一息之存，脐气尚未全败，正气虽虚极，良由邪气之凭陵。慢病急治，速去水积，可冀万一。投《医宗金鉴》之厚朴汤：厚朴20克，槟榔15克，木香10克，枳实10克，青皮15克，陈皮10克，甘遂10克，大戟15克，水煎服。方中甘遂生用，并他药同煎，服一剂后来告。大便下血约半痰盂，顿觉息畅、身轻，腹胀亦减，稍可平卧。前以其症为水鼓，今知是血蛊，离经之血，除之务尽，不可因正气虚极而听任有形之邪去而复聚。坚嘱再服一剂，又下血水甚多，腹胀全消，略能进食，精神转佳，后以他药调治终告痊愈。设使治疗期间以其病史既久，邪极盛，正极衰，而徘徊瞻顾，畏首畏尾，则安敢望其如斯之效。

另治一齿衄患者，女，46岁，三天前突然周身发红点，渐密渐大，竟至全身肤色形成云片样血斑，面色惨白，几无生气，牙龈出血如注，脉弦缓无力，舌色淡白。诊为热伤阳络，血气溢于肌肤伴发齿衄，证之急者，莫此为甚。急清其热以止其血，投犀角地黄汤加减：生地100克，白芍70克，龙骨50克，牡蛎50克，乳香20克，没药20克，当归15克，羚羊5克，犀角20克，水煎服。嘱四小时服一次，如血止可望有效。服药四小时，齿龈出血大减，又服两剂，停止出血。仍以前方去羚、犀，加重镇安神之茯苓、灵磁石，守服十三剂，周身紫斑消退，更入补气养血之黄芪、党参，又服十剂，面容肤色转佳，纳馨力增。因家贫无力服药，嘱以饮食调摄，观察两年，劳作如常，更无他异。设使初诊时，茫无定见而浪投他方；设使不作坚壁清野以固既得之效，则不知是何结局。取胜之道非方与守而何？以故余之对医家谈医，常以"胆识方守，医之良箴"为言。

六、吾智有尽而理无止

书载：昔刘完素有疾，自疗不效，张元素一药而痊；一轿夫被蚊香所熏，通身肿胀，叶天士断其必死，而薛生白着手即愈。夫以刘、叶一代名医，犹有智尽之时，何况其他！以故余之临证，每于殚精竭思之余，恒喜引人以自益。某年治一腿痛患者，起病甚急，右足不能任地，略一屈伸即掣痛不可忍，行动需人扶掖，数更医而不效。诊脉弦细，舌苔薄白，舌下静脉微怒。参之舌脉，属寒无疑，而观前医所用之药，非散寒即温经，何以不效？适值门人于万贵随诊于侧，即以此与商，答言：《内经》谓"有寒故痛""寒邪客于经脉之中则血泣"，前医唯重温经，未理其血，当以血分药入佐。可服下方：鸡血藤50克，巴戟天20克，小茴香20克，菟丝子20克，蜈蚣5条，杜仲炭10克，牛膝15克，附子15克，千年健20克，钻地风20克，伸筋草15克，水煎服。余观其方配伍精当，即交患者服之，三剂痛减，五剂步履如初。

另治一便血患者，病史数年，凡清热、止血、调瘀、止涩诸法皆不效，辗转求治于余。时值"文化大革命"后期，余因反动学术权威等多种罪名隔离揪斗三年多方始获释，心有余悸，唯恐偶有蹉跌而再惹是非。踌躇之际，长女素云于旁献议："可用椿皮一两，刘寄奴一两，水煎服。"彼于中医学院毕业，临床多年，然余迄今犹以童稚视之，闻所言，喜立意之巧，方稳药纯，遂付患者，后数日来告："几角钱治好了五六年的病！"此两事可见，在己虽无善策，在他人却未必不是轻而易举，当不可以老大自居，抑残守缺耳。

医理之外，文理亦然。某日，一青年医生执《伤寒来苏集》问"羽翼仲景"之"羽翼"应如何理解。余思《吕氏春秋》有"三羽翼之也"句，高诱注"羽翼"为"佐之"，遂据而告曰："羽翼即是辅佐。"不料其人又问："下文还有'羽翼青龙'之句，两个'羽翼'有无区别？"余闻此言，顿觉语塞。然不以智尽为愧，素知门人王旭致力于古文研究，必有卓见，遂与前医俱往质疑，乃知从语法角度讲，"羽翼仲景"等于说"为仲景羽翼"，意思是"对仲景之书有所裨补"；"羽翼青龙"等于说"为青龙汤羽翼"，意思是"跟青龙汤并列"，持问之医闻而点头称悟，余亦眼界为之一宽。以上数事，余实鉴于刘、叶而后行，吾智有尽而理无止，明乎此，则智常得续，理常得彻。倘值山重水复之境者，幸之复斯言。

七、药量不须拘，在人善用之

语云："中医不传之秘在量上。"这是中医治病取效在遣方议药用量上的巧处。而量之大小，必须在辨病、辨证的基础上，因时、因地、因人，符合病情与机体的情况为宜。以药论之，如麻黄一味，在《伤寒论》中有十四方用到，有六两、四两、三两、二两、一两、十六铢、十八铢等若干种用量。以方论之，桂枝三两，即为桂枝汤；桂枝五两，即为桂枝加桂汤；芍药三两，亦为桂枝汤；芍药六两，即为桂枝加芍药汤；干姜一两半，生附子一枚，为四逆汤；干姜三两，大附子一枚，即为通脉四逆汤。李东垣治慢性病，以大方小量着功，如补中益气汤、清暑益气汤等，皆给后世医家垂示法程。此中奥妙，余不敢强作解人，唯依辨证论治原则，用药不拘本草所言之量。曾治一长达十年之久的头痛患者，日二三度发，兼心烦欲吐，眼珠痛，每痛发必用木棒自击颠顶，受木棒击处，头发脱净，几同斑秃。诊断为肝阳上亢夹血瘀，投川芎茶调散改汤剂加减：川芎 35 克，羌活 5 克，柴胡 15 克，防风 10 克，白芷 5 克，生地 25 克，黄芩 15 克，香附 20 克，桃仁 5 克，红花 5 克，水煎服。

患者执方凝视，欲言又止而去。六日后复来，言药后大效，此间仅发作一次，其余症状皆未出现，并问前所服方之中当归、川芎几乎无一方不用，不效为何？余乃知其初诊时欲言又止之故，答曰："以前所用，必依本草所论之量而在 15 克以下，此次用至 35 克，以是取效。"后守服 20 剂，再未复发。

另，某女产后腹痛甚剧，恶露不畅，用药效果不显，日赖自用吗啡缓解。余于详询病史之际，断其药效不显必在药量，乃以芎归汤各药 100 克予服，药后痛止，堪称桴鼓相应。然则不仅是增其用量始能取效，更有小其用量方能取效者。曾治一患者，十余年来经常患外感，七八日一作，头昏，流清涕，既畏寒，又畏热，易出汗。余疏桑叶 3 克，苏叶 2 克，薄荷 1 克，辛夷 0.5 克，煎汤代茶，服一剂即头清眼亮。以其表邪既解，遂以补益药仍取小剂量缓缓图之，半年后不再多汗，畏寒畏热亦消失。

八、温通理气治疗胃脘痛

胃脘痛病机虽复杂，而胃气虚，胃失冲和之气，胃失和降，实为酿痛之根源。凡郁、食、气、血、痰所致者，莫不皆然。因此治疗胃脘痛，只须针对此机制，必能获效，余者无非变通之事而已。临证自出机杼，并受东垣"胃不可不温"之论的启发，确立了温通理气的治疗大法，并拟胃痛通用方：党参10克，黄芪10克，良姜10克，香附10克，郁金10克，木香7克，川楝子7克，檀香7克，砂仁7克，五灵脂5克，蒲黄5克，延胡索10克。

本方以古方良附丸、颠倒木金散、金铃子散、丹参饮等化裁而成。参、芪叩补胃气之虚，良、附、檀、砂等温能散寒，辛能通降，兼理气机，虚即得补，寒即得温，气即得通，则胃脘痛自除。参入失笑散者，意在"初痛在经，久病在络，血络瘀须和营"。此方用于气、血、寒、食之胃脘痛，无须加减，如气虚火郁而大便秘结者，去参芪，加二丑10克，姜炒黄连10克；若肝郁胁胀甚者，加厚朴10克，青皮15克；若痰积停饮者，加枳实15克，茯苓30克，竹沥1瓶（无竹沥用半夏代之），方中党参与五灵脂合用，虽与十九畏相悖，却绝无弊端，敢告来者。或求稳妥，可易五灵脂为丹参。

九、略谈养生与延缓衰老

当前我国人口已进入老龄化,而摆在医学科学面前的一项艰巨任务就是防治疾病,延缓衰老,使老年人健康长寿,安度晚年,为社会做出更多的贡献。

祖国医学在上古时期就提出了养生法则,以保持人身的健康。人类在生存过程中认识到,客观环境的变化能危害人的生命,同时了解到自身的生长规律受到逆境与情志的影响,同样能产生疾病或殒命。在这种背景下,历代前贤根据人与自然的关系,外在与内在的关系,内在与内在的关系,创造了多种多样的养生、健身方法。延缓衰老正是人和疾病做斗争中谋求防病保健的措施。而提出"治未病,不治已病"的遗训,这种预防是"虚邪贼风,避之有时",既防病于未然,又防病之转变。还有情志的调和,使精神愉快,内心清净,不为物欲所迫,告诫人们要"恬淡虚无,真气从之,精神内守,病安从来",此乃高尚的养神调和情志的养生术,能提高机体的免疫功能。保持"正气存内,邪不可干"。还有节饮食,勿劳伤,协调内在生命之源的胃气,保持筋强骨壮。其实饮食与劳动是人类正常的活动本能,因为饥饱失常、劳逸失度,鲜有不发病者,故经书云:"饮食有节,起居有常,不妄作劳。"其为强身益寿的基本知识,否则"以酒为浆,以妄为常,以欲竭其精,以耗散其真",饮食自倍,肠胃乃伤,饥肠辘辘,谷不入则气衰,戕害脾胃,伐其本,坏其真,自然伤身损命。还有气功,以呼吸调整内在功能,促进生理的新陈代谢,这是气功能使静中有动,动则生阳,提高内在功能的旺盛,来延长寿命。如《素问遗篇·刺法论》说:"肾有久病者,可以寅时面向南,净神不思乱,闭气不息七遍,以引颈咽气顺之,如咽甚硬物,如此七遍后,饵舌下津无数。"这种以吐纳法,做到饮上池之水,却病延年,是非常高尚的延缓衰老的经验。还有导引术,是以运动锻炼为主,兼之吐纳、按摩为特点的一种健身方法。导引的动作,是使动中有静,静中有动,以刚济柔,以柔济刚,刚柔相济,达到体魄轻灵,筋骨强壮,大有延年益寿之功。以上几种方法,各有特点,若运用得当,皆可收预期之效。从《内经》记载看,惟独无药物延缓衰老的论述。

秦汉以下研究药物抗衰老作用的不乏其人,如秦嬴派方士徐福,率人采药研制长生不老药。之后历代名医在治病过程中,总结了不少抗衰老方法,如汉之华元化,医药与五禽戏;唐之孙思邈,导引与医疗,《千金翼方》并载有"阿伽佗药",《太平惠民和剂局方》的"玉霜丸"有秘精坚髓、轻身壮阳的作用。到了元、明时代,医学流派增多,研究抗衰老药之代表人物也随之增多。如李杲重脾胃养生命之源,龚云林制长生辟谷方等。李时珍在《本草纲目》中,阐述很多抗衰老药,并列单方及用法,可谓详尽。清及近代论述更多,兹不赘述。

余在临床数十年中运用延缓衰老药虽然很多,唯以"七宝美髯丹""斑龙丸"效果称佳。"七宝美髯丹"由赤白何首乌、牛膝、补骨脂、当归、赤白茯苓、菟丝子、枸杞子等组成，主治气血不足，肾气虚，身羸弱，骨软无力，腰腿痛，遗精消渴，淋沥等症（方出邵应节手）。此方之效，在于性味和平，利在补肾补血之功，虽年老久服亦少有偏颇之害。"斑龙丸"由鹿角霜、鹿角胶、柏子仁、菟丝子、熟地、白茯苓、补骨脂等组成。功用：壮精神，除百病，育子嗣，益寿延年。主治：气血虚弱，心神不定，腰膝无力，阳痿早泄，精清，精冷，久服令人悦泽，驻颜轻身（方出《医统》）。此方之效，在于育阴壮阳，尤重壮阳，经云：阳精所降其人夭。故用此方，必阳气精华衰落者为佳。此两方虽皆有效，而前方较平妥，后方必须对症施药，方少流弊。余在临床研制防其老化方，命名为抗老益寿精。其方由黄精、胡桃仁、黑芝麻、白茯苓、何首乌、枸杞子、柿霜、莲子、生地、怀牛膝、山茱萸、巴戟天等组成。

制法：先将黄精、何首乌、枸杞子、怀牛膝、巴戟天、山茱萸、生地用水浸泡两小时，置火上煎煮两小时去滓，浓缩剩药液 3000 毫升，再将余药研为极细粉，入药液中，同时入蜜糖，煎如稀糊状即可，每日服一小勺（约 5 克）用水溶化服之。

适应证：预防老化，补阴育阳，安和脏腑，驻颜轻身。

按：此方之药，皆有抗衰老的作用。组方之义，是以调和脏腑之生机，使之旺盛，方具延缓衰老之变。如黄精、何首乌、生地虽皆补诸虚，黄精重在益脾胃，润肺滋阴，使后天脾胃健运，纳谷散精，以养百骸；何首乌、巴戟天有补肝益肾、养血祛风之功，入肾则固精气，入肝则养血散风，而其性苦燥，必以生地性寒滋阴以佐之，不燥不寒，俾阴生阳长；配枸杞子助润肺滋肾以养肝，肝阴足疏泄条达，阳不妄动，又补水制火，以济心气。防脾弱滑泄，以茯苓相兼。辅山茱萸之酸收，与枸杞子协滋补肝肾，秘其精气，敛水生津，津液足，无阴虚火动之灾。防补之壅，以怀牛膝通气血，有续绝补中之效。用莲子、柿霜清热润燥，抑补中生热，制火之上长。诸药合用，使心肾相交，水火相济，俾肝气平，心气宁，肺气降，脾气升，肾气藏，三焦通利，脏腑安和，兼之强力补肾生髓，益脑安神，莫贵于胡桃仁、黑芝麻，又善调和诸药，况以蜜清为百花之精，和糖入药，共奏补中有清、升中有降、寒而不凉、温而不热之功，久服之则阴平阳秘，精神乃治矣。仅此三方，用之多年，效果颇佳。

概而论之，药之具有抗衰老作用，在于它得天地一气之偏，其功用可以纠正人体器官偏盛偏衰之弊。故每味药都有它的适应证。而抗衰老药不但具有适应证，即无症情之表现，预防老化而用之，还能驻年华容貌不衰。

抗衰老药多是补益之品，应细审机体有无偏盛偏衰情况，然后拟方选药为适宜。因药以治病为目的，抗衰老药，即能抗衰老有祛病之效。所谓衰老，指体力功能日趋低下，或阴阳平衡失调，当此之时，查因不明，不能妄投药石，缘凡追求抗衰老药者，皆中年以上之人，须知年长人，机体有一定的趋向性变化，非气即血，非阴即阳，阳独盛，当补其阴，阴独盛，当补其阳。不过长年人，阳盛者居多，阴盛者为少，一般抗衰老药，大多补阳之品。虽有滋阴药辅之，亦应慎重为宜。否则如饱不欲食，强食之则伤肠胃，方书云：食无过饱，饱食则伤胃，又曰：减食增寿。可见抗衰老药，非饮食之可比，饮食过，尚发病，而抗衰老药岂可不慎欤。尤其当今生在新时代之人，家道小康，生活安定，卫生保健条件优越，疾病日少，求医者不为病谋而为寿谋，我们中医肩负祖国医药学技术，凭借前贤的经验，研究抗衰老方药，为人民做贡献，是义不容辞的。

凡服抗衰老药者，身无大病，宜小剂量缓缓用之，使阴生阳长，生机日旺，如春前茂草，不见其长，日有所增。万勿求功心切，利在速效，陆游诗曰："揠苗农害稼，过剂药伤人。"引以为戒。

延缓衰老之法尽多，药物抗衰老仅其中之一，应结合机体情况，择其能适应者而行之，或配合而用之，皆可达到养生之目的。药物并非不二法门。《抱朴子》所云"药物养身，术数延命"，诚为至理名言。

十、治疗老年眩晕运用活血化瘀药的经验

陈老学识渊博，医理精湛，积50余年之临床经验，善治内科疑难杂病，对久治不愈的眩晕、头痛、中风等老年病的诊治尤有专长，其运用活血化瘀药治疗老年眩晕症的经验介绍如下：

一、虚性眩晕配用活血化瘀药

虚性眩晕在老年人中较为多见，因机体老化，脏腑功能衰减，肝肾亏损，气血虚衰，以致阴精奉上者减少，髓海不充，元神不足，发为眩晕。也可因阳气精华衰落，运血乏力，气血流通不畅，脑失所养，而发是证。单纯补法于理不悖，但却有其效不彰者，乃为因虚而致停瘀，则须在补虚法中配以活血化瘀之药，以宣畅经络，助补药恢复脏腑之功能，促进既停之瘀化解。然老年之虚有阴虚、阳虚、气虚、血虚之分。因此，用药自当有别。阴虚宜用左归丸，阳虚宜用右归丸，气虚宜用补中益气汤，血虚宜用当归补血汤。在这些补方中，皆可佐活血之药，如益母草、红花、川芎、丹参、姜黄、赤芍等。益母草具辛开苦泄之功，既能活血化瘀，又能清热解毒，兼有通经利水之效，若血虚停瘀之人，宜小量用之。红花秉辛散温通之性，辅益母草活血化瘀，一凉一温，一开一通，祛瘀不伤正，生新作用强。川芎行血中之气滞，气行血行则瘀化，若与益母草、当归合用，愈显其活血化瘀之功效。丹参一味功同四物，性苦微寒，能活血祛瘀，通利血脉，又能养血安神。姜黄治气滞血瘀，散结气，化瘀积。赤芍味苦性微寒，入血分清热凉血又长于化瘀血，瘀去则气血通畅，诸证复常。临症当视病情选择以上诸药，加入补虚药中则易显其功效。

例： 徐某，男，70岁。头眩晕8年，近1年加重，精神不振，乏力，腰膝酸软，恶闻噪声，口干苦，不欲食，大便2日1次，反复发作，经各医院治疗不效，诊为脑动脉硬化症。检查：体瘦弱，面色苍暗，舌质色淡，边缘有齿痕及瘀斑，脉细无力，问答迟钝。血压14.63/9.31kPa。辨证为气燥津亏，液耗血虚，致阳浮于上，阴竭于下，气血失荣，且因虚而夹瘀。治宜首当大补阴虚，药用甘寒滋潜，使阳附于阴，阴得阳而生化，阴阳调和而气血生矣。继之补虚佐以化瘀。处方：龟甲胶20克，生地15克，山茱萸50克，钩藤20克，北沙参50克，鹿角胶3克，枸杞子10克，黄柏5克，知母10克，羚羊角粉1克，另包分2次冲服。6剂，每日1剂，水煎服。

二诊 诉服2剂头晕减轻，6剂后自觉有精神，仍有晕眩阵作，面色仍暗，舌边瘀斑，脉无变化，守原方加活血化瘀之品，益母草50克，虎杖15克，蜈蚣1条，水煎服，12剂。补虚兼以除瘀。益母草与虎杖活血清热，化瘀通经，合用功效卓著。蜈蚣味微辛，性微温，走窜之力甚速，凡气血凝聚之处皆能开之，尤善搜风，内治肝风萌动，眩晕肢麻等，与益

母草、虎杖同用，则力专效速，通达内外。

三诊　服药 12 剂，诸症均大减，特别觉头清爽，食欲增进。因久病，苦服汤剂，要求服丸、散剂，遂按原方配制成粉剂，装胶囊内每次白开水送服 5 克，半年后随访头已不晕。

二、痰湿性眩晕配用活血化瘀药

痰湿性眩晕，由体内运化功能乏力，致湿浊留滞，遇气逆郁热则化为痰涎，致使清阳不升，浊阴不降，痰湿上蒙清窍而致眩晕，所以老年眩晕由痰湿所致者，治在调理运化功能。运化之功能，在于先天肾，后天脾。脾主湿，湿停为痰，肾主水，水泛亦为痰，故治痰之本，当求之脾肾，治痰之标，当察其诱因，随症治之，均可佐以活血化瘀之药，因痰湿之邪易黏滞血分，痰瘀紧密相连，故活血湿浊易化，瘀除无留滞之邪，方使经络通畅，升降功能易于恢复。治痰湿之方，有温胆汤、清眩化痰汤、半夏白术天麻汤，依症选方，再佐以活血化瘀药，如郁金、虎杖、益母草、丹参、泽兰、降香等。郁金活血化瘀，有芳香通气之效。虎杖活血止痛，又能清热利湿化痰，得益母草其力尤佳。泽兰活血化瘀，通利经脉又能行水而不伤正。降香散气滞，化浊通经，配伍得当，能收卓效。

例：刘某，男，66 岁。眩晕反复发作多年，每次发作即觉天旋地转，耳鸣欲吐，缓解后头亦不清爽。经某医院诊为梅尼埃病，久治不能根除，经友人介绍来诊。检查：面色黑，头晕不敢动，动则欲吐，舌质微青，苔白根部厚腻，舌系带色灰滑，舌下络脉瘀怒，脉象沉滑。辨证为中焦失于运化，脾为湿困，遇气逆化热，灼津成痰，痰浊阻塞窍络，清阳之气不能上升，浊阴之气不能下降，致清空之窍痰结血瘀而眩晕不已。治宜疏肝理气，健脾燥湿化痰，活血通络。处方：柴胡 10 克，白芍 25 克，陈皮 10 克，卷柏 10 克，竹茹 20 克，枳实 10 克，川芎 10 克，益母草 20 克。6 剂，每日 1 剂，水煎服。服药 3 剂减轻，6 剂眩晕大效。唯头不清爽，体弱乏力，守原方加太子参 15 克，补虚助清阳之气上升，再服 6 剂，诸症已平，患家恐病久反复，要求继续治疗，故令其继服 12 剂以善其后。一年后来治他病，询问得知眩晕未再发作。

三、血瘀性眩晕配用活血化瘀药

血瘀性眩晕，系血行不畅，经络瘀阻，血非气不行，气非血不化，血病影响气，气病影响血，若血行不利，乃产生血之停瘀。凡血之瘀，非活血化瘀不可。因瘀又可致脏腑及局部血供不足，然虽虚亦不能补血，若补之则瘀血日增，反为害更甚，应急以活血化瘀之药活之化之，其疾可望早除。活血化瘀之药如益母草、川芎、当归、丹参、虎杖、红花、乳香、没药等，再辅以行气消滞之品，如香橼皮、木香，两者均属辛散温通之性，能行气，调中宣滞，加入活血化瘀药中，能调瘀散结，助气帅血行，改善脏腑及局部血供不足。将两组药物配伍合用，所以奏效尤捷。

例：金某，男，56 岁。一年前头部外伤后发生眩晕，头沉伴有隐痛。食欲尚好，二便如常。虽经多方治疗效果不著，某医院诊为脑震荡后遗症。检查：头转动即觉晕重，颜面㿠白,舌苔薄白,舌下络脉怒张,脉沉细有力。辨证为外伤后经络停瘀。治宜活血化瘀兼平肝祛风。处方:川芎35克,白芷10克,乳香20克,没药20克,蜈蚣2条,菊花15克,天麻10克,甲珠10克,灵磁石50克,神曲10克。6剂,每日1剂,水煎服。服药后头觉清爽,隐痛消失,唯头转动时仍有不适,继投原方6剂,三诊已大效,患者要求服药根治,又继服12剂,后函告已痊愈。

对虚性眩晕、痰湿性眩晕,必须具有血瘀之征象方可应用活血化瘀之药,若为了促进经络通利,血行流畅,可选二三味药,小剂量用之为佳。用活血化瘀之药,对病情针对性要强,辨证要准确,勿过量,过量易伤人。《本草衍义拾遗》论红花说,多用则破留血,少用则养血,足以为戒。

十一、汗法的临床运用与体会

汗法亦称解表法，在临床上是比较常用的一种治疗法则。运用汗法，一要发散，二要清气，三要通络。汗法适用于一切外感疾病，或伏邪瘀着窍络化为他病者，亦可根据"宣可决壅"的道理而用之，常可收一得之功。因为汗法能开发卫实，疏通腠理，若用于补虚、宣络、温经等药中，又能透发经隧筋骨之间的外邪凝滞之毒，从汗而解。

（一）汗法要发散

用汗法，多为外邪束表，气门闭塞，气的升降出入之道路不畅，根据"客者除之，表者散之"的道理进行治疗，常用发散的方法有以下几种：

1. 发散风寒

属于风寒病因的，就要用辛温类药，开发腠理，驱除风寒，一汗而解，使客邪得除，气门通畅，皮毛之气与肺相通，太阳经脉自然通和。常用药物如麻黄、桂枝、羌活、防风、荆芥、薄荷等。麻黄开卫实，宣肺气，使风寒从毛窍而散；桂枝解肌达表，发其汗于卫间，又有宣散走络之能，助麻黄逐风寒从汗而解；羌、防、荆、薄虽是风药亦能散热，羌活气轻而雄，行卫分之表邪，治水湿之游风；防风发散风寒，防御外风，随引经药并行，得芎、芷则上行，清头目之风，得羌、独则下行，除腰膝之风；荆芥长于治风又兼治血，对风在皮里膜外者宜之；薄荷辛能散风，香能解郁，与诸退风寒类方药如麻黄汤、桂枝汤、大青龙汤等方伍用得当，效果颇佳。唯对表虚自汗之人，切忌慎用。因汗为心液，过汗或不当汗而汗，则动心液，有伤津亡阳脱气之弊。

2. 发散风热

风热乃阳邪，东垣书载："皮肤毛腠者，阳之分也。"阳盛则伤阴，故宜辛凉解表剂，发汗而已。常用药物如金银花、连翘、薄荷、菊花、桑叶、浮萍、苏叶、芦根等。金银花清热散毒疗风，连翘解诸经之毒，多用有发汗之功，与金银花同用相得益彰。薄荷辛香走散，菊花益肺开阖，皆有清散走表之效，以苏叶少许，辛温相助，散表邪无残留之患。浮萍、桑叶、芦根皆能清热散风，而浮萍入肺达表，解毒利水，桑叶宣肺达表，共菊花有益阴之用，芦根升中有散，除客邪而清热。当以银翘散、桑菊饮、双解散等方，与病情相应者加减为宜。

3. 发散风湿

盖风为阳邪，湿为阴邪，两邪相干，营卫行涩。故感受风湿，困着肌表，久则黏滞血脉或着于肌肉筋骨者，皆可选用发汗法，宣透风湿之毒，常用药物如羌活、独活、苍术、薏苡仁、桂枝、通草、防风、千年健、钻地风、鸡血藤、麻黄、蜈蚣等。羌活、独活皆能除风湿，羌、活治卫分之游风，独活治营分之伏风。苍术、薏苡仁健脾燥湿，运消水气。千年健辛温，钻地风味凉，一凉一温，避燥而伤阴。防风祛风而御风，防邪去复感为患。桂枝、通草宣络利湿。鸡血藤、蜈蚣温经通络，拔风湿于肌肉筋骨之间，使血活风自灭，取麻黄轻宣得温药相助，散阴凝寒滞之毒。方宜独活寄生汤、小续命汤类，若风湿郁而化热者，宜桂枝芍药知母汤加黄连、黄芩等。

（二）汗法要清气

气在体内有抗病能力，经曰："正气存内，邪不可干。"一旦外邪侵袭肌表，莫不影响气机，使卫外功能失调，腠理闭塞，玄府不通，所以用汗法时，必须注意清其气机。

1. 清卫气

卫行脉外，有护卫肌表、抗御外邪等作用。客邪伤卫，皮肤开阖失调，气液不得宣泄。所以治疗表证要与清卫气的药相合。常用药物如蝉蜕、薄荷、芦根、柴胡等，入于发汗药中一二味便可。蝉蜕清热散风，薄荷辛香化浊，芦根升中有散，柴胡透表泄热，假其升发清阳之功，可清卫中之浊气，卫气平，而与营气和谐矣。

2. 清肺气

经曰："肺之合皮也。"皮毛为外邪所伤，卫气闭而郁遏肺气，皮毛之气不得与肺相呼应。因而治疗外感病，都要与清肺气药相合。常用药物如桑叶、菊花、天花粉、杏仁、知母、竹叶、黄芩等。桑叶、菊花清宣肺气，散热止咳，杏仁、天花粉清肃肺气而消痰，知母润燥而清热，竹叶利水泄热，行肺气从三焦气化引热从小便排出，黄芩清上焦之郁热，协同汗法中解表药蠲除肺热，胸中大气得以斡旋，肺气自如矣。

3. 清营气

营气为血之帅，邪之陷于营气者，行血功能为邪所干，因热者，易动血，因寒者，易凝血，热宜清营汤类方，清热凉血养阴，寒宜人参黄土汤，温化阴邪养阳，此温病养阴存津，汗解在后之义。若杂病，邪之入营，须温通经脉，应汗解在前。常用药物如鸡血藤、络石藤、海风藤、土鳖虫、蜈蚣、甲珠、附子、麻黄、泽泻等。鸡血藤温通经脉，有补血除风湿之效，与络石藤、海风藤、附子入营通络，除风湿黏滞血脉，蜈蚣、甲珠善通经走窜，去伏邪残贼之隐匿，得麻黄宣散之力，透营外泄，因麻黄兼血药可得营中之汗，以少许泽泻助麻黄行水从内外分消，一从汗解，一从尿解。

（三）汗法要通络

邪客在卫、在气、在营者，都要在发散、清气的药中佐通络之品，在卫宜开发腠理，在气宜宣导气机，在营宜透邪外泄。因此通络适宜多种疾病的治疗法则。

1. 通络必通气

邪客肌表，首犯卫气，卫气病必波及肺气，而后陷入营血，致气机不畅。卫气病，鬼门郁闭，气与水不得外泄，故利用汗法时，通络必通气，气通邪易排出。常用药物如橘络、丝瓜络、佛手、甘松等。橘络、丝瓜络皆能通经宣络行气，而橘络走气分，丝瓜络入水分，佛手气清香而行气，性温和而疏郁，甘松开郁醒脾，疏畅气机，气香入经络而走体之内外，随诸解表药选用少许，助气机通畅，推邪从汗排出。

2. 通络必活血

邪客血脉，血脉凝泣，络脉受阻，血行迟滞，不活血湮瘀不去，不通络气门难开（此法亦适用于热性病后期，于大队养阴扶正药中，加少许生蒲黄或生茜草，易得透营转气之汗）。常用药物如当归、川芎、乳香、没药、红花、泽兰、益母草、姜黄等。当归补血养血，川芎活血行气，乳香、没药活血化瘀止痛，泽兰活血利水，姜黄外散风寒，内行气血。此通络活血药，选入发汗药中二三味，对伏邪久滞经脉的多种慢性病，起沉疴常获奇效。余曾治一老妪，患头痛三十年之久，久治不效，靠服止痛片维持，投以川芎茶调散取汗，一剂大效，三剂而愈。但对新感之病，通络宜桂枝，因桂枝透达营卫，解肌而邪去矣。

3. 通络必化瘀

血瘀为患者，瘀化而经络无阻滞之邪。常用方药如小续命汤、活络效灵丹，或两方合用，根据病情可加蜈蚣、乌梢蛇等，增强走窜通经之力，驱伏邪从汗排出体外。其他郁证，欲通经隧、宣气血、化痰结，他方治之不效者，偶用汗法司启闭之功，于临床不无裨益矣。

汗法适宜表证，自不待言。唯用时，必须据病情施方遣药，不然同一表证患者，体实者，邪中之浅，不宜麻黄汤之大汗，防峻利而伤津液；体弱者，邪中之深，宜麻黄汗之，得峻利而疏导气机。同一表证，均是启玄府得汗而解，方药与剂量要切中病情。凡沉疴久治不效者，也有侯机待汗而解之时，因汗法，能疏通经隧，宣导气血，引隐匿之伏邪从汗而解。至于取大汗、小汗、微汗皆要根据病情而定。

十二、白及善于止血愈合破损

白及性涩微寒，味甘、辛、微苦。前贤及近代医家谓其可治内、外科多种疾病，善止血，是其长也。中医理论认为，性涩微寒，能收敛止血，味甘能理虚生肌，辛能散结通气，苦能泄热解毒，凉能柔润滋阴，综合一体，平和不峻，用量可大可小，用粉5～10克，水煮5～20克。现代药理学谓其能止血，与其所含胶状成分有关。肺结核咳血、胃溃疡出血等，都是由脏腑局部破损所致，故用白及不但能止血，更能修补局部组织促进愈合。余用白及治疗肾炎尿血、结肠溃疡出血、妇科经漏等症，皆收效良好。

例1： 肾小球肾炎尿血。李某，女，32岁，农妇，患肾炎两年余，先后两次住院治疗，时好时犯。求余诊治时，病情严重已3个月。现症：浮肿腰痛，尿血，尿少，呕恶，不能食，大便日1次，量少，身乏力。尿化验：红细胞满视野，尿素氮29.5mmol/L，肌酐500μmol/L，肾图报告：双肾中度损伤。面色白，舌苔白腻，舌淡红，脉象缓大无力，浮肿（++）。证为肾气衰，气化功能减弱，水蓄阴经旁流，败水上冲于胃。治以利水，兼顾肾气，辅以活血通腑法。处方：萹蓄50克，瞿麦20克，菟丝子20克，大黄5克，猪苓10克，益母草50克，红花5克，白及10克，女贞子20克，墨旱莲20克，寒水石20克。3剂，水煎服。服药后，尿量增多，浮肿见消，守方继服6剂，症状大减。尿化验：蛋白（++），红细胞10～15/HP，白细胞2～3/HP，尿素氮15mmol/L，肌酐150μmol/L，仍守前方，随病情加减治疗两月余，症状基本消失，因经济条件不好，停止治疗，追访年余未复发。

例2： 结肠溃疡出血。李某，男，43岁，干部，患便血3年多，经治不效，多方检查未发现病灶，最后某院肠镜查出，降结肠有一小块溃疡出血。求余治时，无何症状，只矢气多，黑便。便检：潜血（+++），颜面黄白，舌苔薄白，质淡红，脉沉细，证为热腐伤于阴络，而便血，病久停瘀，瘀不去，新不生，治以活血化瘀、止血生肌法。处方：椿根皮50克，刘寄奴50克，白及20克，川贝母20克。3剂，水煎服。服药后，排便色已不黑。化验：潜血（-）。仍守此方加黄芪30克，服30剂，追访5年未复发。

十三、略谈麻黄发汗功能的运用

麻黄为辛温解表药，其味轻扬，可升可散。用麻黄发散解表，利在速达，用量宜适病情，重在用药后，一次已，勿再服。因麻黄性专发散，多服、久服易伤元气，然善以汗法治病者，多取麻黄配伍为用，使之冲关破隘，一药而愈。麻黄生用治外邪，如六淫之邪在阳经属实证者皆宜。寒邪重，当配桂枝，温通经脉，宣阳达表，调和营卫，助麻黄发散之力，一汗而解；热邪盛（从阳化热），宜配诸养阴之药，如生地、当归等，助汗后不伤阴，用麻黄之量 3～6 克为宜，取宣通发散，祛营中之寒，验如奔马。余早年治一热病，高热月余，某医院初诊为重感冒，后为无名热，屡治不效。来诊时，高热，体温 39.1℃，口舌干燥，头痛昏睡，大便 2 日 1 次，尿色赤，体瘦弱，舌苔褐色乏津，脉细数。辨证：初为外感，邪气从阳化热，热邪伤阴，经曰：阳盛则热，势盛而昏睡，急以救阴扶正祛邪，处方：沙参 50 克，寸冬 20 克，生地 35 克，黄芩 50 克，虎杖 20 克，麻黄 6 克，玉竹 50 克，当归 10 克。水煎服，日 2 次，早晚服。1 剂药后，汗自出，热退身凉，已无昏睡之意。二诊减麻黄，复投 1 剂，以善其后。此热病之所以用麻黄，是因非麻黄在诸养阴药中，入阴分，宣达发散伏邪，取营中之汗，不能平阴阳之偏盛。可见麻黄不但能解寒邪之汗，亦能解热病后期之汗。解热病后期之汗，能在大队养阴药中，助津液回转，即汗后不伤阴，亦无辛温助热之弊。故《珍珠囊》云："麻黄泄卫中实，去营中寒，发太阳少阴之汗。"洵不谬也。

十四、《神农本草经》成书时间新议

《神农本草经》(以下简称《本经》)的成书时间，前人的主张颇不一致，据陈邦贤《中国医学史》汇集，就有神农时代、黄帝时代、商周时代、两汉时代四种。今人对此则亦各持其说，有的认为"总结了汉代以前直至远古劳动人民积累的药物知识"，意即成书于汉代；有的认为约成书于公元1年前后；有的认为"约成书于秦汉时期（一说战国时期）"。无论哪种说法，各有其理；然而事实上，确切的成书时间，却不可能有两个或两个以上。所以，数说并存乃是医学史上的憾事，有必要使其统一起来。笔者不揣愚陋，对这一历史悬案进行了探讨，其结果即产生了不同于以上诸说的如下谬见：

《本经》并非成书于汉代，更非成书于汉代之前。

我们的基本认识是：任何一科学著作的产生，都不可能离开或超越所处的社会条件；反之，不同历史时期所产生的科学著作，又必然或多或少地将所处的社会条件反映出来。《本经》自然也不能例外。因此，弄清汉代的有关社会条件与《本经》所反映出的社会条件两者是否吻合，乃是探讨《本经》能否成书于汉代的必由之路。

汉代的有关社会条件：

第一，巫在医疗阵地上与医分庭抗礼。

载籍表明，巫是我国最早掌握和运用药物的人，并且在相当长的历史时期内，巫即医、医即巫，医巫不分。其后，随着社会的发展，医学的进步，到了战国时代，则形成了"信巫不信医者，不治"的对立关系。西汉初，巫可自由出入宫廷为皇室治病，后因参与政事而受到冷遇，其势渐衰。不过，直到东汉末年，巫在医疗阵地中，仍能与医分庭抗礼。《伤寒论》中"居世之士，钦望巫祝"之语，以及《后汉书》将"善为巫术""以其术疗疾"的徐登、"医疗众病，鞭笞百鬼"的费长房与"精于方药"的华佗、"学方诊六微之技"的郭玉并列于《方术传》，皆是明证，毋庸置疑。

第二，医学著作未被神仙之说所污染。

始于战国时代的神仙之说，经秦至汉，大行于世，这是有史可查的。但是，自西汉初到东汉末，甚嚣尘上的神仙之说，却是与医学著作一直壁垒分明、各守疆界的。成帝时，侍医李柱国校方技，将医经、经方与神仙、房中并列为四类，足以说明这一点；半个多世纪后，班固写《汉书·艺文志》，对医经、经方的论述，一则"以起百病之本"，一则"通闭解结，反之于平"，更无一语道及鬼神及延年；又过一个多世纪，仲景出而作《伤寒杂病论》，不仅其中有"死"无"长生"，而且于原序中，明确指出"留神医药，精究方术"的目的，是"疗疾""救厄""养其生"，亦无一语道及鬼神。这些都无可怀疑地表明，汉代的医学著作纯是医学内容，丝毫未被神仙之说所污染。

第三，重要医家无一人有过涉及神仙之说的言行。两汉的重要医家，无论正史或稗史所载，亦无论记载详略，统而观之，无一人曾有过涉及神仙之说的一言一行。仓公、郭玉、仲景无须论，便是华佗，史官谓其"晓养性之术""时人以为仙"，然观其全部临床实践及对五禽戏、漆叶青黏散的论述可知，其既未赐人以仙药仙术，自身亦无成仙之奢望。

反映在《本经》里的社会条件：

第一，最早掌握和运用药物的巫，已无力将其触角伸到药物学著作中来。世已公认，《本经》是我国最早的药物学专著；前已述及，巫是最早掌握和运用药物的人。按理，"最早"的"人"是不会不在"最早"的"书"中留下痕迹的，证之于《内经》，便有"先巫""唾痈咒病""祝由"那样的只言片语可见。然而在《本经》中，确实连一点巫的痕迹也寻不出来。这足以表明，汉代那种巫与医分庭抗礼的局面已经结束，巫的触角再也无力伸到药物学著作中来。

第二，并存于医学著作之外的神仙之说已与药物学著作融为一体。

作为药物学专著的《本经》，赘有"轻身""神仙"字样的，在所载365种药物中，竟达147种之多。序录开宗明义，"欲轻身益气、不老延年者，本上经"。更有甚者，在为人类健康服务的书中，居然出现了"白兔食之仙"这样怪诞的语句。似此既为临证者说法，又为求仙者指迷，表明医、仙两家不再各自独立，已经融为一体。究其原因，正如李时珍所说的《神农本草》言'朴硝炼铒服之，轻身神仙'，盖方士窜入之言"，今日"窜入"，明日"窜入"，终致鹊巢鸠占，鸠鹊同巢。

第三，个别出现较晚的字、词已被使用。

1. 疥虫

《本经》茵茹条提到"杀疥虫"，羚羊角条再次提到"杀疥虫"。

谨按疥有虫，可以查到最早而具体的记载，乃在隋朝巢元方之《诸病源候论》中，诸如"并皆有虫，人往往以针挑得，状如水内瘑虫""其疮有细虫，甚难见。小儿多因乳养之人病疥，而染着小儿也"。此书之前，晋末刘涓子所撰之《刘涓子鬼遗方》中，虽首立"疥疮"之名，却未指出疥有虫。疥有虫尚且不知，当然不会造出"疥虫"其词。据此，可以断定，"疥虫"一词晋代尚未出现（金代杨用道再增补之《肘后备急方》，确有"正如疥虫着在爪上"之语，然非葛氏原文，乃后人注文误入者。考证甚繁，兹不论列）。

2. 子宫

《本经》紫石英条有"风寒在子宫"之句。

谨按"子宫"一词，其语汇意义，当是元代医家朱丹溪首先明确下来的，他说："阴阳交媾，胚胎始萌，胎所居，名曰子宫。"至于最早载有"子宫"一词的，也是《诸病源候论》，"而受风寒，客于子宫，而使胞内生病"。更溯而前，《内经》称之为"女子胞""胞""子处"，《金匮要略》称之为"脏""子脏"，《脉经》《针灸甲乙经》则不出"脏""子脏""胞"三者之外。由此可见，晋代尚未出现"子宫"一词。

3. 痰

本字两见于《本经》："胸中痰结气逆"（常山条），"留饮痰癖"（巴豆条）。

谨按古无"痰"字，这是世所公认的。例如，丹波元简在为《素问·评热病论》中"唾出若涕"句作注时，曾指出："古无'痰'字。此云'唾出若涕'，谓吐黏痰也。"不仅《内经》无"痰"字，《伤寒论》中也未出现过。《金匮要略》虽立"痰饮"之名，却无"痰"之实，该字乃后人擅改者，而非仲氏原文。看一下光绪癸巳（1893年）景邻苏园复宋本《脉经》及浅仓屋藏版之《医心方》，所引《金匮要略》有关条文，"痰饮"俱作"淡饮"，"膈上病痰"作"膈上病淡"，即可知之。"痰"字在汉代尚未出现，是不会有人怀疑的。总而言之，汉代以后才出现的字、词已在《本经》中使用。

以上便是反映在《本经》里的社会条件。将其与汉代的有关社会条件相对照，则《本经》不可能成书于汉代或汉代之前，也就不言自明了。

至于《本经》的确切成书时间，笔者认为，无须博考多证，即可做如下认定：

梁代贞白先生陶弘景使《本经》最后成书。

理由之一：书名首由贞白先生而立。

《本经》之名，始见于梁代阮孝绪之《梁七录》。其前之《汉书》，虽两次提到"本草"——"编方术本草"（《平帝纪》）、"诵医经本草数十万言"（《楼护传》），原非书名，阅者自知。《汉书》之后，晋代皇甫谧《针灸甲乙经》中有"伊尹……撰用神农本草以为汤液"之句，晋代葛洪《抱朴子》中有"神农经曰"字样，亦俱非完整的书名。直到陶氏手中，《神农本草经》之名才最后确立，"以朱书神农，墨书别录，进上梁武帝"（李时珍语），《梁七录》中乃得而见焉。类似这样先有篇章、后有书名的情况，史不乏例，诸如诗三百，周之民歌，而《诗经》成于孔子；《周策》等多篇，为战国之文，而《战国策》成于刘向。以此言之，认定《本经》成书于陶氏，不为不宜。

理由之二：贞白先生对《本经》有救亡续绝之功。

药物学的形成与发展，由传说中的巫彭、巫抵起，到陶氏为止，已有三千余年历史；有文学记载可凭的，也已二千余年。其积累的成果本已蔚为大观；然值多灾多难之世，逃得秦火，逃不得楚汉之争、三国之战、八王之乱，到陶氏之时，落了个"千不遗一"。在这种情况下，陶氏收拾残编败简，汇集成帙，使行将绝传的药物学专著得以保存下来，厥功非细，与王叔和整理《伤寒论》《金匮要略》足堪媲美。然而同是搜集、整理，人或谓"王叔和搜采仲景旧论之散落者以成书"（王履语），或谓王叔和附以己意，编辑成书（喻昌语），却独不谓《神农本草经》成书于陶氏，岂非有失公允？

理由之三：贞白先生使《本经》的容量得以固定。

陶氏自序是我们探讨《本经》成书时间所可依据的最早文献，其中有这样一段话："汉献迁徙，晋怀奔迸，文籍焚靡，千不遗一。今之所存，有此四卷，是其本经……魏晋以来，吴普、李当之等更复损益之，或五百九十五，或四百四十一，或三百一十九……今辄苞综诸经，研括烦省，以本经三品三百六十五为主，又进名医副品亦三百六十五，合七百三十种。"这段话十分清楚地表明：①陶氏之前，《本经》的容量因前代医家"更复损益"而增减不定，复因屡遭兵燹而佚多存少（即"未定型"）。②"三百六十五"这个数字，陶氏"苞综"（即"兼收并蓄"）、"研括"（即"筛选"）的产物，也就是说，陶氏为了避免"更复损益"的事再度发生，有意选取了别有含义的"三百六十五"来固定《本经》的容量。

证之于陶氏之后千余年间《本经》的遭遇及结局，我们不能不钦佩、感谢贞白先生固定《本经》容量之举的远见卓识！

有以上理由，我们认为，认定贞白先生陶弘景使《神农本草经》的最后成书是可以成立的。况且，陶氏本已在《肘后百一方》中明言"余所撰本草"，未审聚讼者何以未之一顾！

十五、中风防治片防治中风病的经验

陈老临床近六十年，鉴于中风病死亡率、病残率极高，一旦发病给社会和家庭带来严重危害，于是根据多年临床经验，总结出预防中风的方法和药物，研制了中风防治片，投入了临床使用，通过八年在门诊预防治疗 6085 例患者，做了预防治疗的疗效分析，兹介绍之。

1. 临床资料

自 1983 年至 1991 年 9 月，门诊预防治疗 6085 例患者，其中男性 2766 例，女性 3319 例。最高年龄 79 岁，最低年龄 39 岁，以 45～65 岁为最多。这些患者在受检前均有不同程度中风先兆症状的表现，如头昏、头痛、头重脚轻、指麻或肢麻，突发健忘，倦怠，舌謇等。

2. 观察项目

（1）除自觉症状体征外，必须有血瘀先兆，如目窝青黑，耳郭黑晕，舌之边缘和表面微青及瘀斑，或舌下静脉瘀怒，指甲色苍青或紫等。

（2）辅以现代医疗的检查、如血液流变学、全血黏度、血浆黏度、红细胞沉降率、红细胞沉降率方程 K 值、胆固醇、三酰甘油、甲皱微循环、血压、眼底、心电图、脑血流检查，加之舌苔、脉象、临床体征等。

（3）综合判断，根据上述观察项目综合预测出可能发生中风的程度，分为重度、中度、轻度、正常四种不同程度。

3. 观察疗效标准

显效：无自觉症状，预测项目完全接近正常。
好转：自觉症状消失，预测项目大部分改善。
无效：症状和检测无改善或加重。

4. 预防治疗方法

根据预测综合判定有发生中风的可能性，投以中风防治片，每日 3 次，每次服 4～8 片，三个月为一个疗程，疗程结束后复查，三个疗程为一个段落，服药期间停用其他药物。

5. 药物的组成及作用

中风防治片采用纯中药制剂，方剂组成为葛根、川芎、何首乌、红花等。作用：活血通络，化瘀生新，使血行生机旺盛，营养脏腑百骸，血旺则精血同化，血无静止沉着阴凝之贻害，血行往复自如，辅以扶正培本、补益肝肾之药，增强气血的生长，自无瘀滞浊留而达到祛病延年之效。

（1）功效：活血化瘀，补益肝肾，填精健脑，清头明目，降低全血黏度，改善微循环，久服可延年。

（2）主要适应证：头昏，头痛，舌謇或麻，指麻或肢麻，头重脚轻，突发健忘，高血脂，血稠，中风后遗症，脑血栓和脑出血之后期治疗。

（3）制药工艺流程（从略）。

6. 预防治疗结果

我们在 6085 例预防治疗患者中，随机抽样 530 例患者，坚持服药者 370 人，其中 10 例检查为重度改变，转为正常，263 例各项指标明显改善，无一例发生中风，全血黏度下降率为 84.59%，微循环改善率为 68.9%，综合临床症状判断好转率为 73.78%，未坚持服药者 160 人，仅有 7 例好转，90 例各项指标加重，其中 20 例发生中风，63 例无变化，全血黏度下降率为 11.20%，微循环改善率为 14%，综合临床症状判断好转率为 4.3%，用卡方检验进行统计学处理，P 值小于 0.005，具有高度显著性差异。表明该药对降低全血黏度，改善微循环，降低中风发病率，具有很高的临床使用价值。

7. 病案举例

预测者，奚某，男，54 岁，预测号 58，首次预测时间为 1983 年 8 月 20 日。预测结果：全血黏度 6.23，微循环检查视野不清，流速 1.4 秒，流态团块，自觉症状为左上肢麻木，头晕，耳鸣。查体：血压 180/120mmHg，综合判断为重度改变。预防治疗，投中风防治片，每次 8 片，每日 3 次，口服。患者坚持服药 5 个月后来我院做第一次复查，复查时间为 1984 年 3 月 30 日。预测结果：全血黏度 5.04，属正常范围，血压 160/110mmHg，微循环检查视野较清，流速 1.0 秒，流态团块，自觉症状消失，综合判断结论为轻度改变。患者停药三年后，又感左上肢麻木，头晕，耳鸣，复来我院做第二次检查，时间为 1987 年 4 月 29 日，预测结果：全血黏度 6.35，微循环视野不清，流速 2.0 秒，流态团块，血压 180/110mmHg，综合判断定为重度改变，投用中风防治片，每次 8 片，每日 3 次，口服。坚持服药 4 个月，于 1987 年 10 月 16 日来我院第三次复查，结果示全血黏度 5.17，微循环视野清，流速 1.1 秒，流态颗粒，综合判断定为轻度改变，继服中风防治片一个疗程，每次 4 片，每日 3 次，口服。随访至今未发生中风。

8. 讨论

（1）通过病案举例，预测者能积极用中风防治片进行预防性治疗，使血液流变学、甲皱微循环及综合临床判定结果均有良好的改善。近八年间，由于采取预防治疗措施，避免了中风的发生。这体现了历代医家提倡的不治已病治未病的思想。

（2）通过 530 例复查者疗效观察表明，中风防治片预防治疗中风先兆，具有很好的疗效，其中以重度改变更为显著。而轻度改变的用药治疗，效果不明显，是因为受检查者均为中老年人，其血液流变学和甲皱微循环可有正常范围的改变。对于中度和重度改变者，必须给予积极治疗，否则易发生中风。

（3）中风防治片的药物作用，是以活血化瘀为主，补益肝肾为辅，祖国医学认为中风病属本虚标实之证为多，在本为肝肾不足，气血偏虚，在标为风火内动，痰湿壅盛致气滞血瘀。故陈老重用活血化瘀之品，旨在血行生机日旺，通畅无阻，血行无沉着阴凝之害，辅以扶正培本，增强气血的生长，达到瘀化浊消血自清的目的。

（4）中风防治片，投入临床使用历时八年之久，未发现由于药物而引起的不良反应。该药十分安全，坚持服药者，均感到自觉症状有不同程度的改善或消失。血液流变学、甲皱微循环等各项指标都有一定程度的改善。

（5）该药由于能降低全血黏度，改善血管弹性，防止动脉硬化，故对脑出血的预防治疗也有一定的临床价值。同时该药不但可以预防中风的发生，而且对中风的治疗也有一定的功效。

（6）实验研究方面：中风防治片由黑龙江中医药大学中药研究所进行实验，确定方剂组成，药物剂量，剂型选择，质量标准，安全试验及药效学试验，使中风防治片对中风预防具有高效、无毒的特点。中风防治片的研制对减少中风病的发生起到积极的作用。

总之，采用活血化瘀药，调理人体血行功能，避免中风的发生，是一种很好的预防治疗方法。

十六、《本草纲目·人傀》词语注释三则

人傀是《本草纲目》人部所载37种药物之一，然而全条内容，正如濒湖自言："人之变化，有出常理之外者，亦司命之师所当知、博雅之士所当识。故撰为人傀，附之部末，以备多闻昔咎之征"，这就提示我们应从博物的角度来阅读本条，所以对每一词语都必须理解得格外准确。笔者注意到，其中"猥生"等三个很不易懂，而且未被专业性或综合性工具书《中国医学大辞典》《中国医籍字典》《辞海》等所收，查找不易，故不揣愚陋，特为注出，以资参考。

1. 猥生

原句　"王叔和《脉经》以脉之左右浮沉辨猥生之男女，高阳生，《脉诀》以脉之纵横逆顺别骈品之胎形"。

注释　谨按，此处《脉经》之文，濒湖引自"平妊娠分别男女将产诸证"篇而化裁其句。有关的原文是："左手沉实为男，右手浮大为女。左右手俱沉实，猥生二男；左右手俱浮大，猥生二女。"

又按：《脉经》中的"猥"字（除"猥生"之"猥"外，尚有"扁鹊阴阳脉法"篇"猥雷实夹者，飘风"之"猥"）在用法上极为特殊，不能按《春秋公羊传》《汉书》等经史诸书中的词义去解，有待进一步专门探讨；然而从"猥生二男""猥生二女"的语言环境看，濒湖笔下"以脉之左右浮沉辨猥生之男女"之句，无疑是移"猥生"来特指同性双胞胎（以此类推，则骈胎专指异性双胞胎。濒湖的这种见解很有理论意义和实践意义，应该为今人所接受）。

2. 五酉

原句　"人异于物，常理也，而有人化物、物化人者，何也？岂人亦太虚中一物，并囿于气交，得其灵则物化人，失其灵则人化物耶？抑谭子所谓至淫者化为妇人，至暴者化为猛虎，心之所变，不得不变，孔子所谓'物老则群精附之，为五酉之怪'者耶？"

注释　五酉：妖物。语出《搜神记》："孔子厄于陈，兹歌于馆中。夜有一人，长九尺余，着皂衣高冠，大咤，声动左右。子贡进，问：'何人耶？'便提子贡而挟之。子路引出，与战于庭。有顷，未胜。孔子察之，见其甲车间时时开如掌。孔子曰：'何不探其甲车，引而奋登？'子路引之，没手仆于地，乃是大鳀鱼也，长九尺余。孔子曰：'此物也，何为来哉？吾闻物老则群精依之，因衰而至'。此其来也，岂以吾遇厄绝粮；从者病乎？夫六畜之物，及龟、蛇、鱼鳖、草木之属，久者神皆凭依，能为妖怪，故谓之'五酉'。五酉者，五行之方，皆有其物。酉者，老也，物老则为怪。杀之则已，夫何患焉！或者天

之未丧斯文，以是系予之命乎？不然，何为至于斯也？兹歌不辍。子路烹之，其味滋。病者兴，明日遂行"。

3. 荒裔

原句　"人具四肢九窍，常理也，而荒裔之外，有三首、比肩、飞头、垂属之民。此虽边徼余气所生，同于鸟兽，不可与吾同胞之民例论，然亦异矣"。

注释　荒裔：为"四荒"（或"八荒"）跟"四裔"（或"八裔"）的凝缩用法，即为极其边远的地区。

"四荒"见于《汉书·贾谊传》："匈奴宾服，四荒向风"，又见于《尔雅·释地》："觚竹……日下，谓之四荒"，郝懿行疏："……皆四方昏荒之国。""八荒"见于贾谊《过秦论》："并吞八荒之心"，师右注："八荒，八方荒忽极远之地也。"

"四裔"见于《左传·文公十八年》，"投之四裔，以御魑离魅"，又见于《史记·五帝纪》，"乃流四凶族迁于四裔"，贾逵注："四裔之地去王城四千里。""八裔"见于木华《海赋》，"长波浩，迤涎八裔"，李善注："八裔，犹八方也。"

濒湖的"×荒"、"×裔"糅合起来，省去两个相同的"四"字和"八"字，成为"荒裔"。"荒裔之外"，即边远地区之外的其他地区，而不能理解为"荒凉的边远地区"。

十七、医易研究应当"忘象求意"

象，又称象数，是八卦的卦象和爻的奇偶；意，又称之理，是卦爻结构所反映出的哲学思想。象和意是构成易学的两大要素，两者之间，一为形式，一为内容。讲象数，目的在于阐发义理，讲义理，则必须借助于象数这种工具。正因如此，在医易研究中，也就必须遇到象和意的关系问题。笔者认为，对这一问题所应采取的主导思想，当如曹魏时期易学家王弼所主张的"忘象求意"。

首先，医界同道在学习经典著作过程中定会注意到，无论是《内经》《神农本草经》《伤寒论》《金匮要略》，在它们仰之弥高、钻之弥深的内容中没有一处出现过象数。就连《灵枢·九宫八风》里的九宫，也不属于易学的概念，因为易学中的太乙九宫、四正四维的框架是到了汉代才由易学家们架设起来的，其时已比《内经》成书晚了若干个世纪。不难理解，经典著作中之所以不曾出现过象数，绝不可能是因为它们的作者未曾读过《易经》，不懂象数，恰恰相反，乃是因为作者们认识到，无须借助象数这种说理工具即可把医学道理说清楚，或者甚至可以说，一旦用了象数，反而会使医学道理说不清楚。另外再从客观后果看，自古迄今，尚无哪位医学家觉察出由于经典著作未曾运用象数而造成过什么缺憾。既然如此，我们今天从事医易研究，更可不必再在象数上去费些冤枉功夫，而全力求其易理也。

其次，医界同道在学习前贤著作的过程中还会注意到，历代医书汗牛充栋，而引用过象数的，却是寥寥无几，即使引用了，也只是一鳞半爪。笔者读书有限，目力所及，张景岳的《类经附翼·医易义》因是探讨医易关系的专文，应作别论；余则莫不皆然。诸如洋洋二百万言的《本草纲目》，李濒湖在文前所列的曾经参考过的古今 440 种经史书目，《易经》居首，却也只是在水部小序和火部小序中以 20 余字提到象数（"水者，坎之象也，其文横则为☵，纵则为⚏"，"火"其文横则为☲"卦"），而在全面系统阐述药物学理论的正文中，象数则一次未见。再如被《清史稿》称为"探研易理，好读黄老与阴符家言"的清代医家徐大椿，确曾在所著的《徐氏医书八种》中多处运用易理，却也极少涉及象数。至于在众多的方书中出现的源于《周易》的方名，如坎离既济丸、交泰丸等。固然可以画出卦象来，并可根据卦象来做出解释，但谁都知道它们的实质仍是着眼于易理的。

再其次，我们从《易经》所论述的象数——医学相关的内容来看，如"干为首，坤为腹……""巽为多白眼""坎为心病，为耳痛""离为大腹"等，它们在医学上除了少数医家用作书面上的点缀之外，根本不具备任何实际性的指导意义，甚至是荒诞不经的。再如张景岳在《医易义》中所论列的"初六至上六为阴为脏，初九至上九为阳为腑""初六次命门，六二次肾……九五当胃，上九当三焦"，中孚（䷼）为土脏不足，颐（䷚）为"膝胀之形"，以及对伏羲六十四卦圆图、方圆所做的生理、病理比附等，谁都可以觉察出，这些也都根本无助于对医学理论的理解和运用。

基于以上理由，笔者乃有医易研究要"忘象求意"的见解提出。它的前提还在于，医易研究毕竟跟纯易学研究是不一样的。后者必须正视易理有时要依附于象数而存在这一事实；而前者，则根本不必去理会"上刚下险""二多誉，四多惧……三多凶，五多功"之类的象数内容，也就是说，医易研究的"忘象求意"乃是无条件的。至于"忘象"之后又当如何去"求意"，笔者十分赞赏张景岳在《类经附翼》中所说的一句话——"医易同源者，同此变化也"。

十八、对袁伟同志商榷文章的答复

编辑部转来袁伟同志对拙文《〈神农本草经〉成书时间新议》的商榷文章（以下简称《袁文》），我们深以一石投水，涟漪逐起而高兴，谨复如下，愿与袁伟同志商榷：

一、关于以巫的活动作为判定《本经》成书时间的依据

《袁文》认为，拙文根据巫的活动来判定《本经》不可能成书于汉代，"证据是不充分的"。接下去又说，"如果按原作者的立论依据，那么，由历朝封建国家医学教育皆设巫医一科……便会得出至明清仍是医巫分庭抗礼的结论，这显然是不合适的"；又说："不能说《难经》没有巫术内容是成书在汉代以后，更不能说《千金翼方》有较多的巫术内容，而证其成书于汉代以前。"

对此，我们认为，医学史上从未有过哪朝哪代曾经"设巫医一科"，只是设过咒禁（唐）、金镞书禁（宋）、祝由（元）等科。然而这些科均属医，不属巫，甚至《袁文》所说的"《五十二病方》中巫术方亦不到有方总数的 15%"，就连这个"15%"也不是巫术方，而是医术中的唾咒法（我们适有《唾咒法属医术》之作，附见于后），倘使咒禁等科果如《袁文》所说的为巫而设，那么，认为巫与医分庭抗礼的局面持续到元代（未及明清），便不是"不合适"，而是理所当然的了。不过，把话说回来，即便真的持续到元代，对判定《本经》成书之晚，也不失其可作为依据之一的作用。至于《袁文》为了证明巫的活动不可为凭，而将《难经》《千金翼方》的成书时间来跟《本经》类比，这显然是没有注意到，拙文系将巫术活动作为依据"之一"，而不是依据的全部。倘使《难》《千》也有与《本经》相类的其他依据，我们也未尝不可认为它们是托名的伪书。

二、关于"加入某些神仙之说"

《袁文》认为，拙文根据神仙之说的有无来断定《本经》成书时间，"理由亦是不充分的"，接下去又说，"作为佛道合一论者的陶弘景在整理《本经》时加入一些神仙之说也是难免的，从某些原文看，往往也是在后半条加入神仙之说"。

我们认为，整理者在原文中有意无意地"加入"一些内容，固是难免；然而像陶氏这样，对 365 种药物中的 147 种施用了"加入术"，谅非"难免"二字所能曲释。再看如下事实：上品中的柏实，全文共 34 字，涉及神仙之说的，多达 20 字；甚至连下品茛菪子，38 字中也有 14 字。这种大规模的"加入"，纵然原来《神农本草经》是一个完整的"成品"，

也已反客为主；何况其书原不过是时而"五百九十五"、时而"三百一十九"的半成品！所以，"加入某些神仙之说"这一点，恰恰可以作为判定《本经》成书时间的理由，而且是非常充分的理由。

三、关于"误入某些字词"

《袁文》认为拙文所引之"痰""子宫""疥虫"等晚出的字词"也难作为主证把《本经》成书年代推迟"，并认为，"像其他有关书籍一样，《本经》即使误入某些唐宋以后的字词亦无足怪"。

我们认为，《袁文》把上列字词看成"误入"，是无论如何也说不通的：误入的字词十之八九会造成文理梗涩、文气不属，甚至句意混乱；可是，看一下"留饮痰癖""胸中痰结逆""杀疥虫""风寒在子宫"这样的语句，哪里有一丝一毫"误入"的痕迹呢？再则，误入的字词可删、当删、必删，可是设想一下，一旦将这些字词删去《本经》还成其为《本经》么！

依我们之见，这三个字词（及整个语句）也是陶氏加入的，因而同神仙之说一样，完全有理由"作为主证"。

四、关于《神农本草经》这一完整书名由谁首立

《袁文》不同意拙文所说的《神农本草经》其名始由陶氏而立，认为陶氏之前"肯定存在《本经》名目的记载"。在列举了"神农氏……着本草""神农经曰……""神农曰……"之后，接下去又说，"查《本草经集注》原文，常有'案《神农本经》……'字样，更进一步说明《本经》早已存在"。

在这里，《袁文》将"神农氏""神农经""神农""神农本经"数者与《神农本草经》画了等号，大概受了《诗经》原称《诗》《说文解字》可称为《说文》的影响，以为一两个字的增减不害其义，然则照此推论，岂非《尔雅》等于《小尔雅》《汉书》等于《后汉书》，甚至连《千金方》跟《千金翼方》也成了同体异名？况且，拙文本已列举了上述这些并非属于书名的词语，并明标"原非书名""亦俱非完整的书名"，《袁文》作者似未之见，故重新罗列一番。总而言之，书名始由陶氏而立，这一点并无错误。

五、结　　论

《聊斋志异》作者蒲松龄曾说，"自鸣天籁，不择好音"，况且治学之道，亦大忌人云亦云，应是知无不言，言无不尽。所以，以上之复，绝无角力争胜之意，敬祈鉴诸。至望袁伟同志及广大医界同道摛翰振藻，进一步共商，以期使《本经》成书时间这一历史悬案在我们这一代人手中得以了结。

十九、冠心病与血液病患者脉象形成机制的对比研究

20世纪80年代以来，对脉诊客观化和脉象形成机制进行了较多的研究，但对两类疾病中不同脉象采用多指标对比分析较少。本文是在陈老的指导下开展的科学研究。旨在应用多项观察指标，探索冠心病与血液病中常见病理脉象形成的机制和影响因素。

1. 临床资料与观察方法

（1）观察对象：本研究包括3类观察对象。冠心病组120例，男101例，女19例；年龄34~78岁，平均57岁；病程1个月至28年，平均4年。冠心病心肌梗死56例（急性15例，亚急性4例，陈旧性37例），冠心病心绞痛62例，病窦综合征2例。其中合并高血压27例。血液病组106例，男72例，女34例；年龄15~73岁，平均36岁；病程<1个月至7.5年，平均5个月。白血病69例（急性43例，慢性26例），淋巴瘤17例，多发性骨髓瘤8例，骨髓异常增生6例，溶血性贫血6例。对照组共114例，除外血液病和心血管疾病，近期又未患任何疾病的健康学员和职工。男69例，女45例，年龄14~72岁，平均39岁。冠心病选择50岁以上者。

（2）检查方法：脉象由3名医生诊脉确定，同时测身高、体重、血压等；用日本光电RM-6000型多导生理记录仪，记录阻抗心动图、颈动脉搏动图、心尖搏动图、心音图、心电图Ⅱ导联、桡动脉搏动图及其微分图；受试者早晨空腹采血检测血液流变学各项指标；甲皱微循环检测用WZD-Ⅰ型微循环显微镜及附属设备，按统一的加权积分评定法分析，总分>2分为异常，3~4分为轻度异常，5~8分为中度异常，>8分为重度异常。

2. 观测结果及分析

（1）脉象的比较：冠心病组120例中弦脉类（弦滑、弦缓、弦、弦细、弦数、弦迟等）113例（94.2%），非弦脉类7例（5.8%）；血液病106例中病脉类例次，数58例次，细52例次，弦50例次，滑46例次，以及其他相兼脉象。对照组基本为正常人脉象。

（2）脉图的比较：冠心病组脉图以弦脉脉图为主，其特征为收缩波变钝，脉象波下降支下行缓慢，潮波显著，降中峡相对高度抬高，形成宽大或后突的主峰波，其微分图中的降斜1由负向波变为水平或正向抬高；血液病组除老年弦脉者外，数滑脉脉象图的收缩波形成较尖锐，下降支下行迅速，潮波不显著，降中峡相对高度降低，降斜1负波加深。

（3）心功能的比较：心功能指标包括心缩力指数（HI）、心脏指数（CI）、每搏输出量（SV）、射血前期（PEP）、左室射血时间（LVET）、PEP/LVET、主动脉顺应性（AC）、总外周阻力（TPR）、舒张后期相对振幅（A/D）。结果示：冠心病组心肌收缩力和心脏泵血功能降低（HI、CI减小），SV减小，左心功能显著受损（PEP延长，LVET缩短，PEP/LVET

增大），左室及动脉顺应性降低（A/D 增大，AC 减小），总外周阻力增高（TPR 增大）。说明冠心病者弦脉形成与桡动脉血管前因素及心脏损伤、后负荷加大有关。血液病组心肌收缩力正常，心脏泵血功能增强（CI 增大），LVET 缩短，血管顺应性稍降低，TPR 显著降低，这是形成数脉的原因和滑脉形成的条件。

（4）血液流变性的比较：冠心病组血液流变学指标中仅血细胞比容降低，血沉增高，其余无明显变化；血液病组血细胞比容、全血比黏度、血小板聚集率明显降低，血沉、血沉方程 K 值明显增高，这是形成脉滑的关键。

（5）甲皱微循环积分的比较：冠心病组甲皱微循环形态、流态、襻周积分和总积分明显增高，但均属轻度异常（积分<4 分）。血液病组甲皱微循环流态、襻周积分和总积分亦明显增高，但属轻度异常（积分<4 分）。

3. 讨论

以上结果的对比分析表明，影响病脉形成与变化的因素可概括为四类：一是血管内因素，包括血液的质、量、生理学及血液流变学特性，血液病数滑脉的形成主要与此类因素有关；二是血管壁因素，包括血管本身的结构、功能及病理改变，如血管的舒缩反应、紧张性、增殖与退变等，冠心病及老年弦脉的形成主要由管壁硬化、血管顺应性降低，外周阻力增高所致，而血液病患者除老年长者外，因血管顺应性好，外周阻力低，很少见弦脉；三是桡动脉血管前后的因素，包括大小动静脉，不仅冠心病与血液病的脉象，其他各种脉象与心脏功能、结构及病理改变都有直接关系。本研究证实，冠心病与血液病患者都存在不同程度的心功能受损，在不同的疾病中，心功能的不同参数发生改变，因此形成不同脉象；四是血管周围因素，包括桡动脉血管周围组织的成分、结构及变化等，均可影响桡动脉搏动时的位移及脉象的变化。这四类因素综合作用，互相影响，但在不同疾病中不同因素起主要作用，因此形成各种不同的病脉。

二十、血液流变性和心功能在脉象形成中的作用

通过对冠心病和血液病脉象形成机制的对比研究，我们看到血液流变性和心功能在脉象形成中具有重要作用。因此，对检测指标进行了分析和研究，体会如下：

（1）血液流变性与脉象：研究显示，冠心病与血液病两组患者脉象有非常显著的差异，血液流变性也有明显的不同，冠心病患者呈高血黏状态（可能与患者年龄偏大、血脂偏高等因素有关），血液病患者呈低血黏状态（可能与患者多数伴有贫血有关）。冠心病患者血流较慢，血液病患者的血流迅速滑利，这可能就是血液病患者多滑数脉，而冠心病患者多弦脉在血液因素方面的病理差异所在。

（2）心功能与脉象：研究显示，冠心病组患者心功能损伤远较血液病组患者损伤严重，尤其以动脉顺应性降低及总外周阻力增高为突出，此两项参数是反映血管功能及动脉弹性的重要指标，动脉弹性降低、血管顺应性减退和外周阻力的增高可能是冠心病患者较血液病患者多弦脉的主要病理学基础。

（3）中医认为心主血脉，心为五脏六腑之大主，心脏功能的损伤直接影响血脉和脉象的变化。贫血和心肌缺血均能导致心功能减损，左室射血时间缩短及心率代偿加快，所以，血液病患者多见数脉，加之血黏低，血流滑利，故又多见滑数脉；由于心搏量减少，血管充盈欠佳，血不足以充其脉，因而形成细脉，冠心病患者多见弦细脉，而血液病患者则见数细脉及滑细脉等。

中医学还认为"数脉主虚"，从心功能的研究可看出，其主虚的机制就在于数脉患者存在明显的心功能损伤，所以临床中常常见到数脉患者表现为心悸、气短、乏力等不适。

二十一、冠心病与血液病舌象及其形成机制的对比研究

观察方法和对象参见前脉象形成机制的研究一文。通过研究，体会有以下四点，简介如下：

1. 冠心病与血液病患者病理舌象的特点

冠心病与血液病患者都很少见正常的淡红色舌象，绝大部分都为病理舌色，而冠心病患者舌质以暗红、淡暗、紫色等为多见，变化尤为突出的特征是舌下络脉迂曲粗张，甚者呈紫黑色瘤样扩张，形似葡萄粒状，与正常对照组比较，差异非常显著；血液病患者舌质以淡白和淡暗为主要特点，与正常对照组和冠心病组比较相差也都非常显著。

2. 冠心病与血液病患者的舌微循环特点及其发生机制

冠心病与血液病患者的舌微循环比较有显著差异，首先，冠心病患者的舌微血流血色明显变暗，血液病患者的舌微血流血色明显变淡，两者相差非常显著，这可能就是冠心病患者宏观望舌多暗舌，血液病患者多淡白舌的病理基础；其次，血液病患者的微血管周围伴有明显的渗出和出血，这可能与血液病患者伴有贫血及凝血机制不好有关；第三，两组患者的舌菌状乳头都有退化，其直径较正常人减小，数目减少，乳头内的管畔数也减少，而其微血管内的异常构型增多，这些改变可能与血液病患者贫血、冠心病患者年老体弱气血匮乏有关，导致舌营养血流量不足，其微血管内的异常构型增多，可能是为了增加血供的一种代偿反应。

3. 冠心病与血液病患者的血液流变性特点及其与舌象的关系

两组患者的血液流变性存在明显差异，冠心病患者呈高黏血状态，血液病患者呈低黏血状态。由于冠心病患者的血液黏度增高，血液浓黏聚集性增强，即血液瘀滞，故导致其舌色以暗红为主，并伴有舌下络脉怒张；血液病患者血液处于低黏状态，血液流变性好，流速快，加之贫血，故舌色以淡白为主。血液病患者呈低黏血症，可能与贫血有关，还有些患者于入院前已经进行过各种治疗，对血液黏度造成一定影响也有关系。

4. 冠心病与血液病患者的心功能及其与舌象的关系

两组患者的心功能都有明显损伤，而以冠心病患者的心功能损伤较为严重。心主血脉，

是血液运行的动力,其心收缩力的显著下降,导致运血乏力,加之,冠心病患者的血液又处于高黏状态和总外周阻力增高,两者共同作用的结果导致血瘀严重,舌为心之外候,因而,冠心病患者不但舌色暗,且伴有明显的舌下络脉的迂曲扩张,甚者呈葡萄串状;血液病患者因贫血及病情和药物的影响而致心功能损伤,但因血液黏度低和总外周阻力降低,故血瘀在舌上的表现不如冠心病患者显著,主要以贫血的淡白舌为主。

二十二、衰老的机制与抗衰老研究初探

生物体的衰老，是一种自然规律，即在生命过程中，当机体生长发育达到成熟期以后，随着年龄的增长，其形态结构与生理功能开始不断下降的变化过程（退行性变）。它是不以人类或生物体主观意志为转移的客观规律，其发生是机体多种生理、病理过程综合作用的结果，但在不同人、不同个体，发生衰老的机制和速度是不同的。

1. 衰老的机制研究

为了探索衰老之奥秘及抗衰老之道，古今中外，许多科学工作者致力于衰老科学的研究，现代医学以实验研究为基础，传统医学则注重实践观察和经验总结，各有不同的立论。

（1）现代医学的认识：对衰老机制提出多种学说，如大脑衰退学说、生活速度学说、生物膜损伤学说、自由基学说、遗传程序学说、交联学说、差错灾难学说、体细胞突变学说、免疫功能下降学说、内分泌功能减退学说、有害物质蓄积学说、器官功能减退学说、微量元素学说等，概括起来，这些学说基本上可分为两大类，其一认为衰老是遗传因素所控制的；其二认为衰老是机体遭到一系列随机损伤而导致细胞与组织崩溃的结果，不受遗传因素所控制。不论哪一学说，都只从衰老本质的某个方面不同程度地说明了某些问题，迄今还没有任何一个衰老学说能较全面地解释衰老的起因、表现、特征与本质。

研究表明，多种因素影响着衰老这一不可逆的发展过程，这一过程主要呈现退行性变化，表现为体内细胞数目减少，组织与器官萎缩、重量减轻，从而导致生物体的多种生理功能障碍，以致机体适应能力的不断下降。

（2）传统医学的认识：对衰老的发生机制也提出了多种学说，如肾精、气血与衰老相关学说，阳气衰惫、心力减退、脾胃虚弱、气滞而馁与衰老相关学说，元气定分、阴虚生火与衰老相关学说等。这些学说均从不同侧面阐述了衰老的发生机制和延缓衰老的方法。综观各家学说的理论，衰老的发生亦不外乎两大方面，一是先天不足，二是后天失调；先天又与元气的盛衰存亡有密切关系，如徐灵胎云："终身无病者，待元气之自尽而死，此所谓终其天年者也。至于疾病之人，若元气不伤，虽病甚不死，元气或伤，虽病轻亦死。"说明先天的充足与否，与衰老与寿命密切相关。后天与精神形体的调摄、正气的培养、饮食起居的安排、四时的调护、环境的优劣等都密切相关，所以，若能"法于阴阳，和于术数，食饮有节，起居有常，不妄作劳，故能形与神俱，而尽终其天年，度百岁乃去"。说明后天的调摄与衰老也密切相关。

由此看出，衰老的发生机制是十分复杂的，有先天原因，也有后天原因，有生理的退化，也有病理的影响，因此，只有将几个有关的学说综合起来，才能对衰老的全貌有较为深刻的理解。

2. 抗衰老的研究

人类的衰老是多种因素联合作用的结果，因此，抗衰老（实为延缓衰老）也必须采取相应的综合性措施，如生活起居、休息睡眠、娱乐生活、饮食营养、体育锻炼、精神修养等，通过多种途径，达到延缓衰老进程的目的。

（1）传统医学的抗衰老经验

传统医学总结出了丰富的抗衰老经验，不仅提出了"摄生""养生""健身"等，还十分明确地提出了"治未病"，以预防为主，防患于未然的保健思想。

《外台秘要》指出："人生寿夭，虽有定分，中间枉横岂能全免，若能调摄合理，或可长生。"说明合理的调摄，可以抗衰延年。

1）摄护机体：注重强壮内因，适应外因。

一切事务变化的规律皆为内因是根本，外因是条件。人的衰老亦如此。因此，古往今来，探索抗衰老的医药学家，均注重提高自身的抗病能力，通过各种健身体疗，以及食疗、药疗等保健方法，来协调机体的阴阳、保精护肾、调补脾胃，首要固护先、后天，以达到精充气足，身体强健，阴阳平和，抗病延年；同时又注重适应外因，注意顺应自然，做到起居有常，安卧有方，慎防劳伤，衣着合体；注意精神调摄，做到情志舒畅，具有良好的自我修养；注重饮食清淡，食饮有方；坚持健身活动，流水不腐，户枢不蠹，老年人健身以柔和运动如气功、太极拳、八段锦、按摩、散步等为佳，剧烈的竞技运动宜审慎；积极预防和治疗疾病，做到无病先防，有病早治从而达到健康长寿的目的。

2）药疗抗衰老：秦汉以来研究药物抗衰老作用的不乏其人，并总结了不少抗衰老方法，如汉之华元化，送药与五禽戏；唐之孙思邈，《千金翼方》载有"阿伽陀药"；宋之《太平惠民和剂局方》"玉霜丸"有秘精坚髓、轻身壮阳的作用。到了元、明时期，医学流派增多，研究抗衰老之代表人物也随之增多，如李杲重脾胃，认为其为养生之源，龚云林制长生避老方等。

黑龙江省名老中医陈景河，在数十年临床实践中，研制了"抗老益寿精"，取得较好效果，其方由黄精、胡桃仁、黑芝麻、白茯苓、何首乌、枸杞子、柿霜、莲子、生地、怀牛膝、山茱萸、巴戟天等组成，经煎煮、浓缩、入蜜糖等加工，制成稀膏状，每日服一小勺（约5克），用水溶化服之。具有延缓衰老、补阴育阳、安和脏腑、驻颜轻身之功效。

抗衰老药多是补益之品，应细审机体有无偏盛偏衰情况，然后拟方选药为适宜。

强壮内因，适应外因，作到提挈天地，把握阴阳，呼吸精气，调于四时，却病延年，采取综合措施更有效。

我国著名生化学者，96岁高龄的郑集博士，根据对长寿老人的调查，参考其他人对长寿老人的研究，并结合我国历代学者的养身之道，归纳出十条抗衰老经验，称为健康长寿十诀，代表养生普遍规律，摘录如下：①思想开朗，乐观积极，情绪稳定；②生活有规律；③坚持体力劳动和体育锻炼；④注意休息和睡眠；⑤注意饮食卫生，切戒暴食暴饮；⑥严戒烟，少喝酒；⑦节制性欲和不良嗜好；⑧不忽视小病；⑨注意环境卫生，多接触阳光和新鲜空气；⑩注意劳动保护，防止意外伤害。

（2）现代医学具有前景的抗衰老途径：①适当地限制饮食，即长期地限制热量摄入，饮用发酵乳品，如酸奶等；②免疫工程的应用，控制免疫系统并维持其正常功能，如延缓胸腺的衰老，或给衰老机体注入健康青年供体的免疫细胞等。③抗衰老微量元素的应用，如硒、锰、锌、铜等。④应用抗氧化剂，如维生素 E、膜稳定剂与超氧化物歧化酶等，以防自由基的损伤，抑制脂褐素的形成，起到延缓衰老的作用。⑤防止细胞衰老中药的应用，诸如灵芝、人参、何首乌、五味子、枸杞子、黄芪、黄精、鹿茸、蜂蜜等。

3. 抗自由基损伤所致衰老的复方中药益气通络丹的作用研究

益气通络丹是我院老年病专科用药，由益气补肾、化瘀通络、理气止痛之八味中药组成。主治因气血虚弱及动脉硬化、心脑缺血所致的眩晕、头痛、胸闷、心痛、手足麻痹、半身不遂及体表微循环障碍等老年内伤杂病。十年来，经临床与实验研究证实，该药具有良好的抗自由基损伤作用。通过对小鼠、大鼠及兔的实验研究显示：①益气通络丹对高压氧所致 SD 大鼠自由基损伤有明显的保护作用；②益气通络丹对兔心肌缺血再灌注自由基的损伤有明显的保护作用，它不仅降低了心肌与血浆缺血再灌后大量产生的 LPO 含量，增强 SOD 的活性，而且还能调节实验动物再灌注期的纤溶活性，提高血浆组织型纤溶酶原激活物的活性，降低其抑制物的活性；③益气通络丹对电击应激状态大鼠心肌脂质过氧化物损伤有明显的保护作用，电击应激可激活心肌组织脂质过氧化反应，使自由基产生大量增加，益气通络丹显著降低心肌组织丙二醛的含量，提高抗氧化酶 SOD 及谷胱甘肽过氧化物酶的活性，从而减轻脂质过氧化物对心肌的损伤，起到明显的保护作用。其他实验还显示益气通络丹有很好的降糖、降脂、抗血小板聚集性等作用；经临床观察对冠心病患者及高血压冠心病患者血浆显著增高的脂质过氧化物、组织纤溶酶原等有显著降低作用。

因此，有心脑血管疾病的老年人可适当服用益气补肾、化瘀通络等复方中药，一则治病，二则延缓衰老，强健身体，以达到延年益寿之目的。

二十三、对"短期未知决诊"句注释的看法

《伤寒论》原序中"短期未知决诊"一句，1978年版《医古文》教材（上海中医学院和浙江中医学院主编）注为："连最近期间的病情变化都不能诊断出来"；近来有人认为应注作"病情到了最危急的阶段，不知道迅速地、果断地诊断治疗"。我们对此二说皆不敢苟同，谨陈谬见如下：

关于"短期"二字，教材曾单独注作："最近期间"；后者则主张："拟改为'危险'之期"，理由是"古人也以临近死亡理解短……如把'短'注为'死'，太死板了些，不如注为'危险之期'"。两种注释的实质都是把"短期"当成了"短"与"期"字的一般组合。事实上，"短期"是有出典的，在《灵枢》里有所记载：

"人迎与太阴脉口俱盛四倍以上，名曰关格。关格者，与之短期。"（《灵枢·终始》）

"不满十动一代者，五脏无气。予之短期，要在终始。所谓五十动而不一代者，以为常也。予之短期者，乍数乍疏也。"（《灵枢·根结》）

《灵枢·终始》的"与之短期"是提示关格脉的预后，再据同书"关格者，不得尽期而死也"（《灵枢·脉度》）之论，可知"与之短期"即"不得尽期而死"的互词；《灵枢·根结》的前一个"予之短期"重复了《灵枢·终始》的意思；后一个"予之短期"则是自作注脚，指出"乍数乍疏"是"不得尽期而死"的脉象表现。

根据"词不离句、句不离段"的原则，把足够的语言环境展现出来，加以全面分析，才能最后确定。原序中的"短期"含义何在？下面是原序中的有关部分。

"观今之医，按寸不及尺，握手不及足；人迎趺阳，三部不参；动数发息，不满五十；短期未知决诊，九候曾无仿佛；明堂阙庭，尽不见察，所谓窥管而已。"

统观上列引文，可以发现，自"按寸不及尺"至"九候曾无仿佛"，皆写脉诊之失：一失于部位不全（"三部不参"），二失于至数不满（"不满五十"），三失于脉体不辨（"短期未知决诊，九候曾无仿佛"）。这样把句意、层次、逻辑关系结合起来分析，可以断定"短期未知决诊"必是"'乍数乍疏'未知决诊"无疑。

"乍数乍疏"马玄台注为"脉之代者"（《灵枢经合纂》）秦伯未注为"快慢不规律（《内经知要浅解》）。据此二说，则可将其粗略地理解为"脉搏节律不整齐"。这样，我们就有理由认为，"短期未知决诊"的意思是"脉搏节律未能辨清"。下面将本文开首所列的不同注释分别纳入原序中替换出原句来加以对比：

教材注为"连最近期间病情变化都不能诊断出来（误诊）"，使其下文"九候曾无仿佛（切诊），明堂阙庭，尽不见察（望诊）"在文意上失去了存在的意义；

后者注为"病情到了最危急的阶段，不知道迅速地、果断地诊断治疗（误诊、误治）"，不仅使其后的切诊、望诊内容失去存在意义，而且在文意上与本段文章的中心——批判不

负责的医疗作风相左。

本文注为"脉搏节律未能辨清",无论形式或内容,都与对偶句下句"九候曾无仿佛(意为'脉搏强度未能辨清')"相一致,而从脉诊实践与行文脉络两方面来衡量,也均无龃龉抵牾之感。

综上所述,可以肯定,"短期未知决诊"的正确注释,应该是"脉搏节律未能辨清"。当否,敬祈教正。

(江苏中医杂志1982,4,1:52)

二十四、白芥子临床运用经验

白芥子为十字花科植物白芥成熟的种子。其味辛性温，入肺胃二经。本品善化痰涎，逐冷饮，利气温中止痛，通关窍，除痹痛，疗阴疽等。主治痰喘咳嗽，反胃呕逆，痹痛麻木及阴疽肿毒等。兹将临床运用简介如下。

一、治眩晕

白芥子善化痰涎，能发汗。《名医别录》眩晕症，由外感风邪，内因湿聚，郁遏清窍者，宜白芥子配石菖蒲、薄荷、防风等疗效颇佳。因白芥子气怪，能升能散，有通关祛邪之功，与石菖蒲合用有相得益彰之妙，薄荷辅以芳香化浊，防风散风卫外，共奏祛风化痰、清眩止晕之效。若伴呕逆者加半夏、枳实、竹茹。

二、治痰喘

白芥子有利气、豁痰之功，治痰是其长也。凡痰喘症多发于老年体盛肥胖之人，其症多为寒邪伤肺，气化失调，水精不布，湿化为痰，壅塞肺络，发为痰喘，咳唾痰涎不已。如余治王某，58岁，咳喘八年，体肥盛，历年冬喘夏轻，近二年夏日亦喘，每天吐痰约近百口，重时喘息不能卧，气不能息，面色晦暗，语不成声，苔白腻，脉沉弦而滑，证为痰饮，阻塞肺络，呼吸困难，急投三子养亲汤合小青龙汤原方加生石膏，一剂见轻，喘稍平，痰见少，仍守方投二剂，服后症状大减，胸中宽舒，已能平卧，后按方加减以扶正化痰而将息恢复。

三、治痹证

白芥子不仅治痰饮是其特长，而治痹证也具特效。因其性温能通络，有除风寒湿痹作用，尤对痛痹麻木症效佳。余曾治李某，女，38岁，患四肢痛，并发多处散在性结节性红斑，痛不可忍，苔白浊，脉弦紧，证为寒伤血脉，血脉凝泣，经曰：寒暑伤形。本症为寒邪伤形多发红斑肢痛。治宜白芥子配附子、桂枝、苍术、威灵仙、鸡血藤、蜈蚣、没药、牛膝等，疗效满意。因附子、没药、桂枝、蜈蚣、鸡血藤助白芥子温经散寒、活血通络而止痛，得苍术、威灵仙燥湿健脾而养血散风，牛膝引药下行蠲痹痛，桂枝宣阳通络载药上行，使病邪上下分消，药效敏捷。若红斑退之慢者加甲珠少许为宜。

四、治 腹 泻

白芥子有化痰逐饮作用，故治痰饮腹泻有效。余治一慢性腹泻，病史五年，日泻3～5次，腹部痛，身乏力，腹内凉，而恶冷饮，遇冷则泻重，口不渴，有时胃内上泛清水，无味，时有肠鸣，体瘦弱，苔薄白而滑，脉沉弦而细，证为痰饮腹泻，方用白芥子、鹿角胶、附子、苍术、麻黄，水煎服。6剂见效，腹内无冷感，仍守前方服12剂，病已大好，遂嘱服山药、莲子、大枣粥服半年以善其后而愈。白芥子温暖胃肠化痰涎，鹿角胶通督脉大补元阳，同附子有回阳恢复胃肠气化功能之功，苍术燥湿健脾，麻黄宣散浊阴冷痹，故能止泻。

五、白芥子外敷用途

治疗胸膜炎，白芥子200克，大枣200克用温水泡透去核，用白芥子磨捣为泥，摊在纱布上敷局部，一日一次约三小时为宜。治胃痛恶心，白芥子末20克，吴茱萸10克为末，以醋调敷足心涌泉穴，一天一次。

二十五、理气法在治疗中的作用

理气法对治疗气机病非常重要。因为气是人的生命之源，气之为用，无所不至，一有不调，则无所不病。气机顺，百脉和，百病不生。经云："百病皆生于气也。"这是有一定道理的。本文仅从狭义方面略谈一二。

肝郁为病，气机不得宣调，郁气不得升散，乘其所胜，加临脾胃，发为肝胃不和。证见胸胁胃脘胀满，或隐痛，嗳气、呃逆，或伴头昏易怒及泛酸，食欲不振。舌苔白，脉弦缓，或弦细。治宜疏肝理气和胃。处方：柴胡、白芍、醋炒枳实、甘草、香附、砂仁、党参、白术、茯苓、厚朴。本方为四逆散合四君子汤加厚朴、香附、砂仁而成。四逆散的柴、芍、枳、草，缓肝之急，清肝之热，疏肝之气，配四君子汤加香附、砂仁、厚朴，益胃调中，散胃中之逆气，消胀除满，并扶中宫，启脾胃敦阜之气，抑木气乘临。若肝气盛而胀甚者，宜重用枳实下气；若胃气不降作呕或吐者，加半夏降逆，协砂仁和胃止呕；若胁痛甚者，加延胡索或郁金，起气行血行、通则不痛之效。

肝气乘侮脾胃，脾胃虚弱，湿浊不化，酿成腹泻。证见腹痛肠鸣，坠泻，中焦痞满，不欲食，舌苔白，脉弦或弦缓，治宜缓肝理气益胃。处方：白芍、甘草、黄芪、香橼、茯苓、白术、煨肉豆蔻、防风、羌活（自拟方平肝止泻饮）。白芍养阴柔肝，敛肝气之妄动，又善治坠泻，甘草缓急和中，与芍药养肝平气，香橼平肝郁而消痞满，与芍药同气相求，入脾通壅。以黄芪、茯苓、白术、肉豆蔻补脾止泻，防香橼入脾伤气，辅以羌、防升阳燥湿，理肠中之风气，俾肝气平，脾气升，胃气降，水谷清浊自分矣。

肝气郁久化火，火盛伤阴，易发肝阳上亢。证见头痛头昏，多睡或失眠，性急躁易烦怒等。舌质红、苔白或黄，舌下静脉红细或紫，脉弦长有力，或沉细而涩，一般治法，滋阴涵木，但究其源，由气郁化火。治宜佐以理气药，处方：草决明、黄芩、生地、珍珠母、白芍、醋柴胡、醋炒枳实、焦山栀、代赭石、牛膝（自拟方镇肝理气滋阴汤）。草决明清肝明目，有滋阴补肝肾之功，柴胡、黄芩、焦栀泻肝胆三焦之郁热，生地益肾滋阴凉血，珍珠母平肝镇潜定惊，治头眩失眠，代赭石镇逆养肝治痞鞭噫气而和血，得醋炒枳实制肝气逆升之火，同牛膝引热下行，唯以大量芍药滋阴柔肝养血，收敛浮越之热。本方实为镇潜，而功在理气，气不理而不顺，不能除气逆化火之虞。故镇肝而潜阳，滋阴而平肝，阴气足而阳有所附，肝气条达，升散之用自和协矣。

总之理气之法，专理气机病变，使气机顺行，血亦顺行，气血往复无阻，病亦易愈。但用理气药，需防过量伤气。善用理气药，治疗气实证，医皆易之，而治气虚证，能用理气药，可谓善用矣。如李东垣，在补中益气汤中用橘皮降浊散胸中之逆气，用柴胡升清散结，疏肝理气，补中寓散，无壅滞之弊，可谓善用理气法矣。

二十六、龙骨趣话

八十五年前的一天，位于北京宣武门外菜市口的达仁堂药店，成交了一笔没有人做过、甚至没有人听说过的买卖：

一位名叫王荣懿的买主包买了这个店现存的全部龙骨。

龙骨这味药，我国第一部药物学专著《神农本草经》将其列为上品，说它"久服轻身，通神明延年"。不过，"上品"也罢，"延年"也罢，毕竟不是谷肉果菜等逐日仰赖之物；况且，自仲景将其运用于临床为始，医家处方，用量非"两"即"钱"。这位买主家哪有那么多患者要用龙骨？

更使人惊奇的是，买主并不以此为满足，他坚持要店家告知这批龙骨是从何处购进的。几天之后，买主派人到龙骨的产地——河南省安阳县西北五里的小屯村（商朝国都"殷墟"的所在地），把所能搜寻到的龙骨，全部高价买了下来。

龙骨为达仁堂药店与小屯村的居民意外地送来了银两，而药店主人与村民们却无论如何也搞不明白，这种俯拾即是的东西，何以使买主不惜重金、不避跋涉之苦？特别是这位"套购"龙骨的王荣懿，一非医生，二非药商，竟是当今皇帝身边堂堂的南书房行走，令人更加困惑莫解。殊不知使这位王荣懿视同拱璧的，竟不是龙骨其物，也不是龙骨的"延年"之功，而是刻在龙骨表面上的那些横七竖八的符号！王氏一次偶然患病，在达仁堂药店买了药，因恐药味有误而逐味核对。当他核对到龙骨时，发现上面有许多奇形怪状、不可辨识的符号。倘在他人，说声"怪哉！"也就罢了；而王氏偏偏是一位独具只眼的金石家、训诂学家，广阔的知识视野及久已形成的敏感性，使他立即意识到，这些符号绝不是哪个人信手刻上的，倒十有八九是那绝传已久的上古文字！

从此以后，王氏便与小屯村所产的龙骨结下了不解之缘，真说得上寝馈其中了。不幸的是，为时不久，庚子战起，王氏任京师团练大臣之职，以身殉国，他的研究成果及那些有特殊价值的龙骨便落到了另一位文人刘鹗手中。刘氏又经过多年的潜心研究，完成了王氏的未竟事业，写出了我国第一部有关甲骨文的专著——《铁云藏龟》（刘氏字铁云，写过《老残游记》）。

显而易见，甲骨文这种宝贵的文化遗产，幽潜重泉数千年，如非龙骨载与俱出，难卜有无重见天日之时。

（《医药报》，1984年5月21日陈景河主任中医师与王旭合写）

二十七、谈 心 肾

心

心亦称"心脏"（解剖），"心经"（系统和功能），中医学在解释"心"时均和小肠共论，本讲题为谈心肾，小肠不在这里讲述，下面分四小节讲一讲心的生理、病理和我个人的体会，这四小节是：心的形态和功能；心与各方面的关系；心的病理和疾病；心病的辨证和治疗。

（一）心的形态和功能

1. 心的形态

最早文献《难经》说："体重十二两，中有七孔三毛，盛精汁三合，主藏神"又《灵枢·本脏》："无髑骬者心高，髑骬小短举者心下。髑骬长者心下坚，髑骬弱小以薄者心脆。髑骬直下不举者心端正，髑骬倚一方者心偏倾也"等，以后在很长的历史年代中，对心的解剖认识皆与此近似，到明末书籍上有下面的条文，较以前有了很大的进步，"心居肺管之下，膈膜之上，附着脊之第五排，心象尖圆，形如莲蕊，其中有窍……心外有赤黄裹脂是为心包络"，但其中也有若干不符合实际之处，如说心有四系以通四脏，这显然是观察上的错误，到了近代由于西医的传入，经过印证，与在解剖学上的认识逐渐趋向一致，近代的书籍上写道，"心在胸部中央为行血之总机关，与主要血管相通，大如拳，其形上大下小，如圆锥形，尖偏左，质系肌肉，外被滑泽之心甲，中为四区，其功用为收放血液，荣养百骸，如血液不充或流行不畅，皆足生病"。

然而中医的心脏学说，并不是单纯的解剖学而是一种系统的功能学，包括在中医的基础理论之中，我们在学习"心"的解剖、生理学时应着重理解其功能，下面谈一谈心的机能。

2. 心的功能

这是按中医理论体系谈的机能，历史文献《素问·灵兰秘典》中记载有"心为君主之官，神明出焉""心藏神""心为五脏六腑之大主""主明则下安""主不明则十二官危"和"心生血，心主血脉"等要句。

从上述的记载中，心脏的功能相当于以下两个方面，一为藏神，即神活动，一为生血主脉，即造血及循环功能，这两种意义，历史若干年来始终是一致的。

"心藏神"是指人类的精神活动，"心之官则思"是思维活动，"神明出焉"是说精神智慧产生于心，"主明则下安，主不明则十二官危"是指精神可以主宰脏腑，心功能影响脏腑的观点实为最早认识到皮质内脏相关学说，而中医是统一在心的功能下解释的。

"心生血和心主血脉"，包括了血的生成（造血）和血液循环功能，中医说"脉之源出于心"，是说循环的动力器官是心脏。中医还认为水谷精微是"奉心化赤"之来源，即是生血的意思，也说明了生血物质来源于客观自然界。

心是血行的动力，由气支配着，"气帅血行"是中医在循环方面的重要理论，血正常运行的目的是导引天真之气以荣养百骸。

"心阴与心阳"，心阴和心阳是阴阳学说在"心"的体现，五脏属阴，六腑属阳，在五脏之中，心肺属阳，肝脾肾属阴，心脏本身也分为心阴与心阳，心阴心阳是维护心脏功能动静的统一体，两者处于平衡便是正常，当外邪入侵，或内因干扰使心阴心阳失去平衡，则发为疾病。

（二）心与各方面的关系

心与各方面的关系（包括体内的内在联系和心与外在的因素）是十分复杂的，心为"五脏六腑之大主"，就是心和五脏六腑都有密切的关系并主宰它们，此外心和某些脏腑、部位还有特殊的关系，如表里、开窍等，限于历史条件有一些是采取比喻的方法说明问题，也有一些是牵强的，如心和五色、五音等，目前书籍也不完全采用了，这些关系是否可以取舍和怎么取舍，都是需研究的课题，以下我讲五点，其他从略。

1. 心与五脏的关系

心与五脏，即是相生和相制（克）的关系，是五脏相互关系之一，中医认为五脏之间是互相依存和相互制约的，这种关系既是五行学说的生克关系，也是基于五行学说产生的，五脏之间的依存和制约有一定的限度，在这个限度之内，则为正常，便是生理功能，超出这个限度，如不生、不制和反制都是不正常的，可以产生病理现象。祖国医学在长期实践观察中获得了这些认识，它能解释疾病，指导临床和治疗疾病，下面分别讲述，并举例说明。

相生与相制共有四项，即两生、两制，指心生脾，肝生心，心制肺，肾制心。

"心生脾"：是五脏相生之一，是正常的生理功能，心的健康与否直接影响脾（胃），脾（胃）必须在心阳的温煦下发挥其运化功能。

心的功能的动力是心火，也称君火，即属心阳。另外温养脾（胃）除心火外，命门火也参与。

与此相反，当心由于某种原因，心阳不振，心阳虚衰，不能有效地滋生脾（胃），此为"心不生脾"，如此情况较轻则不足为病，若发展到一定程度便累及脾（胃），则产生脾（胃）之病。

能否出现"心生脾太过"的情况呢？既往书籍没有解释，自己体会不到，因而说是不存在的。

（例：心病后脾病之病案）

某，男，40岁，工人。

自觉胃内发凉，呕吐清水，进食则吐，日益消瘦，经治无效来我院求治于中医。

检查：脉缓而无力，舌苔薄白。

诊断：心阳虚所致之脾胃病。

拟以温心阳以健脾胃法治之，投给苓桂术甘汤加人参，进三剂吐止，进六剂症状显著改善。

"肝生心"：也是五脏相生部分之一，是正常的生理功能，心的正常功能依赖健康的肝滋生，心必须在肝的滋生下发挥藏神、生血、主血脉的功能，肝自身的机能是在肝阴、肝阳平衡协调下发生的。

与此相反，当肝由于某种原因机能失常，而致肝气不足或肝气横炽，便不能正常支撑"心"，心受其累而发疾病。

"肝不生心"：这在临床上是较为常见的，有的是先有肝血虚而后出现心气不足，有的是先有肝气横炽以后累及心脏。

能否有"肝生心太过"的情况，肝气横炽是不会生心太过的，因此说这种情况和心生脾太过一样是不存在的。

（例：肝气横炽累及心之病案）

某，男，33岁，干部。

头痛、失眠、心烦已有半年，苦闷异常，常发脾气，心悸时四肢无力，气短。

检查：脉象弦数，舌苔白中心黄。

诊断：肝郁性失眠症后发心悸。

拟以疏肝安心神法治之，投给柴胡疏肝汤加灵磁石、神曲，进十剂心悸消失，再服失眠、头痛消失而愈。

"心制肺"：是五脏相制部分之一，是正常的生理功能，肺在心的制约下，保持心肺间平衡，这时肺气平和，宣降自如，维持正常的呼吸，由于内外因素心的功能失常，影响到肺，使肺发生病理性改变，有以下三种情况。

① "心气过盛而制肺"，即心火烁肺。

② "心气虚而不制肺"，心阳虚不能温肺。

③ "肺反制（侮）心"，肺气虚反累心脏。

（例：第一种心制肺病案）

某，男，42岁，店员。

咳嗽，发热，不恶寒反恶热，小便赤黄，大便一日一次，已有一个月，来院前诊为肺炎。

检查：脉洪数，舌质红而无苔。

诊断：心火上炎所致肺热伤津咳嗽。

脉洪数，舌色鲜红，小便赤黄为心经之热，"心火刑肺"则发咳嗽。

投给泻白散加川黄连，进三剂咳嗽及发热皆减，再服而愈。

"肾制心"：也是五脏相制部分之一，也是正常的生理功能，肾与心两脏之间同样保持着平衡稳定，必须肾阴上济、心阳下交，才能心气平和，神志如常，血生旺盛。血脉畅行，由于内外因素，肾的功能失调影响到心脏，心脏则可发生病理变化，有以下三种情况。

① "肾阴过盛以制心"，即肾水遏抑心阳。

② "肾阴虚而不制心"，即肾阴不足心火偏旺。

③ "心气过盛反制（侮）肾"。

（例：第一种肾气遏抑心阳之病案）

某，女，53岁，家庭主妇。

浮肿，尿少，咽痛，后发头晕，心悸，气短，不得卧，最近发觉视物不清，来院前诊为急性肾炎，来院后住院治疗：

检查：脉沉数，舌苔白，血压 170/100mmHg。

诊断：肾阳虚衰所致水气病，水气凌心。

本患为风寒感冒失治，外邪化热入侵肾脏酿成肾病，肾阳虚，肾气化失调，以致水气凌心，抑阻心阳，发为心悸。

用萆薢汤加减及四药毒毛旋花素治疗得以缓解。

2. 心与六腑的关系

"心与小肠为表里"，心属里，小肠属表，这是依据经络理论划分的，开始时我讲过，心为五脏六腑之大主，是说心主宰着五脏六腑，而心与小肠还有一种特殊关系，即表里关系。心与小肠可以互相影响，心影响小肠是由里及表，小肠影响心是由表及里，这正是中医理论特点之一，心与小肠的关系从病例上可以看到，常谈的"心热移于小肠"就是例子，心热移于小肠，小肠移热于膀胱可发生淋证（这一点还有不同的见解，巢氏病源说，热淋肾虚膀胱生热而来，似说不经过小肠）。

此外，心经之热可以移于他脏，小肠影响心的疾病是比较少见的。

（例：心热移于小肠而发之热淋）

某，男，40岁，干部。

尿急，尿痛，腰痛，已二周，来院前诊为膀胱炎。

检查：脉弦数，舌质红紫，舌苔黄白而腻，尿内有炎症性改变。

诊断：心热移于小肠所致之热淋证。

拟以八正散加减治之，共进六剂而愈。

3. 心与四体的关系

"心在体为脉"，心主血，血行为脉，布于四体周身，人体全部脉络均为心之末，血与脉是统一体，脉与脉象是有区别的，脉为血之府，脉象是通过血行了解脏腑的强弱，气血的盛衰，经络的虚实，阴阳的偏盛，左侧桡动脉的寸部是反映心经明显的地方。

4. 心与窍的关系

"心开窍于舌"（舌为心之苗），其华在面，心的脉络系于舌本，心的功能状况，舌的反映是明显的，心的功能健康时，舌的表面、色泽、舌苔都是正常的，舌色微红或浅红、舌苔湿润薄白，颜面表现是华丽红润，面有光泽，心发生疾病时，舌及颜面都相应地发生改变，除舌质舌苔以外，味觉也能有所改变，味觉也来源于舌，故有"心和能知五味"的理论，又"舌为心之外候"，都是诊断心病的参考依据。总之心与窍的关系包括三部分，舌质、舌苔和味觉，也可反映在颜面。下面谈几种心病在舌及颜面的表现。

心血虚：面及舌均淡白、不华。

心血瘀（心痛）：面及舌紫暗或色清。

热犯心：面赤，舌绛。

心火亢：面赤，舌红。

痰蒙心（痰迷心，痰扰心）：面赤暗，舌动失灵，言语不清（中风类病），妄言妄语，骂詈惊骇（癫狂）等，下面举四例说明。

（例：心血虚有舌及颜面改变的病案）

某，女，34岁，工人。

心跳，气短，四肢无力，睡眠不佳，不能工作已三个月，来院前诊断不明，谓可能为神经症。

检查：体格营养中等，面色苍白而不华，神志清楚，心肺腹均正常，血压120/80mmHg。

脉象：沉缓，舌质浅红，舌苔薄白。

诊断：心血虚所致心悸。

拟投给柏子养心丸十剂治疗，已有好转。

（例：心血瘀、心痛；有明显舌及颜面改变病案）

某，男，42岁，工人。

心跳，气短已十二年，近日感冒发热入院，入院前咯血两次，诊为风心病。在1978年3月某日突然胸前（左侧）剧痛，咳嗽时加重。

检查：体格营养欠佳，神志清楚，精神颓废，面色暗紫，失荣而不华。心有四级缩鸣，心律不齐，肝大四厘米，脾可触及。

脉象：结，舌质暗紫色，舌苔薄白。

诊断：心血瘀阻所致心痛症。

拟以中西医结合疗法，药物从略。后因血瘀气竭而死亡。

（例：心火亢，有颜面及舌的改变病案）

某，男，45岁，干部。

春季发生口疮，舌尖及边缘糜烂疼痛，治疗数月不愈，时好时犯，每月可转重一次，劳累及熬夜时重。

检查：体格营养中等，神志清楚，面色赤红，心、肺、腹正常。

脉象：弦数，舌质色赤，舌痛并舌体增大。

诊断：心火亢盛所致口疮。

治疗时因用寒凉药过多而伤及脾胃，发生了变症，后经用温性药物治疗好转，药物从略。

（例：痰蒙心，有颜面及舌改变的病案）

某，男，50岁，干部。

某日清晨，突然头昏，眩晕，右侧半身麻木，活动不灵，诊断为脑血管意外入院。

检查：体格营养佳良，神志较为清楚，会语謇涩，舌动失灵，颜面暗赤，右半身瘫痪，其他正常。

脉象：弦而有力，舌质暗紫，舌苔黄厚。

诊断：痰蒙心所致之类中风症。

症因素日湿盛，湿久酿热成痰，痰郁化火、火盛成风，风痰互扰，痰蒙心神，发为类中风症。

拟中西结合治疗，已治愈，药物从略。

5. 心与汗液的关系

"汗为心液"，中医理论认为汗液来源于心，"汗为心之液"，并认为汗是血液中的一部分，故有"血汗同源"之说，汗能反映血及心的状况，汗的量，汗的性质，都可以表示心的功能，心病可以多汗，无汗，多汗能累及心，如"夺汗者无血，夺血者无汗"，因此汗是诊断心病的一条线索。

心阳亢盛：热汗。

心气虚衰：自汗、微汗。

心阳虚（心阳竭）：大汗、冷汗。

心阴虚：盗汗。

心阳来复，邪正交织：战汗、振汗、飘汗。

（例：汗为心液之病案）

某，女，27岁，农民。

产后一周，因外感发热而卧床，时值盛夏，并未治疗，昨日忽觉心慌，全身无力后发生大汗，其汗如雨，浸透衣被，当地医生诊为脱水请我治疗。

检查：体格营养中等，神志清楚，表情苦闷，大汗如雨，颜面及躯干四肢均如水洗，呼吸喘促。

心率每分钟160次，脉微，舌苔无。

诊断：产后温热伤阴，汗下亡阳。

因症情严重，中西医结合抢救，补充体液，调整酸碱度，又予中药生脉散类无效，终因亡阳衰竭而死亡。

（三）心的病理和疾病

1. 心藏神的病理

外因六淫，内因七情，以及其他因素或传变关系（生、制）扰乱神明，都能引起藏神的变化，发生神经精神方面的病症，如精神异常、癫狂痫证、内脏功能紊乱等，下面举例说明。

（例：癫狂病案）

某，女，38岁，干部。

因家庭不睦，精神感觉压抑，心情沉重已四五年，近两年来渐渐发觉言语减少，表情呆板，喜怒无常，言语支离，而不能工作，曾诊为心因性疾病。

检查：脉弦数，舌苔黄厚而浊。
诊断：情志不遂所致癫狂症。

本患之症，始于家庭不睦，情志不遂，气郁生痰，痰迷心窍，干扰心神，发为癫狂。

曾用中西医结合方法治疗，中医以开郁、化痰、安神、补心治疗，今已好转，上班工作。

（例：心悸，不寐病案）

某，女，46 岁，农民。

心悸，气短，夜不能寐，已有一年，每当睡眠不良时心悸尤为严重，患者自述多思善疑，本地检查说血压偏高，来我院求治于中医。

检查：脉沉缓，舌苔腻，下肢有轻度浮肿。
诊断：心悸，不寐症。

本患因思虑过度，暗耗心神，损及气血，血虚无以养心而发心悸，不寐。

投予归脾丸治疗。

2. 心生血及心主血脉的病理

诸因素影响心，不表现在藏神改变，而表现在生血，或血液运行方面改变。生血不足可生眩晕、健忘、失眠、心悸、怔忡等症，血行失职可产生心血瘀阻、气血衰竭等症，总之两者都可影响到荣养百骸。

（例：心生血不足之病案）

某，男，32 岁，工人。

心悸，气短，头昏，全身乏力，不思饮食，已四年多，曾在哈尔滨市诊为再障，治疗不效，遂来我院。

检查：脉细数，舌质淡红，舌苔无，颜面及眼睑苍白，形体瘦弱。
诊断：心生血不足之血虚症。

证因久患血虚，原因不清，但其胃纳不佳，失生血之源是比较清楚的。

治疗投予玉真汤加减，用药三个月，症情大为好转，已能上班工作。

（四）心病的辨证和治疗

心病的辨证是全身辨证的组成部分，因此应有一定顺序，才能便于掌握，中医的诊断规律，先通过四诊获得资料，再行病因或八纲辨证，《内经》说："必伏其所主而先其所因。"探求原因或阴阳表里寒热虚实之所在，然后立法立方，完成治疗前的准备工作。

望诊：在全面的望诊中，颜面的色泽，精神状态（精、气、神），舌质、舌苔、舌尖的色泽和变化，汗液的分泌，胸前（虚里）的波动，应为重点注意之处。此外，呼吸状态等症状也是参考的根据。

闻诊：声音，言语的变化，言语支离是心藏神受损的表现，声音的低微或响亮可以辨别内伤、外感，呼吸的微弱常为失血之征兆，太息多见于悲思扰心的患者。

问诊：中医常用的问诊法约有十项，在全面问诊中应着重询问与心有关的项目，如精神环境、起病转变、寒热、二便、汗等，女子询问月经史。

切诊：脉诊及触诊统称为切诊，诊脉时二十七种脉象均可出现，但其中芤、促、结、代、微、涩、细对诊断心生血及主血脉尤有意义，另外脉学中提到有多种怪脉，往往是严重心病的表现。

触诊：触摸全身的各个部位，胸、腹、四肢，"四肢为诸阳之末"可以反映出一定的心脏状况，四肢厥逆常是心气衰竭的表现，触摸四五肋间（虚里），能鉴别宗气，宗气积于膻中为正常，摸之不应手常为"内虚"，摸之其动应手为宗气外泄，但也应注意到患者的体质胖瘦，诊断前的活动状态。

然后得求原因是外因或内因，阴证阳证，属表属里，是寒是热，是虚是实，诊断是精神方面，还是循环造血方面，做一小结，立法，立方进行治疗，治疗基本方药参看下表：

分类立法及立方西医疾病	立法	立方 常用方	立方 参考方	系统	西医病名（参考）
心阳虚	温心阳	参附汤	急救回阳汤，生脉饮	精神	重点各种重症精神性疾病（属于虚症衰竭状态）及其他
				循环	重点各种心脏病及其他原因引起的休克、虚脱症（阳虚者）及其他
心阴虚	益心阴	炙甘草汤	三甲复脉汤	精神	重点各种轻重症精神疾病及其他
				循环	重点各种原因心脏病（特别是有心律不齐者）及其他
心火上炎	泻心火	泻心汤	黄连汤	精神	重点轻重症精神疾病（有躁狂状态者）及其他
				循环	重点各种原因凶热性疾病（特别是有明显症状者）及其他
热入心包	清心热	至宝丹，安宫丸	清宫汤	精神	重点为高热引起的精神症状及其他
				循环	包括于上项之中
痰迷心窍	豁痰开窍	菖蒲郁金汤	涤痰汤	精神	重点各种原因昏迷并有热有痰者（特别是脑血管意外）及其他
				循环	—
痰火扰心	涤痰降火	滚痰丸	当归龙荟汤	精神	各种原因精神疾病的躁狂状态及其他
				循环	—
心血瘀阻	活血化瘀，通心阳	瓜蒌薤白汤，失笑散	颠倒木金散	精神	—
				循环	各种原因心脏病引起心痛者包括肺梗死者（特别是冠心病）

肾

肾亦称"肾脏"（解剖），"肾经"（系统和机能），中医解释"肾"时均与膀胱共论，现在不谈膀胱，以下分四小节谈谈肾的生理、病理及我个人的体会。肾的形态及功能；肾与各方面的关系；肾的病理和疾病；肾病的辨证和治疗。

（一）肾的形态及功能

1. 肾的形态

早期文献《难经·四十二难》说："肾有两枚，体重一斤二两，状如石卵。"《灵枢·本脏》又说"黑色小理者肾小，粗理者肾大……肾小则脏安难伤，肾大则善病腰痛不可以俯仰，易伤于邪，肾高则苦背膂痛，不可以俯仰，肾下则腰尻痛，不可以俯仰，为狐疝，肾坚则不病腰背痛……肾端正则和利难"等，后华元化说过"肾有两枚，形如豇豆，相并而曲附于脊之两旁，相去各一寸五分，外有黄脂包裹，各有带二条，上条系于心，下条趋脊下大骨，在脊骨之端，如半手许，中有二穴是肾带经过处（命门）"。

近代中医对肾的认识，"肾共两枚，在腹腔之背，对列于左右，形如蚕豆，色红褐，外旁凸出，内旁凹入，秉寒水之气，受五脏六腑之精而脏之，以化骨生髓，平时则分析血中之废料，下注膀胱以成尿液……交媾时则输所藏之精，出于精管以成精液"。

中医的肾脏学说同心脏一样，也并非单纯的解剖学，而是系统的功能学说，早期文献中粗略地记载了表面形态和位置，以后华氏的记载有了肾的包膜和血管及输尿管（称带），近代中医则和现代解剖学有很大接近，但仍然有很大的不同。

2. 肾的功能

《素问·灵兰秘典》记载："肾为作强之官，伎巧出焉""肾藏精与志""肾者精神之舍，性命之根""肾为先天之本"。

分析其功能，大概相当于四个方面。①生殖系统功能；②泌尿系统功能；③神经、内分泌及造血系统之功能；④现代医学还不能解释的"藏纳功能"。

按中医体系归纳如下：

"肾主藏精"：五脏六的精气可以藏纳于肾，肾的功能是由这种精气产生的。肾所藏之精称为肾精，它是生育繁殖的基本物质，而且肾还有藏纳和疏泄的管理作用。

"肾主纳气"：这一点可以与藏精列在一起，即"藏纳功能"，也可以单独来讲，肾主纳气的意义是肾有协助肺司呼吸的功能，肾本身也有维护肾气的作用也叫作纳气，因此肾纳气的意义便是两种了。

中医理论极为重视藏纳学说，而现代医学都没有这种解释，我们知道目前现代医学的实验研究不断发现，与生殖泌尿有关的新物质来源于肾及生殖器官，这对认识肾的藏纳功能将会有新的进展。

"主骨生髓"：肾藏精一是藏肾脏本身的精气，一是藏五脏六腑的精气。来自脾胃水谷所化之精微，藏于各个脏器，这个精可化精生髓，髓养骨，髓聚为脑，脑为髓之海，肾充沛则表明精力旺盛，骨质坚强。

"肾主水"：肾管理水液的输布，尿液生成和排泄。维持正常体液之平衡，主要靠肾阳作用进行的。

"肾阴和肾阳"：在五脏之中肾属阴，可以说属阴的器官，肾本身又能分为肾阴肾阳，两者之间处于平衡状态，肾气则正常调和，肾阳又称命门火，肾阴又称肾水，临床常用这两个术语，当内外因素干扰了肾的阴阳而失去平衡则可发生相应的疾病。

（二）肾与各方面的关系

肾与各方面的关系，也是错综复杂的，肾为生命之根便说明肾的重要地位，我着重讲四个方面，其他的关系大家可以去研究探讨，在此从略。

1. 肾与五脏的关系

两者是相生和相制的关系，肾与五脏的关系是五脏相互关系之一，源于"五行学说"，下面分别讲述，并举例说明。

相生与相制共有四项，即两生、两制。肾生肝，肺生肾，肾制心，脾制肾。

"肾生肝"：是五脏相生之一，是正常的生理功能，肾气的充足与否可直接影响肝，肝在肾的滋生下发挥其藏血、疏泄作用。在肾阴不足的情况下，可以一方面出现肝血不足，另一方面也可以出现肝阳上亢的情况，或同时出现。肾阳不足并不累及肝，其表现是肾的自身藏精、纳气、主水等方面改变。

肾的功能的动力是肾阳，肾阳即命门火。

与此相反，当肾由于某种原因，在肾阴不足情况下，不能有效地生肝，此为：

"肾不生肝"，此情况较轻，不足为病，若发展到一定程度便累及肝，产生肝病。

能否出现"肾生肝太过"的情况呢？我的体会是不存在的。

（例：肾病后肝病的病案）

某，男，52岁，干部。

头痛、眩晕已有多年，近一年来经常左臂麻木，心情烦躁，来院前诊为高血压，220/120mmHg。

检查：脉弦数，舌质红而无苔。

诊断：肾阴不足所致肝阳上亢的眩晕麻木症。

肝阳亢盛多因肾阴不足而来，肾阴不足不能生养肝气，肝阴亦不足，肝阳随之亢盛，上犯清窍发为眩晕，日久血瘀气滞则发麻木。

拟以滋阴、潜阳、理气、化瘀法治疗，结果症情改善，方剂从略。

"肺生肾"：同样是五脏相生部分之一，是正常的生理功能，充沛的肾气，需要调和的肺气（肺阴肺阳）滋生，发挥其藏精、纳气、利水等功能，如肺气不足发展到一定程度便可累及肾而发病，以上我们讲过肾主纳气是肾对肺主宰滋生，这里又讲到肺生肾，此即肾与肺的特殊关系。和其他脏之间相生不同，也应区别开来。

与此相反，当肺由于某种因素功能失常，肺气不足而不生肾使肾发生疾病，即为：

"肺不生肾"：这在临床上也是可以见到的，先有肺虚而后出现肾阴或肾阳的不足之症。

能否有"肺生肾太过"的情况，我的体会是不存在的。

（例：肺气不足后发肾病的病案）

某，男，60岁，退休工人。

咳痰喘已多年，近三年来日益加重，每冬则咳喘不得卧，痰极稠，咳之难出，去年以来发生小便失禁，曾诊为慢性气管炎及功能性遗尿症。

检查：脉弦滑，舌质淡白，苔舌白薄。

诊断：内伤咳嗽，肺不生肾所致遗尿症（肾咳）。

症因劳伤肺气，肺虚致咳，因顾不暇，难以生肾，肾气不固，下元虚冷，膀胱不约而发遗尿。

拟以缩泉丸加补肺药物治疗，用药后症状显著好转。

"脾制肾"，是五脏相制部分之一，是正常的生理功能，肾的活动，脾予制约。由于内外因素、脾的功能失常，影响到肾，使肾发生藏精、纳气、调节水液等方面疾病，有以下三种情况。

①脾气过盛而制肾：先有脾实后有肾虚（即脾实耗肾阴）。
②脾气虚而制肾：先有脾虚后有肾阳衰退，表现为水湿泛滥。
③肾气反制（侮）于脾。

（例：第一种脾实后肾虚的病案）

某，男，61岁，干部。

口渴，善饥，已一年多，以后尿量渐多，身体尚未见消瘦，曾诊为糖尿病。

检查：脉弦数，舌苔黄燥。

诊断：脾阳炽盛所致肾阴不足之消渴症。

本患由饮食及情态之因，酿成内热，伤及脾阴，久之脾阳亢盛，肾阴不足，小便频数。

拟以清脾胃、养肾阴法治之，得以好转，药物从略。

"肾制心"：本条前已述及，不再重复。

2. 肾与六腑的关系

"肾与膀胱为表里"，肾属里，膀胱属表，这是依据经络理论划分的，本来肾与膀胱在解剖上就有直接的联系，而表里关系是经络的联系，肾与膀胱可以互相影响，肾影响膀胱是由里及表，膀胱影响肾是由表及里，这种关系的实例倒是较多的。

（例：肾病后膀胱发病的病案）

某，女，34岁，干部。

头晕，手足发热，尿频，下肢浮肿，腰痛，全身无力，浮肿每晚较重、次晨消退，既往患过膀胱炎。

检查：脉沉弦，舌苔无，舌质淡红。

诊断：肾气虚，膀胱不约，三焦气化不利所致水肿、尿频症。

本患素有肾虚膀胱不约则有尿频，三焦气化不利而发水肿。

拟以补肾法行水治之，由于患者体质稍佳，仍能工作，未持续治疗，症状仍存在。

3. 肾与四体的关系

"肾主骨，生髓，通于脑"，三种功能均由藏精而生，精能生髓，髓主骨，髓聚为脑，中医理论表示骨髓、脑髓、脊髓均为相同物质而构成，伤精者可以发骨、髓、脑之疾病。

病例在肾的病理的疾病中已介绍。

4. 肾与开窍的关系

"肾开窍于耳，司二阴，其华在发"，肾的脉络系于耳，肾的功能状况，常在耳的功能上得到反映，肾气充沛则耳的听力良好，如肾气不足则听力减退，发生耳鸣或失聪。

"肾司二阴"，即大小便，亦属开窍范围，前阴具有生殖、排尿功能，一般提到前阴是指泌尿，后阴具有排便的功能，前后阴均在肾的支配下发挥功能。

"其华在发"，肾的功能良好，头发的色泽荣润。肾如发生疾病，以上提到的三个方面都会发生相应的变化。

（例1：肾虚耳鸣的病案；开窍于耳）

某，男，50岁，工人。

两耳鸣已十余年，日益加重，近两年来每日多次发作，心烦异常，每于劳倦后尤甚，曾在某医院检查谓中耳、外耳均无改变。诊断为功能性耳鸣，患者自述青年时有房室不节的情况。

检查：脉沉数，舌苔无，舌质红。

诊断：肾阴虚所致耳鸣。

曾以滋阴补肾法治疗，已愈。

（例2：肾虚遗尿症病案）

某，男，17岁，学生。

遗尿已多年，儿童时便开始，每于疲劳后尤重，体质尚佳，无其他异常，经他处多年治疗不愈，来此就诊。

检查：脉和缓，舌淡苔白。

诊断：肾虚遗尿症。

患者幼年体质欠佳，形体较瘦，发育时肾气不固，膀胱失约发生遗尿症。

拟以补肾固涩法，桑螵蛸散加减治愈。

（例3：肾阳虚腹泻症病案）

某，男，32岁，工人。

每日清晨腹痛，缓泻一两次，并不觉痛苦，经常身冷，大便色浅，质软，不恶臭，经久不愈，曾诊为肠结核。

检查：脉沉弱，舌苔白腻。

诊断：肾阳虚所致之腹泻，本症因内伤过劳，累及肾气，闭藏失职。

拟温补下元、收敛肾气以治腹泻，投四神丸多剂，已治愈。

（例4：肾虚后毛发失荣继而脱发病案）

某，男，40岁，工人。

一年来自觉消瘦，衰老，体重减轻，无力气短，但进食尚可，头发稀疏，牙齿松动曾在各医院检查，未能明确。

检查：脉沉缓，舌苔薄白，毛发失荣，稀疏变细，齿列不正。

诊断：肾阳虚衰，藏精不固所致毛发失荣。

拟以扶肾阳、补精益髓药物治疗，由于失掉联系，结果不详。

（三）肾的病理和疾病

1. 肾藏精的病理

中医的理论认为机体从胚胎到衰老的健康经过，都有赖于藏精是否充沛，肾是藏精的处所，也是藏精的管理机构，肾所藏之精即称肾精。

肾精的来源是客观自然界，并包括物质之精微和协调之六气，不断地补充肾精。

当患者受外因六淫、内因七情、饮食劳倦、房室不节的影响，肾精气来源受阻，脏腑精气的干扰，都可发生藏精方面的疾病，如生殖（胚胎）、发育（衰老）、代谢、遗传等。

（例：同上条毛发失荣病案）

2. 主骨，生髓，通于脑的病理

肾藏精，精生髓，髓养骨，髓聚为脑。肾精充足，髓强骨坚，精气旺盛，智力充沛，如藏精不足，骨、髓、脑皆可发生疾病，主骨，生髓，通脑都与藏精相关，在上项中讲过。

（例：**肾藏精不足所致之骨病病案**）

某，男，5岁。

三年来头部肿大如斗，四肢骨软、动作艰难，不会行走，西医诊为脑积水。

检查：脉沉细，舌苔白，头肿大如斗，神痴，四肢骨软，动作艰难，不会行走。

证为先天肾气不足，精不生髓，骨无所养，气化失司，水气逆行于脑内发为积水。头为阳明之府，不容外邪侵犯，今为水蓄，病已多年，故发神痴痿废之疾。后用补肾填精法治疗不效而死亡。

3. 主纳气的病理

肾与肺有特殊的关系，五脏相生中"肺生肾"，反过来肾主纳气，帮助肺司呼吸。肾能够生肝的机理是否与主纳气有相同的意义呢？我的体会是，肾为先天之本、生命之源，它能滋生五脏六腑，肾主纳气，可否称为滋生呢？我的看法是它本身不滋生，因为五脏相生称为滋生，主纳气是肾对肺的特殊关系，即肺之吸气透肺归肾，谓之息息归根。

肾气不足是肺气不足的基础，肾不纳气表现为肺膹郁，另外肾本身为藏纳之脏，不应散泄，肾不纳气多是在肾虚的情况下产生的。

（例：**肾不纳气所致的喘息病案**）

某，男，54岁，店员。

十多年前发生咳嗽，逐年加重，历年冬重夏轻，怕冷气，近五年来严重，夏季亦咳喘，吐白色泡沫样痰，日吐约200毫升以上，夜卧时困难，必咳三五阵后方能卧下，但不能平卧，曾诊为慢性支气管炎、肺气肿。

检查：脉沉缓无力，舌苔白滑，体肥盛，动作时喘促。

诊断：肾不纳气所致喘息病。

证为久咳伤肺，肺气虚而失肃降之职，吸气不能透肺归肾，肾不纳气，肺膹郁，拟以补肺肾降逆气法治疗，投以七味都气汤及苏子降气汤加减，病情逐渐改善。

4. 主水的病理

肾有调整体内水液代谢的功能，当肾阳不固，三焦气化功能随之减弱，体内水液的贮留则形成水肿，水液泛滥可损其他脏腑，有的成为水气病，有的成为饮证，这决定于水液代谢具体情况。

（例：肾虚所致的水肿病案）

某，男，60岁，工人。

排尿困难已三年，逐渐加重，经某医院诊后行前列腺炎手术，缓解数月，二年前又发生浮肿，尿少尿频，小腹胀痛，饮食日减，动则气短。

检查：脉弦数尺弱，舌苔白浊乏津。

诊断：肾阳虚，水不化气之水肿。

证因久病耗伤气血，阴阳俱亏，阳虚不能化气，阴虚不能生精，《内经》说过"阴精上奉其人寿"，现阴阳两亏，已失化源之力，预后不良。

拟以两补肾阴阳法治疗，处方从略，结果虽有好转，终因复发而死去。

（四）肾病的辨证和治疗

肾病的辨证和心病是一样的，先通过四诊获取第一手资料，再行病因及八纲辨证，立法立方，投药治疗。

望诊：全面望诊中，重视色泽、精神状况，如面色黧黑，精神郁闷，可以反映阳气留滞的情况；呼吸状态等可以反映出主纳气的情况；有无水肿及其程度，可以反映水的代谢状况，这些都是重点的诊断参考依据。

闻诊：声音，语言的变化，辨别有无肾气不足的喘息音，如语言低微，吸气短促等，即肾气不足的表现。

问诊：在十问中，应着重询问发病病史，寒热、二便、与生殖的有关事项，有无房室过劳、早泄、遗精等各方面问题，女子询问月经史。

切诊：脉诊，重视左右寸口的尺脉，即肾及命门脉象，在二十七部脉象中，多数脉象都可出现，但必须脉症合参。

触诊：重点的触诊中，重视水肿的状况，腹部应触肝、脾、肾三脏，肾区的叩打等。

然后探讨原因，属于内因、外因，阴证、阳证，寒证、热证，属虚，属实，诊断是藏精、主骨、纳气、主水方面之症，做小结，立法，立方，进行治疗；治疗基本方药，参看下表。

分类立法及立方西医病名	立法	立方		系统	西医病名（参考）
		常用方	参考方		
肾阴虚	滋肾阴	六味丸	右归丸	泌尿	重点各种原因的遗尿及其他
				生殖	重点各种原因的遗精及其他
				神经及内分泌	重点自主神经紊乱、内分泌紊乱（有阴虚者）及其他
				其他	血液病、糖尿病及其他

续表

分类立法及立方西医病名	立法	立方 常用方	立方 参考方	系统	西医病名（参考）
肾阳虚	温肾阳	肾气丸	左归丸	泌尿	急慢性肾炎、肾性水肿及其他
				生殖	重点不孕、阳痿及其他
				神经及内分泌	重点自主神经功能紊乱（阳虚者）及其他
				其他	有喘、咳症状者，骨软化症及其他
肾气不固	固精气	固精丸	茯菟丸	生殖	遗精、不孕症及其他
				泌尿	遗尿及尿淋漓及其他
				其他	骨软化症等
肾不纳气	纳肾气	都气丸		呼吸	肺虚咳嗽及其他
				生殖	遗精、不孕症及其他
				泌尿	遗尿
肾虚水肿	温肾阳，利水	真武汤		泌尿	急慢性肾炎，肾病
				神经及内分泌	自主神经功能紊乱所致的水肿病

二十八、谈谈切脉

切脉是中医诊察疾病的一种手段，在四诊中占主要地位，若单靠切脉诊病有其不足之处，因脉证有取舍之变，必须和望诊、闻诊、问诊结合起来诊病才较为全面。利用切脉诊察疾病是医学史上的一项伟大发明创举，它能反映出人体脏腑经络之虚实及气血阴阳之盛衰，在科学发达的今天，虽发明多种多样的医疗诊察工具，但切脉沿袭至今仍有其实用价值，是值得研究的。若把切脉和现代医疗仪器结合运用，对诊察病情变化一定能达到少有贻误了。本文是从中医角度谈谈对切脉作用和意义的认识。

（一）对脉的认识

脉是人体气血形成的动力，发源于心脏，凡在周身浅表处都可以看到，所以中医有"脉乃血脉""脉者，血之府也""气为血之帅""血之隧道""脉之源出于心""心之合，脉也"等说。切脉最早见于内、难二经，此后历代医家多有研究脉者，虽不以脉之著名，而皆善于脉诊。如《内经》记载："上占使僦贷季理色脉，而通神明"；更设专篇如"诊要经终论""脉要精微论"等。秦越人独善望色诊，著有《难经》，从一难至二十难皆论脉；汉之张机《伤寒论》有"平脉法和辨脉法"；华佗《中藏经》有"脉要论""五色脉论""脉病内外证诀"等；到了王叔和著《脉经》，其是论脉专著；唐之孙思邈著《备急千金要方》，遵《脉经》论持脉法；宋之高阳生有《脉诀歌括》伪托于六朝，其书自立七表、八里、九道之名与《脉经》不合；元之朱震亨有《脉因证治》，首论病理，次述方治，颇有参考价值；明之姚溶撰《脉法正宗》，李时珍著《濒湖脉学》，吴崑撰《脉语》；专攻高阳生《脉诀》一书。又如彭用光的"太素脉诀"论多神奇；清之钱经纶荟萃诸家之说著《脉法须知》，内容丰富精确；徐大椿有《脉学论》，也有独到之处，喻昌有《切脉论》等。近代沈尊生有《脉象统类》一卷，以浮、沉、迟、数、滑、涩六脉为纲，以统诸脉；日本人丹波元简著有《脉学辑要》（载聿修堂丛书之一）。上述列举一二，说明历代医家多有研究脉者，可见切脉诊病之法从国内到国外都有明确的认识。历代诸家研究脉学的都是说明脉象、脉理，使为医者，靠切脉诊病有所遵法。

脉的含义有二：一是指血管为脉之隧道，如"壅遏营气，令无所进，是为脉"（见《内经》）、"脉者，非尺寸之脉，乃经隧之脉也"（见《难经》）；一是指心脏推动血流之力，从脉管显示的迹象，如"鼓一阳曰钩，鼓一阴曰毛，鼓阳盛急曰弦，鼓阳至而绝曰石……"鼓即动之意，脉的动力之不同而显示之脉形亦各异。据此含义，细心体察，看脉管有软硬狭广之分，脉之搏动形态有弦钩毛石等之变，参透各种脉理，方能指下分明。近医有所谓脉之难凭者，不知执谁说为是，其主要原因在于中医心中了了，指下难明，一人之病，诸医持脉说法不一，致使珠混鱼目，皆遭诋毁。但为中医者，不能不严求自己，对脉有统一的指下感觉和精确的迹象认识。我们认为除了高阳生《脉诀》和彭用光的《太素脉诀》有其不可遵法外，其他皆有参考学习的价值，尤其自明以下多遵《濒湖脉学》为法，但必合参为好。

切脉的作用：

脉总司人的生命，人之有脉，犹树之有根，脉布流周身，四肢百骸，血肉筋骨，内而脏腑，外而皮毛，皆赖其濡养而生长。脉的作用于医而言，是医生根据脉的形态表现，测知病与不病的情况，以便掌握病机，达到辨证施治的目的。如医和、医缓诊晋侯之疾，据脉判断病入膏肓，可谓禅悟脉理，巧妙机关在指头了。我们在这里所谈的内容是：①了解脉的部位区分；②察脉中的胃神根；③掌握正常脉与变脉；④脉证取舍的权变；⑤切脉应注意的几点。

1. 脉的部位区分

脉的部位区分是医者所熟知的问题，下指部位分明，对经络脏腑营卫充贯转环之理了然胸中，绝无三指一按虚应了事。脉的部位肇始于《内经》，部位分三部九候，周身遍求和独取寸口，周身遍求是取十二经之动脉，如上部天两额之动脉，候头角之气；上部地两颊之动脉，候口齿之气，上部人耳前之动脉，候耳目之气；中部天手太阴也，即寸口，以候肺，中部地手阳明也，即合谷，以候胸中之气，中部人手少阴也，即神门，以候心；下部天足厥阴也，即太冲，以候肝，下部地足少阴也，即太溪，以候肾，下部人足太阴也，即箕门，以候脾胃之气。独取寸口，以决死生，因百脉朝会于肺。寸口即手太阴肺经之脉，部位区分法：《素问》记载，尺内两旁则季肋也，尺外以候肾，尺里以候腹；中附上，左外以候肝，内以候膈，右外以候胃，内以候脾；上附上，右外以候肺，内以候胸中，左外以候心，内以候膻中。三部浮中沉，各部三候计九候，从秦汉以后逐渐趋向于诊寸口脉了。

寸口脉的部位区分，除《素问》区分法外，王叔和的《脉经》，把大肠划于右寸，小肠划于左寸，他的根据是肺合大肠，心合小肠，这种分法，还有元代滑寿著《诊家枢要》，明代李梴《医学入门》皆遵此，曾混目一时，为后代医家所不取。因大小肠属腑居于下焦，《素问》明载尺里以候腹，下以候下，大小肠亦寓其中了，所以后来医家多遵是说。我们从《景岳全书》论部位解中看出：

左寸心部也，其候在心与心包络，其主神明清浊；

右寸肺部也，其候在肺与膻中，其主情志善恶，右二部谓上以候上，故凡诊头面咽喉口齿颈肩背之疾；

左关肝部也，其候在肝胆；

右关脾部也，其候在脾胃，右二部居中，所以候中焦也，故凡于胁肋腹背之疾皆候于此；

左尺肾部也，其候在肾与膀胱大肠，其主阴气之寿元；

右尺三焦部也，其候在肾与三焦命门小肠，其主阳气之寿元。右二部谓下以候下，故凡腰腹阴道及脚膝之病皆候于此。

又按本经说法：上竞上者，胸喉中事；下竞下者，少腹腰股膝胫中事。都说明寸部候上焦之病，关部候中焦之病，尺部候下焦之病，大小肠居于下焦，应区分在两尺部。其说小肠在右尺，大肠在左尺，是同气相求，火从火，水从水之意。从李中梓分配脏腑法：小肠在左尺，大肠在右尺，也是取心、肺表里相合之义，之后皆效于此法。

2. 脉中的胃神根

脉本一条血管，藏血与气，气行则血行，气止则血止，血的运行由气的主导，气的生存由血的涵养，气血相依运行形成脉的动态。动态的表现不一，显示了各种迹象和出现的部位，跳动的快慢，依此定出了各种不同的脉的名称。不论何种脉，都应有胃神根存在，病虽至重，亦无大妨碍，若失去了胃神根，虽无大病，命必有危殆。

胃气在脉中的表现：

人以饮食为生，必赖胃气调和，主纳水谷，以养五脏之气，五脏六腑之气皆出于胃而变见于气口之脉。所以诊其脉来软滑和匀，是谓胃气。不论任何病脉，都应兼软滑徐和之象，这是具有胃气的征兆。书云："诸病有胃气者生，无胃气者死。"察胃气，一是从脉中测其胃气有无，一是从饮食测知胃气之盛衰。掌握胃气之变化决定病的进退吉凶，如脉之急大，失去和缓之象，知病是前驱征兆；如脉缓和，知病邪之将退；若先缓后急，是胃气为邪所伤；若先急后缓，是病邪将去而胃气来复了。从饮食方面观察胃气，胃气和，主纳水谷，化生气血，营养百骸，即胃气受伤，但终有少许食欲，所谓"纳谷者昌"；若水谷不进，进则呕逆不止，谓胃气已绝，即"失谷者亡"。所以，从脉中察胃气必须与饮食情况合参而断病之进退吉凶为宜。

脉神在脉中的表现：

何谓脉神？经曰："脉者，气血之先，气血者，人之神也。"神反映在脉中；《难经》谓"独所谓意思欣欣悠悠扬扬"之意；滑寿谓："有病之脉，则当求之其神之有无，六数七极热也，脉中有力，即有神矣，为泄其热；三迟二败寒也，脉中有力，即有神矣，为去其寒；若数极迟败，中不复有力，为无神也。"张景岳云："脉者，血气之神，邪正之鉴也……则在乎专辨虚实，虚实得真，则标本阴阳万无一失……是即神之至也矣。"李时珍言脉之神，则在脉之从容和缓中求之。综观诸家论脉神说法不一，皆不外乎脉的动力平匀，至数缓和而已，所谓动力平匀，至数缓和，即脉体不大不小，跳动力不卑不亢，至数不疾不徐，位置不浮不沉，有悠扬自如之愉快貌，此即谓之脉神，为不病之脉。滑寿云："不病之脉，不求其神，而神无不在也；有病之脉，当求脉之神之有无，只能以脉之动力平匀中求之。"此即滑寿谓："有力者为有神。"力，即是跳动力平匀，浮取见形，中取有力，沉取不绝，不论见何脉，都应依此候诊脉神。

根脉在脉中表现：

根脉在脉中表现有二：一是沉取有脉应指为根；二是尺中候之有脉为根。《脉经》云："寸关虽无，尺犹来绝，如此之流，何忧殒灭。"程钟龄曰："人之有脉，如树之有根，枝叶虽枯，根蒂未坏，则生意不息。"是以诊脉之法，必求其根，脉之有根，肾间动气犹存，病虽危笃，尚有转机，不可视为无救，因肾间动气为人之生命，十二经之根本也。

概而言之，胃神根容在，为元气之充沛，元气之来，力和而缓，邪气之至，力强而峻。总其切脉要领，实不出胃神根三者，三者俱得，则为无病，一有所失，即为病危。从切脉见其危机，只因指下无神，脉必无力；按之则隐，可见无根；真脏脉见而无和缓，即无胃气。

3. 正常脉与变脉

正常脉即平人无病之脉，也谓之平脉，只有认识平脉而后可以察变脉。所谓平脉，有平人之脉，有四时平脉，有五脏平脉之分。

平人之脉：一息之间，脉跳四至或太息之时脉跳五至，乃平人不病之缓脉。又肥人脉沉，瘦人脉浮，男人以寸脉常盛尺脉常弱，女人以尺脉常盛，寸脉常弱，此亦谓之常脉。

四时平脉：四季之中，气候更迭，人体适应外界气候之变迁，而脉搏出现亦不同，如春弦、夏洪、秋浮、冬沉，四季末期脉迟缓，为四季之平脉。

五脏平脉：心脉浮大而散，肺脉浮涩而短，肝脉弦而长，脾脉缓而大，肾脉沉而软滑。

呼吸浮沉定五脏平脉：呼出心与肺，心肺俱浮，浮大散者心，浮短涩者肺；吸入肾与肝，肝肾俱沉，沉而弦长者肝，沉而软滑者肾。脾为中州，其脉和缓在中，此知脏气之调和无病之脉也。

阴阳同等平脉：上部为阳，下部为阴，阴阳平则相易，阴阳偏则相乘，相易则和，相乘则病。掌握平脉于心手之间，方能鉴别邪气之变脉。濒湖二十七脉皆可以候病，独缓脉为正常脉，其特点具有形状之缓，不大不小，验阴阳二气之和也；有至数之缓，不疾不徐，验胃气之和也，此即气血和平无病之脉。如见急缓，为寒湿困脾，脾虚腹泻亦可见之，若湿热熏蒸，中焦脾亦受制，而脉可见急缓。总之，湿气为病，缓脉比较常见，如缓而大，缓而细之类，因此，不能说缓脉皆为正常之脉了。

其如四时平脉弦钩毛石，应季而见为之常脉，但必责之于有病与无病，有病为邪之所伤，亦易治愈。否则不见应时之脉，如春脉应弦而见浮脉，为病脉相逆，不易治愈，无病当从季令解释。五脏之平脉亦然，如脾脉宜和缓，有病脉应缓而弱，反见弦急，为肝气戕伐脾胃，亦为脉病相逆也。仲景平脉法篇，除示人平脉外，还多言病时平脉，如浮沉迟数候人表里脏腑的诊法。浮为邪之在表，沉为在里，迟为在脏，数为在腑。并言：三部寸关尺，脉之上下，以候阴阳、气血、经络、脏腑之升降，所以切脉能知脏腑之变异，脉证相应与药相对，而收治疗之功。

变脉者，辨别诸脉之名、部位、至数、形状相类相反区分。

诸脉之名，近年国内习用二十八种脉名，即按李时珍《濒湖脉学》增了疾脉。诸脉之部位，即浮中沉上下之分，取之在皮肤间者谓之浮，有洪虚散芤革濡微之八种；取之在筋骨间者谓之沉，有伏牢实弱细六种，此皆因部位而得名。因至数兼相类得名的有迟数缓结代促疾，因形状兼相类而相反得名的有流利如珠的滑脉，进退艰难的涩脉，脉体粗大的洪脉，脉形细小的细脉，来去迢迢的长脉，两头缩缩的短脉，其形如豆的动脉，状若弓弦的弦脉，左右弹手的紧脉，似有似无的微脉等。简而言之，至数区分的，即六数七疾，三迟二败；形状区分的，如滑与涩；相类区分的，如弦与紧，滑与动；相反不能同见的，如浮与沉，虚与实，迟与数，滑与涩之类。再以浮沉迟数滑涩为纲，其余为目，了然胸中，指下无误，即岳武穆兵法所云"存乎一心，运用之妙"，方为得切脉之要理。

辨脉之阴阳，凡脉大浮数动滑为阳，沉涩弱弦微为阴，阴病见阳脉者多易治，阳病见阴脉者病多难治。所谓阴病即阴寒病，阳脉即阳热脉。阴病得阳脉为顺，为脉证相应，所以易治。阳病见阴脉，脉证相反，所以难治。程知曰："阴病见阳脉，邪气自里出表，欲汗而解也；阳病见阴脉，邪气自表入里，正气虚而邪气盛也。"故正气实者多见阳脉，正气虚者多见阴脉。把握脉之阴阳，才能挽救病之危机。再者脉有残贼，即弦紧浮滑沉涩，所谓残是明伤，贼是暗袭，诸脉中见此六脉皆为邪实易伤人之正气，当辄防之。

4. 脉证取舍的权变

诊病之法，贵在切脉，以辨病脉相符和病脉不相符者，以断取舍之权变。尤在持脉者，疑似难明时，必须四诊合参，识其病本末先后，测知真情，不为脉证真假所蒙蔽。如虚证见实脉，实证见虚脉，最是关键分辨之处。若证实脉虚，必其证为假实：如外烦热，内腹胀时减，大便不秘结，而脉见微弱，必是虚热虚胀，此宜从脉之虚，不从证之实。如病者脉弦强，证无胀痛，呈一派亏损之象，此宜从证之虚，不从脉之实。又如：从证不从脉者，外感病，脉浮为表实，宜汗，若心下硬有热属脏者攻之，不能发汗解表。从脉不从证者，如身疼痛者，当以桂枝、麻黄解之，然尺中迟者，不可汗，以营血不足故也，宜从脉调其营卫之气。以上说明脉是诊病的依据，但不能尽信脉的作用如神了。从证不从脉，不是脉没有什么作用，而是脉中假象反映证的机制表现不同。医家四诊合参，去伪存真，取舍之道，诚然是得脉中之真精神了，不然何定取舍呢。

5. 切脉应注意的几点

切脉不是完美无缺的诊病手段，在一定意义上说它是有作用的，如果掌握好切脉的技巧，对诊察疾病是有很大裨益的。为了运用好切脉，必须注意以下几点：

（1）诊脉常识

脉的部位（即位置）：诊寸口脉，定位以掌后高骨为准者是关脉，前者为寸，后者为尺，部位一定要取准，不然怎么能区分脏腑经络变化的情况呢？布指：应按长人脉长，短人脉短的情况，长人疏下其指，短人密下其指，但布指后一定要遵举、按、寻的要求。举者，轻手着于皮肤；按者，应重按至筋骨层；寻即中取，界乎举按的中间。

诊法有七：即浮中沉上下左右，浮取观察有无外感表证，中取观察脾胃功能的变化，沉取观察有无内伤里证。上指寸脉，下指尺脉，左即左手，右即右手，这就是要医生诊察后，要上下左右相互比较有无变化情况，也是上以候上、下以候下、左脉候左、右脉候右的一种诊病方法。

（2）候脉之动静消息：表现为上、下、去、来、至、止，为滑寿所创举。脉之动应指曰至，息而静曰止，至者为阳，止者为阴。上，从尺部上于寸口上者为阳，阳生于阴；下，从寸部下于尺中，下者为阴，阴生于阳。上下之分，审观经络气血阴阳之升降，上盛则气高，下盛则气胀。来者，自骨肉之分，出于皮肤之际，来脉出来，阳也，气之升也；去者，自皮肤之际还于骨肉之分，去脉入去，阴也，气之降也；来去之义，主要察病之进退，邪正消长：来疾去徐，上实下虚；去疾来徐，下实上虚，来去若明，则吉凶可辨。至止之义即从脉之动态，料真病势发展到何种地步。老人脉宜衰弱，过旺者死，若过旺而无躁动之象为强壮之躯，独得禀赋之厚；壮者脉宜充实，衰弱者病，若脉细弱和缓，为沉静之性，有修养之人。

（3）脉与病有逆顺之分：脉有阴阳，证有虚实，虚弱之证不宜见阳脉，如浮、洪、滑、紧、数、实之类；又如外感热病为有余之证，不宜见阴脉，如沉、细、微、弱、涩之类。久病脉宜微、涩、弱为顺，急病（新病）脉宜浮、洪、数、实为顺，反此则逆。如头痛身热本属表证，而脉见沉，阳为阴蔽，不能见沉脉就认为应按里证治疗，仍宜解表。又阴不足证，脉见浮、大、弦之类，乃真阴亏损而阳亢已极的凶兆，应注意辨证与辨脉。

（二）商榷的一点意见

脉之诊病决无疑义了，有疑的问题尚须商榷的是凭脉诊病所分的脉状种类，前贤从实践中摸索了几千年，积累了好多的宝贵脉诊经验，脉状种类，由简到繁，由繁到简，终于从明代以后，大体上定了二十七种脉，唯李中梓独得热病之候，著《诊家正眼》将伤寒论之疾脉定为常见脉，概述了二十八种脉状，之后多数医家仍习濒湖脉学为法，忽略了疾脉，近年来疾脉在临床上比较常见，又拾遗于脉学中了。这二十八种脉状能否概括临床诊断疾病之需要，还是不需要这些种脉呢？这是从古至今有待于商榷的问题。

《内科秘录》，只取十种脉。

明代《景岳全书》论正脉十六部，都是由繁缩简，但多不为后人所取。当然他们减少的脉的种类不一定合适，但究竟以多少种脉为合适，我们在临床上遇到的患者不多，对脉的种类迹象考核就谈不到了，仅以常见的脉象提出我们的意见，和同道们商榷。

我们在临床上常见到的脉有浮脉、沉脉、迟脉、数脉、滑脉、涩脉、洪脉、微脉、弦脉、缓脉、虚脉、实脉、细脉、结脉、疾脉。

临床上比较少见的有濡脉、弱脉、紧脉、促脉、代脉、动脉、长脉、短脉、牢脉。

临床上很难遇到的有伏脉、革脉、散脉、芤脉。这也可能是我们指下感觉不到的原因。实际这几种脉是比较容易体认的，只要细心体察，可以鉴别出来。比如，伏脉在沉之下层隐伏在筋骨之间；革脉坚硬弦急如按鼓皮，在浮的部分取得；芤脉如手捻慈葱，有中空感或两旁有中间无；散脉，散乱不正，自有渐无，至数不齐，或来多去少，活像心房颤动之脉象。

从临床分析常见到的脉状有十五种，比较少见的有九种，罕见或见不到的有四种。常见到的十五种脉中，有微脉在出现的部位应当商榷；少见的脉中，有短脉与动脉的形状值得商榷；罕见的或见不到的四种脉也都值得商榷。下面分述：

微脉：形状似有似无，过去言其在浮的部分出现，一般医家多遵是说。我们在临床方面遇到的微脉，有的在浮的部分出现，有的在沉的部分出现，这样我们的意见微脉不应仅定在浮的部分，只要在浮中沉见到微脉形态便是。

短脉：形状历代医家皆谓不及本位，尺寸部分沉伏而中间独浮。动脉：厥厥如豆动摇，多见于关部，少见于尺寸。如动脉在关者，与短脉之两头沉下、中间浮有何区别呢？又谓短主气病，动主痛与惊，短由气衰不充，动为阴阳搏击出现，因素不同，而脉的动态表现却近于一致。所区分点，短脉不数不硬不滑，动脉且数且硬且滑，我们的意见动脉虽为阴阳之气迫击，亦是气血失调所致，因惊致脉之形态为动的，临床并不多见，从其主病来看，同样有主痛之说，这样动脉之存在与否，应从临床需要考虑。

伏脉、散脉、散脉、芤脉是临床上罕见或见不到的脉。如伏即沉之一类，仅是深浅度之不同，脉的性质皆属于阴。从主病来看，伏为阴气壮盛，阳气衰微，四肢厥逆，也有火邪内郁，不得发越之征，治法应投姜附回阳。若伤寒，阳极似阴，有自汗而解者不必投药。其与沉之所不同点，沉主寒痛，水蓄血结，阳气陷下，主里之候，伤寒之阴邪蔽阳，脉沉身痛发热者，必投辛温取汗法解之，这里与伏脉主病亦相近似，何况伏脉临床本不多见，其应存否？也值得玩思。

散脉：形状在临床上近于心房颤动时脉象，诊散脉的手指是渐轻渐有、渐重渐无，脉之迹象散乱不正便是。可是心房颤动并不都见散脉，所以临床上是最罕见的，也应考虑其存在。

革脉：从其形态和出现的部位，在临床上是遇不到的。从其主病来看，所遇到的女人半产崩漏，男人的羸虚和梦遗滑精，并未曾见到革脉。

芤脉：迹象是中空，浮沉可取得，指下会意，失血亡阴之病并不见此脉，况浮而无力为血虚，气血微兮脉亦微，细主血少脉不充盈，均有主血虚之说，可见失血之脉并不一定见芤。芤乃草名，状类慈葱，以手按葱管审察脉象，可感中空。当然所谓中空绝不是一点血形都不见，不过较之常人中取无力耳。我们遇到大失血的患者不少，并未见到一例有芤脉之形象者。因此，我们认为这四种罕见的脉象，应定取舍之议。

本文重点谈了个人对常见脉的认识和切脉的作用，以及提出一点商榷的意见。至于奇经八脉，罕见的怪脉等，均未涉及，所涉及的只是以《濒湖脉学》为本，并参考了一些诸家论脉之说，所见脉理精深，感前贤之发明，启后世之来人，余谢不敏，切磋琢磨，所得无几，愿请指正。

二十九、我的生活习性歌

余业医五十余年，从医籍中学得一些养生知识，习而用之，尽所行者皆寓于日常生活中事，略陈于下。

（1）四季晨钟五下敲，起床梳洗赴市朝，去来散步一千整，双手叉腰并晃摇（3～5分钟）。目前工作未离岗，早年骑车近乘轺，夜归妻子谈天地，或打扑克玩麻将。起居有常事出因，定法也要随时调。

（2）每天睡眠八小时，二十二时（晚10点钟）睡不迟，睡前搓足一百下，劳宫涌泉贯通期（手心劳宫穴，足心涌泉穴，左手搓右足，右手搓左足，俾劳宫经气透涌泉，上下旋转，阴阳调和）；午睡时间六十分，恢复体力养精神。失眠之事偶然有，因时因事因多思。俗云欲寡精神爽，思多血衰宜戒之，平心静气自入睡，克服失眠法见机。

（3）东北气候变化多，春捂秋冻是民歌。一年要穿半年棉，无人不说天气寒。早穿棉来午穿纱，晚守火盆吃西瓜，虽有夸张不为过，冷暖穿脱要灵活，地域差别守成规，不知应变要吃亏。远出教训应注意，饱带干粮热带衣。

（4）饮食有节日三餐，早饱午好晚要少（晚吃八分饱为好，俗云：减食增寿，即指晚要少吃）。白菜豆腐多清淡，蔬菜多时花样换，肉类少吃补营养，切莫多吃留遗患。老来饭量日八两，兼以辅食增营养。晚餐之后要散步，不因胃肠上药铺，食入付出够消耗，体重不增自逍遥。

（5）饮茶嗜好习为常，冬饮红茶不寒凉，夏饮清茶宜龙井，春秋花茶醒脾香。清头明目日日常饮，消食健胃去脂肪。饭后饮之无伤害，空腹浓茶损胃肠。饮茶能医多种病，医家用之要度量，蒜有百养茶有损，知此方能用之良。君若好贪杯中物，醉后宜做醒酒汤（书云：解醉知茶力，消愁识酒权）。

（6）保健食品用不多，重在锻炼血脉和。平日时吃点葱姜蒜，激发食欲胃气和，辣椒成分是维生素C，食量多寡任自宜。过犹不及要切记，食寝寡言不生气，生气胃气不下行，胃病多因肝气横。

（7）生平不吸烟，饮酒在晚餐，工作不误事，夜酌杯不贪。好酒三杯通大道，促进经脉血循环。少壮喝至古稀年，断酒最怕是天寒，寒夜客来茶当酒，自觉逊色三分颜。高粱烧酒老白干，喝时一定要烫开，蒸发甲醇不受病，少饮为防酒精害。

（8）食色性也是天生，行有余力体魄充，好之恶之有差异，过度贪婪则损身。我对房事有所好，晚年节制不消耗，七日来复精气足，养生日久见功夫，等闲视之欲竭精，耗散真元命将倾。淫邪戒之惑其心，却老全形寿其身。

（9）凡事不能尽顺心，逆来顺受养天真，修身先要修心性，怒气来时能平心。事从两来先责己，语言和顺讲清理，无名之火不妄动，妄动不能求诸己。事已发生心放宽，想出办法解争端。怒气生来如飞刀，自砍心花片片飘。戒之前人有名言，弥勒尊前一对联："大腹能容，容天下难容之事；开口便笑，笑世上可笑之人。"自要不做可笑人，不能引火自烧身。心里养生非四相（即无人相，无我相，无众生相，无寿者相），超然之乐乐无穷。

（10）心宽不怕房屋小，陋巷颜回住得了，我的学识远差他，居住环境比他好。比上不足比下余，知足常乐不求齐，强者条件谁能比？居安乐有一枝栖。

（11）我的记忆比前减，尚能工作不怠缓，往事追忆能述诵，新事理解王澍谖。养神办法是有三：①博览活脑想得宽；②不动肝火冲头脑；③保养肾气髓海填。

（12）生活习惯本一般，定时定量日三餐，清淡素菜为佳肴，荤腥少吃养生源。不安作劳御神气，保持身体永健全。

（13）近两年来易感冒，气功亦能抵制之，重时兼服银翘片，相得益彰功效奇。防止感冒贯众、芪（黄芪50克，贯众20克，醋浸三日，饮之有效），流行时期用之宜。平时注意讲卫生，不得急性胃肠病，若得此病不用急，黄连素片多服宜，一次十片日四次，两日之内就能愈。流行肠炎防已苍，配以重楼水煎服，流行期间宜常饮，切忌时时不马虎。

（14）少年曾患肺结核，川贝母配汉三七，辅以白及研为面，鸡蛋冲服日两次，重时自拟百部饮（炙百部、猫爪草、侧柏叶、菠菜子、天冬、生地、黄芪、生龙骨、生牡蛎等），止血镇咳药效奇。

（15）养生之道是自习，家教传给修身齐（修身、齐家、治国），涵养性和不生气，遇事退想乐有余。早年不往心里去，渐老方知其中义，父因肺心病早死（终年六十六岁），老母寿终到九十。其中经验性柔和，待人接物讲和气。

（16）早年学过八段锦，继之又学五禽戏。"文革"之中落残疾，以往功法已弃之。每日自由去散步，兼以吐纳调呼吸，晨起梳发暮搓足，全凭心意用功夫。

（刊于《长寿有道名老中医谈养生》196-199）

三十、提高医古文水平是培养高水平中医队伍的前提——从晋级考试医古文试卷谈起

最近黑龙江省举行了中医师晋升主治中医师的考试。医古文试题中有《千金方·大医精诚篇》中的一段，要求译成现代汉语。某市参加考试的32名同志，仅有极少数人译得合乎要求，多数人译不出或译得不着边际。

值得特别指出的是，参加这次晋级考试的都是具有一定学历和年资的同志，因此，我们有理由认为，这些不着边际的译文，是当前中医界医古文水平的真实缩影。

面对中医界这种"多缺乏古书文字的修养"和"今不识古"的现状，联想到不久前闭幕的全国中医和中西医结合工作会议提出的"培养一支高水平的中医队伍"的要求，使我们感到，应该把提高中医队伍医古文水平的工作提到议事日程上来。

培养高水平的中医队伍，必须通过学习医学典籍来实现。而医学典籍没有一种不是用文言文写成的，这是历史留给我们的难题，想回避是回避不了的。

多年来，由于多方面的原因，中医界的部分同志，或者见异思迁、弃中就西；或者满足于已有的知识，故步自封，不求进取，或者徒有羡鱼之意，不任结网之劳，或者面对茫茫书海，畏而却步。如此种种，使中医队伍的基本素养大大下降。不仅医古文水平如此，理论水平与实践能力亦不足乐观。本次考试所考的专业科目（包括基础和临床），有近2/3的人不及格，这分明是一个值得重视的数字。对此，建议如下：

（1）正确认识提高医古文水平与培养高水平中医队伍的关系，自上而下，把加强医古文知识训练当成一项经常性的工作来抓。

（2）各市、县中医院，应不定期地举办脱产或业余的医古文进修班，轮训本院及兄弟单位的中医，并把学习成绩作为评比的条件或考核的内容。

（3）各中医学院要充分发挥医古文专业教师的作用，为各地医疗单位培养医古文的教学人才。

（4）与中医、中药知识有关的报纸、杂志，应设专栏介绍医古文知识。

（《健康报》1980年9月4日。陈景河主任中医师与王旭合写）

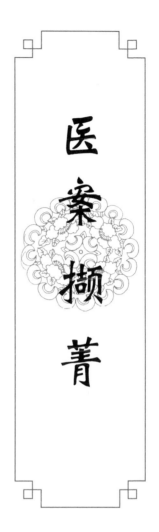

医案撷菁

一、内　科

（一）肺系病证

1. 感冒

精选验案与探讨

【例】

姓名：李某，性别：男，年龄：49岁，干部。就诊日期：1993年6月17日。

证治　发热伴头晕2月余。2个月前曾患感冒，经某医院静脉滴注西药，热势减轻，但停药旋即发热，各种检查均未发现异常，已持续治疗两个月，仍高热不退，体温一般在40℃左右，上午轻，下午重，由于效果不显，前来求诊。体温39.5℃，主诉除发热外，自感体倦乏力，头不清爽，食少，口不大渴，尿赤，大便1~2天一次。舌红，苔白浊中心微黄；脉弦缓，重按寸盛尺弱。处方：柴胡50克，人参20克，黄芩50克，板蓝根30克，甘草15克，青蒿10克，地骨皮15克，常山5克，3剂，水煎服。

服后热退，患家认为已愈，停药；七日后又发热，再来诊治，脉仍如前，只舌苔稍减，仍投原方7剂，嘱服药后前来诊治，但再来告知已愈，上班工作。

讨论：本病诊为阳盛阴虚，邪居膜原半表半里之间，虽未呈现寒热往来，乃因常用解热消炎药日日静脉滴注，控制发热之故；外邪留恋不已，久热伤阴，阴伤之重，反累及于阳，形成上盛下虚之发热不已。方中柴胡苦平，用量较大为主药，具有透泻与清解少阳邪热，兼能疏泄气滞，使留恋之邪得以疏散；黄芩苦寒，清泻热邪，为辅药；柴胡升散，黄芩降泄，两者配伍，具有和解少阳兼清上下内外及半表半里之邪热的功用。如果因外感引起的发热不退，可加用板蓝根以清解热毒；由于长期高热，正气本虚，故佐以人参、甘草益气健脾，既可扶正祛邪，又可防邪内传，甘草还可调和诸药；高热导致耗气伤阴，故加青蒿、地骨皮滋阴凉血，兼清虚热、退骨蒸；青蒿芳香疏达，清透解肌且不伤胃，地骨皮甘寒，滋阴增液，凉血止血，常山辛开苦泄，宣可去壅，善开痰结，引诸药达于膜原，清除体内隐伏各处之邪热，诸药合用，共奏清透热邪、滋阴凉血、扶正祛邪、和解少阳之功用。陈老以柴胡清热饮命名本方，常以本方治疗无名热或高热久治不退，体温在38~40℃之间者，效果显著。

类 案

【例 1】

姓名：刘某，性别：女，年龄：42 岁。就诊日期：1992 年 10 月 13 日。

证治　咳嗽低热，头痛，腹胀，大便干 3~4 日一次。舌苔白浊微黄，舌下静脉微怒；脉沉缓。处方：黄芩 30 克，柴胡 30 克，党参 15 克，川芎 35 克，连翘 30 克，蒲公英 50 克，紫花地丁 20 克。7 剂，水煎服。

按：证由感冒后余邪未尽，内热所致。

【例 2】

姓名：纪某，性别：男，年龄：42 岁。就诊日期：1992 年 10 月 20 日。

证治　经常感冒、乏力，伴牙龈疼痛。舌苔白浊；脉弦缓。处方：百合 30 克，当归 20 克，川芎 15 克，党参 10 克，黄芪 50 克，白术 10 克，茯苓 20 克，甘草 15 克，山药 15 克，连翘 30 克。7 剂，水煎服。

按：用健脾益气、养血活血法治之。

二诊　1992 年 11 月 17 日。证治：诸症好转，仍牙龈痛。苔薄白；脉弦缓。处方：同 10 月 20 日方，加生石膏 30 克，升麻 10 克。7 剂，水煎服。

三诊　1992 年 11 月 24 日。证治：牙已不痛，诸症好转，今日感冒，舌脉同上。处方：同前方，加桑叶 20 克，白薇 10 克，紫菀 10 克。7 剂，水煎服。

【例 3】

姓名：王某，性别：男，年龄：20 岁。就诊日期：1991 年 12 月 1 日。

证治　感冒，发热，黄痰多，咳嗽。处方：桑叶 50 克，虎杖 35 克，黄芩 50 克，柴胡 35 克，麦冬 20 克，炙百部 10 克，桔梗 20 克，党参 15 克，半夏 10 克，甘草 10 克。7 剂，水煎服。

二诊　1991 年 12 月 8 日。证治：热退，胸痛，咳黄痰少许。处方：同前方。6 剂，水煎服。

【例 4】

姓名：娄某，性别：女，年龄：35 岁。就诊日期：1991 年 11 月 15 日。

证治　发热，体温 37.3℃，足心凉。舌苔薄白；脉弦而有力。处方：太子参 20 克，附子 10 克，防风 20 克，川芎 15 克，厚朴 10 克，茯苓 30 克，陈皮 15 克，甘草 10 克，僵蚕 15 克，蝉蜕 30 克，柴胡 25 克。6 剂，水煎服。

【例 5】

姓名：娄某，性别：女，年龄：40 岁。就诊日期：1993 年 2 月 16 日。

证治　头晕恶心，胸背酸痛十天，乏力，手足热麻。舌苔薄白，舌下静脉微怒；脉弦缓无力。处方：桑叶 20 克，薄荷 15 克，虎杖 15 克，厚朴 20 克，甘草 10 克，茯苓 20 克，柴胡 20 克，丹参 15 克，白芍 25 克。7 剂，水煎服。

【例 6】

姓名：乔某，性别：女，年龄：40 岁。就诊日期：1992 年 8 月 11 日。

证治　发热咽痛，口鼻热气，体温 39.1℃。舌苔微黄，质红；脉弦缓有力。处方：黄芩 20 克，黄连 10 克，牛蒡子 15 克，玄参 10 克，薄荷 20 克，板蓝根 50 克，桔梗 10 克，柴胡 30 克，连翘 35 克，陈皮 10 克。7 剂，水煎服。

按：以普济消毒饮清热解毒、疏散风邪治之。

【例 7】

姓名：孙某，性别：女，年龄：38 岁。就诊日期：1991 年 10 月 29 日。

证治　两个月前发热，颈痛，吞食不痛，下午低热，至 5 点体温可达 38～39℃，经肌内注射、静脉注射青霉素无效。舌苔白浊，边缘有齿痕；脉沉缓。处方：柴胡 50 克，生地 35 克，太子参 20 克，黄芩 20 克，连翘 30 克，虎杖 20 克，寒水石 10 克，黄芪 20 克，板蓝根 50 克，金银花 20 克。7 剂，水煎服。

【例 8】

姓名：王某，性别：男，年龄：25 岁。就诊日期：1993 年 2 月 16 日。

证治　发热一个月，头晕恶心，皮肤可见皮疹，体温下降至 37℃。舌苔薄白，质红；脉弦缓。处方：柴胡 30 克，黄芩 30 克，甘草 15 克，藿香 20 克，竹茹 20 克，枳实 20 克，半夏 10 克，茯苓 20 克，石菖蒲 15 克，党参 10 克，生姜、大枣为引。7 剂，水煎服。

【例 9】

姓名：高某，性别：男，年龄：40 岁。就诊日期：1992 年 8 月 14 日。

证治　近半个月发热，周身酸痛，轻咳咽痛，便干。X 线片：气管炎。胃肠透视：胃下垂。舌苔白浊乏津；脉浮弦。处方：桑叶 30 克，桔梗 20 克，橘红 15 克，白薇 10 克，紫菀 15 克，炙百部 10 克，枇杷叶 15 克，天冬 15 克。7 剂，水煎服。

按：证系外感风热、肺气不宣所致，宜疏肝泻热、宣肺化痰法治之。

【例 10】

姓名：刘某，性别：女，年龄：57 岁。就诊日期：1993 年 1 月 19 日。

证治　感冒后周身不适，胃部不舒，进食无味。舌苔薄白微黄；脉浮弦。处方：板蓝根 50 克，大青叶 7 克，黄芩 20 克，甘草 10 克，苏叶 10 克，藿香 20 克，白薇 10 克，桔梗 10 克，桑叶 30 克。7 剂，水煎服。

按：治以疏风清热和胃之法。

【例11】

姓名：邵某，性别：女，年龄：30岁。就诊日期：1993年2月2日。

证治 周身不适，热时亦不舒，口干，蹲起头晕，出汗，感冒后少气，饭后二便正常。舌苔薄白；脉沉涩。处方：党参15克，黄芪70克，连翘15克，杏仁10克，麻黄5克，生石膏10克，甘草15克，神曲10克，五味子10克，麦冬10克。7剂，水煎服。

按：证由机体衰弱、外邪化热所致。

【例12】

姓名：毓某，性别：男，年龄：36岁。就诊日期：1992年7月10日。

证治 一个月前感冒发热已治疗，近半月夜间后背痛。舌苔薄白；脉弦急有力。处方：麻黄6克，桂枝10克，杏仁10克，甘草10克，葛根10克，附子10克，白芍30克，香橼15克，羌活5克。7剂，水煎服。

按：该证为感冒后，寒邪郁滞太阳经，夜间阴气盛，阳气受阻，经络不通，而发为后背痛，用小剂量麻黄汤疏散表邪，少佐葛根、羌活之引经药，引气解肌，再配温经和营之品。

2. 中暑

【例1】

姓名：赵某，性别：女，年龄：40岁。就诊日期：1992年7月7日。

证治 感冒后忽冷忽热，头晕乏力，不欲食，恶心，自服消炎退热药十多日不效，血压偏低。舌苔白浊而厚；脉弦数无力。处方：柴胡20克，白芍50克，党参20克，黄芩25克，香薷20克，五味子10克，麦冬15克，甘草15克，藿香10克。7剂，水煎服。

【例2】

姓名：包某，性别：男，年龄：19岁。就诊日期：1992年7月31日。

证治 头晕昏蒙不清，乏力嗜睡，约二十日，大便不畅。舌苔白浊，舌下静脉微怒；脉沉缓。处方：半夏10克，薏苡仁20克，杏仁10克，豆蔻10克，神曲15克，通草15克，香薷10克，黄芩20克，党参20克，磁石20克。7剂，水煎服。

3. 温病

【例】

姓名：程某，性别：女，年龄：15岁。就诊日期：1992年8月7日。

证治 发热，体温39.9℃，喉痛。舌苔黄中心微黑；脉浮数。处方：连翘50克，桑叶 30 克，苏叶 10 克，桔梗 20 克，黄芩 50 克，柴胡 50 克，党参 15 克，生地 20 克，麦冬 20 克，玄参 15 克。7 剂，水煎服。

按：用辛凉清热解表法治之，因高热必伤津液，故加生地、麦冬、玄参清热养阴。

4. 咳嗽

（1）肺热咳嗽

精选验案与探讨

【例】

姓名：王某，性别：男，年龄：15 岁。初诊：2002 年 11 月 1 日。

证治 咳嗽、咯黄痰，不易咳出，两月余。两个月前曾感冒发热，经胸片诊为肺炎，用西药静脉滴注半个月，热退，但咳嗽未能痊愈，并伴胸闷乏力，晨起有疲劳感，食少，大便较干。苔薄白微黄；脉弦滑稍数。证属肺中郁热未尽解，肺气上逆所致咳嗽，治以清肺化痰，降气止咳，方用清肺治咳汤加减。处方：鱼腥草 50 克，白花蛇舌草 30 克，桔梗 20 克，杏仁 10 克，橘红 20 克，天冬 20 克，紫菀 10 克，款冬花 20 克，枇杷叶 20 克，黄芩 30 克，百合 40 克，石斛 30 克，浙贝 15 克，羌活 20 克，白薇 15 克。

二诊 2020 年 11 月 15 日。服药两周，咳嗽减轻，痰由黄转清稀，但仍乏力，有疲劳感，食少，胸闷。舌质微红，苔薄白；脉弦缓。改服人参养肺汤加减治疗。处方：党参 20 克，甘草 15 克，香附 20 克，良姜 7 克，杏仁 10 克，阿胶 10 克，知母 40 克，乌梅 10 克，地骨皮 20 克，桑白皮 20 克，紫菀 10 克，款冬花 25 克，枇杷叶 20 克，白薇 20 克，砂仁 15 克。

三诊 2020 年 11 月 30 日。连续服药两周，诸证好转，但时有咽喉微痒，自感身热，口干，口渴，夜晚微微出汗。舌质红；脉弦细。处方：沙参 30 克，甘草 15 克，五味子 10 克，二冬各 20 克，二地各 30 克，砂仁 10 克，石斛 30 克，瓜蒌 30 克，薤白 15 克，白茅根 60 克，橘红 30 克，半夏 20 克，茯苓 20 克，地骨皮 20 克，山药 30 克，知母 20 克，黄芪 50 克，再服用月余，病告痊愈。

讨论：陈老拟清肺治咳汤治疗肺热型咳嗽。其方组成为紫菀 15 克，款冬花 20 克，杏仁 10 克，桑叶 30 克，桔梗 20 克，炙枇杷叶 20 克，前胡 20 克，橘红 20 克，鱼腥草 30 克，白花蛇舌草 20 克，天冬 20 克，白薇 15 克，党参 20 克，细辛 5 克，可酌加黄芩、百部、牛蒡子、五味子，以达清肺化痰、降气止咳之效。方中紫菀与款冬花均有润肺下气、消痰止咳之功，且温润不燥，两者伍用，为润肺化痰止咳之良药；杏仁、桑叶、桔梗宣肺利气，止咳化痰平喘兼能疏散风热；炙枇杷叶、前胡、橘红清肺热降气祛痰兼治咳嗽；鱼腥草、白花蛇舌草、天冬、白薇均可清肺热润肺止咳；细辛芳香走窜善宣肺气而通鼻窍，为治咳之良药，党参补气；方中应用细辛、党参为防寒凉药物过凉并有顾护正气之意，当然，所列药物可依病情随症加减运用。

（2）肺虚久咳

精选验案与探讨

【例】

姓名：佟某，**性别**：女，**年龄**：60岁，教师。**就诊日期**：1999年12月。

证治　该患为教师，讲课多年，积劳成疾，经常性咳嗽，甚则气喘，声音嘶哑，严重时须吸氧，近来又因讲课劳累，咳嗽加重，有白痰不易咳出，并伴有睡眠差，眠浅，体虚乏力。查其舌质淡，舌苔白；脉沉细缓无力。处方：党参30克，甘草10克，杏仁10克，阿胶10克，知母10克，大枣10克，乌梅6克，粟壳6克，地骨皮10克，桑白皮10克，紫菀10克，款冬花30克，橘红20克，瓜蒌20克，桔梗15克，天冬15克，百合20克，陈皮20克。7剂，水煎服。

服用一周效果明显，咳嗽减轻，可以不用吸氧，本着效不更方的原则，予以连续服用一个月，虽然讲课，但咳嗽未再复发。后改用食疗方：荸荠10个，胡萝卜1个，无花果10个，再酌加灵芝、沙参、百合、白果仁、杏仁、核桃仁、党参、元肉等各10克，煲汤服，以善其后，咳嗽久未复发，病告痊愈。

讨论：此证系属气阴两虚之慢性咳嗽，予以养肺治咳汤。本方是由人参养肺汤加紫菀、款冬花、橘红、瓜蒌、桔梗、天冬、百合、陈皮而成。人参养肺汤有补气养阴、滋肺收敛止咳的作用，临床应用治疗慢性咳嗽效果较好，加用紫菀、款冬花、天冬、百合增加了其润肺止咳的功效；加橘红、瓜蒌、桔梗、陈皮又增强了其化痰的功能，诸药合用具有补气养肺、滋阴润燥、化痰止咳的良好效果，对治疗慢性支气管炎或气虚久嗽、气阴两虚久嗽疗效均好。陈老常以此法治疗气虚久咳、慢性支气管炎，效果显著。

（3）寒饮咳嗽

精选验案与探讨

【例】

姓名：陈某，**性别**：女，**年龄**：60岁，居广州。**就诊日期**：2000年8月初。

证治　患者平素身体状况一般。于2000年春节后，因忙于写作过劳，休息不足而渐发咳嗽，初起干咳伴有恶寒，咽喉阵阵紧缩而发咳嗽，伴气上逆，虽觉有痰但难以咯出；若频咳时，咯出少许痰涎，则咳嗽得以缓解，否则持续干咳、喷嚏，甚则尿失禁。胸片检查除肺纹理增多外，其他未见异常。按感冒、急性支气管炎治疗，曾服用藿香正气丸、螺旋霉素、枇杷止咳露、咳特灵、甘草片，肌内注射核酪注射液等，配合超短波理疗肺与咽喉，治疗月余不效。因欲外出开会，为求病愈，于2000年3月2日入住某医院中医科，各种常规检查未发现异常，继按急性支气管炎治疗，给予静脉滴注头孢菌素18、鱼腥草注射液、参麦注射液，口服氨溴索、中药小青龙汤等止咳化痰药，并用庆大霉素、麻黄碱、地塞米松及α-糜蛋白酶雾化吸入（每日1次）。虽经上述治疗仍不效，且发现每经静脉滴注鱼腥草注射液后，咳嗽愈甚。于3月14日作肺部CT检查示双下肺背段见片状密度增高影，呈毛玻璃样改变，双下肺前基底段见条状密度增高影，诊断为双下肺炎性改变（间质性肺炎）。经呼吸科会诊，认为患者系咽喉、气管、支气管及肺部全呼吸道的炎症，予头孢曲松钠注射液2克静脉滴注，每日1次；口服咳呱宁口服液10毫升，每日2次。按此治疗6天，咳嗽仍无明显减轻，呈阵发性顿咳，平卧或风吹、寒冷、异味刺激时咳嗽加重，少痰，伴声音嘶哑，语声无力；3月23日再次请呼吸科会诊，认为支原体感染可能性大，1个月可自行痊愈，故仅给予甘草片2片，每日3次口服；克拉仙0.25克，每日2次口服。服用1天后，出现恶心、呕吐、乏力、不能进食而停药，于3月26日出院。继续门诊治疗达4个月，曾肌内注射卡介菌多糖核酸、青霉素，口服丹锦胶囊、阿莫西林、青霉素V钾片、诺邦片（克拉霉素）、丽珠咳乐片、气管炎丸等多种中西药物，咽喉紧、气管痒引发咳嗽，始终未能治愈，每当凌晨必发，因咳而不得安静，每晚睡前必须服甘草片多片，否则咳嗽不能入睡。曾到某医院会诊，除外器质性病变，予氨溴索、女贞片口服，均未收效。处方：人参10克，甘草10克，杏仁10克，阿胶20克，知母20克，大枣10枚，乌梅10克，罂粟壳10克，地骨皮15克，桑白皮10克，附子10克（先煎），干姜10克，细辛6克，沙参50克，天冬30克，枇杷叶20克，苏叶15克，蝉蜕10克，熟地黄20克。

服用6剂后，咽喉紧、气管痒及咳嗽症状均明显减轻，但凌晨3～5点仍有上述症状发作，本着效不更方的精神，继续守上方服用12剂，前后治疗近20天，诸症消失，基本不咳，偶在受异味、寒冷刺激时，咳嗽几声，全身轻松，精神愉快，体重增加。

9月初返广州后，因在空调房间过久，再次感冒，咳嗽复发，尤以凌晨咳重，再查CT，右下肺仍有模糊影，炎症仍未完全吸收。

陈老电话指导治疗，先用小青龙汤加防风20克，蝉蜕10克，牛蒡子30克，桔梗20克等解表散寒祛风药物治疗1周，后改服都气丸，加蛇床子20克，淫羊藿30克，补骨脂30克，附子10克（先煎），干姜10克，细辛6克，党参30克，黄精50克等再治疗1周；后减附子，加三子养亲汤、猫爪草、橘红等药物，再间断服药月余，病告痊愈。很少感冒，咳嗽未再复发。

讨论：陈老认为引起咳嗽原因诸多，但慢性咳嗽、久咳，以内虚为本，而内虚之中又以阳虚为主，《内经》云："凡阴阳之要，阳密乃固。"若体虚阳气不足，卫外不固，则易于感受风寒之邪，口、鼻、咽、皮毛均为肺之门户，外邪侵袭后，因阳虚无力驱邪外出，故影响肺气之清肃，而令咳嗽久久不愈。在外感六淫之中则以感受风寒之邪居多，寒邪伤人阳气，致使卫外之阳愈加不固，故易复感，导致感冒咳嗽、咳嗽感冒反复发作。对久嗽患者来说，特别是其痰涎不易咳清，然逢天热，人体虚阳得外阳之助，肺气略充，咳嗽、咳痰症状得以减轻或暂停；再逢天寒，或食寒饮冷，风寒之邪再伤人体真阳，咳嗽又发，此为新感引动伏邪，寒邪痰饮令胃浊脾湿肺气不清，故云"要在聚胃关肺中"。久咳肺气越虚，表阳更加不固，肺越虚而令脾胃亦越虚（子盗母气），痰湿愈不易化除，因而咳嗽咳痰反复发作，缠绵难愈，这也是慢性支气管炎不易根治的主要机制。有很多久咳患者，询问其病史，初起阶段一般服用一些西药或成药，特别是在伴有咽喉干痛时，多首选抗生素或服用清热解毒类药物者不乏其人，这便导致感寒而服用寒药，喉痛虽有减轻而咳嗽却日益加甚。正如本病例初起用了大量的抗生素，还静脉滴注了鱼腥草注射液，虽发现静脉滴注后咳嗽加重，但医生也并未改变清热消炎的治疗思路。当发现是间质性肺炎后，抗生素升级，用量加大。所以陈老认为无论何病，首先务求辨病、辨证准确，而后用药，莫把炎症皆当热，审因治本方收功。只有找到其久治不愈的症结所在而治之，方能收效。

本例久咳治疗运用了养肺平剂——人参养肺汤加味。以《医宗金鉴》人参养肺汤化裁治疗。方中人参、甘草、大枣补益肺脾之气，为主药；杏仁苦温，宣肺，与枇杷叶合用，增强其降气、行滞止咳平喘之功；阿胶、知母滋阴养血润肺，配天冬治疗肺燥咳嗽少痰；乌梅酸平伍罂粟壳、杏仁、阿胶、甘草以敛肺止咳，桑白皮与地骨皮合用，再加沙参、熟地使其润肺止咳平喘之力更强；苏叶、蝉蜕等疏散外风。诸药合用，阴阳气血平补，正适用于本例肺气虚损、劳久喘嗽为主的慢性咳嗽证。干姜、细辛等温阳散寒的药物，其用意正如《内经》所云："寒淫于内，治以甘热。"逐寒正气，必先辛热，附子味辛大热，干姜味辛热，两者共用，有逐阴济阳之功，细辛辛温可祛风散寒，温肺化饮，能入肺温肺寒以化饮，入肾温肾纳气，降冲逆而镇喘咳，为治肺寒伏饮喘咳要药。所加温阳益肺养阴之各药，都更增强了人参养肺汤的功效，并针对其既往多治以寒药所致的肺肾虚寒而久咳不愈。

（4）肺燥咳嗽

精选验案与探讨

【例】

姓名：董某，**性别**：男，**年龄**：24岁，大学生。就诊日期：2002年1月。

证治 该患在上海读书，2001年11月患感冒咳嗽后，至今未愈，干咳少痰，伴咽痒不适，逢天冷则咳嗽加重，服用多种药物治疗不效，故利用寒假回家之际前来求治于中医。查其体质一般，胸片未见异常。舌质淡红，舌苔薄白；脉细稍数。处方：太子参15克，炙甘草15克，天冬10克，炒杏仁10克，黑芝麻10克，霜桑叶20克，生石膏20克，蜜麻黄6克，细辛5克，五味子6克，生地10克，阿胶10克，法半夏10克，辛夷5克。7剂，水煎服。

服本方7剂，宣散外邪兼滋燥润肺，症状稍有减轻，但仍干咳咽痒，予以前方减麻黄、细辛、辛夷、半夏、桑叶、生石膏，在辨证的基础上，依据病情酌情加用牛蒡子、射干、石斛、百合、枇杷叶、紫菀、冬花、白薇、鱼腥草等，连续服药约一个月，病告痊愈。为巩固治疗，用百合冬花陈皮乌梅煎汤加少许蜂蜜饮用，一天3次，服用一周，返回学校读书，未再复发。

讨论：证属肺燥咳嗽，治以滋燥润肺，陈老以滋燥治咳汤治疗本病。其组成为太子参15克，炙甘草15克，天冬10克，炒杏仁10克，黑芝麻10克，霜桑叶20克，生石膏20克，蜜麻黄6克，细辛5克，五味子6克，生地10克，阿胶10克，法半夏10克，辛夷5克。可酌加海浮石、百部、胡麻仁。临床中燥咳十分常见，主要表现为干咳无痰或少痰，甚则咯血丝痰，在慢性咳嗽中也很多见，一般多属肺阴虚兼有燥邪或为肺燥咳嗽，治疗以滋燥润肺为主，本方中太子参、天冬、杏仁、黑芝麻、生地、阿胶及胡麻仁均有滋燥润肺的作用；燥久阴虚生内热，故可加用生石膏、百部以清热；蜜麻黄、霜桑叶、细辛、辛夷宣肺疏散外邪；五味子、法半夏敛肺降气，甘草和中补益脾肺；有痰还可加海浮石以化痰；诸药合用，滋燥润肺，降气止咳。

（5）阴虚久咳

精选验案与探讨

【例】

姓名：刘某，性别：女，年龄：23岁，大学生。就诊日期：1999年5月。

证治　咳嗽近半年余，干咳少痰，偶尔带有少许血丝痰，曾有低热，一般在37.9℃以下，常有乏力、胸痛、肩酸、食少、口干，大便少而干结。舌质红，苔少；脉细数。胸片示右上肺浸润型肺结核，曾服抗结核药物治疗3月余，尚未治愈，故希望用中医中药调理。处方：猫爪草30克，百部15克，沙参20克，百合20克，玉竹30克，党参20克，杏仁10克，陈皮10克，紫菀10克，款冬花30克，桔梗15克，瓜蒌20克，细辛6克，苏子10克，加生地30克，白及10克，丹皮20克。7剂，水煎服。

服用7剂，患者自觉良好，咳嗽减轻，大便通畅，一般状况也较前好转，再在原方基础上，加减服用2个月，复查胸片，显示结核病灶大部分硬结钙化，咳嗽基本消失。食欲增加，体质较前强壮，予以百合、款冬花、陈皮、天冬各适量，煲水作茶饮，并嘱加强营养，连续饮用半年余，病告痊愈。

讨论：陈老以此法治疗反复咳嗽，效果显著，并命本方为猫爪宁嗽汤。其组成为猫爪草30克，百部15克，沙参20克，百合20克，玉竹30克，党参20克，杏仁10克，陈皮10克，紫菀10克，款冬花30克，桔梗15克，瓜蒌20克，细辛6克，干姜6克，白芥子10克，苏子10克。近年来城市咳嗽患者非常多见，男女老少皆有发生，而且多反复咳嗽，久咳不止，这可能与环境污染有关，同时，与结核病世界性卷土重来也有关系，许多人咳嗽的同时伴有不同程度气喘，或为隐匿性哮喘，或为变异性哮喘，或为喘息性慢性支气管炎，或间质性肺炎，或结核尚未被诊断，或结核所致之咳嗽等；因其久嗽耗气伤阴，所以在治疗上宜益气养阴，化痰止咳，祛邪平喘，本方的配伍组成主要兼顾这些方面。方中猫爪草、百部均有抗结核止咳的良好作用，且可散结排痰，为祛邪之主药；紫菀、款冬花润肺下气、消痰止咳，两药温润不燥，寒热虚实皆宜使用；桔梗善通上焦，宣肺祛痰，并能载药上行；瓜蒌清热化痰，宽胸利气；杏仁为止咳平喘之要药，与陈皮合用又可燥湿化痰、止咳平喘；然猫爪草、百部偏凉，用细辛、干姜可制约其寒性又可温化寒痰而治久嗽；白芥子、苏子可降气平喘止咳；以上诸药均为止咳化痰平喘祛邪之药，配党参、沙参、百合、玉竹益气养阴，扶助正气，扶正祛邪，诸药合用，不寒不热，治疗慢性久嗽有较好疗效，并可较快收功。

类　案

【例1】

姓名：林某，性别：男，年龄：50岁。就诊日期：1992年6月16日。

证治　咳嗽，咯痰多，大便2～3次，不欲食，胃胀。舌苔薄白，边缘有齿痕，舌下静脉瘀怒；脉弦缓有力。处方：苍术10克，薏苡仁15克，黄芩20克，焦栀子15克，牡丹皮15克，当归20克，侧柏叶50克，知母30克。7剂，水煎服。

按：脾为生痰之源，今脾胃湿热，生痰上聚于膈，故久病痰多不愈，用健脾燥湿清热法，以杜生痰之源，脾胃湿热，运化不及，聚湿生痰，上凌于肺，故咳痰多。用苍术、薏苡仁、黄芩、焦栀子健脾燥湿清热，侧柏叶、知母清肺养肺，当归、牡丹皮凉血和血。

二诊 1992年6月23日。证治：咳喘有减，大便不畅，咯痰黏稠。舌苔薄白，舌下静脉微瘀怒；脉弦缓。处方：太子参20克，甘草10克，麦冬20克，生石膏25克，杏仁10克，枇杷叶15克，胡麻仁10克，桑叶20克，阿胶10克，生地30克，水牛角10克，芒硝5克。7剂，水煎服。

三诊 1992年6月30日。证治：咳嗽痰多，大便不调。舌苔薄白，边缘有齿痕；脉弦滑。处方：同前方加侧柏叶50克。7剂，水煎服。

四诊 1992年7月7日。证治：咯浓痰，色黄量多。苔薄白，边缘有齿痕；脉弦疾。处方：同前方，加儿茶10克，硼砂5克，芒硝10克，清其内热。7剂，水煎服。

按：硼砂，甘咸凉，入肺、胃经，清肺化痰，用于痰火壅滞，痰黄黏稠，咳吐不利。儿茶苦涩凉，入肺经，清肺化痰，用于肺热咳嗽。

五诊 1992年7月14日。证治：诸症有减（咳喘）。苔薄白，边缘有齿痕；脉弦疾有力。处方：太子参20克，茯苓20克，枳实10克，儿茶10克，柴胡20克，藿香20克，枇杷叶20克，砂仁10克，黄芩30克，白芍30克。7剂，水煎服。

六诊 1992年7月21日。证治：诸症好转，近五天早晨咳嗽，咯痰不爽，大便不畅，出虚汗。苔薄白，舌下静脉瘀怒；脉滑有力。处方：同前方，加侧柏叶50克，苏叶5克。7剂，水煎服。

按：用苏叶宣肺散寒，侧柏叶能清血分郁热，能泄肺逆。

七诊 1992年7月28日。证治：诸症同前但咳痰已浓。苔薄白，边缘有齿痕；脉弦缓。处方：同前方，去太子参，加沙参50克。7剂，水煎服。

按：肺之燥热渐清。

八诊 1992年8月4日。证治：诸症好转，虚汗多，咳痰减少。苔薄白，边缘有齿痕；脉弦缓。处方：侧柏叶50克，黄芪50克，牡蛎20克，龙骨20克，山茱萸30克，半夏10克，胆南星10克，橘红30克，黄芩20克，竹沥20克。7剂，水煎服。

九诊 1992年8月11日。证治：诸症进一步减轻，干咳少痰。舌苔薄白，边缘有齿痕；脉弦滑。处方：同前方，加枇杷叶20克。7剂，水煎服。

十诊 1992年9月4日。证治：咳嗽咳痰减少。舌苔白，边缘有齿痕；脉弦缓。处方：同前方。4剂，水煎服。

十一诊 1992年9月8日。证治：症减。舌苔白，边缘有齿痕；脉弦缓。处方：同前方6剂，水煎服。

十二诊 1992年9月15日。证治：遇凉时咳嗽。舌苔白浊，舌下静脉郁怒；脉浮缓。处方：侧柏叶50克，紫菀10克，款冬花10克，桃仁10克，川贝10克，杏仁10克，桔梗20克，炙百部10克，橘红20克。7剂，水煎服。

十三诊 1992年10月13日。证治：近日着凉，咳痰不爽，浓痰多。舌苔薄白，边缘有齿痕；脉弦缓。处方：侧柏叶50克，黄芪30克，党参20克，炙百部20克，生石膏25克，蜜紫菀10克，桔梗20克，黄芩20克，紫苏叶15克。7剂，水煎服。

十四诊 1992年10月20日。证治：咳嗽好转，易感冒。舌苔薄白，边缘有齿痕；脉缓。处方：同前方，加鸡血藤30克。7剂，水煎服。

十五诊　1992年11月17日。证治：咳痰不爽，晨起排便2～3次，慢性鼻炎。舌燥苔苍白；脉弦滑。处方：沙参50克，麦冬20克，枇杷叶15克，黑芝麻10克，生石膏15克，生地20克，百合50克，玄参10克，浙贝10克，水牛角5克。7剂，水煎服。

十六诊　1992年11月24日。证治：着凉时咽痒咳，咳痰不爽，虚汗多。舌苔薄白，边缘有齿痕；脉弦缓。处方：同前方，加黄芪35克，牡蛎20克。7剂，水煎服。

按：肺之合皮也，肺燥，肺气伤，则卫气衰弱，故汗出。

十七诊　1992年12月1日。证治：述近两日感受风寒，咳痰加重，咯痰不爽。舌脉同前。处方：紫花地丁20克，款冬花20克，桔梗20克，瓜蒌50克，黄芩15克，麦冬20克，桑叶30克，杏仁10克，苍术30克，天冬20克，知母20克。7剂，水煎服。

【例2】

姓名：李某，**性别**：女，**年龄**：45岁。**就诊日期**：1993年1月15日。

证治　前几日咯痰带血，有支气管扩张、风湿腰痛病史。舌苔薄白；脉弦缓。处方：鸡血藤50克，百合30克，五味子10克，侧柏叶50克，何首乌50克，钻地风20克，地龙10克，甘草10克，浙贝15克，生地20克，桔梗10克。7剂，水煎服。

按：治用润肺化痰法，兼治风湿。浙贝辛散、清热之力大于川贝。本品又有散郁清热、清痰散结之用，用于治疗外感咳嗽、瘰疬等症。

二诊　1993年2月19日。证治：咳嗽（有支扩），后背窜痛，足跟腿痛，苔白浊，舌有纵裂；脉弦滑有力。处方：青皮10克，甘草20克，桑白皮20克，茯苓20克，青果10克，当归20克，丹参20克，麦冬15克，炙百部10克，紫菀10克，桔梗20克。7剂，水煎服。

【例3】

姓名：高某，**性别**：女，**年龄**：32岁。**就诊日期**：1992年6月16日。

证治　咳嗽咯黄痰，量多，上午重，下午轻，易感冒，咳喘。舌苔白浊；脉弦缓。处方：侧柏叶50克，儿茶15克，明矾3克，桑枝20克，炙百部15克，橘红20克，紫菀10克，款冬花15克，黄柏20克，栀子10克，薄荷10克。7剂，水煎服。

按：支气管扩张多年，痰湿蕴肺，肺卫受损，治用除清热化痰止咳外，加儿茶、明矾，一则祛恶肉、生新血，二则治痰涎壅盛，使受损之肺卫得以恢复。

二诊　1992年6月23日。证治：早晨咳嗽减轻。处方：同前方。7剂，水煎服。

三诊　1992年6月30日。证治：咯黄痰，量减少。舌苔白黄而燥；脉弦缓。处方：同前方加黄芩20克。7剂，水煎服。

四诊　1992年7月7日。证治：近日面热，诸症同前，饮食尚可。舌苔微腻而黄；脉弦缓无力。处方：同前方，加鱼腥草50克，藿香15克。7剂，水煎服。

按：因天热出汗，津液受损，元气虚弱，故无明显进退。

五诊　1992年7月14日。证治：因上班过度劳累，仍咳嗽，咯黄痰量大。舌苔腻；脉弦滑。处方：同前方。6剂，水煎服。

六诊 1992年7月21日。证治：仍咯黄痰量多。舌苔黄腻；脉弦缓。处方：桑叶10克，枇杷叶15克，黑芝麻10克，生地20克，黄芩25克，柴胡15克，杏仁10克，鱼腥草50克。7剂，水煎服。

按： 仍有湿热痰阻。

七诊 1992年7月28日。证治：咳减，咯黄痰量多，舌脉同前。处方：上方加胆南星15克。7剂，水煎服。

八诊 1992年8月4日。证治：诸症同前。处方：桑枝30克，黄芩20克，雷丸15克，芫荑10克，鹤虱10克，石菖蒲15克，胆南星10克。7剂，水煎服。

九诊 1992年8月11日。证治：近两日胸闷、胸痛，痰黄多。舌苔薄白；脉弦缓。处方：半夏10克，胆南星15克，黄芩20克，青皮15克，侧柏叶50克，白薇10克，橘红20克，桔梗20克，枇杷叶20克，桑叶20克，莱菔子15克。7剂，水煎服。

按： 用清热化痰润肺法治疗，加青皮意在理气，以防化火生痰。

十诊 1992年9月8日。证治：咯黄痰。苔薄白微黄；脉弦缓。处方：蒲公英50克，小蓟50克，连翘30克，金银花30克，生地25克，黄芩20克，天花粉50克，木香10克，青皮10克，柴胡15克。7剂，水煎服。

十一诊 1992年9月15日。证治：症减，中午痰多，色黄。苔白腻；脉沉弦。处方：同前方，加白矾5克。7剂，水煎服。

十二诊 1992年10月16日：证治：近两天咳痰量多，色黄，上午重。舌苔薄白；脉弦缓。处方：桑白皮20克，地骨皮15克，甘草10克，知母50克，党参15克，茯苓20克，黄芩15克，青皮10克，生石膏10克。7剂，水煎服。

【例4】

姓名：刘某，性别：女，年龄：35岁。就诊日期：1992年7月3日。

证治 咳嗽咯黄痰，痰量多5年，左胸痛，服消炎药不效，有肺结核病史，白细胞1.4万。苔薄白；脉弦滑。处方：侧柏叶50克，黄芩30克，栀子10克，紫菀15克，炙百部15克，桔梗20克，天冬30克，硼砂5克，儿茶10克，鱼腥草50克。7剂，水煎服。

按： 硼砂有清热化痰之效。

二诊 1992年7月10日。证治：咯黄痰减少，不欲饮食。舌脉同前。处方：同前方，加延胡索10克。7剂，水煎服。

【例5】

姓名：刘某，性别：女，年龄：45岁。就诊日期：1992年9月29日。

证治 早晨咳嗽咯痰量不多，咽部不利，曾静脉滴注青霉素，症状好转。舌苔薄黄；右脉滑数有力，左脉沉滑而数。处方：鱼腥草50克，白薇15克，紫菀10克，桑白皮15克，黄芩30克，炙百部10克，桔梗20克，甘草10克，橘红15克，生地15克。7剂，水煎服。

按： 炙百部润而不腻，治新、久咳嗽，配诸药清热化痰，共奏止咳之效。今春感冒后外邪未尽蕴肺并入营分，故咳嗽咯痰，脉数。

【例6】

姓名：柳某，性别：男，年龄：60岁。就诊日期：1992年6月23日。

证治 咳嗽咯白痰，近1、2个月加重，气短，上楼则喘，饮食正常，消瘦。舌苔薄白，质微青，舌下静脉瘀怒；脉弦缓。处方：鱼腥草50克，侧柏叶50克，桑白皮20克，黄芩15克，桔梗15克，南沙参20克，生地15克，玉竹30克，紫菀10克。7剂，水煎服。

按： 肺内有火，清肺热。

二诊 1992年6月30日。证治：诸症有减，胸闷。舌苔微黄，边缘有齿痕，舌下静脉瘀怒；脉弦缓。处方：同前方加硼砂5克，儿茶5克。7剂，水煎服。

按： 清肺化痰、活血化瘀。

三诊 1992年7月10日。证治：服药后症状渐减，偶有胸痛。舌苔薄白，边缘有齿痕；脉弦缓。处方：侧柏叶50克，鱼腥草50克，紫菀15克，款冬花15克，儿茶10克，硼砂5克，半夏15克，黄芩30克，枳实30克，竹茹20克，郁金15克，木香5克。7剂，水煎服。

【例7】

姓名：潘某，性别：女，年龄：32岁。就诊日期：1991年11月5日。

证治 咳喘，咯痰沫，色黄，反复发作十余年。发热，易感冒，怕冷，鼻塞，咽部不利，腰痛，肝剧痛（肝火）。舌苔微黄，舌下静脉瘀怒；脉沉缓。处方：麻黄7克，杏仁10克，干姜10克，桂枝10克，白芍50克，甘草15克，细辛5克，半夏10克，五味子10克，石菖蒲20克，侧柏叶50克，鲜姜7片，大枣5枚。6剂，水煎服。

【例8】

姓名：冷某，性别：女，年龄：30岁。就诊日期：1992年11月27日。

证治 咳嗽，咯黄痰，量少。舌苔薄白；脉弦疾有力。处方：党参15克，生地20克，黄芩20克，黑芝麻15克，桔梗20克，麦冬20克，白薇10克，橘红15克，紫菀5克，侧柏叶50克。7剂，水煎服。

按： 宣肺清热、化痰止咳。

【例9】

姓名：郭某，性别：男，年龄：9岁。就诊日期：1992年12月1日。

证治 咳嗽时有吐痰，夜寐梦多，大便干。苔薄白；脉弦缓。处方：桑叶20克，白薇7克，桔梗10克，紫菀5克，黄芩15克，炙百部7克，橘红10克，苏叶5克，杏仁5克。7剂，水煎服。

按： 百部含百部生物碱，有使呼吸兴奋性减退之作用，故奏镇咳作用。百部是植物性抗生药一种，能润肺，治气管炎。本方具宣肺化痰、清热止咳之效。

【例10】

姓名：朱某，**性别**：男，**年龄**：36岁。就诊日期：1993年2月16日。

证治　咳嗽咯痰带血，一个月。青霉素过敏，现心悸胸闷，善太息，轻咳。胸片示支气管感染，心电正常。舌苔白浊，边缘有齿痕；脉弦数。处方：板蓝根50克，大青叶5克，虎杖20克，黄芩25克，黄芪20克，玉竹50克，沙参30克，龙骨20克，牡蛎20克，鸡血藤10克。7剂，水煎服。

按：心率时快时慢，由感冒后引起的轻度心肌炎、供血不良所致，以清热解毒、益气活血法安神。

【例11】

姓名：牛某，**性别**：男，**年龄**：24岁。就诊日期：1993年2月12日。

证治　十天前发热后咳嗽咯痰。舌苔薄白；脉弦浮。处方：桑白皮15克，苏子10克，杏仁10克，白薇15克，桔梗20克，炙百部15克，紫菀10克，款冬花10克，黄芩35克，鱼腥草50克。7剂，水煎服。

【例12】

姓名：霍某，**性别**：女，**年龄**：36岁。就诊日期：1992年9月15日。

证治　支气管扩张，咳吐黄痰，甚则咯血。舌苔白浊，舌下静脉瘀怒；脉弦缓有力。处方：侧柏叶50克，川贝10克，桔梗20克，桑白皮10克，炙百部10克，生地20克，黄芩30克，月石5克，儿茶5克，白薇10克，生石膏20克。7剂，水煎服。

5. 哮证

【例1】

姓名：张某，**性别**：男，**年龄**：20岁，就诊日期：1998年6月26日。

证治　哮喘半年余，近一个月喘加重，每晚喘重，且伴有头痛。舌苔淡白；脉浮滑有力。处方：麻黄5克，干姜10克，桂枝10克，白芍10克，细辛5克，甘草15克，半夏15克，五味子10克，生石膏40克，苏子10克，白芥子10克，莱菔子20克。7剂，水煎服。

二诊　1998年7月2日。证治：哮喘半年余，服药后症状减轻。舌苔淡白；脉弦滑有力。处方：苏子10克，白芥子10克，莱菔子15克，橘红10克，半夏10克，当归20克，前胡20克，厚朴10克，太子参30克，砂仁10克，黄芩20克，甘草15克。7剂，水煎服。

【例2】

姓名：郑某，**性别**：男，**年龄**：12岁。就诊日期：1999年2月26日。

证治　过敏性哮喘一年余，发作时气短，气喘，胸闷。舌苔薄白，舌下静脉瘀怒；脉弦细。处方：桂枝5克，干姜5克，麻黄4克，白芍30克，甘草20克，细辛3克，半夏10克，五味子10克，苏子10克，白芥子10克，莱菔子15克，党参20克，桃仁5克，红花5克。7剂，水煎服。

二诊　1999年3月11日。证治：过敏性哮喘，症见好转。舌苔薄白；脉沉缓。处方：苏子10克，白芥子10克，莱菔子10克，桂枝6克，白芍20克，杏仁10克，甘草15克，五味子10克，细辛2克，附子5克，干姜5克，石斛20克，党参10克，麦冬15克。7剂，水煎服。

【例3】

姓名：张某，**性别**：男，**年龄**：13岁。**就诊日期**：2001年2月5日。

证治　哮喘两年，闻及气管哮鸣音。舌苔薄白；脉弦滑。处方：白果20克，麻黄6克，款冬花20克，半夏20克，桑白皮20克，苏子15克，白芥子10克，莱菔子25克，石斛30克。7剂，水煎服。

二诊　2001年2月12日。证治：支气管哮喘，现小腿酸，乏力，时有咳嗽。舌苔薄白；脉弦缓而疾。处方：白果15克，麻黄15克，细辛5克，款冬花20克，桂枝10克，黄芩30克，半夏15克，苏子10克，白芥子10克，莱菔子30克，石菖蒲30克，桑白皮20克，杏仁10克，石斛20克。7剂，水煎服。

三诊　2001年2月19日。证治：支气管哮喘服药后已减轻，现有哮鸣音。苔薄白；脉弦缓。处方：白果15克，猫爪草50克，麻黄3克，款冬花15克，苏子10克，白芥子10克，莱菔子30克，桑白皮20克，黄芩30克，石斛30克，黄精30克，墨旱莲15克，杏仁5克。7剂，水煎服。

【例4】

姓名：潘某，**性别**：女，**年龄**：30岁。**就诊日期**：1997年1月9日。

证治　过敏性哮喘9年，冬季发作加重，近日自觉心慌，且心率快。舌苔白腻；脉弦疾。处方：党参20克，地骨皮20克，茯苓30克，甘草20克，知母30克，淫羊藿20克，五味子10克，桂枝10克，白芍50克，太子参30克，何首乌50克，当归20克，合欢皮15克，白薇20克。7剂，水煎服。

二诊　1997年2月25日。证治：症状稍缓。舌苔薄白；脉弦疾。处方：黄芪30克，升麻5克，桔梗20克，麻黄5克，款冬花20克，白果10克，半夏10克，桑白皮20克，党参20克，苏子10克，杏仁10克。7剂，水煎服。

三诊　1997年3月6日。证治：症状改善。舌苔白浊；脉沉缓。处方：桑白皮20克，地骨皮20克，知母30克，甘草20克，党参30克，茯苓30克，黄芩20克，白果20克，苏子15克，白芥子10克，莱菔子15克。7剂，水煎服。

【例5】

姓名：闫某，**性别**：女，**年龄**：40岁。**就诊日期**：1997年11月4日。

证治　过敏性哮喘，现气短，咳痰不易。舌苔白浊；脉弦滑。处方：桂枝15克，麻黄 6 克，白芍 50 克，甘草 15 克，细辛 5 克，半夏 15 克，干姜 10 克，五味子 10 克，生石膏 50 克，知母 30 克，太子参 30 克，黄精 20 克，莱菔子 15 克。7 剂，水煎服。

【例 6】

姓名：赵某，性别：女，年龄：36 岁。就诊日期：1999 年 2 月 9 日。

证治 过敏性哮喘三年，秋冬季发作。舌苔薄白；脉沉缓。处方：苏子 10 克，莱菔子 15 克，白芥子 10 克，橘红 30 克，半夏 15 克，百合 50 克，熟地 20 克，砂仁 10 克，桂枝 10 克，玄参 10 克，桔梗 20 克，甘草 15 克，神曲 15 克。7 剂，水煎服。

【例 7】

姓名：周某，性别：女，年龄：62 岁。就诊日期：1996 年 7 月 23 日。

证治 气喘、气短 20 年余，乏力，腿软，咳嗽，痰多。舌苔白浊，中心黄褐色；脉沉涩。处方：太子参 20 克，鱼腥草 50 克，桔梗 20 克，紫菀 15 克，炙百部 10 克，天冬 20 克，党参 20 克，杏仁 10 克，桂枝 15 克，细辛 5 克，白芍 40 克，款冬花 20 克，枇杷叶 20 克，苏子 15 克，莱菔子 10 克，五味子 10 克，生石膏 20 克。7 剂，水煎服。

二诊 1996 年 7 月 30 日。证治：肺心病，心衰，服药后症减。舌苔白腻，中心黄褐；脉弦数。处方：太子参 30 克，鱼腥草 50 克，桔梗 20 克，苏子 10 克，桂枝 10 克，麻黄 15 克，白芍 40 克，干姜 10 克，甘草 15 克，细辛 5 克，半夏 10 克，五味子 10 克，杏仁 10 克，枇杷叶 15 克，前胡 20 克。7 剂，水煎服。

6. 喘症

（1）支气管炎案

精选验案与探讨

【例】

姓名：苏某，性别：男，年龄：73 岁。就诊日期：2004 年 4 月。

证治 气喘多年，活动后加重。伴胸闷，气顶，以凌晨或上下楼梯时气喘发作较严重，无咳嗽，痰少，饮食二便均正常。检查见体质较好，虽 70 岁高龄，仍较健壮，唯讲话多时，气力不足而喘促，颜面及手部患有白癜风，舌质淡暗，苔白；脉弦滑。曾在广州市呼吸疾病研究所诊治多年，经某院士治疗，但气喘未能完全治愈，希望用中药调理。综合考虑该患之气喘仍属虚喘，系因年迈，肺功能减损，肺气虚而不降，又肾气虚，摄纳无力所致。处方：炒白果仁 30 克，蜜麻黄 6 克，法半夏 15 克，紫菀 10 克，款冬花 30 克，桑白皮 10 克，杏仁 10 克，苏子 10 克，黄芩 20 克，白芥子 10 克，党参 30 克，黄芪 20 克，补骨脂 10 克，淫羊藿 10 克，何首乌 20 克，黄芩 30 克。7 剂，水煎服。

服 7 剂后，感觉良好，继续服用 2 周。后因其他不适而换药，又感气喘，遂改回服用加味定喘汤，仍有效，患者不愿停药，按冬病夏治的原则，嘱该患两天服用一剂，或一周服用 2 剂，慢慢调理，再无大的发作。

讨论：陈老常以炒白果仁30克，蜜麻黄6克，法半夏15克，紫菀10克，款冬花30克，桑白皮10克，杏仁10克，苏子10克，黄芩20克，白芥子10克，葶苈子50克（布包煎），红枣10枚，党参30克，黄芪20克，治疗喘息性支气管炎，慢性支气管炎久咳，哮喘及隐匿性哮喘等症。本方即由定喘汤加葶苈大枣泻肺汤及白芥子、党参、黄芪、紫菀所组成，故名为加味定喘汤。原定喘汤主治素有痰热，外感风寒，肺失宣降之哮喘偏实证者，本方加党参、黄芪后，哮喘偏虚者也可应用。临床中一些久嗽，或哮喘不愈者，其主要问题在于痰，特点是痰黏难以咯出，患者诉说痰堵在咽喉部就是咳不出，或痰黏在气管的下部位置很深，患者无力咯出，用多种抗生素或排痰药均解决不了这一问题，近年咳嗽患者非常多见，且久嗽不愈，甚至一些患者咳嗽伴有气喘，临床中运用加味定喘汤取得较好的疗效，尤其加用葶苈大枣泻肺汤及白芥子后，患者痰量明显减少，因而咳嗽减轻。方中蜜麻黄宣肺平喘，解表散邪，白果敛肺定喘，祛痰止咳，两药合用，一散一收共为君药。杏仁、苏子、款冬花、半夏、紫菀、白芥子降气平喘，化痰止咳，协助上药加强平喘祛痰之力，党参、黄芪补气，以防葶苈子泻肺水伤正气，共为臣药；桑白皮、黄芩清泻肺热，止咳平喘，葶苈子为泻肺行水、清热平喘之要药，李时珍曾云："肺中水气贲郁满急，非此不能除。"共为佐药，大枣和中，扶正而兼调诸药。诸药合用，共奏宣肺降气、止咳平喘、化痰利咽之功。定喘汤是很好用的方剂，加上葶苈大枣泻肺汤及党参、黄芪后，无论治疗实性咳喘还是治疗虚性咳喘，效果都十分令人满意。

（2）重症咳喘案

精选验案与探讨

【例】

姓名：徐某，**性别**：女，**年龄**：30岁。**就诊日期**：1987年10月6日。

证治　咳喘8年，近两年加重，无论冬夏皆发咳喘，行动、呼吸困难，须张大口喘粗气，四肢浮肿，不能平卧，经常感冒，口内痰涎不断，尿少，食欲不振。查体见形容憔悴。舌淡苔白浊而厚；脉弦疾。

辨证　久病咳喘，体虚无疑，肺气不降，肾气不纳，气机壅塞，升降失常，痰浊不得运化，加之外感，实邪伤肺，肺失肃降，气逆痰浊瘀阻，故导致咳喘不愈，甚者咳逆不得平卧。处方：麻黄6克，桂枝10克，白芍40克，干姜10克，甘草10克，细辛10克，半夏15克，侧柏叶50克，大枣7枚。7剂，水煎服。

服药7剂后，自感轻松，呼吸较前平缓，咳喘略有减轻，但考虑其病已8年，加重已有2年，故在此方基础上加减继续服药两月余，咳喘明显减轻，痰量减少，可以平卧，说明肺气得宣，水饮得化，气机上下调达，在此基础上，加用补肾健脾益肺中药如淫羊藿、补骨脂、人参、五味子、麦冬、白术、茯苓、紫菀、款冬花等，以善其后。治疗近半年，病告痊愈。

讨论：本方为小青龙汤加侧柏叶、大枣构成，故名青龙柏枣汤。小青龙汤为治外寒内饮的著名方剂。方中麻黄宣发肺气而平咳喘，桂枝温阳以助化内饮为君，干姜、细辛辅助麻桂温肺化饮，兼助麻桂驱散外表之邪。素有痰饮者，纯用辛温发散，恐耗伤肺气及温燥伤津，故重用白芍，酸收敛气兼和营血；半夏燥湿化痰，和胃降逆；侧柏叶苦、涩、微寒，其除有凉血止血功能外，据研究，其入肺，有抑菌、镇静、镇咳、祛痰平喘、解毒消炎之效，伍大枣，合以上诸药，共奏温经散寒、宣通肺气、行水化痰、止咳平喘之功效。初诊时患者其脉弦疾，乃虽有体虚，又有实邪为患，故用青龙柏枣汤宣肺行水，止咳平喘。先去实邪。肺为娇脏，其患病也是易虚易实，而且不易治疗彻底，往往留有伏邪，因此，在治疗肺部疾病时，一定要辨证仔细，分清寒热虚实，标本缓急，治疗时也应如抽丝一般，稳健地将其治疗彻底，万万不可留下隐患，导致将来复发再次感染难医。

（3）虚劳咳喘案

【例】

姓名：彭某，性别：男，年龄：60 岁。就诊日期：1974 年 4 月 2 日。

证治　自述及其妻补述：咳嗽、喘促二十余年，逐年加重，近十年咳嗽痰多，痰呈泡沫样，早晚咳喘重，每遇感冒即咳嗽不已，咯吐黄痰，且极易感冒，经常住院，近三五年来病情更加严重，冬夏皆咳喘，夜不能平卧，卧则气喘，不敢行动，动则气憋，痰涎甚多，难以咳出。周身浮肿，后背凉、手脚凉，进食少，食多则吸气困难。大便二三日一次，近一年已不能出屋。此次住院经西医诊断为肺心病、心力衰竭，经治疗病情稍有缓解，经人介绍前来求治于中医。

检查　形瘦神疲，呼吸气喘而急，下肢浮肿，按之凹陷不起，颜面晦暗，喉中痰涎声吼，动作困难，呈半卧位，努力咯十一口痰涎，观之呈泡沫清水样。四肢凉感。舌质暗紫，舌面微青，舌苔白腻；脉沉微小疾。证为久咳伤肺，肺失清肃，水精不布，吸气不能透肺归肾，久则饮留胸肺，脾肾暗亏，故咳喘不已。况年老体衰，精气不足，血脉不畅，心阳不振，阴霾暗起，痰阻肺络，形成本虚标实证，以致病笃。经云急则治标，缓则治本。本例当治以标本兼顾。今病至虚弱已极，必以扶正为主，邪气盛，佐以祛邪，故标本兼顾，救其生存。

处方　扶正以参附汤合生脉饮加减，祛邪以葶苈大枣泻肺汤合小青龙汤加减。

用药　人参 20 克，附子 10 克，五味子 20 克，黄芪 80 克，甘草 20 克，炒葶苈子 50 克（布包煎），麻黄 10 克，干姜 6 克，桂枝 6 克，白芍 50 克，细辛 10 克，法半夏 20 克，大枣 10 克，瓜蒌仁 10 克，橘红 20 克。水煎一剂药液 150 毫升，分三次服。

二诊　1974 年 4 月 3 日。药后痰减少，喘稍缓，呼吸缓和，尿量增多，咳减轻，脉仍沉微小疾；苔白腻。病势小见好转，守上方再进两剂。

三诊　1974 年 4 月 7 日。痰饮大减，咳喘平定减半，浮肿大消，唯神疲乏力，动作气喘，已思食，已不急，苔白腻渐减；脉沉微稍有力。病有生机，处方按上方减附子至 5 克，并去瓜蒌仁。加三子养亲汤（苏子 10 克，白芥子 10 克，莱菔子 10 克）投三剂。

四诊　1974 年 4 月 11 日。药后痰饮初平定，不动作已不咳喘，症现一派虚象。舌苔薄白而腻；脉沉缓，肺胸之水大除，故咳喘平稳，其动作而喘者为气虚，不能相续尔。改用补中益气汤合小剂量的小青龙汤及三子养亲汤。处方：黄芪 80 克，人参 20 克，白术 15 克，陈皮 7 克，升麻 10 克，柴胡 5 克，甘草 10 克，当归身 10 克，黄精 40 克，麻黄 3 克，干姜 5 克，白芍 30 克，细辛 3 克，五味子 5 克，桂枝 6 克，半夏 10 克，苏子 10 克，白芥子10克，莱菔子6克，生姜5片，大枣5枚。7剂，水煎服。

五诊 1974年4月18日，服药7剂后，诸症皆大平复，但咳喘多年，久伤肺气，累及心脏，宜大补心肺之气，助以小剂量活血通络之药，改成丸药缓缓图之，嘱必防止外感。处方：人参50克，黄芪80克，山茱萸30克，山药30克，莲子20克，阿胶15克，橘红40克，半夏20克，炙紫菀15克，炙款冬花25克，甘草20克，二地各20克，五味子15克，苏子15克，白芥子15克，莱菔子15克，黄精50克，龟板30克，枸杞子20克，丹参30克，当归20克，丝瓜络20克，瓜蒌仁10克，茯苓30克，赤茯苓20克，桂枝10克，炒杏仁15克，红花10克，地龙30克。共压细面，每丸三钱，每次1丸，日三次，以善其后，后经随访得知，病已治愈。

类 案

【例1】

姓名：马某，**性别**：男，**年龄**：45岁。**就诊日期**：1992年9月4日。

证治 喘，胸闷。舌苔白浊；脉弦缓。处方：麻黄6克，桂枝6克，五味子10克，白芍10克，鱼腥草50克，细辛7克，半夏15克，白术50克，侧柏叶50克。7剂，水煎服。

按：用小青龙汤加减治之，其中重用白术以健脾燥湿，一则脾健则肺气充，二则以杜生痰之源，再配以侧柏叶、鱼腥草清热凉血解毒。

二诊 1992年10月13日。证治：诸症好转，食油腻、糖后喉中有痰不适。舌苔薄白；脉弦缓。处方：同前方，加桔梗20克，黄芩20克。7剂，水煎服。

【例2】

姓名：王某，**性别**：男，**年龄**：42岁。**就诊日期**：1992年10月16日。

证治 感冒后吸气困难，咳喘。舌苔薄白，舌下静脉微怒；脉弦滑。处方：桑叶50克，紫苏叶10克，麻黄6克，款冬花10克，鱼腥草50克，紫菀10克，橘红20克，桔梗20克，白薇10克。7剂，水煎服。

按：风热蕴肺，肺失宣降，肺气上逆所致，疏散风热、宣通肺气之法治之。

【例3】

姓名：徐某，**性别**：女，**年龄**：28岁。**就诊日期**：1991年11月15日。

证治 喘咳痰多色黄，胸痛。用消炎药两个月不见好转。右胁下野有4×5cm的空洞，肺纹理增强。舌苔白浊；脉沉缓。处方：黄连35克，黄芩30克，月石10克，儿茶10克，侧柏叶50克，太子参30克，百合50克，白及10克，川贝15克。6剂，水煎服。

二诊 1991年12月6日。证治：喘轻，诸症好转（肺脓肿）。舌苔白浊；脉细数。处方：同前方。6剂，水煎服。

【例4】

姓名：富某，性别：女，年龄：39岁。就诊日期：1992年12月1日。

证治 气短、气喘、心悸八年，近三年加重。曾按肺结核治疗不效。今夏去北京诊为肺间质纤维化。今冬症加重，怕冷、热空气，仰首较舒，低头胸痛。口唇紫。舌薄白；脉沉涩。处方：党参20克，苏子15克，白芥子10克，莱菔子15克，杏仁10克，侧柏叶50克，桔梗20克，橘红15克，炙百合50克，石菖蒲30克，麻黄2克。7剂，水煎服。

按：治用益气宣肺化痰法。白芥子为刺激药，内服祛痰、发汗，治喘咳及慢性湿性气管炎。功在利气豁痰，消肿散结。苏子降气化痰；莱菔子引气消痰；白芥子温肺豁痰。

7. 肺痛

【例1】

姓名：张某，性别：男，年龄：29岁。就诊日期：1992年7月21日。

证治 胸时痛（肺结核，不咳无痰）。舌苔白浊，中心微黄，边缘有齿痕，舌下静脉微怒；脉沉弦。处方：侧柏叶50克，天冬20克，生地25克，当归20克，炙百部15克，桔梗10克，甘草10克，浙贝10克，白及5克，桑白皮10克。7剂，水煎服。

【例2】

姓名：王某，性别：男，年龄：21岁。就诊日期：1996年4月5日。

证治 胸痛，咳嗽吐黄痰一月余（大叶性肺炎），发热，困倦。舌苔白浊而厚；脉弦细而数。处方：鱼腥草70克，黄芩50克，桔梗20克，黄连10克，橘红20克，炙百部10克，紫菀10克，杏仁10克，枇杷叶20克，款冬花20克，前胡20克，白前15克，太子参30克。3剂，水煎服。

二诊 1996年4月9日。证治：胸痛减，高热不退。舌苔薄白；脉弦缓。处方：前方加川芎30克，藁本10克。7剂，水煎服。

【例3】

姓名：高某，性别：女，年龄：22岁。就诊日期：1997年12月1日。

证治 支气管感染，肺内感染。舌苔白浊；脉弦缓有力。处方：鱼腥草50克，桔梗20克，桂枝10克，五味子10克，炙百部10克，细辛5克，白芍40克，黄芩30克，枇杷叶20克，前胡20克，紫菀10克，款冬花20克，黄柏20克，知母30克，白薇15克，橘红15克。7剂，水煎服。

二诊 1997年12月8日。证治：支气管肺炎基本痊愈。舌苔薄白；脉弦缓。处方：鱼腥草50克，桔梗20克，杏仁10克，麦冬20克，炙百部15克，紫菀10克，款冬花20

克,白薇15克,枇杷叶20克,前胡20克,橘红15克,太子参20克,沙参30克,黄芪30克,黄芩20克。7剂,水煎服。

8. 肺痨

【例1】

姓名:赵某,性别:女,年龄:48岁。就诊日期:1992年7月17日。

证治 咳喘乏力一年,不欲食,右半身有汗,手麻木,下午低热(37~38℃),加重半年,左胸痛,消瘦,月经少,大便正常。苔白浊,质微青,舌下静脉瘀怒;脉微细。处方:当归20克,生地20克,牡蛎30克,黄柏10克,知母20克,黄芪50克,地骨皮10克,鳖甲20克,侧柏叶50克,秦艽10克,青蒿5克,乌梅3克。7剂,水煎服。

按:低热消耗,结核未好。

【例2】

姓名:王某,性别:女,年龄:60岁。就诊日期:1996年7月23日。

证治 肺结核。舌苔白浊;脉弦缓。处方:侧柏叶50克,猫爪草70克,瓜蒌30克,半夏10克,黄连15克,炙百部15克,天冬20克,桔梗20克,山药30克,浙贝10克,甘草15克,延胡索10克。7剂,水煎服。

二诊 1996年8月6日。证治:肺结核,服药后症状减轻。苔白浊;脉弦缓。处方:侧柏叶50克,猫爪草70克,黄芪30克,桑白皮20克,炙百部15克,桔梗20克,鱼腥草50克,白薇15克,紫菀10克,款冬花20克,枇杷叶15克,杏仁10克,黄连15克。7剂,水煎服。

三诊 1996年9月16日。证治:无咳喘,口干。舌苔薄白;脉弦滑。处方:侧柏叶50克,猫爪草50克,生地40克,麦冬20克,炙百部10克,杏仁10克,沙参50克,甘草15克,玄参15克,白芍30克,黄芪20克,太子参10克。7剂,水煎服。

【例3】

姓名:谷某,性别:男,年龄:25岁。就诊日期:1998年5月29日。

证治 肺结核两年,高热不退,咳嗽,消瘦,手足凉,肺结核。舌苔薄白;脉细数。处方:秦艽20克,地骨皮20克,青蒿10克,鳖甲30克,当归20克,知母30克,乌梅10克,沙参50克,黄芪50克,白术30克,防风20克,甘草15克,生地30克。7剂,水煎服。

二诊 1998年6月26日。证治:热已退。舌苔淡白;脉弦滑。处方:生地50克,萆薢20克,神曲15克,地骨皮20克,青蒿10克,秦艽20克,鳖甲30克,当归20克,知母30克,乌梅10克,沙参50克,黄芪50克,白术30克,防风20克,甘草15克。7剂,水煎服。

9. 胸痛

【例1】

姓名：奉某，性别：男，年龄：36岁。就诊日期：1992年5月15日。

证治　曾住院治疗肺内炎症，现左胁隐痛，胸闷不舒，饮食二便正常。舌苔白浊，微黄，舌质红；脉弦疾有力。处方：瓜蒌50克，黄连15克，连翘30克，枳实10克，半夏10克，桑叶50克，白薇15克，桔梗15克。

按：法用清热化痰、利气宽胸治之。重用桑叶50克，何意？湿热之气不降，壅遏肺气。肺气不利而隐痛，重用桑叶，意在宣通肺气，有助于湿热之气下降。

二诊　1992年7月7日。证治：胸痛大减，劳动时或呼吸时小痛。舌苔薄白；脉弦缓。处方：枳实25克，薤白15克，黄连10克，川芎20克，木香10克，姜黄10克，甘草15克，神曲15克，郁金20克。7剂，水煎服。

【例2】

姓名：苏某，性别：女，年龄：42岁。就诊日期：1992年6月30日。

证治　有子宫肌瘤手术及溃疡性结肠炎病史，腹痛，重感冒后胸痛，呼吸时痛，出汗，乏力，手足热。舌苔黄燥；脉沉缓。处方：太子参10克，鱼腥草50克，桔梗20克，甘草10克，侧柏叶50克，赤石脂10克，禹余粮20克。7剂，水煎服。

按：该证为溃疡性结肠炎及子宫肌瘤术后元气虚弱，感冒后风邪入肺化热、肺络不畅所致，用清热宣肺法治之。用赤石脂、禹余粮入胃肠经涩肠止泻兼治溃疡性结肠炎。

二诊　1992年7月7日。证治：腹隐痛，长期服小檗碱，手足热，余症无明显进退，苔白浊；脉沉涩。处方：前方加酒炒黄连。6剂，水煎服。

【例3】

姓名：孙某，性别：男，年龄：15岁。就诊日期：1993年1月29日。

证治　口唇干5天（肺内感染后），胸痛，心动过速无力。舌苔灰白；脉数，三五不调。处方：连翘50克，黄芩30克，生地30克，麦冬15克，沙参30克，鸡血藤20克，首乌20克，萝卜10克，紫石英10克，威灵仙5克。7剂，水煎服。

【例4】

姓名：谭某，性别：男，年龄：61岁。就诊日期：1992年7月10日。

证治　年轻时咳嗽咯过血。十天前发生右侧胸痛，深吸气痛重，饮食少，大便日一次，晚上发热。胸片示中心型肺癌。舌苔白浊而厚；脉弦缓。处方：蒲公英50克，连翘50克，鱼腥草50克，金银花30克，紫花地丁20克，甲珠10克，蜂房10克，侧柏叶50克，白花蛇舌草50克。7剂，水煎服。

【例5】

姓名：赵某，性别：女，年龄：34岁。就诊日期：1999年6月10日。

证治 前胸后背疼痛，后背肩胛痛重。舌苔薄白；脉弦滑。处方：当归20克，丹参20克，乳香10克，没药20克，柴胡30克，白芍40克，枳壳30克，神曲15克，香附15克，郁金20克，木香10克，砂仁15克，鸡血藤30克。7剂，水煎服。

二诊 1999年6月17日。证治：前胸后背痛减，肩胛骨痛。舌苔薄白乏津；脉沉弦。处方：桂枝15克，白芍40克，白术40克，知母30克，附子10克，干姜10克，防风30克，麻黄5克，甘草20克，鸡血藤50克，伸筋草30克，石斛20克，土鳖虫5克，巴戟天20克，全蝎10克，蜈蚣1条。7剂，水煎服。

【例6】

姓名：周某，性别：女，年龄：64岁。就诊日期：1999年11月12日。

证治 前胸后背发热四年余，高血压，咳嗽，气管炎，自觉内里发热不能忍受，经常用凉毛巾敷，时轻时重。舌苔薄白，舌质暗红；脉沉弦无力。处方：赤芍20克，桃仁10克，当归20克，干地40克，甘草15克，红花5克，枳壳20克，牛膝15克，青皮10克，佛手40克，石斛20克。7剂，水煎服。

（二）心系病症

1. 心悸、怔忡

精选验案与探讨

【例】

姓名：李某，性别：女，年龄：38岁。就诊日期：1996年1月29日。

证治 一个月前该患吵架生气后出现心慌、心悸，易受惊吓，身倦疲软乏力，睡眠欠安，时有气短，喜长叹，不欲食，大便黏，不易排出，月经正常。舌苔根部白腻；脉弦数。

该患因心悸、睡眠欠安月余并伴气短、乏力、易惊，有心气虚的表现，同时又有不欲食、大便难、苔白腻、脉弦数等气郁生热的表现，故该患的治疗原则应为补虚清热佐以疏肝解郁，先用补心调律汤加减。处方：何首乌15克，黄芪60克，黄精40克，党参30克，石斛20克，石菖蒲15克，柴胡30克，麦冬20克，葛根15克，生龙骨30克，生牡蛎30克，五味子10克，炙甘草20克，紫石英20克，神曲20克。7剂，水煎服。

二诊 仍有心慌，惊动后有心动过速，时有气短。舌苔根部白浊；脉弦数。予以清热理气，养心镇惊安神。处方：苦参20克，紫石英10克，神曲15克，佛手50克，香橼15克，甘草15克，麦冬20克，五味子10克，黄芪20克，磁石30克，生龙骨30克，生牡蛎30克。7剂，水煎服。

三诊 服7剂后，心慌、心悸明显减轻，睡眠好，食欲尚可，但仍有身倦乏力，大便黏，苔白浊；脉弦缓，尚有湿热。处方：二诊方加龙胆草10克，酒大黄10克，郁李仁10克，桃仁10克，生地40克。7剂，水煎服。

四诊 服后大便通畅，身体轻松，一般状况明显好转，唯在劳累时或生气时会感心慌、心悸，乏力，苔薄白；脉弦缓。处方：党参20克，黄芪50克，何首乌50克，甘草20克，茯苓30克，白术15克，当归20克，白芍30克，生地20克，川芎20克，青皮15克，枳壳15克。7剂，善后。

讨论： 补心调律汤组成为何首乌15克，黄芪60克，黄精40克，党参30克，炙甘草20克，石斛20克，麦冬20克，五味子10克，葛根15克，石菖蒲15克，柴胡30克，土鳖虫5克，生龙牡各30克，紫石英20克。

心悸甚者，酌加灵磁石50克，神曲20克，惊悸者加朱砂1g；心动过速者可重用菟丝子；心动过缓者可加淫羊藿；阴虚者加玉竹，阳虚者加附子。方中黄芪、黄精、党参、炙甘草甘温益气，气生则血生；何首乌、石斛、麦冬、五味子、葛根补血滋阴，血生神旺；九药合用，气血双补，阴精得充，心神得养；石菖蒲开窍安神，柴胡、土鳖虫理气解郁通经，生龙牡、紫石英、磁石、朱砂等皆有镇惊安神之功，可根据病情需要，酌情使用；诸药合用，气血旺盛，神健心宁，悸动得平，心律失常恢复。

据文献报道，黄芪、党参有调节细胞代谢的功能，促进心肌细胞内的环腺苷酸（cAMP）的合成增加，间接改善心肌细胞的电生理特性；葛根、何首乌、土鳖虫增加冠脉血流量和心肌营养血流量，有利于消除局部缺血、损伤、炎症、瘢痕引起的异常自律性；甘草能增强心肌功能，提高中枢神经细胞的兴奋性，有利于抑制异位自律点；五味子能调整中枢神经及自主神经的功能；石菖蒲具有明显的抗心律失常作用，诸药合用可控制心肌细胞的自律性；改善心肌的传导功能，从而调节心律失常。

类 案

【例1】

姓名：王某，性别：女，年龄：55岁。就诊日期：1993年2月12日。

证治 心慌、心悸、头晕，手足麻木，周身有气窜感，失眠多梦，饮食时好时差，食管有堵塞感，20天，经闭3年，手足热，大便时干。舌苔薄白，舌下静脉瘀怒；脉沉缓。处方：瓜蒌50克，薤白10克，半夏15克，郁金15克，独活15克，降香10克，党参20克，丹参20克，防风20克。7剂，水煎服。

按： 血分有郁滞，心阳受阻不通，加之肝郁，治用温通心阳、活血化瘀法。

【例2】

姓名：胡某，性别：女，年龄：35岁。就诊日期：1992年11月27日。

证治 心悸，身颤，紧张时加重，头胀，气短。舌苔薄白，边缘有齿痕；脉弦滑。处方：生龙骨30克，生牡蛎20克，磁石50克，神曲15克，茯苓20克，白术20克，白芍50克，紫石英15克，半夏10克。7剂，水煎服。

按：痰湿阻滞经络性惊悸。治以健脾化痰、镇静安神法。证系痰湿性心悸。

【例3】

姓名：刘某，性别：女，年龄：48岁。就诊日期：1992年7月3日。

证治 心悸，心中烦闷，不欲食，头晕。左脉沉涩，右脉弦滑。处方：柴胡20克，白芍50克，郁金15克，木香10克，甘草10克，川芎30克，薄荷20克，菊花20克，青皮20克。7剂，水煎服。

按：该证病机为恼怒伤肝，肝郁化火，内扰则心悸，上扰则眩晕。病久则气滞血瘀，出现涩脉，用疏肝清热明目法治之。

【例4】

姓名：张某，性别：女，年龄：42岁。就诊日期：1992年6月16日。

证治 心悸，手足热，头晕4～5年，急躁易怒，月经量多。舌苔薄白，舌下静脉瘀怒；脉弦疾有力。处方：柴胡15克，黄芩25克，生地30克，玉竹30克，白芍30克，栀子10克，磁石20克，神曲15克，生龙骨20克。7剂，水煎服。

按：此证为五心烦热、肝气郁积，以疏肝平肝、清热安神法治之。

【例5】

姓名：赵某，性别：女，年龄：50岁。就诊日期：1992年7月7日。

证治 心悸失眠，尿少浮肿，头痛，腰痛，手足心热，出虚汗，近两个月加重。舌薄白；脉沉涩。处方：太子参20克，黄芪30克，白芍50克，川芎35克，木通5克，石斛30克，女贞子20克，黄芩30克，郁金10克。7剂，水煎服。

按：该证心气虚，运血无力，心神失养，故失眠脉涩，又伴有肝肾阴虚内热之象。用太子参、黄芪、白芍、川芎、石斛益气养阴，以女贞子补益肝肾之阴，除其虚热，木通、郁金理气活血，少用茯苓利其水湿。

二诊 1992年7月14日。证治：浮肿有减，心悸发作一次。下午乏力，手足心热。舌苔薄白；脉弦缓。处方：太子参20克，生地30克，黄柏10克，生龙骨20克，女贞子20克，白术15克，茯苓30克，生牡蛎20克，磁石50克，神曲10克。7剂，水煎服。

【例6】

姓名：江某，性别：女，年龄：56岁。就诊日期：1992年6月9日。

证治 心慌心悸，口腔辛辣，咽部有冒烟感，如虫行两年。舌苔白浊、根微黄，舌下静脉瘀怒；脉沉缓。处方：龟板20克，生地25克，麦冬20克，丹参30克，干姜3克，黄芩25克，黄柏10克，知母10克，肉桂10克。7剂，水煎服。

按：因心肾阴虚，心气虚则脉道不利，肾阴虚则浮游之火上升而发为上述诸症。治以清热养阴法，用肉桂、干姜，意在寒热并用，增强养阴之力。

【例7】

姓名：郎某，性别：男，年龄：37岁。就诊日期：1992年5月5日。

证治　两个月前感冒后引起心脏悸动不安，状如击鼓，昏厥一次。舌苔白浊；脉弦而有力。处方：沙参50克，板蓝根50克，连翘30克，黄芩20克，生地25克，玉竹50克，磁石50克，神曲15克，甘草10克，当归15克。7剂，水煎服。

【例8】

姓名：刘某，性别：女，年龄：30岁。就诊日期：1992年7月21日。

证治　心慌心悸，胸闷痛，腹胀，头晕，月经正常。舌苔薄白；脉弦细。处方：香橼20克，莱菔子15克，磁石50克，神曲15克，青皮10克，黄芪20克，麦芽20克。7剂，水煎服。

【例9】

姓名：何某，性别：女，年龄：50岁。就诊日期：1992年12月1日。

证治　失眠，肾炎（B超有改变），尿常规正常，心慌心悸，胸痛闷。舌苔白浊；脉弦缓（初期冠心病）。处方：瓜蒌50克，薤白15克，半夏15克，郁金20克，降香10克，川芎30克，丹参25克。6剂，水煎服。

【例10】

姓名：何某，性别：女，年龄：49岁。就诊日期：1993年1月15日。

证治　心悸，眠差，腹部不适。舌苔薄白，舌下静脉瘀怒；脉沉涩。处方：太子参30克，郁金15克，降香10克，瓜蒌25克，川芎25克，白芍30克，泽泻5克，磁石10克，神曲15克。7剂，水煎服。

2. 胸痹

精选验案与探讨

【例1】

姓名：李某，性别：男，年龄：48岁。就诊日期：1996年6月21日。

证治　以浮肿、气短、腹胀、心胸憋闷多年，近3个月病情加重，前来就诊，此前，经某西医医院诊为风心病，曾间断用西药治疗效果不显并逐年加重，故转诊中医；目前，除心悸、气短、腹胀、下肢浮肿外，尚伴有喘息、食少、食后胃中不舒等。检查：面白体弱，下肢浮肿较重，指压痕较深。舌淡苔白；脉弦滑。

辨证　心气虚衰，血运乏力，水液内停，进而影响肺、脾、肾及气血运行，导致诸证的发生。治疗予以补心气、养心血、化瘀利尿、调补脾肾。处方：鸡血藤50克，何首乌

50克，玉竹50克，黄芪25克，千年健35克，独活25克，薏苡仁30克，防风20克，茯苓30克，川续断15克，菟丝子30克，附子15克，党参30克，泽泻10克，白术20克，威灵仙30克，土鳖虫5克，7剂，水煎服。

二诊　浮肿、气短、喘息减轻，继续服药30余剂，其中依据病情曾随证加减运用了青风藤、海风藤、柴胡、连翘等药，诸证好转，浮肿消退，饮食二便正常。

三诊　惟在劳累时，会感轻微气短、胸闷、心悸。再予鸡血藤50克，制何首乌50克，防风20克，独活20克，黄芪60克，威灵仙30克，附子10克，玉竹50克，白芍60克，党参30克，黄精30克，益气活血去风湿等药，水煎内服10余剂，以善其后。

后经随访得知，该患每在身感不适时，即间断服用此方，效果良好。

讨论：陈老先生临床多年总结出的治疗风心病的有效方剂，命名本方为除痹养心汤，其组成与分析如下。鸡血藤50克，何首乌50克，玉竹50克，黄芪25克，千年健35克，独活25克，薏苡仁30克，防风20克，茯苓30克，川续断15克，菟丝子30克，附子15克。煎法：上述药中，附子应先煎1小时，将其他药物水洗净后，再另加少许水浸泡，1小时后纳入所煎附子水中，继续煎约1小时，剩出药液约100毫升待用；余渣加少量水再煎第二次，约半小时，再剩出约100毫升与第一次所留药合并，分两次服完，每次饮100毫升即可。方中鸡血藤、何首乌、黄芪养心血、补心气，兼能活血通络，玉竹补养心阴共为固本之君药；千年健、独活、薏苡仁、茯苓、附子合用，逐风寒除湿而止痛为臣药；川断、菟丝子壮腰骨补肾，兼能祛风湿为佐药，诸药合用共奏祛风逐寒除湿活血，补心气、强腰骨，除痹养心之功效；适用于风寒痹痛及因风寒湿痹引起的风心病，但无心律失常者；如有心律失常而病情稳定，或寒邪不胜，或偏阴虚者，可酌减附子。本方可养心血、补心气、活瘀血、逐寒祛风湿。主治：风心病所致的心悸、气短、头晕、乏力、自汗出，劳则甚，同时伴有风寒湿痹引起的关节疼痛遇寒加重及腰酸腿软等。

【例2】

姓名：候某，**性别**：男，**年龄**：60岁，干部。**就诊日期**：1998年5月6日。

证治　自感胸闷、气短、心前区疼痛，后背及肩胛骨痛，期前收缩频发，两月余，近半个月症状明显加重，发作时须含服大量速效救心丸、硝酸甘油等来缓解症状，经市二院诊为冠心病、梗死后心绞痛。不能停用西药，此次静脉滴注扩冠药物（具体不详），症状缓解后来请陈老诊治。现食欲尚可，但不能多食，时有心跳停搏的感觉，身乏力，腿酸软，二便正常。苔薄白；脉沉缓无力。处方：予以服用益气活心方：黄芪60克，黄精50克，何首乌30克，葛根30克，瓜蒌30克，薤白10克，法半夏20克，郁金10克，降香10克，川芎20克，没药10克，地龙20克，延胡索20克，草决明30克，石斛20克，水蛭6克。7剂，水煎服。

二诊　服7剂后，疼痛减轻，只感隐痛，可不服硝酸异山梨酯；但仍有期前收缩，乏力、头晕。舌苔薄白；脉沉缓无力。处方：继服中药：何首乌30克，石斛30克，黄精30克，黄芪60克，瓜蒌30克，水蛭7克，地龙30克，葛根30克，淫羊藿30克，菟丝子30克，人参20克，莲子15克。7剂后复诊。

三诊　上述症状明显改善，心前区疼痛已缓解，时有胸闷，乏力，食欲及二便正常，可以走动，自行到医院看病，连续服药半月，疼痛完全消失，惟时有憋闷感、期前收缩、自汗、双腿乏力。处方：瓜蒌30克，薤白10克，半夏20克，延胡索20克，川芎40克，白芍50克，郁金20克，降香15克，何首乌30克，石斛30克，黄精30克，黄芪60克，水蛭5克，赤芍15克，珍珠母40克，紫石英15克，神曲15克等加减，再服用月余调补，以善其后。

后经随访得知，每在心脏不适时，便服此方，即得缓解。

讨论： 胸闷可加丹参、石菖蒲；疼痛不止为死血不化可重用水蛭，疼痛不重可用土鳖虫。煎法：以上诸药水洗后，加水适量，浸泡1小时左右，大火煎开后改小火继续煎约1小时，剩出药液100毫升；再加水少许煎煮第二次，半小时左右，再剩出药液100毫升，两次药液合并，分两次服完。本方有益气养阴、活血化瘀、行气化痰、宣痹止痛之功。主治：冠心病心绞痛或梗死后心绞痛等。证见胸闷，心悸或心前区刺痛、压榨痛，甚或牙痛，肩背痛，出冷汗，有恐惧感等。方中黄芪、黄精、何首乌、石斛益气养阴、扶正固本；郁金、降香、延胡索与川芎、没药、地龙、水蛭、葛根，行气散郁、活血通络、理气止痛；瓜蒌、薤白、法半夏、决明子宽胸化痰，宣痹通阳治标；诸药合用，标本兼治，治疗冠心病气滞血瘀或痰瘀互结或寒凝气滞证所引起的心胸憋闷、心悸气短、心绞痛等。

【例3】

姓名： 王某，**性别：** 男，**年龄：** 70岁。**就诊日期：** 2000年9月20日。

证治 心前区闷胀、气短，时有疼痛，倦怠乏力，心烦，头晕，近日纳差。舌暗，舌下静脉瘀怒；脉沉弱。处方：党参30克，白芍30克，山楂10克，川芎15克，乌药10克，红花5克，降香10克，佛手20克，黄芪15克。7剂，水煎服。

服药后症状明显减轻，以上方加减化裁，症状显效。

讨论： 此方为陈老自拟方强心通脉方的灵活应用。本方用于治疗气阴两虚兼有气滞血瘀，心痛、胸闷、心前区不适等证。本方具有益气养阴，活血化瘀；强心通脉，缓急止痛之功。强心通脉方组成为党参30克，白芍30克，山楂10克，川芎15克，乌药10克，红花5克。方中党参益气，白芍养阴，山楂既能养阴生津，又能化瘀降脂，促进代谢，此三药不仅有益气养阴之功效，还能提高机体免疫力，延缓衰老，益寿延年。川芎、红花活血化瘀，乌药辛温理气止痛，共同起到活瘀止痛之效，六药配合，相得益彰，补气而不热，养阴而不寒，和中理气而不燥，活血止痛而不克伐正气，气血阴阳兼顾，共同起到益气养阴、活血化瘀、强心通脉、缓急止痛之功效。经动物实验证明，此中药复方能够扩张冠脉血管，增加冠脉血流量，对抗心肌缺血、缺氧，改善微循环及抗凝血，对缺血性心脑血管疾病有良好的治疗作用。长期服用此药物无任何副作用，尚可明显改善症状。适于中老年心脑血管疾病患者长期服用。

用此方曾治疗冠心病患者260例（按全国冠心病诊断标准确诊病例），其中心绞痛患者128例，梗死后心绞痛45例，计173例，其余还有心律失常、心力衰竭、高血压冠心病及无痛性心肌缺血等各类患者87例；一般辨证均具有气阴两虚兼气滞血瘀或痰浊血瘀者。服药短者1个月，长者8年。除心绞痛症状改善外，其他如胸闷、乏力等症状也有显著改善。心电图的总有效率为48.35%，无论是心电图疗效还是症状疗效，观察发现均与疗程的长短有密切关系，如服药三个月以下疗程组症状显效率为25%，一年以上疗程组，显效率为38.5%，说明随着服药时间的延长，疗效逐渐提高。心电图随着服药时间的延长，总有效率由48.35%提高到67.64%。临床中观察到此复方还有一定的降脂作用。本药的特点是作用缓和持久，随着疗程的延长，疗效提高。有的患者除冠心病外，还伴有大便秘结，排便困难等，服药后大便通畅。大多数患者反映服药后精神明显好于以前。

冠心病的治疗体会：在冠心病的急、危、重阶段的治疗，要善于发扬中西医各自的优势，按急则治其标、缓则治其本的原则，予以积极治疗，抢救生命，待病情缓解后更应积极发挥中医的特长，针对疾病的本质给予治疗。治疗中既要照顾到冠心病的共性虚与瘀的问题，又要照顾到不同患者体质的差异及病变影响的不同脏腑和气血阴阳，有针对性地治疗。其中长期服用治本中药对控制疾病的发展及延长寿命的作用不可忽视。

类　案

【例1】

姓名：关某，性别：女；年龄：46岁。就诊日期：1992年9月29日。

证治　腹胀，不欲食，大便正常，活动心前区疼痛一个月。舌苔中心微黄，舌下静脉瘀怒；脉弦滑有力。处方：柴胡25克，白芍30克，枳实20克，青皮15克，槟榔15克，莱菔子30克，厚朴20克，黄芩35克，夏枯草10克，延胡索10克。7剂，水煎服。

按：该患因生气致肝家郁热犯胃，胃气不能下引，逆气作胀日久，气滞血瘀，拟疏肝清热、降逆除胀法。

【例2】

姓名：魏某，性别：女，年龄：45岁。就诊日期：1992年8月7日。

证治　吸气困难，十年余，劳累加重，睡觉时后头麻木，下肢浮肿。舌苔白浊，边缘有齿痕，舌下静脉瘀怒；脉沉缓。处方：鸡血藤30克，玉竹50克，附子15克，柏子仁10克，龙眼肉15克，生地30克，沙参50克，丹参30克，天冬20克，五味子10克，当归20克。7剂，水煎服。

按：该证系为心气虚，气虚则津液不布，聚而为湿，故苔白滑，舌边有齿痕，下肢浮肿，气虚则运血乏力，故舌下静脉瘀怒，后头麻木之症生矣，故用寒温并用之法补心益气，佐以养心安神、活血化瘀之品。

【例3】

姓名：伊某，性别：男，年龄：42岁。就诊日期：1992年5月5日。

证治　连日两次心前区疼痛，出汗后缓解。舌苔薄白；脉涩而结。处方：党参20克，白芍30克，威灵仙10克，地肤子5克，龟板20克，生地15克，玉竹50克。7剂，水煎服。

按：《医学衷中参西录》载宣阳汤，方中威灵仙有导滞的作用，地肤子为向导，党参、白芍、龟板扶助心阳心阴。

【例4】

姓名：代某，性别：女，年龄：57岁。就诊日期：1992年6月16日。

证治 患冠心病，胸闷胸痛，气短，自觉脚没跟，头面麻木，有时口干，有糖尿病、脑梗死病史（血压 200/130mmHg）。舌苔薄白，舌下静脉瘀怒；脉沉涩。处方：决明子20克，白芍50克，珍珠母50克，钩藤50克，葛根15克，夏枯草15克，杜仲10克，川芎30克，牡蛎20克。7剂，水煎服。

按： 以养阴活血、平肝潜阳法治之，因该症由老年肝肾阴虚、肝阳上亢、脉道不利、气血瘀滞所致。

【例5】

姓名：牛某，性别：男，年龄：37岁。就诊日期：1992年12月1日。

证治 心前区不适，头昏沉，经治不效。舌苔薄白；脉弦缓有力。处方：瓜蒌皮30克，薤白10克，枳壳20克，丹参30克，川芎35克，柴胡20克，白芍50克，木瓜10克。7剂，水煎服。

按： 证系血瘀性胸痹之胸闷。木瓜为酸味收敛剂，有强壮作用，可利湿理脾，舒筋活络；白芍治筋病，可柔肝缓急而养筋；木瓜治筋病，可利湿温肝而舒筋。本方具活血理气、通阳活络之效。

3. 心痛

【例1】

姓名：王某，性别：男，年龄：57岁。就诊日期：1991年11月22日。

证治 胸痛难忍，转至心窝及腹部，小腹坠痛。经各种检查，心、胃正常，饮食正常。舌苔白浊乏津；脉沉缓。处方：党参15克，当归20克，川芎50克，全蝎10克，蜈蚣1条，延胡索15克，川楝子10克，甘草10克，降香10克，香橼15克。6剂，水煎服。

二诊 1991年12月6日。证治：右胸痛连及心窝，减轻80%，有食欲，食后疼痛。舌苔白浊；脉弦缓。处方：党参20克，当归30克，白芍50克，桂枝10克，干姜10克，肉豆蔻20克，丹参20克，乳香20克，没药20克。6剂，水煎服。

【例2】

姓名：温某，性别：男，年龄：64岁。就诊日期：1993年2月16日。

证治 1984年患心肌梗死，1989～1993年胸闷痛，能走100米，冠心病。舌苔薄白，舌下静脉瘀怒；脉大有力。处方：瓜蒌50克，薤白15克，半夏15克，郁金15克，降香

10克，川芎15克，当归20克，红花15克，水蛭2克。7剂，水煎服。

【例3】

姓名：杨某，**性别：**男，**年龄：**51岁。**就诊日期：**1992年11月20日。

证治　1991年11月份发病，前间壁心肌梗死，V_5T波倒置，曾用脉通、蝮蛇抗栓塞，现不适，胸闷，眼花，不欲食，大便干，日一次，眠差。舌苔薄白；脉滑。处方：胆南星10克，枳实15克，丹参20克，乳没各10克，薤白3克，郁金15克，降香5克，甘草10克，瓜蒌50克。7剂，水煎服。

按：证属痰湿瘀阻型心肌梗死，脉滑憋气，为痰湿之征，痰湿既生，必致血行不畅，在上血不能濡目故眼花，在内血不能养心故眠差，治用化痰逐瘀、行气通阳法。

二诊　1993年1月5日。证治：呼吸困难，胸有压迫感，睡眠不佳。舌苔薄白；脉弦缓。处方：前方加珍珠母50克，夜交藤50克。

三诊　1993年1月29日。证治：诸症大减，现胃脘有堵塞感。舌质红，舌根苔白；脉沉滑。处方：胆南星10克，生地20克，丹参30克，乳香20克，没药20克，延胡索15克，郁金20克，降香15克，当归20克，紫石英10克。7剂，水煎服。

按：活血化瘀，镇心安神，养阴清热。

【例4】

姓名：郑某，**性别：**女，**年龄：**46岁。**就诊日期：**1991年10月29日。

证治　能食，体重增加，疲乏无力，活动时心前区痛，心悸。舌苔白浊；脉沉缓。处方：太子参30克，山茱萸30克，龙眼肉15克，柏子仁10克，鸡血藤20克，延胡索10克，黄芪25克，当归20克，白芍50克，川芎20克，瓜蒌50克，薤白10克。6剂，水煎服。

二诊　1991年11月15日。证治：药后诸症减轻。舌苔薄白；脉沉缓。处方：同前方。6剂，水煎服。

三诊　1991年11月22日。证治：诸症已愈，活动时小有发作。处方：同前方。6剂，水煎服。

【例5】

姓名：耿某，**性别：**男，**年龄：**30岁。**就诊日期：**1993年1月15日。

证治　胸痛半年，近日左腋突然剧痛，呼吸隐痛。舌苔薄白；脉沉细。处方：郁金20克，降香10克，延胡索15克，川楝子10克，川芎20克，枳实15克，香橼10克，姜黄10克。6剂，水煎服。

【例6】

姓名：江某，**性别：**男，**年龄：**78岁。**就诊日期：**1993年1月29日。

证治　心前区阵发性疼痛三天（有脑血栓病史）。舌中心微燥；脉弦数，偶有停跳。

处方：瓜蒌 50 克，薤白 10 克，降香 10 克，丹参 20 克，郁金 15 克，乳没各 10 克，紫石英 15 克，生地 30 克，白芍 30 克。6 剂，水煎服。

【例 7】

姓名：韩某，性别：女，年龄：52 岁。就诊日期：1991 年 12 月 3 日。

证治 有风心病病史十余年，心包积液（手术粘连），瓣膜硬化，有风湿病病史，气短。处方：鸡血藤 50 克，独活 15 克，菟丝子 20 克，钻地风 20 克，何首乌 50 克，附子 20 克，茯苓 50 克，白术 15 克，千年健 20 克，淫羊藿 20 克，蜂房 10 克。6 剂，水煎服。

4. 不寐

精选验案与探讨

【例】

姓名：孟某，性别：女，年龄：61 岁。就诊日期：2000 年 1 月 28 日。

证治 失眠，夜不能寐，心烦易怒，半年余，重时在地上爬，头晕昏蒙不清，不能食，大便秘结，发病前曾有与人吵架精神受刺激的诱因，查体见舌苔白浊；脉沉弦而缓。处方：柴胡 50 克，白芍 50 克，黄芩 20 克，焦栀子 10 克，菊花 10 克，茯苓 30 克，生地 30 克，石斛 20 克，佛手 30 克，青皮 15 克，炒枣仁 50 克，夜交藤 50 克，合欢皮 20 克，生龙牡各 30 克，神曲 15 克。

二诊 2000 年 3 月 8 日。服此方 10 剂后睡眠改善，诸证减轻，但每夜仅睡 4 小时左右，并仍感心烦头不清醒，困倦乏力，处方：上方继续服用 20 余剂。

三诊 2000 年 4 月 2 日。诸症明显好转，惟感乏力，食少，大便干结，苔薄白；脉沉缓。考虑患者年老体弱，病失眠半年有余，久病耗伤，精血不足，故在此方基础上加用何首乌、黑灵芝、夏枯草、葛根、钩藤、天麻等养精血、清肝火、安神之药，以巩固疗效，再服用 10 余剂，病告痊愈。

讨论：怒则伤肝，肝气上逆，神魂不安；日久气郁化火，火扰心神，皆可导致失眠、心烦易怒、头晕头痛等不适。故治疗应从疏肝解郁、滋阴清火、平肝潜阳、安魂定魄入手。方用平肝安眠汤加减：柴胡 15 克，白芍 30 克，黄芩 15 克，黄柏 10 克，夜交藤 30 克，生龙牡各 30 克，磁石 30 克，神曲 15 克，甘草 10 克，青皮 15 克，生地 20 克，中气虚寒之人减黄柏加黑栀子少量。方中白芍、甘草酸甘化阴，养肝之体。柴胡、青皮、神曲疏肝散结，同白芍合用能解肝脾之郁，条达肝性，以理肝用。黄芩、黄柏、生地清热滋阴，柔润刚脏，防木燥生火以养肝血；磁石、龙骨、牡蛎镇肝潜阳，安魂定魄；夜交藤清中有补，助诸药调和脏气，起平肝安魂之效。主治：肝郁失眠，心烦易怒，头疼头晕，身倦乏力，手脚心热，不欲饮食，夜梦纷纭，时寐时醒等。其歌诀为安眠芍草柴青皮，龙牡栀地灵磁石，枣仁夜交合欢曲，肝郁失眠效果奇。

类 案

【例1】

姓名：焦某，**性别：**女，**年龄：**43岁。就诊日期：1992年5月26日。

证治 心烦，坐立不安，乏力，心慌，头昏蒙，胸闷，失眠。舌苔白浊；脉沉缓无力。处方：柴胡15克，焦栀子20克，白芍50克，甘草10克，半夏15克，磁石50克，神曲20克，党参15克，白术10克，青皮、陈皮各15克。7剂，水煎服。

按：肝郁性失眠者，其正气不足显著，因其症有乏力、脉无力之表现，故治用疏肝安神，佐用党参、白术健脾益气以助正气矣。

【例2】

姓名：王某，**性别：**男，**年龄：**52岁。就诊日期：1992年5月5日。

证治 春节后心慌心悸，心中不舒，不寐，坐卧不安，不欲饮食，二便正常（心电图示心动过速，血黏度高，动脉硬化）。舌苔白浊；脉弦数。处方：当归20克，丹参20克，乳香10克，没药15克，神曲10克，夜交藤50克，黄柏20克，白芍50克，黄芩15克，栀子10克，生地40克，柏子仁5克，磁石50克。7剂，水煎服。

按：生气后肝气冲动心气，虚火上炎，心气亢进以致心中不适、失眠之症。

【例3】

姓名：王某，**性别：**女，**年龄：**55岁。就诊日期：1992年8月11日。

证治 失眠七八年，服安眠药不效，头昏易生气，13岁月经来潮，39岁闭经，身体不适时不欲食，大便干3~4日一引，不畅。舌苔白浊，微黄，舌下静脉微怒；脉沉涩。处方：柴胡30克，白芍50克，黄芩40克，黄柏20克，焦栀子20克，牡丹皮20克，香橼20克，大黄10克。7剂，水煎服。

按：用镇肝清热安神药治之，用大黄下其胃肠之燥热。

【例4】

姓名：丁某，**性别：**女，**年龄：**58岁。就诊日期：1992年7月10日。

证治 不寐3个月，服地西泮、谷维素不效，烦躁。舌苔白浊；脉弦疾有力。处方：柴胡20克，黄芩20克，黄柏15克，生地25克，栀子15克，香橼15克，夜交藤50克，磁石25克，神曲15克，龙牡各20克，女贞子20克。7剂，水煎服。

按：用疏肝清热、滋肾安神法治之。

【例5】

姓名：高某，**性别：**女，**年龄：**64岁。就诊日期：1991年11月26日。

证治 失眠，头面目珠红热，三年，近年加重。舌苔白浊；脉沉缓。处方：柴胡50

克,夜交藤50克,生地30克,黄芩20克,盐黄柏15克,丹皮15克,焦栀子20克,龙骨20克,牡蛎20克,白芍50克,牛膝15克。6剂,水煎服。

二诊 1991年12月3日。证治:症好转,寐而不实。舌苔根黄腻;脉弦缓。处方:同前方加川芎35克。6剂,水煎服。

【例6】

姓名:杨某,性别:女,年龄:35岁。就诊日期:1992年5月8日。

证治 不寐,醒后难以入睡,手常汗出,大便正常。舌苔薄白;脉弦缓。处方:柴胡25克,白芍50克,夜交藤50克,黄连20克,阿胶15克,生地20克,黄柏15克,栀子15克,牡丹皮10克,龙骨20克,牡蛎20克。7剂,水煎服。

按:肝经郁热过盛,不宜用炒酸枣仁敛神之品,否则留邪不去。

二诊 1992年5月12日。证治:服药后已能入睡3小时,心慌,不欲食,头胀,面部虚浮。舌苔白腻微黄;脉沉缓。处方:前方加神曲15克,薏苡仁15克,藿香15克。

三诊 1992年5月15日。证治:心慌好转,睡眠未好转,不欲食,大便正常。舌苔白浊,中心黄;脉沉缓。处方:通草10克,百部20克,薏苡仁10克,藿香20克,黄连10克,夏枯草15克,连翘50克,浙贝10克,昆布10克。7剂,水煎服。

四诊 1992年5月26日。证治:药后睡眠好转,咽部不利,善太息,心悬,如有飘忽感,大便正常(原来半夜大便)。舌苔中心黄;脉弦缓。处方:三诊方加竹茹15克。7剂,水煎服。

【例7】

姓名:翟某,性别:男,年龄:18岁。就诊日期:1992年8月7日。

证治 失眠,看书时巅顶胀痛,不欲食,打嗝,大便三天一引。舌苔薄白,质红;脉弦缓有力。处方:柴胡25克,白芍35克,青皮15克,夜交藤50克,黄芩35克,牡丹皮10克,川芎40克,栀子15克,龙骨20克。7剂,水煎服。

按:疏肝清热安神法,内热清,则诸症好转。

【例8】

姓名:周某,性别:女,年龄:41岁。就诊日期:1991年11月26日。

证治 失眠,心脏不适,两个月。月经1~2个月来潮一次。舌苔薄白;脉弦缓无力。处方:柴胡30克,白芍50克,焦栀子20克,牡丹皮15克,夜交藤50克,香橼20克,莱菔子15克,神曲15克,磁石30克,龙骨20克,牡蛎20克,6剂,水煎服。

二诊 1991年12月3日。证治:诸症同前,处方:同前方加黄柏20克。6剂,水煎服。

三诊 1991年12月10日。证治:诸症好转,能睡5~6个小时,苔薄白;脉沉滑。处方:前方加半夏15克,6剂,水煎服。

【例 9】

姓名：曲某，性别：男，年龄：53 岁。就诊日期：1991 年 11 月 22 日。

证治　失眠，饮食尚可，大便正常。舌苔黄，舌质红；脉沉缓。处方：柴胡 20 克，白芍 35 克，黄芩 30 克，竹茹 15 克，焦栀子 20 克，生地 20 克，益母草 50 克，瞿麦 15 克，连翘 30 克，龙骨 20 克，磁石 30 克。6 剂，水煎服。

【例 10】

姓名：任某，性别：男，年龄：56 岁。就诊日期：1991 年 11 月 22 日。

证治　失眠，不欲食，大便日两次。脉弱。处方：党参 25 克，黄芪 35 克，板蓝根 50 克，玉竹 50 克，生地 15 克，附子 10 克，肉桂 10 克，白芍 50 克。6 剂，水煎服。

【例 11】

姓名：冯某，性别：男，年龄：40 岁。就诊日期：1992 年 6 月 5 日。

证治　失眠，每晚只睡 2 小时，心烦易怒，憋闷心慌，头脑昏蒙，视物不清，饮食时多时少，大便 2 日一次。舌苔白浊；脉弦缓。处方：柴胡 35 克，黄芩 50 克，白芍 50 克，夜交藤 50 克，栀子 15 克，黄连 10 克，生地 20 克，当归 20 克，甘草 10 克，生龙骨、生牡蛎各 20 克。7 剂，水煎服。

按：本证为劳神过度、神气受伤所致之失眠，治用疏肝清热安神法。

【例 12】

姓名：李某，性别：男，年龄：36 岁。就诊日期：1992 年 6 月 23 日。

证治　失眠多梦，头晕，头痛，胃胀痛，腰痛乏力，嗜睡，饮食时好时差，大便 2 日一行。舌苔薄白；脉沉缓。处方：柴胡 20 克，白芍 50 克，栀子 15 克，牡丹皮 10 克，黄柏 15 克，夜交藤 50 克，枳实 10 克，川芎 35 克，生地黄 20 克，龙骨 20 克，牡蛎 20 克。7 剂，水煎服。

按：该证诊为肝郁性失眠的根据：失眠是其主症，胃胀是其次症，由肝郁犯胃、气机阻滞所致，治用疏肝清热安神法。

【例 13】

姓名：杜某，性别：男，年龄：40 岁。就诊日期：1993 年 2 月 16 日。

证治　1986 年患蛛网膜下腔出血后，不能入眠，失眠多梦，口渴乏力，脱发，目珠疲劳，记忆力差，服安眠药后能睡 4 个小时，腰腿痛，头晕，脑 CT（90）正常，多普勒示严重脑供血不足。舌苔白腻，舌下静脉微怒；脉弦细。处方：柴胡 25 克，白芍 50 克，川芎 20 克，黄芩 30 克，焦栀子 20 克，牡丹皮 10 克，夜交藤 50 克，龙骨 20 克，牡蛎 20 克，黄柏 15 克，虎杖 15 克。7 剂，水煎服。

按：证为肝郁性失眠，由肝气不条达所致，气滞则血瘀，镇静药不能用，过多使神经受抑，全身衰竭，兼有内湿证；用疏肝清热安神法治之。

5. 多寐

精选验案与探讨

【例1】

姓名：迟某，**性别：**女，**年龄：**33岁，针织厂工人。**就诊日期：**1978年7月。

主诉 发作性嗜睡已11年。

病史 1966年春某日在工作中与人发生口角，过度气愤，当时突然发生全身无力，近似瘫痪，四肢不能活动，约半小时后自动缓解。同年夏某日又因生气大哭一次而后入睡，醒后觉头昏目眩，从此记忆力不佳。次年某晚受恐吓后发生了发作性的嗜睡状态，越来越重，以致发展到走路、吃饭、谈话中均能突然入睡。5年后一次骑自行车上街，突然入睡而摔成髋关节脱臼。多年来经常在吃饭时入睡而打碎饭碗，每次入睡时间约10分钟即可醒来，每日发作3～5次，因无法从事纺织工作而离职。曾在某医院诊为神经症，后经某精神病院及某部队医院确诊为发作性睡病，给予治疗，未用过西药兴奋剂类，但用过谷维素等药物治疗无效，而来我院治疗。既往基本健康，家庭无同类病史，但平时有睡后多梦现象，经常睡中有呼叫的病史。

查体 体格中等，营养良好，神志清楚，表情平静，言语流畅，头、眼、耳、鼻、口、咽均正常，气管居中，甲状腺不大，心音钝，心律整，心界不扩大，肺呼吸音正常，腹部平坦柔软，肝脾触及不到，四肢关节，全身淋巴结均无异常。神经系统检查生理反射存在，病理反射未引出。舌苔白浊，舌质青紫；脉浮弦。

诊断 发作性睡病。

中医认为惊恐可伤肝肾，气逆可致血瘀，《内经》说"怒则气逆，惊则气乱"，气失顺行，血随气动，舌质青紫为血瘀之证，拟以活血化瘀治疗。处方：当归35克，乳香20克，没药20克，红花10克，川芎25克，青皮35克，枳壳15克，神曲25克。

共诊6次，服药18剂。一直用上方药味没有改动。患者来诉，服药后发作性嗜睡已大减乃至消失，现已如正常人，不再发生发作性睡眠，嘱其按上方服至30剂停药，如不再发，治疗则告结束。至1979年9月，随访1年，确未再发，判定为"临床治愈"。

【例2】

姓名：崔某，**性别：**男，**年龄：**47岁，修配工人。**就诊日期：**1979年3月。

主诉 发作性嗜睡已26年。

病史 1953年卸车时头部被撞，当时情况并不严重，亦无外伤，以后渐渐发生了嗜睡，日益加重，4年后，发展到每日清晨起床后，又感困倦，再行入睡。睡眠时间并不长，10～30分钟即可醒来。近5～6年来经常发作性地睡在街上，如骑车外出，感到睡意来临，立刻下车锁好，就地入睡，一般30分钟内醒来。工作中亦如此发作，近期尤频，每日均有发作，因此极为苦恼。在我省某医学院诊为发作性睡病，久治不效，闻我院治过此病前来求治。既往健康，家庭无类似的病史。查体：体格中等，营养良好，神志清楚，言语流畅，五官、心肺、腹部未见异常。生理反射存在，病理反射未引出。舌苔薄白，舌尖鲜红，舌质暗红；脉沉涩。

诊断 发作性睡病。

患者嗜睡年久，原因只有一次轻度的头外伤，无其他原因可追忆，诊断时舌尖鲜红，舌质暗红，脉象沉涩，为血瘀经络日久化热之象，拟以活血化瘀兼清热法治疗。处方：当归25克，丹参20克，红花15克，黄芩10克，川芎35克，乳香15克，没药15克，神曲15克。

共进9剂后患者来诉，发作性嗜睡已基本解除，精神良好，已能正常工作，不再受严重嗜睡的干扰。至1979年9月已6个月未发，我们初步判定为"近期治愈"。

【例3】

姓名：郭某，性别：男，年龄：40岁，工人。就诊日期：1979年3月。

主诉 发作性嗜睡已4年。

病史 1975年春发现困倦、多睡等病状，逐渐加重，每次发作不可抑制，大约1小时可以醒来。病前平时睡眠亦多，但不是发作性的。现已发展到3~4日发作一次，工作大受影响，但并未发生事故。某医院诊为发作性睡病，治疗不效，来我院治疗。既往健康，家族无类似病史。

查体 体格中等，营养良好，神志清楚，言语流畅，查体未见异常。舌苔薄白，舌质鲜红；脉弦缓。

诊断 发作性睡病。

在本患者病史中，外无六淫所袭，内无七情所扰，诊脉弦缓，舌质鲜红，借鉴前例经验，也以活血化瘀兼清里热法治疗。处方：当归30克，丹参20克，川芎15克，红花10克，黄芩25克，白术25克，生地15克，桃仁10克。

共进12剂，症状大减，不再于走路或工作中发生困感。1979年8月到该单位访问，患者刚从外地公出回厂，自诉精神很好，公出期间没有发作，随访数年，判定为"近期治愈"。

【例4】

姓名：苏某，性别：男，年龄：44岁，工人。就诊日期：1979年8月13日初诊。

主诉 发作性嗜睡已10年。

病史 1969年某月被汽车撞倒，头部被震致昏迷，当即入某医院外科治疗，约半个月出院。而后发生了嗜睡，曾诊断为脑震荡后遗症，初起尚能坚持工作，然而在工作中遇困意来临时，工具掉地亦不自知。以后越发严重，骑自行车可以摔倒入睡，每次10~20分钟醒来，每周均有发作。经离职休养，病情无改善，乃来求治。既往健康，无类似疾病的家族史。

查体 体格瘦弱，营养欠佳，神志清楚，表情平静，言语流畅，查体未见异常。舌苔微黄，舌质青紫；脉沉缓。

诊断　发作性睡病。

本例患者10年前头外伤后发生发作性嗜睡，脉象及舌色均有血瘀之征，乃以活血化瘀法治疗。处方：当归30克，红花10克，乳香10克，没药10克，川芎30克，白芷10克，竹茹20克，柴胡15克，白芍20克。

进药3剂，大为好转。发作性睡意减半，尚觉全身乏力，在原方基础上加党参30克，黄芪30克，升麻10克。再服3剂后患者来院，自诉基本上不再发嗜睡，已申请恢复工作。9月份来诊，自诉已完全恢复正常。判定为"近期治愈"。

讨论：发作性睡病在中文文献中没有这一名词，历代书刊里却有多寐或嗜卧的记载，可能包括本病。近十年来陈老在临床工作中遇到了约计30例符合中医所说的多寐或嗜卧症，其中相当于发作性睡病者有10例，但病志较为完整的仅有4例，中医治疗效果令人满意。在现代医学中，发作性睡病的原因还不清楚，归类也不明确，无解剖形态上的改变，部分患者可有脑炎及脑损伤的病史，偶尔有家族史，部分患者伴有猝倒症、睡瘫症和睡眠幻觉，称为"发作性睡病四联症"。本病虽不能直接危害生命，但对患者的正常生活及工作有很大的影响。关于发作性睡病的诊断，典型患者并不困难，首先排除有明显原因的疾病，如脑瘤、脑积水、颅脑损伤、脑炎、中毒等，主要应与原发性睡眠增多症做鉴别，后者不是发作性，且日间的嗜睡也不像发作性睡病那样难以克制。在西药治疗方面，哌甲酯、苯丙胺类、麻黄碱、咖啡因等药物有一定的效果。我们治疗的4例患者，症状典型，其中例1并发有猝倒症的表现，例2、例4有远期的头部外伤史，不具备颅脑损伤的其他表现，例3无明显原因，根据明显的发作性，因而诊断均可成立。

中医中药治疗本病的报道还没有见到，陈老治疗的4例发作性睡病，根据中医理论辨证皆可认为是血瘀所致，血瘀可来源于惊恐、气滞及外伤等，故应用活血化瘀法化裁（如气逆者可用理气活血化瘀法，夹热者用清热活血化瘀法）而收到较好疗效。根据治疗经验，概括总结出活血振元汤，以此方加减治疗一般均收效，故将此方介绍于下。

组成：当归25克，丹参20克，红花15克，川芎35克，乳香15克，没药15克，地龙20克，黄芩15克，神曲15克。

功效：活血化瘀，清热醒神。主治：血瘀性发作性睡病。方解：发作性睡病，顾名思义，是指患者来了睡意即刻就得睡，不论环境、时间、地点及周围条件如何。古有多寐证又称嗜睡证或多眠证，一般与湿重、脾虚、年迈阳气虚弱有关；本方与古不同者在于运用大量的活血化瘀、清热醒神之药物，取得满意疗效。方中当归、丹参、红花、川芎、乳香、没药、地龙活血化瘀、理血通络，黄芩清热醒神。神曲消食和胃，可减轻乳香、没药等对胃的刺激。临床应用效果很好，为治疗多寐证开辟了一种新的思路和方法。

类　案

【例1】

姓名：吴某，性别：女，年龄：46岁。就诊日期：1992年9月29日。

证治　嗜睡一年多，近月乏力，头木，手足凉，腿抽筋，饮食尚可，大便干2日一次。舌根白腻，舌下静脉瘀怒；脉弦缓。处方：白术25克，山药10克，生地20克，川芎35

克，桃仁 10 克，红花 5 克，当归 20 克，太子参 20 克。7 剂，水煎服。

按：脾阳虚不能达四肢，日久则生化之源不足，故手足凉、乏力。气引则血引，气虚则运血无力，故有血瘀体征，拟健脾益气养血活血法。

【例 2】

姓名：于某，**性别**：女，**年龄**：45 岁。**就诊日期**：1991 年 11 月 15 日。

证治 嗜睡，困倦。舌苔白浊；脉沉缓有力。本患体胖，肥胖多湿，湿气滞于血脉。处方：决明子 15 克，当归 20 克，丹参 20 克，乳香 20 克，没药 20 克，川芎 30 克，白术 30 克，茯苓 50 克，黄芩 30 克，泽兰 20 克，白茅根 30 克。6 剂，水煎服。

【例 3】

姓名：王某，**性别**：男，**年龄**：30 岁。**就诊日期**：1992 年 5 月 19 日。

证治 嗜睡 4 年，重时走路或开车时亦能入睡，无法自控。舌苔白浊，舌质红；脉大而缓有力。处方：当归 25 克，川芎 35 克，黄芩 30 克，黄柏 20 克，柏子仁 20 克，红花 5 克，生地 50 克，甘草 10 克。7 剂，水煎服。

【例 4】

姓名：周某，**性别**：女，**年龄**：57 岁。**就诊日期**：1992 年 6 月 30 日。

证治 两年前发生嗜睡，乏力，周身痛，手麻，口干苦。舌苔薄白，舌下静脉瘀怒；脉沉缓而涩。处方：决明子 25 克，益母草 50 克，红花 5 克，川芎 35 克，何首乌 20 克，甲珠 5 克，夏枯草 10 克，珍珠母 50 克。7 剂，水煎服。

按：该证由老年脉道不利（动脉硬化）、血瘀、血行不畅、脑神失养所致之嗜睡，故用活血化瘀、平肝潜阳法治之。

【例 5】

姓名：郝某，**性别**：男，**年龄**：58 岁。**就诊日期**：1992 年 6 月 16 日。

证治 一个月前患脑血栓，基本恢复，现嗜睡，乏力，尚能食，二便正常。舌苔白浊；脉沉涩。处方：川芎 35 克，赤芍 20 克，当归 20 克，益母草 35 克，葛根 20 克，红花 5 克，杜仲 15 克，丹参 20 克。7 剂，水煎服。

按：脑血栓、脉沉涩为血瘀之症，故嗜睡为血瘀所致，故用活血化瘀药，其中杜仲补肝肾、益精血，意髓聚为脑，使脑血栓不再复发。

【例 6】

姓名：梁某，**性别**：女，**年龄**：41 岁。**就诊日期**：1991 年 12 月 10 日。

证治 面部浮肿，头晕嗜睡，脑部不适，昏沉，手足凉。舌苔薄白；右脉无力，左手弦缓。处方：党参 20 克，地肤子 10 克，茯苓 30 克，白术 15 克，当归 20 克，丹参 20 克，乳香20克，没药20克，川芎25克。6剂，水煎服。

【例7】

姓名：刘某，性别：男，年龄：46岁。就诊日期：1992年6月30日。

证治　自述头晕嗜睡，麻木不适，肩部以手掐之较舒，血稠：全血黏度比5.86。舌苔白腻，边缘有齿痕，舌下静脉瘀怒；脉沉涩。处方：决明子25克，黄芩15克，川芎30克，珍珠母50克，夏枯草10克，杜仲10克，益母草50克，红花5克。7剂，水煎服。

【例8】

姓名：乔某，性别：女，年龄：38岁。就诊日期：1992年10月16日。

证治　面部浮肿，手胀紧，嗜睡乏力。舌苔薄白，舌下静脉微怒；脉弦缓。处方：当归15克，川芎20克，茯苓35克，白术20克，桑白皮20克，丹参20克，益母草30克，红花5克。7剂，水煎服。

【例9】

姓名：杨某，性别：女，年龄：45岁。就诊日期：1996年3月21日。

证治　困倦、嗜睡一年余，多寐症，头麻木。舌苔薄白；脉弦滑。处方：当归30克，川芎40克，桃仁10克，红花10克，丹参20克，乳香10克，没药10克，钩藤50克，益母草50克，葛根20克，黄芩15克，甘草10克，砂仁10克，薏苡仁50克。7剂，水煎服。

二诊　1996年3月28日。证治：困倦，服药后症减。舌苔白浊，边缘有齿痕；脉弦缓。处方：前方加夏枯草10克。7剂，水煎服。

三诊　1996年4月4日。证治：困倦减轻。舌苔薄白，舌下静脉瘀怒；脉沉弦。处方：瓜蒌30克，薤白15克，半夏15克，川芎40克，白芍50克，郁金20克，降香10克，延胡索15克，党参20克，黄芪30克，石菖蒲20克，钩藤30克，白术15克。7剂，水煎服。

四诊　1996年4月12日。证治：服药后诸症减轻。舌苔薄白；脉沉缓。处方：当归20克，丹参20克，没药15克，乳香10克，青皮20克，枳壳20克，钩藤50克，天麻10克，半夏10克，白术20克，甘草15克，赤芍20克，地龙20克。7剂，水煎服。

【例10】

姓名：张某，性别：女，年龄：31岁。就诊日期：1996年10月24日。

证治　困倦，嗜睡，记忆力减退两年余，健忘，头痛，便秘。舌苔薄白，中心黄褐；脉沉弦。处方：葛根20克，川芎40克，白芍40克，益母草50克，红花5克，黄芩20克，甘草15克，当归20克，青皮20克，焦栀子20克，生龙骨20克，生牡蛎20克。7剂，水煎服。

二诊　1996年10月31日。证治：服药后好转。舌苔褐色；脉弦缓。处方：黄连15

克，黄柏 20 克，黄芪 30 克，吴茱萸 5 克，青皮 20 克，枳壳 20 克，山药 30 克，甘草 20 克，海螵蛸 30 克，煅瓦楞 30 克，砂仁 10 克。7 剂，水煎服。

三诊 1996 年 11 月 7 日。证治：服药后明显好转。苔薄白；脉弦缓无力。处方：当归 20 克，川芎 40 克，青皮 15 克，枳壳 20 克，郁金 20 克，木香 10 克，黄连 15 克，苍术 20 克，白芍 30 克，神曲 15 克，麦芽 30 克。7 剂，水煎服。

四诊 1996 年 11 月 14 日。证治：发作性睡病明显好转，头痛减轻。舌苔薄白；脉沉弦。处方：川芎 30 克，防风 20 克，黄连 20 克，黄柏 20 克，神曲 15 克，麦芽 30 克，砂仁 10 克，甘草 15 克，厚朴 20 克，葛根 15 克，鸡内金 10 克。7 剂，水煎服。

6. 癫狂

【例】

姓名：彭某，性别：男，年龄：55 岁。就诊日期：1992 年 11 月 27 日。

证治 今日发生两次躁狂，眠差，不欲食，心悸，少量便血（溃疡性结肠炎），舌苔微黄；脉沉缓。处方：赤石脂 30 克，青皮 20 克，黄芩 50 克，生地 50 克，焦栀子 20 克，夜交藤 50 克，白芍 50 克，生龙骨 30 克，神曲 20 克，禹余粮 15 克，浙贝 30 克，仙鹤草 50 克。7 剂，水煎服。

7. 癫痫

【例 1】

姓名：何某，性别：男，年龄：22 岁。就诊日期：1992 年 7 月 21 日。

证治 癫痫，脑电图示广泛轻度异常脑电图，额部病灶。饮食正常，舌苔薄白；脉弦缓。处方：槟榔 15 克，二丑 20 克，白胡椒 1 克，凌霄花 10 克（活血化瘀），水牛角 15 克，磁石 30 克，神曲 20 克。7 剂，水煎服。

二诊 1992 年 7 月 28 日。证治：诸症同前。舌苔薄白；脉弦缓。处方：同前方。12 剂，水煎服。

【例 2】

姓名：温某，性别：男，年龄：18 岁。就诊日期：1992 年 8 月 7 日。

证治 患癫痫一年。舌苔微黄，舌下静脉瘀怒；脉沉数。处方：二丑各 40 克，槟榔片 15 克，大黄 3 克，凌霄花 10 克，钩藤 30 克，薄荷 15 克，水牛角 10 克，白胡椒 1 克。3 剂，水煎服。

【例 3】

姓名：白某，性别：女，年龄：19 岁。就诊日期：1992 年 11 月 17 日。

证治 昨日在课堂学习时，突然视物不清，继则晕厥，现乏力。舌苔薄白；脉弦细。

处方：党参 25 克，槟榔片 10 克，二丑各 10 克，磁石 35 克，神曲 15 克，白胡椒 0.5 克，凌霄花 10 克。7 剂，水煎服。

按：脑电图正常，可按隐性癫痫治疗。

【例 4】

姓名：张某，性别：女，年龄：33 岁。就诊日期：1991 年 11 月 26 日。

证治　癫痫 3 年发作两次，月经前后期。舌质红；脉弦缓。处方：党参 10 克，槟榔片 25 克，二丑各 20 克，白胡椒 7 粒，磁石 50 克，神曲 20 克，沉香 20 克。6 剂，水煎服。

【例 5】

姓名：王某，性别：女，年龄：21 岁。就诊日期：1993 年 2 月 12 日。

证治　5 年前因生气，夜间抽搐，吐白沫，向右侧㖞斜，月经正常。处方：二丑各 30 克，白胡椒 1 克，党参 20 克，甘草 10 克，水牛角 15 克，凌霄花 7 克。7 剂，水煎服。

【例 6】

姓名：胡某，性别：男，年龄：9 岁。就诊日期：1992 年 9 月 15 日。

证治　7 天前抽搐一次，脑电图轻度异常。苔白浊；脉沉缓。处方：二丑各 10 克，槟榔 10 克，大黄 1 克，白胡椒 0.5 克，凌霄花 5 克，钩藤 25 克，水牛角 10 克。7 剂，水煎服。

按：小孩脏腑娇嫩，元气耗，更易发生此症，痰浊内伏，因气痰升，上蒙清窍所致，本证用化痰开窍、镇肝息风法治之。

【例 7】

姓名：曲某，性别：男，年龄：40 岁。就诊日期：2000 年 9 月 14 日。

证治　癫痫，抽搐，乏力。舌苔薄白；脉弦滑。处方：胆南星 7 克，白附子 10 克，天麻 10 克，全蝎 10 克，橘红 50 克，半夏 25 克，白矾 3 克，石斛 30 克，钩藤 50 克，赤芍 20 克。7 剂，水煎服。

二诊　2000 年 9 月 19 日。证治：癫痫（痰湿阻络型），口干，便稀，苔白浊，乏津；脉弦缓有力。处方：半夏 25 克，茯苓 50 克，橘红 50 克，胆南星 7 克，白附子 5 克，全蝎 10 克，槟榔片 15 克，二丑各 20 克，白胡椒 1 克，大黄 3 克，甘草 10 克。7 剂，水煎服。

三诊　2000 年 9 月 28 日。证治：近日发作较频，抽搐，神志不清，吼叫，吐白沫。舌苔白浊；脉沉弦微缓。处方：天麻 15 克，胆南星 20 克，香附 15 克，青皮 20 克，钩藤 10 克，大黄 5 克，二丑各 20 克，槟榔 15 克，白胡椒 1 克，全蝎 15 克，薄荷 15 克，木香 10 克，砂仁 15 克，甘草 15 克。7 剂，水煎服。

四诊　2000 年 10 月 16 日。证治：近十天又发作，头发木，有痰。舌苔薄白；脉弦滑。

处方：胆南星20克，天麻15克，僵蚕30克，白附子10克，黄柏30克，钩藤30克，全蝎10克，竹茹20克，枳壳20克，蜈蚣1条，磁石30克，神曲15克，朱砂粉1克。7剂，水煎服。

五诊 2000年10月23日。证治：后脑发麻木感。舌苔薄白；脉弦缓而数。处方：半夏20克，天麻15克，天蚕30克，白附子10克，胆南星20克，黄柏30克，钩藤30克，全蝎10克，蜈蚣1条，磁石30克，神曲15克，朱砂粉1克，竹茹20克，枳壳20克。7剂，水煎服。

六诊 2000年10月30日。证治：自觉喉中有痰。舌苔薄白；脉弦滑。处方：天麻15克，胆南星20克，白附子15克，白芷10克，全蝎10克，磁石50克，神曲15克，佛手20克，钩藤40克，桑寄生15克，白术40克，枳壳20克，瓜蒌30克。7剂，水煎服。

七诊 2000年11月13日。证治：近一个月未发。舌苔薄白；脉弦滑有力。处方：天麻15克，胆南星25克，白附子15克，全蝎10克，焦栀子20克，夜交藤50克，柴胡30克，钩藤50克，薄荷20克，枳壳30克，礞石10克，沉香10克，白术30克，磁石50克，神曲15克。7剂，水煎服。

八诊 2000年11月27日。证治：上周发作一分钟，抽搐，口吐白沫。苔薄白，舌质暗红；脉弦滑。处方：白附子15克，胆南星30克，全蝎10克，蜈蚣1条，钩藤50克，沙参50克，磁石50克，神曲15克，朱砂1克，当归20克，枳实20克。7剂，水煎服。

九诊 2000年12月11日。证治：手脚凉，头发木。舌苔薄白；脉弦缓。处方：赤芍20克，桃仁10克，当归20克，干地30克，甘草10克，红花10克，胆南星20克，天竺黄10克，钩藤50克，全蝎10克，白附子10克，二丑各20克，白胡椒0.5克，蜈蚣1条，牛膝10克。7剂，水煎服。

十诊 2001年1月2日。证治：已一个月未有发作。脉弦缓微滑。处方：天竺黄15克，僵蚕20克，胆南星20克，钩藤50克，白附子10克，全蝎10克，磁石40克，神曲15克，蜈蚣1条，甘草20克，白术30克，白芍40克，紫石英15克，竹茹20克，枳壳20克。7剂，水煎服。

（三）脾胃病证

1. 胃痛

精选验案与探讨

【例1】

姓名：李某，**性别：**女，**年龄：**37岁。**就诊时间：**1977年12月4日。

证治 胃胀、胃痛，伴右侧胸胁区窜痛，食后胃有堵塞感，打呃、嗳气半年余，适逢天寒季节疼痛加重，食欲差，大便正常。舌苔白浊；脉沉弦。

分析 依患者胃脘胀痛、嗳气，伴右胁窜痛，天冷加重，脉沉弦等此患可诊为肝郁性胃病，法当治以疏肝和胃，理气止痛，温中散寒。处方：党参10克，黄芪10克，高良姜10克，香附15克，郁金10克，木香6克，川楝10克，檀香6克，蒲黄5克，五灵脂5克，延胡索10克，白芍30克，甘草10克，砂仁10克（后下），加柿蒂、丁香、柴胡、青皮、佛手。7剂，水煎服。

二诊 服用7剂后，诸证减轻，但仍有疼痛，饮食少，食后有胀，苔白浊；脉沉缓。处方：前方加厚朴、乌药、茯苓、白豆蔻、焦三仙、鸡内金。14剂，水煎服。

再服两周，疼痛消失，无明显不适。舌苔薄白，脉象和缓，胃痛已告痊愈，但患者要求调补脾胃，以防病情复发，给予健脾疏肝汤服之以巩固疗效。

【例2】

姓名：张某，性别：女，年龄：52岁，就诊日期：1976年12月6日。

证治 自述胃痛7年，近一年加重。病初起缘于进食黏冷食物后，胃内嘈杂不适，胃脘隐痛，饥不欲食，渐发胃痛，不敢进食，食则胃痛难忍，曾自服治胃痛药物，病情时轻时重，近一年胃痛日益严重，不敢多食，食则胃痛不已，伴身倦乏力，但无泛酸，无腹满，口不渴，二便如常。经多方治疗效果不显，胃镜多次检查，均为慢性浅表性胃炎兼胃腺体增生。检查患者身体瘦弱，面色㿠白。舌苔白浊而厚；脉弦缓微滑无力，腹部柔软，胃脘部有压痛。

分析 该患年老体弱，病程长，久病多虚，加之，其发病因于进食冷黏食物，伤及胃阳；又兼宿食留滞年久，损及胃阴，故其辨证属于虚中夹滞之胃痛。治以益气养阴和胃，理气化滞，用胃痛通用方加减化裁治疗。处方：黄芪30克，党参30克，沙参30克，玉竹40克，白芍40克，甘草20克，白术20克，高良姜15克，香附20克，麦芽30克，焦山楂30克，神曲20克，柴胡20克，陈皮15克，砂仁7克，延胡索20克。10剂，水煎服。

服用10剂后疼痛明显减轻，胃内不适大减，精神状态好，惟觉身体乏力。舌苔薄白；脉弦缓。依前方减香附10克，加黄精50克，焦栀子10克连续服用20剂，自述已愈，无任何不适，恐日后复发，嘱其服香砂养胃丸一段时间，以善其后，病告痊愈。

讨论：方中参芪、黄精补虚益气以助阳，增强脾胃动力，强壮消化功能，沙参、玉竹、白芍滋养胃阴以润燥，使胃之阴阳和谐，脾胃功能健壮，水谷之积易化，况以香附、焦山楂、神曲、麦芽化宿食积滞，辅以柴胡、焦栀子清肝之郁热，又助白芍、甘草化阴养肝之质，白术健脾除湿，培土生木，陈皮理气和中，共奏益气养阴化滞之功。

近30年来，凡胃脘痛患者，只要无身热、呕、利等症者，概投此方，稍事加减，无一不愈。药物组成为党参10克，黄芪10克，高良姜10克，香附15克，郁金10克，木香6克，川楝子10克，檀香6克，蒲黄5克，五灵脂5克，延胡索10克，白芍30克，甘草10克，砂仁10克（后下）。本方以古方良附丸、颠倒木金散、金铃子散、五灵散等方加减化裁而成。因此，本方具有温中、散寒、理气、补虚、活瘀等功效，对因气虚、气滞、食积、寒凝、血瘀等所致之各种胃脘痛均有较好的治疗作用。但便秘者去参芪，加二丑10克，姜炒黄连10克；伴肝郁腹胀者，加厚朴10克，青皮15克；痰积停饮者加枳实15克，茯苓30克，竹沥1瓶。主治：气、血、寒、食、痰阻滞不通所致之胃痛（上腹痛）。

【例3】

姓名：王某，**性别**：男，**年龄**：36岁。**就诊日期**：1988年8月。

证治 胃脘冷痛月余。月前，因天气干热，在外劳动后口渴，一次性饮冷水过多，过后出现胃脘抽痛，急服阿托品缓解。其后常常胃脘凉痛，喜暖喜按，口渴，但欲饮水不欲咽，饮食减少，经西医检查诊为胃痉挛，服药时好时坏，故前来求治于中医。查舌质淡白，苔白滑而腻；脉沉缓，触诊上腹凉痛，喜热手按之。

按：陈老辨证为水饮内停所致之胃脘痛，也即是胃内停饮证，由一次饮冷过多，伤及脾胃之阳，以致津液不能四布，停于胃脘所致，故见上腹冷痛、食少、喜暖喜按；津液不能上承，故口渴；津液不化故见苔白滑，脉沉缓；治以温化寒饮。

处方 方用苓桂术甘汤加干姜。茯苓50克，桂枝15克，白术40克，甘草20克，干姜50克，3剂，水煎服。

二诊 诸证明显好转，后服参苓白术散方7剂，善后，病告痊愈。

讨论：陈老认为，胃脘痛病机虽复杂，而胃气虚，胃失冲和之气，胃失和降，实为酿痛。对此理，必能获效，余者无非变通之事而已。临证自出机杼，并受东垣"胃不可不温"之论的启发，确立了温通理气的治疗大法，并拟胃脘痛通用方；而脾为后天之本，气血生化之源，脾气宜升，脾气多虚，因此，治疗脾病，重在助脾益气，临床中常用温脾汤、参苓白术散加减治疗脾虚患者。

类　案

【例1】

姓名：孙某，**性别**：男，**年龄**：35岁。**就诊日期**：1992年6月30日。

证治 两年前发生胃痛，不欲食，近月加重，大便正常，身痛。舌苔白浊而黄，舌下静脉瘀怒；脉弦缓。处方：香附20克，高良姜10克，寒水石15克，延胡索15克，丹参20克，川楝子10克，郁金15克，木香10克，藿香15克。7剂，水煎服。

按：该患胃痛苔黄，诊为胃热型胃脘痛，病久气滞血瘀，引起疼痛加重，治用引气活血、清热止痛法。参与良、附、风为寒湿并用法，能增强其疗效。

二诊 1992年7月7日。证治：胃胀，药后饮食有增，知饥饿。舌苔微黄；脉弦急。处方：同前方加厚朴30克，枳实30克，黄连10克。7剂，水煎服。

【例2】

姓名：李某，**性别**：女，**年龄**：55岁。**就诊日期**：1992年9月8日。

证治 胃痛吐酸水，便稀。舌苔白浊，质暗红，舌下静脉瘀怒；脉弦滑。处方：苍术20克，陈皮15克，厚朴15克，茯苓20克，神曲20克，麦芽20克，川芎35克，柴胡10克，香附10克，高良姜15克。7剂，水煎服。

按：本例为肝郁性胃病，由于肝郁失于条达疏泄，气郁及血，故表现为质暗红，舌下静脉瘀怒之血瘀体征。肝气横逆犯脾，导致脾虚失运，故便稀，气机阻滞故胃痛，其治用柴胡、川芎，疏肝行气活血，高良姜、香附，为良附丸，是前人经验方，治胃痛，功在疏肝温胃伤寒以止痛，其他诸药健脾燥湿消食，此方共奏疏肝健脾消食止痛之效。

二诊 1992年9月15日。证治：症状减轻，便稀减轻，腹胀，苔白浊；脉弦缓。处方：前方加莱菔子15克。7剂，水煎服。

【例3】

姓名：陆某，性别：男，年龄：30岁。就诊日期：1992年7月17日。

证治 胃痛恶心，吃米饭胃不适，肝大2.0cm。舌苔白浊微黄，边有齿痕；脉弦缓有力。处方：党参15克，藿香30克，黄连15克，吴茱萸3克，甘草10克，黄柏10克，砂仁15克。7剂，水煎服。

按：本证肝经火郁，吃米饭反酸过多，故胃不适，用左金丸辛开苦降，疏肝降火，用党参、藿香、砂仁健脾和胃。

【例4】

姓名：高某，性别：女，年龄：60岁。就诊日期：1992年5月19日。

证治 脘腹痛十多年，时痛时止，恶生冷（吃冰棍所致），时有喘促，排气后较舒，胃中有水声。大便时干时溏，善太息。舌苔薄白，质微青；脉沉缓无力。处方：香橼25克，枳实20克，厚朴25克，木通7克，茯苓25克，桑白皮20克，木香7克，砂仁15克，木瓜10克，白术25克，大腹皮20克，苏叶10克。7剂，水煎服。

二诊 1992年6月23日。证治：脘腹痛减，恶生冷减轻，喘促减轻，怕冷。舌苔白浊；脉沉涩。处方：前方加干姜10克，附子10克，以温中散寒。7剂，水煎服。

【例5】

姓名：赵某，性别：女，年龄：30岁。就诊日期：1993年1月15日。

证治 一年前发生全身疲劳、酸软，近一个月口苦，晨起易排气，反酸，头晕，腰部不适。舌苔薄白；脉弦滑，尺弱。处方：柴胡15克，黄连10克，当归20克，焦三仙各20克，甘草10克，黄芩15克，香附15克，莱菔子15克。7剂，水煎服。

按：证由平素啼血，加之肝气郁结，戕伐脾胃，胃气失和所致，药用疏肝清热、和胃之品治之。

【例6】

姓名：集某，性别：男：年龄：56岁。就诊日期：1992年11月17日。

证治 胃脘发硬，口干，夜寐不实，下肢浮肿，冠心病1年。尿分析蛋白（+）。B超瘀血性肝硬化，肝大右肋缘3cm，有隆突状态，表面触之光滑，腹部有气体，下肢浮肿（糖尿病），肝硬化，冠心病浮肿。苔白浊；脉结而有力。处方：柴胡30克，大黄15克，板蓝根30克，茯苓20克，黄芩25克，猪苓15克，牛膝10克，砂仁10克，海藻10克，郁金15克，淫羊藿10克，仙鹤草30克，天花粉30克。7剂，水煎服。

【例7】

姓名：李某，**性别**：男，**年龄**：47岁。**就诊日期**：1992年12月1日。

证治　二十余年胃中有热辣、烧灼感，少量反酸。舌苔薄黄；脉弦。处方：香附15克，高良姜10克，郁金15克，木香10克，延胡索10克，川楝子10克，甘草10克，五灵脂5克，蒲黄5克，檀香5克。7剂，水煎服。

按：肝经火郁。用理气健胃、活血止痛法治之。

【例8】

姓名：焦某，**性别**：女，**年龄**：46岁。**就诊日期**：1991年12月3日。

证治　胃痛半个月，饥饿时痛，大便正常。心脏不舒，心烦。咳嗽，心电图正常。舌苔白浊，舌下静脉瘀怒；脉弦缓。处方：香附10克，高良姜10克，延胡索15克，川楝子10克，郁金15克，木香10克，五灵脂5克，姜黄5克，桔梗30克，前胡15克。6剂，水煎服。

二诊　1991年12月10日。证治：有疲乏感，食欲差，但胃不痛。干咳无痰，眠差，多噩梦。舌苔根部微黄，舌下静脉瘀怒；脉弦滑。处方：前方加藿香15克，半夏10克。6剂，水煎服。

【例9】

姓名：石某，**性别**：女，**年龄**：61岁。**就诊日期**：1992年5月15日。

证治　胃腹不适，隐痛，腰痛两年，近二三月加重。既往心脏不舒，心悸心慌（心电图有时异常）。处方：瓜蒌30克，薤白15克，半夏15克，巴戟天20克，当归20克，白芍30克，丹参20克，土鳖虫5克。7剂，水煎服。

【例10】

姓名：孙某，**性别**：女，**年龄**：50岁。**就诊日期**：1993年2月2日。

证治　生气后胃痛，有堵塞感，打嗝不畅，咽部不利，有紧勒感，月经正常。舌苔白浊；脉沉弦。处方：公丁香10克，柿蒂50克，青皮15克，虎杖20克，党参25克，干姜10克，甘草15克，代赭石50克，半夏10克。7剂，水煎服。

按：证为肝郁性气逆、嗝逆，用疏肝和胃降逆法治之。

【例11】

姓名：王某，**性别**：女，**年龄**：38岁。**就诊日期**：1992年9月8日。

证治　周围关节痛，胃痛起包块，月经提前，量少色淡。舌苔白浊；脉沉弱。处方：砂仁15克，神曲15克，麦芽30克，莱菔子20克，槟榔15克，香橼20克，三棱10克，莪术10克，甘草15克，川芎15克。7剂，水煎服。

按：用砂仁、神曲、麦芽、莱菔子引气和中，消食和中，三棱散血引气，莪术引气破瘀，再配槟榔、香橼、川芎，补气活血，和疏肝脾，诸药共奏疏肝和胃之效。

【例12】

姓名：王某，性别：男，年龄：66岁。就诊日期：1992年7月17日。

证治 饥时胃痛，进食后不痛，十余年，打嗝，不欲食，大便2～3天一行（慢性胃炎）。舌苔根部白腻微黄；脉管炎治疗，无脉症。处方：金钱草50克，连翘30克，神曲15克，甘草10克，丹参50克，龙胆草10克，栀子10克，柴胡15克，生地20克。7剂，水煎服。

【例13】

姓名：魏某，性别：女，年龄：37岁。就诊日期：1992年6月5日。

证治 头晕恶心，不欲食，浑身乏力不适，心悸腰痛，面部黑斑，大便不畅。舌苔白浊；脉弦细。处方：柴胡25克，白芍35克，青皮10克，竹茹30克，半夏15克，橘红15克，甘草10克，藿香10克，茯苓20克，神曲20克，磁石30克。7剂，水煎服。

按：证由肝气横逆犯胃，胃气不纳、上逆。又病日久，气血失充，故头晕心悸，药用疏肝理气、和胃降逆之品。

二诊 1992年7月3日。证治：后头麻木恶心，头晕，胃痛一个月，大便不畅，胁不痛。舌苔白浊，舌下静脉微怒；脉弦缓。处方：前方加大黄3克，莱菔子15克，用以消食导滞。7剂，水煎服。

三诊 1992年7月10日。证治：饮食增加，睡眠好转，面部黑斑减少，服药后面痒。舌微黄；脉弦缓。处方：二诊方加生地25克。7剂，水煎服。

四诊 1992年11月24日。证治：胃仍痛，饭后重痛，舌板硬。苔白浊；脉弦疾。处方：瓜蒌50克，半夏15克，薤白10克，香附15克，川楝子10克，郁金15克，降香10克，高良姜10克，甘草10克。7剂，水煎服。

五诊 1992年12月1日。证治：胃痛减，进食生硬时加重，口干。舌苔白浊，中心微黄，舌下静脉瘀怒；脉弦缓。处方：四诊方加沉香10克，代赭石20克。7剂，水煎服。

按：中气失其和降所致气逆、胸胁闷胀，心腹痛，用温中降气法治之。

【例14】

姓名：吴某，性别：男，年龄：32岁。就诊日期：1992年11月27日。

证治 有饥饿感，食不下，小腹胀，食后加重，三年余。十二指肠球炎，萎缩性胃炎。舌苔中心微黄；脉滑。处方：柴胡15克，白芍50克，神曲15克，乌梅10克，白术15克，厚朴10克，乌药10克，藿香10克，莲子肉15克，薏苡仁15克。7剂，水煎服。

按：证系肝郁性胃病。用疏肝和胃法治之，小腹胀，脉滑，为痰气阻滞，故加厚朴、薏苡仁、莲子肉。健脾除湿理气。

【例 15】

姓名：夏某，**性别：**女，**年龄：**64 岁。**就诊日期：**1993 年 1 月 19 日。

证治　胃胀疼痛，不欲食，烧心，呕吐，大便 3～4 日一行。舌苔黄腻，舌下静脉瘀怒；脉弦细。处方：当归 20 克，白芍 50 克，青皮 20 克，枳实 15 克，香附 15 克，大黄 7 克，芒硝 5 克，甘草 10 克，黄连 15 克。7 剂，水煎服。

【例 16】

姓名：张某，**性别：**女，**年龄：**35 岁。**就诊日期：**1991 年 12 月 3 日。

证治　头痛，头沉，失眠，乏力，胃胀，大便 1～2 日一引，一年多。月经正常。腹部查 B 超未见异常。舌苔中心微黄；脉弦细。处方：柴胡 20 克，白芍 30 克，香附 15 克，郁金 15 克，丹参 20 克，木香 10 克，高良姜 10 克，延胡索 15 克，檀香 10 克。6 剂，水煎服。

二诊　1991 年 12 月 6 日。证治：胃痛已痊愈，手指麻两年多，腿痛，心慌，生气时打嗝，曾服天麻风。舌苔白浊；脉沉缓。处方：鸡血藤 50 克，独活 20 克，菟丝子 20 克，防风 20 克，千年健 30 克，附子 15 克，钻地风 30 克，蜈蚣 1 条，何首乌 50 克，牛膝 10 克，桂枝 10 克。6 剂，水煎服。

三诊　1991 年 12 月 10 日。证治：头痛胸闷，手胀减轻，善太息（生气后而得）。舌苔微黄；脉沉缓。处方：二诊方加香橼 20 克。6 剂，水煎服。

【例 17】

姓名：张某，**性别：**女，**年龄：**35 岁。**就诊日期：**1992 年 8 月 4 日。

证治　胃痛胀满，不消化，恶心，月经正常。服雷尼替丁、麦滋林-S 不效。胃镜：十二指肠球部溃疡。舌苔微黄，舌下静脉微怒；脉沉缓。处方：香附 15 克，高良姜 10 克，郁金 15 克，木香 10 克，蒲黄 5 克，延胡索 20 克，川楝子 10 克，甘草 10 克，五灵脂 5 克。7 剂，水煎服。

二诊　1992 年 8 月 11 日。证治：症未见好转，恶心不欲食，胃里不适有辣感。舌红痛（热毒），苔薄白质红；脉弦缓有力。处方：甘草 15 克，黄连 15 克，连翘 30 克，柴胡 15 克，柿蒂 20 克，神曲 15 克，砂仁 10 克，藿香 15 克，竹茹 30 克，枇杷叶 15 克。7 剂，水煎服。

按：该证用清除热毒、和胃降逆法治之。

三诊　1992 年 9 月 8 日。证治：胃隐痛，舌小痛，症状大减，舌脉同上。处方：同二诊方。6 剂，水煎服。

四诊　1992 年 9 月 15 日。证治：诸症大减，现烧心，舌痛，口鼻溃疡（性急）。舌脉同上。处方：三诊方加儿茶。7 剂，水煎服。

五诊　1992 年 10 月 6 日。证治：诸症有减。舌痛便干。舌苔薄白；脉弦缓。处方：

四诊方加玄参10克，黄柏10克。7剂，水煎服。

【例18】

姓名：张某，性别：男，年龄：66岁。就诊日期：1991年12月6日。

证治 胃烧灼样疼痛，胃胀。舌苔阴性；脉沉缓。胃酸过多，灼伤胃痛。处方：煅牡蛎50克，延胡索20克，川楝子15克，甘草10克，神曲15克，大黄3克。6剂，水煎服。

【例19】

姓名：张某，性别：男，年龄：57岁。就诊日期：1992年8月4日。

证治 胃痛，烧心（胃镜示胃炎）。舌苔白浊，边缘有齿痕，舌下静脉微怒；脉沉缓。处方：香附15克，高良姜10克，郁金15克，延胡索10克，木香10克，川楝子10克，五灵脂5克，蒲黄5克。7剂，水煎服。

按：消化性溃疡多由情志不遂、横逆于胃、气滞血瘀所致，故用疏肝理气、活血止痛法治之。

【例20】

姓名：边某，性别：女，年龄：46岁。就诊日期：1992年11月17日。

证治 十二指肠溃疡，类风湿，关节痛，气短，腹胀，胃痛，后背痛，心慌心悸。舌苔薄白；脉弦。处方：香附15克，高良姜10克，郁金15克，木香10克，神曲15克，川楝子10克，甘草10克，五灵脂5克，蒲黄15克。7剂，水煎服。

二诊 1992年11月27日。证治：诸症减轻，仍有身痛、胃痛，心慌心悸，关节痛。舌苔白浊；脉沉缓。处方：前方加鸡血藤50克，钻地风30克。7剂，水煎服。前方加延胡索15克。7剂，水煎服。

【例21】

姓名：陈某，性别：女，年龄：57岁。就诊日期：1992年6月16日。

证治 胃痛，不欲食，大便尚正常。舌苔白浊；脉沉弦有力。处方：藿香15克，莲子10克，厚朴10克，木香7克，焦山楂15克，公丁香3克，甘草10克，神曲15克，麦芽15克。7剂，水煎服。

按：该证由饮食积滞、气机被阻所致，又加年老肾精不足、肝风上亢所致脉沉有力。药用消食导滞、理气止痛，加莲子，补益脾气，又兼补益精气、交通心肾。

【例22】

姓名：崔某，性别：男，年龄：40岁。就诊日期：1993年2月12日。

证治 胃脘痛、腰腿痛，恶生冷，晨便腹痛，胸背闷痛。舌苔白浊，边微青；脉沉缓。

处方：香附15克，高良姜10克，郁金15克，木香10克，延胡索15克，川楝子10克，五灵脂5克，蒲黄5克。7剂，水煎服。

【例23】

姓名：付某，性别：女，年龄：38岁。就诊日期：1991年11月1日。

证治 胃脘痛，烧心，心前区不适。心悸，肩臂酸沉，手指麻木，视物不清，月经提前。处方：白术35克，附子10克，香橼20克，高良姜10克，香附20克，莱菔子30克，神曲20克，枳壳10克。6剂，水煎服。

【例24】

姓名：李某，性别：男，年龄：47岁。就诊日期：1991年12月6日。

证治 胃痛三年，食后加重，失眠。既往胃及十二指肠溃疡病史。舌苔薄白；脉沉缓。处方：乌梅15克，白芍30克，香附30克，高良姜10克，延胡索15克，郁金15克，木香10克，浙贝20克，山药20克，五灵脂5克，蒲黄5克。6剂，水煎服。

【例25】

姓名：陆某，性别：女，年龄：46岁。就诊日期：1992年5月19日。

证治 胃痛，服溃疡宁，胃亦痛。现右腿重麻痛，低热，怕凉。舌苔白浊；脉沉缓无力。处方：当归20克，丹参20克，没药10克，附子15克，鸡血藤50克，牛膝20克，钻地风30克，干姜5克，肉桂10克，土鳖虫3克。7剂，水煎服。

【例26】

姓名：郭某，性别：男，年龄：22岁。就诊日期：1992年7月10日。

证治 胃胀痛，恶生冷，不欲食，冬季尤怕凉，头晕体虚。舌苔薄白；脉弦缓。处方：香附20克，高良姜20克，延胡索20克，川楝子10克，木香10克，附子10克，甘草20克，五灵脂5克，蒲黄5克，郁金15克，党参20克。7剂，水煎服。

按：证属寒邪内阻，阳气不运，气机阻滞故胃胀痛，怕凉。病久及血，故用温中散寒、理气活血法治之。

【例27】

姓名：康某，性别：男，年龄：17岁。就诊日期：1992年7月21日。

证治 胃脘不舒，饱饭后胃胀痛，小腹坠胀。舌苔白浊，舌下静脉瘀怒；脉弦疾有力。处方：煅瓦楞子25克，延胡索10克，神曲15克，黄柏15克，甘草20克，浙贝15克，莱菔子20克，砂仁10克。7剂，水煎服。

按：该证由郁怒伤肝，肝郁化热，横逆犯胃，气机阻滞所致。治宜理气消胀，清热制酸。

【例28】

姓名：梁某，性别：女，年龄：40 岁。就诊日期：1992 年 11 月 24 日。

证治 胃痛喜按十多年，近两年反复发生攻心翻，气上攻伴吐，眼花，头痛眩晕，手足凉。苔薄白，舌下静脉瘀怒；脉弦缓。处方：香附 15 克，高良姜 15 克，延胡索 15 克，川楝子 10 克，桂枝 10 克，郁金 15 克，木香 7 克，威灵仙 5 克，蒲黄 5 克。7 剂，水煎服。

按：证系寒湿性胃痛，治宜温中散寒，理气止痛。

【例29】

姓名：刘某，性别：男，年龄：69 岁。就诊日期：1992 年 11 月 27 日。

证治 胃脘痛，右胁下痛七个月。B 超查肝、胆、脾、肾未见异常，白细胞 1.6 万，曾用青霉素、螺旋霉素不效，日大便一次。舌质暗紫，边缘有齿痕；脉弦缓。处方：香附 10 克，高良姜 7 克，郁金 15 克，木香 5 克，大黄 3 克，黄连 20 克，黄芩 20 克，甘草 15 克，柴胡 20 克，白芍 30 克。7 剂，水煎服。

按：证系胃脘痛（不排除胰腺炎）。

2. 嘈杂、痞满

精选验案与探讨

【例1】

姓名：张某，性别：女，年龄：29 岁，化验员。就诊日期：1972 年 3 月 22 日。

证治 病始于 1971 年 4 月，发热盗汗，心悸，腹胀排气，腹内有包块，日渐消瘦，体力不支，关节痛，行动艰难。某医院诊为全身结核病，经住院治疗无效，病情加重，进食极少但有食欲，有时饭后呕吐，打嗝，不得卧，咯痰带血，来院前经常昏厥，每日发生数次，曾用多种抗生素、止血剂等治疗。12 月份转他院又诊为幽门梗阻，拟手术，因患者体力不支，用抗痨药、输血维持。后又拟手术，本人拒不接受遂来我院求治。既往有慢性肝炎、风湿病、胃溃疡病史，闭经一年。羸瘦失荣，毛发稀疏，气虚无力，骨肉枯陷，面色㿠白，两颧夭红呈重病容，两颈淋巴结破溃，舌质淡红无苔，有津液；脉弦数。

因多种疾病集于一身，经久耗损，气血两亏，体瘦如柴以致一日数厥，成为险症。但据脉弦数，舌有津液，进食虽少，尚能纳谷药，五脏六腑虽亏损，但胃气未竭尚有生机，因虚不能消谷，以致腹胀呕吐等。拟从扶正着手，兼祛外邪，初投补气和胃抗痨药，如有改善再变通治疗并嘱周密观察。处方：当归 20 克，沙参 50 克，百合 10 克，黄芪 20 克，猫爪草 50 克。水煎服。

二诊 1972 年 3 月 30 日。用药后病情好转，腹胀、盗汗均减，舌质色淡无苔；脉仍弦数。但风湿身痛较明显，改用下方。处方：当归 20 克，沙参 50 克，白术 20 克，香附 20 克，木香 5 克，百部 10 克，羌活 10 克，防风 15 克，神曲 15 克，猫爪草 50 克。

三诊　服上方3日后月经来潮。

四诊　时便溏加泽泻20克。

五诊　时腹痛加川楝子、白芍、延胡索各15克。

六诊　1972年4月12日。已觉全身有力，食欲转佳，仍感腹内胀气，四肢关节痛。处方：当归25克，沙参35克，香附25克，青皮15克，木香15克，莱菔子25克，防风20克，苍术15克，白芍20克，泽泻20克，独活15克，焦三仙45克。

七诊至八诊　1972年4月20日。已觉全身明显有力，能行走200米，仍腹胀、潮热，有时打嗝、呕吐、排气。改投下方。处方：当归25克，沙参50克，香附25克，木香15克，青皮15克，防风20克，白术35克，郁金10克，泽泻20克，羌活10克，焦三仙25克，代赭石10克，猫爪草50克。

九诊至十三诊　逐渐好转，继服上方。

十四诊　1972年5月19日。进食又增，全身更显有力，能行二里之途，体重增加十五斤，但腰腿痛又重，有时浮肿、发热、脉数。处方：何首乌50克，千年健15克，桑寄生20克，当归25克，玉竹35克，沙参50克，地骨皮20克，百合20克。

十五诊至十六诊　好转，体重又增加五十斤。

十七诊　1972年6月9日。症状好转，仍周身窜痛，有时咯痰。处方：远志25克，麦冬25克，桃仁20克，黄芩25克，沙参50克，玄参20克，橘红15克，何首乌50克。

十八诊　1972年6月15日。又觉乏力，消化不良，因病体将复，活动过多所致。处方：何首乌50克，沙参50克，白术20克，槟榔片15克，黄芪25克，当归20克，百合50克，莱菔子25克，香附20克，甘草15克。

十九诊　1972年7月3日。诸症悉除，改投归脾丸及百补丸调理。

二十诊　1972年7月11日。精神饮食俱佳，行动自如，破溃之淋巴结愈合。经放射线及实验室检查正常，已能做家务。

讨论：瘰疬病符合结核病，本病脉有至虚之候，证有虚实夹杂表现，脉细数为阴阳两虚，以阴虚为主，初以补虚法调理，三日后初见转机，急以攻补兼施，祛邪以扶正。

陈老综观全局，认为病势虽重危，但因有食欲，舌有津液，为胃气尚存，阴液未竭，当有转生之机，故敢于大胆治疗，使本病转危为安。陈老用药极为灵活，他认为病重药轻决不能了事，因此方方重剂，加减变通，也是取得疗效的重要原因。

陈老用药有很多特色，辨证识病，选用"七方十剂"，药味加减化裁，得心应手，运用自如。不论疾病变化如何，总是法随证立，方从法投，谨守病机。时而效不更方，时而灵活善变。针对病之虚实寒热，药用补泻温清，治疗时轻灵、重浊，升降适度。如痢疾初有表证，他多以喻氏之逆流挽舟法投人参败毒散，月经期头痛欲裂者治以疏肝活血，温热感冒有时用同气相求之辛温药，白血病则用扶阳育阴活血化瘀法，尤其治疗功能性疾病，症状百端，着眼于肝胃均获良效。

【例2】

姓名：徐某，**性别：**女，**年龄：**64岁，街道主任。**就诊日期：1970年12月24日。**

证治　起病缘于1969年9月，因腿部受伤后经常腿痛，1970年3月发现腿部出现一个圆柱形包块,此包块从腿向腹部生长,沿腹正中线从耻骨长到脐又进一步长到心窝部,初有虫爬感,似痒非痒,似麻非麻,现腹内如有一条木杠上下支撑,致使不能弯腰,活动受限,伴大便干燥,三五日一次,粪如羊屎,每次便三五个粪球,自感上下堵塞不通,极不舒服。既往曾患慢性肾炎和肝炎。

检查 体温正常,发育中等,血压不高,营养不良,形容消瘦,颜面黄白,眼睑淡红,稍有贫血外貌。心肺正常,腹部从剑突下到耻骨联合上可触到一条圆柱形较硬包块,直径约有3厘米×3厘米,移动度不大,视诊不明显,肝大约5公分,脾大3厘米。四肢关节、神经系统均无异常表现。舌苔薄白;脉沉弦。

初诊 (印诊)痃积症(腹直肌痉挛性疾病);肝积(肝脾大)。

辨证 此属少见疾病,按肝气郁积与水谷之精气相搏夹外寒形成痃积。治以平肝、理气、温经、消坚法。处方:白芍50克,桂枝10克,生姜25克,甘草10克,大黄10克,芒硝5克,大枣10枚。3剂,水煎服。

二诊 1970年12月26日服药后,大便通利,下燥屎多枚,腹觉宽舒,精神好转,圆柱样肿物仍在。舌苔薄白;脉微弦。处方:白芍50克,桂枝6克,甘草6克,桃仁10克,三棱15克,姜黄10克,大黄5克。3剂,水煎服。

三诊 1970年12月29日又有好转,尚觉胃堵,排气不舒。按前方加香附15克,神曲15克。3剂,水煎服。

四诊 1970年12月31日病情大为好转,腹胀大减,腹部变软,圆柱物仍在。处方:上方加莱菔子5克,凌霄花5克。7剂,水煎服。

五诊 1971年1月9日包块变软,进食大增,大便正常。舌苔白浊;脉弦缓。处方:白芍30克,桂枝6克,甘草6克,桃仁10克,神曲15克,莪术10克,姜黄10克,香附12克。7剂,水煎服。

六诊 1971年1月15日包块见小,能弯腰,但觉有气上冲。舌苔薄白;脉缓弦。处方:白芍30克,法半夏10克,莱菔子15克,神曲15克,香附12克,枳壳15克,大黄6克,芒硝6克。3剂,水煎服。

七诊 气冲之感消失。上方加枳壳15克,木香5克。3剂,水煎服。

八诊 包块近乎消失,仅腹内有些胀气。上方去大黄,加桂枝10克。3剂,水煎服。

九诊 包块消失,腹胀消失,弯腰不再受限,精神愉悦,进食二便正常。

治疗结果 痃积症临床治愈。肝积症尚未根除。

追访十年,痃积症再未复发,肝积仍为原来状态,该患曾多次来信表示感谢。

讨论: 齐齐哈尔市中医院多位医生曾对此病展开讨论,患者原来不知自己肝脾大。就诊主要是来解决腹部隆起的圆柱形包块,因为它已影响弯腰活动,饮食二便。关于圆柱形包块究竟是什么,曾请西医解剖教授会诊,但未作出满意解释;不仅临床未见过,也未见到类似文献报道。讨论时曾推想属于一种特殊情况,即肠管疾病与腹直肌疾病同时存在,然触诊时感到圆柱形包块就在皮下,用手推之移动度不大,肠管疾病不会形成这种状态。但患者述包块出现后,影响了进食和排便,随着包块的消失,进食和排便均得以改善,这又是肠管疾病的象征,故经讨论认为,有两种情况兼在,即包块本身是腹直肌的改变,同时又因有肝病,包块和肝病共同影响了肠管,使病情复杂化了。但患者主要要求解决包块问题,故治到包块消失就未再继续治疗。

陈老说：中医较早文献中有此记载，称为"痃积"，是积聚的一种，但不包括在五聚之内，描述时写道："愚于内，近脐左右，有一条筋脉杠起，大者如臂如筒，小者如笔如指如弦。"多由阴阳之气不和，怒中饮食，食气相搏而痰附之，或因寒而成，治疗常用麝香丸、积聚丸、三棱散之类。本患是属肝郁与食气相搏夹外寒所致，以平肝、理气、温经、消坚法治愈。患者得病9个月，陈老九诊将其痃积治愈，追访7年健康尚佳，堪称效果意外，故将此少见病例及治法报道出来，以作借鉴。

类 案

【例1】

姓名： 李某，**性别：** 女，**年龄：** 50岁。**就诊日期：** 1992年12月4日。

证治 腹胀十余年，近日加重。打嗝，大便日一次，天冷进食或紧张生气时加重。苔薄白，舌下静脉微怒；脉沉缓。处方：厚朴50克，乌药10克，萆薢15克，石菖蒲20克，干姜10克，砂仁5克，附子10克，白术20克，茯苓30克，泽泻10克，磁石30克，神曲15克。7剂，水煎服。

按： 证系寒郁气滞腹胀。治宜温中散寒，理气止痛。

【例2】

姓名： 马某，**性别：** 女，**年龄：** 38岁。**就诊日期：** 1992年8月11日。

证治 浑身乏力，头痛，腹胀，不能多食，消化不良，大便正常（胆囊炎）。舌苔薄白，舌下静脉微怒；脉沉缓，两关大。处方：柴胡20克，白芍40克，甘草10克，青皮20克，神曲15克，莱菔子20克，槟榔片10克，砂仁10克。7剂，水煎服。

按： 该患者脉象两关大，为肝脾气旺，因肝气横犯脾胃，脾虚运化不及，气机阻滞，以致肝郁性胃病，治用疏肝和胃消导法。

【例3】

姓名： 杨某，**性别：** 女，**年龄：** 46岁。**就诊日期：** 1992年7月7日。

证治 浑身乏力不适，不能食生硬食物，胃胀痛。舌苔薄白，边缘有齿痕，舌下静脉微怒；脉弦滑。处方：香附20克，厚朴25克，神曲15克，苍术15克，麦芽30克，山楂15克，陈皮20克，延胡索10克，槟榔片15克。7剂，水煎服。

按： 以平胃散加消食导滞理气止痛之品治之。因该证因饮食积滞不消，产生郁气所致之胃胀痛。

【例4】

姓名： 蔡某，**性别：** 女，**年龄：** 65岁。**就诊日期：** 1991年11月26日。

证治 胃胀食后吐五个月。B超示萎缩性胃炎，肝略大。处方：乌梅10克，白芍50克，焦山楂30克，神曲30克，麦芽50克，厚朴15克。6剂，水煎服。

二诊　1991年12月3日。证治：胃已不胀，饮食有增。处方：前方加芒硝10克。

【例5】

姓名：崔某，性别：女，年龄：46岁。就诊日期：1993年2月2日。

证治　胃胀，不欲食，大便干，夜间不适，春节时上火加重，月经正常，舌体麻木。舌苔白腻；脉弦缓。处方：白术10克，党参20克，茯苓20克，山药15克，砂仁10克，莱菔子20克，神曲15克，麦芽20克，厚朴15克，青皮5克，焦山楂10克。6剂，水煎服。

二诊　1993年2月12日。证治：诸症有减，苔白浊；脉弦缓。处方：同前方。6剂，水煎服。

按：脾胃虚弱运化低下，气血不足，勿生气，因生气易致肝郁，横逆脾胃，使症状加重。

【例6】

姓名：勾某，性别：女，年龄：72岁。就诊日期：1992年7月21日。

证治　胃胀不欲食，盗汗，口干，大便日一次，心烦失眠。舌苔薄白；脉大而缓。处方：郁李仁15克，大黄5克，火麻仁10克，菟丝子20克，槟榔20克，山药10克，防风20克，羌活20克，牛膝15克，生地20克，桃仁10克，当归15克，厚朴20克，枳壳10克。7剂，水煎服。

二诊　1992年7月28日。证治：胃堵胀，心烦，失眠，便秘症悉减。舌苔白浊，舌下静脉瘀怒；脉沉弦。处方：柴胡20克，白芍50克，黄芩35克，黄柏20克，夜交藤50克，龙骨20克，牡蛎20克，神曲20克，磁石30克，郁金20克，降香15克，丹参30克，枇杷叶15克。7剂，水煎服。

按：证由肝气犯胃、胃气不降所致，用疏肝降逆、清热安神法治之。

【例7】

姓名：刁某，性别：男，年龄：15岁。就诊日期：1992年10月16日。

证治　不欲食，气短，乏力。舌苔薄白；脉弦缓。处方：青皮15克，木香10克，黄芩20克，黄柏10克，白芍20克，龙胆草5克，焦栀子10克，青黛5克，干姜5克。7剂，水煎服。

二诊　1992年10月23日。证治：诸症好转，善太息，食少，失眠多梦。舌苔薄白；脉弦缓。处方：同前方。6剂，水煎服。

【例8】

姓名：陶某，性别：男，年龄：36岁。就诊日期：1992年7月7日。

证治　饭后胃胀，烧心、反酸，三年余，气短，胸痛，近半月夜间加重。舌苔薄白；脉沉缓。处方：鸡血藤50克，川芎35克，白芍40克，黄芩20克，青皮15克，甘草15克，神曲15克，降香10克，枳实30克。7剂，水煎服。

按：证系心血瘀阻所致肝郁性胃病。鸡血藤行血补血，舒筋活络，配川芎、白芍活血养血通络，降香活血散瘀定痛，共奏活血止痛之效，佐以疏肝降气和胃之品。

【例9】

姓名：高某，**性别**：男，**年龄**：54岁。**就诊日期**：1992年9月15日。

证治　胃痛打嗝一年多，大便正常，饮食尚可。舌苔白浊，质微青，舌下静脉瘀怒；脉弦滑。处方：香附15克，高良姜10克，郁金15克，厚朴25克，木香10克，柿蒂10克，干姜5克，公丁香10克。7剂，水煎服。

按：该证因忙碌过劳、伤脾生气、肝郁横逆脾胃，致气机郁滞、痰湿内生之胃胀，用温中降逆、燥湿化痰法治之。

【例10】

姓名：韩某，**性别**：男，**年龄**：54岁。**就诊日期**：1992年9月29日。

证治　消瘦十余年，不欲饮食，二便正常，紧张时头部及手足震颤，以致不能书写。舌苔微而燥；脉弦缓。胃肠功能较差。处方：苍术20克，香附15克，神曲20克，麦芽20克，陈皮15克，厚朴15克，甘草10克，焦山楂10克。7剂，水煎服。

二诊　1992年10月6日。证治：诸症有好转，已有饥饿感，大便略干。舌苔黄燥；脉弦缓。处方：前方加芒硝10克。7剂，水煎服。

三诊　1992年10月13日。证治：诸症有减，大便正常。舌苔白中心黄燥；脉弦缓。处方：二诊方加黄芩50克，芒硝10克。7剂，水煎服。

四诊　1992年10月20日。证治：诸症好转。舌苔白燥；脉弦缓。处方：同三诊方。6剂，水煎服。

【例11】

姓名：李某，**性别**：女，**年龄**：45岁。**就诊日期**：1992年5月8日。

证治　胃胀，大便溏，食少，呼吸困难，活动时加重，面肢浮肿，心中烦闷。舌苔白浊；脉弦滑有力。处方：香附20克，大腹皮40克，苏叶10克，桑白皮25克，丝瓜络10克，陈皮20克，甘草10克，神曲15克，白术15克。7剂，水煎服。

二诊　1992年5月15日。证治：胃好转，浮肿同前。舌苔白浊；脉弦缓。处方：前方加香橼20克，连翘50克，夏枯草10克。7剂，水煎服。

【例12】

姓名：李某，**性别**：女，**年龄**：37岁。**就诊日期**：1993年2月12日。

证治　胃堵胀，大便干，浑身痛，六年。舌苔白浊，舌下静脉微怒；脉弦缓。肝郁性胃病，气躁便秘。处方：柴胡20克，白芍30克，青皮15克，桃仁10克，郁李仁10克，大黄3克，生地25克，鸡血藤30克。7剂，水煎服。

按：肝气犯胃，胃内气逆作饱，勿生气。

【例 13】

姓名：马某，性别：男，年龄：67 岁。就诊日期：1992 年 10 月 9 日。

证治 口辣麻不欲食，咽部不适，一年。舌苔黄燥乏津（郁热上泛于舌，故舌体燥黄）；脉弦缓。处方：黄连 15 克，柴胡 20 克，半夏 10 克，丹参 10 克，知母 20 克，生石膏 20 克，生地 20 克，麦冬 15 克。7 剂，水煎服。

按：用疏肝养阴清热法治之，加半夏之温燥，以防寒凉太过，逆嗝不适。

二诊 1992 年 10 月 23 日。证治：口辣麻减轻，药后便溏，日 5～6 次，手凉，流泪。舌苔微黄而燥；脉弦缓。处方：同前方。6 剂，水煎服。

【例 14】

姓名：马某，性别：女，年龄：38 岁。就诊日期：1993 年 2 月 2 日。

证治 胃脘不舒，大便稀日 1～2 次，目赤，苔微黄；脉弦滑。肝郁性胃病，脾胃不和。处方：柴胡 20 克，白芍 50 克，杜仲 15 克，续断 20 克，砂仁 15 克，青皮 10 克，山药 20 克，白术 25 克，生牡蛎 50 克，泽泻 3 克。7 剂，水煎服。

【例 15】

姓名：乔某，性别：男，年龄：50 岁。就诊日期：1992 年 9 月 8 日。

证治 胃中嘈杂。舌苔白浊；脉沉缓。处方：山药 35 克，白术 15 克，青皮 10 克，玄参 20 克，大枣 6 枚，莲子 10 克，砂仁 15 克，薏苡仁 20 克，桔梗 20 克。7 剂，水煎服。

按：取桔梗不在祛痰，而在补脾胃气。

【例 16】

姓名：乔某，性别：男，年龄：46 岁。就诊日期：1992 年 10 月 13 日。

证治 腹胀不适，胃中气窜，胀感，打嗝。舌苔薄白；脉沉缓。处方：党参 15 克，白芍 35 克，茯苓 20 克，白术 15 克，陈皮 10 克，砂仁 10 克，羌活 15 克，防风 20 克，黄芪 35 克，柴胡 10 克。7 剂，水煎服。

二诊 1992 年 11 月 17 日。证治：诸症好转，胃已不上逆气，苔薄白；脉弦缓。处方：前方加赤石脂 15 克。7 剂，水煎服。

三诊 1992 年 11 月 24 日。证治：服药后症减，昨天腹部不舒。舌苔微黄；脉弦缓。处方：二诊方去赤石脂加肉豆蔻 10 克。7 剂，水煎服。

四诊 1992 年 12 月 1 日。证治：仅昨夜腹胀较甚，不能排气。舌苔薄白，微黄；脉弦缓。处方：苍术 30 克，厚朴 20 克，枳壳 10 克，香橼 20 克，莱菔子 30 克，神曲 20 克，高良姜 10 克，砂仁 10 克。7 剂，水煎服。

按：厚朴温中下气，燥湿消痰，用于胸腹痞满痛者。现代研究认为其为健胃整肠药，并有镇咳利尿及驱虫作用。

【例17】

姓名：沙某，性别：女，年龄：50岁。就诊日期：1992年9月4日。

证治　胸闷胃胀，两胁胀，生气时欲大便。舌苔白浊，边缘有齿痕，舌下静脉瘀怒；脉弦滑。处方：柴胡20克，白芍40克，青皮20克，枳实15克，神曲15克，代赭石20克，甘草10克，半夏10克，干姜5克。7剂，水煎服。

按：本病为肝气郁结、横逆犯脾、逆气阻格所致。

二诊　1992年9月8日。证治：仍胃腹胀，大便时干时稀，两胁胀。舌苔白浊，中心微黄，舌下静脉瘀怒；脉弦缓。处方：上方干姜加至10克，厚朴20克，砂仁10克。

按：行气宽中。

【例18】

姓名：陶某，性别：男，年龄：39岁。就诊日期：1992年8月4日。

证治　偶有饭后腹胀，不欲食，大便时稀，B超示肝脾正常。舌苔白浊，舌下静脉微怒；脉沉缓。处方：柴胡20克，白芍30克，厚朴20克，乌药10克，麦芽30克，甘草10克，青皮15克，香橼20克，神曲15克。7剂，水煎服。

【例19】

姓名：王某，性别：女，年龄：55岁。就诊日期：1992年7月28日。

证治　胃堵胀，食后胀甚，大便干。舌苔薄白，边缘有齿痕；脉沉弦而涩。处方：香附15克，高良姜10克，郁金10克，木香10克，神曲20克，三棱10克，莪术10克，大黄2克，甘草5克。7剂，水煎服。

按：该证由恼怒生气，肝气不舒，横逆犯胃，气机阻滞，致使饮食停聚不消，运化不及而生诸脉症。用理气消食和胃法治之，再加香附、高良姜温中理气，以助脾运恢复。

【例20】

姓名：吴某，性别：男，年龄：43岁。就诊日期：1991年10月29日。

证治　胃堵塞感，小痛一个月，近三年来秋冬着凉时发作，多食则胃胀痛，大便干，不敢吃零食。舌苔白浊；脉弦缓。处方：香附20克，高良姜10克，白芍30克，枳实20克，莱菔子50克，芒硝20克，香橼15克，木香5克。6剂，水煎服。

二诊　1991年11月5日。证治：大便通利，两胁下打嗝，精神萎靡，舌苔白浊；脉弦缓。处方：柴胡20克，白芍30克，防风20克，羌活10克，延胡索15克，郁金10克，木香10克，茯苓40克，白术15克，甘草10克。6剂，水煎服。

【例21】

姓名：尹某，性别：女，年龄：56岁。就诊日期：1991年10月25日。

证治　胃脘胀，大便正常。胸背堵闷感，打嗝时较舒。舌苔白浊；脉沉缓。处方：公丁香 10 克，柿蒂 50 克，干姜 10 克，党参 20 克，香橼 15 克，神曲 20 克，莱菔子 15 克，沉香 5 克。6 剂，水煎服。

【例 22】

姓名：易某，性别：女，年龄：44 岁。就诊日期：1992 年 6 月 23 日。

证治　不思饮食三个月，头晕。舌苔白浊；脉弦滑。处方：柴胡 25 克，白芍 40 克，青皮 20 克，神曲 10 克，栀子 10 克，焦山楂 20 克，莱菔子 30 克，藿香 20 克，龙胆草 15 克。7 剂，水煎服。

【例 23】

姓名：岳某，性别：女，年龄：29 岁。就诊日期：1992 年 7 月 31 日。

证治　胃胀气窜，时有气短，头胀，甲状腺微肿。舌苔薄白；脉弦数。处方：生地 20 克，连翘 50 克，海藻 10 克，浙贝 10 克，香橼 15 克，夏枯草 15 克，牡蛎 20 克，龙骨 20 克，川芎 25 克，青皮 10 克。7 剂，水煎服。

按：用清热散结，平肝潜阳，兼理气法治之。

【例 24】

姓名：袁某，性别：男，年龄：50 岁。就诊日期：1992 年 9 月 15 日。

证治　腹胀饱打嗝，时有气短、憋闷感，头昏，腹鸣。舌苔白浊；脉弦缓有力。处方：生地 35 克，麦冬 20 克，益母草 50 克，葛根 15 克，川芎 25 克，黄芩 20 克，柴胡 15 克，白芍 50 克，沙参 50 克，香附 15 克。7 剂，水煎服。

按：以疏肝理气、凉血清热法治之。

【例 25】

姓名：张某，性别：女，年龄：40 岁。就诊日期：1992 年 10 月 16 日。

证治　胃胀打嗝，腰痛三年。舌苔微黄腻，舌下静脉微怒；脉缓有力。处方：苍术 10 克，白术 50 克，神曲 15 克，陈皮 20 克，柿蒂 30 克，枳壳 20 克，厚朴 15 克，砂仁 10 克。7 剂，水煎服。

【例 26】

姓名：张某，性别：男，年龄：59 岁。就诊日期：1992 年 6 月 30 日。

证治　食管癌手术后，胃中有气，打嗝上酸水，5 月 13 日及 24 日吐一口血，大便时干时稀。舌苔薄少；脉沉缓。处方：黄连 30 克，吴茱萸 5 克，白花蛇舌草 30 克，三七 5 克，川贝母 15 克，半枝莲 15 克，旋覆花 15 克，甘草 10 克，连翘 50 克，紫花地丁 20 克。7 剂，水煎服。

【例27】

姓名：郑某，性别：女，年龄：41岁。就诊日期：1992年9月8日。

证治 胸腹闷胀，食后不适，服之三九胃泰不效，不吐酸，大便日一次，睡眠不佳，有风湿病病史。舌苔薄白，舌下静脉微怒；脉弦缓。处方：苍术10克，乌梅10克，藿香30克，神曲20克，檀香10克，枳实15克，厚朴20克，香橼15克，丹参15克。7剂，水煎服。

按： 证由生气时进食，肝气犯胃，胃气不降所致。

【例28】

姓名：李某，性别：男，年龄：52岁。就诊日期：1992年6月5日。

证治 胃脘不舒，空腹亦不舒，一年余，不知饥，大便日一次。舌苔白浊，边缘轻度齿痕；脉缓而急。处方：半夏10克，黄连10克，枳实20克，瓜蒌30克，甘草10克，玉竹20克，麦冬15克，黄芪10克。7剂，水煎服。

按： 该证为恼怒后，肝气犯胃，胃中逆气所致之痞胀，药用小陷胸汤加枳实，辛开苦降，散结宽膈。固其脉缓其急，内有郁热，必伤其阴，加之病久体虚，故加玉竹、麦冬、黄芪益气养阴。

二诊 1992年6月16日。证治：痞胀消退，现头晕，有站立不稳感。舌苔白浊、微黄；脉数而有力。处方：玉竹50克，太子参20克，何首乌20克，甘草10克，白芍40克，川芎20克，磁石20克，神曲15克。7剂，水煎服。

按： 该症系老年肝肾不足、脉道失养、风阳上扰所致。用益气养阴、平肝潜阳法治之。

【例29】

姓名：周某，性别：女，年龄：28岁。就诊日期：1992年5月19日。

证治 胃有堵塞感，咽部不适，病史七八年，不欲食，面热，五心热。舌苔薄白；脉沉细。处方：党参15克，白术20克，茯苓25克，甘草15克，砂仁10克，香附10克，神曲20克，磁石30克。7剂，水煎服。

二诊 1992年5月26日。证治：药后胃有堵塞感，气胀感，舌脉同前。处方：前方加厚朴25克，莱菔子30克，大黄3克。6剂，水煎服。

三诊 1992年6月5日。证治：胃有堵塞感，大便不畅，头发稀少，面色萎黄。舌苔薄白；脉沉缓无力。处方：柴胡20克，白芍50克，厚朴20克，莱菔子15克，党参20克，黄芪20克，陈皮15克，木香5克，枳壳15克，干姜5克。7剂，水煎服。

按： 证为体虚兼有肝郁性胃病，故用疏肝除胀、健脾益气法治之。

四诊 1992年6月16日。证治：胃堵塞感小减，二便正常。舌苔薄白；脉沉缓。处方：白芍50克，柴胡10克，青皮20克，神曲20克，太子参30克，麦芽30克，槟榔15克，香附20克，香橼10克。7剂，水煎服。

按： 疏肝健脾、消食导滞法治之。该症由恼怒伤肝、横逆犯胃、气机阻滞所致，故胃脘堵塞。

五诊 1992年6月23日。证治：已不呃逆，胃有堵塞感，气短。舌苔薄白；脉沉缓。处方：公丁香10克，党参20克，干姜10克，柿蒂40克，竹茹15克，枳壳15克，神曲15克。7剂，水煎服。

【例30】

姓名：庄某，性别：女，年龄：37岁。就诊日期：1993年2月12日。

证治 胃有堵塞感，干哕三月余，大便干，头晕，口水多，胆汁反流性胃炎。舌苔微黄，边缘有齿痕，舌下静脉瘀怒；脉弦缓。肝郁性胃病。处方：柴胡20克，白芍25克，莱菔子30克，砂仁10克，青皮15克，藿香20克，半夏10克，竹茹20克，大黄7克，黄芩20克。7剂，水煎服。

【例31】

姓名：代某，性别：女，年龄：36岁。就诊日期：1991年12月3日。

证治 胃胀，打嗝，吐酸水。食后脘腹胀满，大便5~6日一行。乏力，眠差。处方：香附20克，高良姜5克，郁金15克，木香10克，莱菔子30克，芒硝10克，甘草10克，麦芽30克。6剂，水煎服。

【例32】

姓名：高某，性别：男，年龄：40岁。就诊日期：1993年2月12日。

证治 胃钡餐造影示萎缩性胃炎，服药不效已三年，现食管有堵塞感，食量减少，怕冷心慌，后背酸痛，便干。舌苔薄白；脉沉缓。处方：乌梅10克，沉香10克，虎杖15克，芒硝10克，大黄2克，甘草15克，柿蒂20克，党参10克，槟榔片10克。7剂，水煎服。

【例33】

姓名：韩某，性别：女，年龄：47岁。就诊日期：1993年1月29日。

证治 20年前产子时心中不舒。年前胃有堵塞感，失眠，大便干2~3天一行。面肢浮肿，关节痛。舌苔薄白，舌下静脉微怒；脉沉缓而涩。处方：大黄5克，黄连10克，瓜蒌50克，枳实20克，大腹皮20克，黄芩15克，青皮15克，茯苓30克，泽泻3克。7剂，水煎服。

按： 清热化痰、理气开结法治之。

3. 呃逆

精选验案与探讨

【例】

姓名：白某，性别：男，年龄：42岁，教师。就诊日期：1971年1月3日。

证治 三个月前发病，与受凉有关，开始打呃，胃内有气上冲，近两个月觉胃内咕噜声即有气上冲迸发出牛鸣状之长声，力猛而壮，重时连鸣 2～3 小时，长呼则觉宽舒，生气或进食后加重，食欲日减，食量亦少，大便干燥 2～3 日一次。形如羊屎，经本地治疗无效，遂来我院求治。精神苦闷。舌苔薄白，边缘有齿痕；脉沉弦。

分析　呃逆症有数端，不外乎寒热虚实，本患者因受凉而起，生气后加重，治以温中散寒法，鉴于便燥加润燥之品。处方：公丁香 15 克，柿蒂 75 克，干姜 15 克，党参 50 克，白芍 50 克，青皮 25 克，芒硝 15 克。3 剂，水煎服。

二诊　1971 年 1 月 6 日。症状大减，精神转佳，牛鸣声减至十几声，音小而微，食欲略增，大便已通，睡眠欠佳。舌苔薄白，边缘有齿痕；脉右沉缓，左沉小，两关旺。继服前方。

三诊　1971 年 1 月 8 日。一日只鸣几声，音短声微，食欲增加，稍恶心。舌苔薄白；脉弦缓。处方：母丁香 10 克，柿蒂 50 克，干姜 10 克，党参 35 克，白芍 50 克，青皮 25 克，竹茹 25 克，半夏 10 克，陈皮 15 克（当时公丁香无货，以母丁香代之）。

四诊　1971 年 1 月 11 日。日鸣 3～5 声，1 月 9 日因精神紧张又发生牛鸣声 20 声左右，已不恶心。舌苔薄白；脉弦缓。三诊方减陈皮、竹茹、半夏。

五诊　1971 年 1 月 14 日。昨日发 6 声，声壮猛，便燥，苔薄白，边缘有齿痕；脉沉迟。仍为虚寒未尽，致胃气不降，呃逆不止，酌加理气之品以降胃气。处方：母丁香 15 克，柿蒂 75 克，干姜 20 克，党参 50 克，白芍 50 克，枳壳 50 克，芒硝 5 克，代赭石 15 克。

六诊　1971 年 1 月 21 日。三天内日鸣 3～4 声，无舌苔；脉弦缓。寒象减退，胃内逆气不平，增加重镇之品。处方：柿蒂 50 克，党参 50 克，白芍 50 克，代赭石 35 克，旋覆花 25 克，半夏 15 克，干姜 15 克。

七诊　1971 年 1 月 24 日。牛鸣音已止，胃内亦无气上冲，嘱再服 3 剂。后随访无复发。

讨论：虚寒性呃逆病并不少见，但发为牛鸣音者罕见。陈老认定"本病为寒呃"，应治以温中、理气、降逆法，因胃气以下行为顺，故用丁香柿蒂汤加减化裁。刘河间论治寒呃亦善用丁香柿蒂汤，认为丁香可去胃寒，理元气；柿蒂苦温入胃，专能温中下气。然而陈老用此法，在药量上有显著的不同，柿蒂多至 75 克，丁香 15 克，超出常用量的 3～6 倍，主要因本患者胃内逆气上冲，迸发出牛鸣音，为一重症"寒呃"。故初用温中散寒之品，继佐理气之品，后用重镇之品而愈。近 30 年来，凡胃脘痛患者，只要无身热、呕、利等症者，概投此方，稍事加减，无一不愈。

类　案

【例 1】

姓名：张某，**性别：**女，**年龄：**22 岁。**就诊日期：**1992 年 8 月 7 日。

证治　恶心不欲食（不食鱼肉蛋），大便干，头胸闷痛。舌苔薄白；脉沉缓无力。处方：苍术 10 克，陈皮 15 克，厚朴 20 克，麦芽 30 克，神曲 15 克，公丁香 5 克，木香 5 克，莲子 10 克，山楂 20 克，大黄 5 克。7 剂，水煎服。

按：药取温燥健脾，消导脘腹及引滞降逆之品，以生姜为引。

【例2】

姓名：赵某，**性别**：男，**年龄**：33 岁。**就诊日期**：**1992 年 10 月 23 日**。

证治　胃酸多，恶心，头沉晕车。舌苔薄白；脉弦缓。处方：黄连 15 克，吴茱萸 3 克，柿蒂 20 克，半夏 10 克，竹茹 20 克，木香 15 克，砂仁 10 克。7 剂，水煎服。

按：证为肝经火郁，胃气不和，用疏肝和胃降逆法治之。

【例3】

姓名：白某，**性别**：男，**年龄**：42 岁。**就诊日期**：**1992 年 7 月 10 日**。

证治　寐时胸闷痛三年，按之痛，坐位时腹部膨隆，捶打后背则打嗝，大便溏，日1～2次，饭后多发作。舌苔薄白；脉弦滑。处方：香附 25 克，高良姜 5 克，神曲 20 克，砂仁 15 克，代赭石 50 克，麦芽 50 克，山楂 50 克，谷芽 30 克，香橼 10 克。7 剂，水煎服。

按：该证便溏打嗝，脉弦滑为脾虚胃弱，饮食不消，胃气不行而上逆，谷气冲心作痛，用温中理气，消食降逆法治之。

【例4】

姓名：崔某，**性别**：女，**年龄**：37 岁。**就诊日期**：**1991 年 12 月 3 日**。

证治　胃气上逆，胃中饱胀感，腰痛胀，尿正常。舌苔薄白，舌下静脉瘀怒；脉弦缓。处方：柴胡 10 克，白芍 30 克，甘草 10 克，香橼 30 克，柿蒂 30 克，郁金 15 克，木香 10 克。6 剂，水煎服。

【例5】

姓名：李某，**性别**：女，**年龄**：29 岁。**就诊日期**：**1992 年 10 月 6 日**。

证治　干哕，呕吐，便稀，善太息。舌苔白浊；脉沉滑而弱。处方：柴胡 20 克，白芍 35 克，青皮 20 克，香橼 20 克，干姜 10 克，半夏 15 克，竹茹 20 克，枳实 20 克，神曲 15 克，藿香 20 克，砂仁 10 克。7 剂，水煎服。

【例6】

姓名：娄某，**性别**：女，**年龄**：39 岁。**就诊日期**：**1993 年 1 月 5 日**。

证治　打嗝，口干舌燥，口渴出汗。脉沉弦有力，肺胃有郁热。处方：白芍 35 克，柴胡 20 克，黄芩 30 克，夏枯草 10 克，玄参 10 克，生地 30 克，麦冬 20 克，连翘 30 克，知母 20 克，青果 10 克。7 剂，水煎服。

按：疏肝清热养阴法治之。

【例7】

姓名：孟某，**性别**：女，**年龄**：41 岁。**就诊日期**：**1993 年 1 月 15 日**。

证治　吞咽困难，有噎感。钡餐透视：食管炎。舌苔薄白；脉沉弦。其有乙肝病病史。

处方：青果10克，生地50克，麦冬20克，柿蒂50克，沙参50克，茯苓30克，甘草10克，竹茹30克。7剂，水煎服。

【例8】

姓名：王某，**性别**：男，**年龄**：42岁。就诊日期：1992年5月8日。

证治 胃胀，嗳气十余年。胃镜检查：胃炎，十二指肠球部溃疡，浅表萎缩性胃炎。舌苔薄白；脉诊为动脉。处方：柴胡20克，白芍30克，乌梅5克，甘草15克，神曲20克，麦芽50克，厚朴15克，青皮15克，黄连10克。7剂，水煎服。

【例9】

姓名：张某，**性别**：男，**年龄**：51岁。就诊日期：1992年7月7日。

证治 欲吐不能，呃逆，浑身乏力不舒，神经衰弱10多年。舌苔薄白，舌下静脉瘀怒；脉弦缓。处方：柴胡25克，白芍50克，枳实15克，青皮10克，藿香15克，楮实子30克，苍术15克，陈皮20克，神曲25克，砂仁10克。7剂，水煎服。

按：楮实子：甘寒入脾、肺、肾经，温肾健脾，明目，利水，强筋骨。

4. 呕吐

精选验案与探讨

【例】

姓名：王某，**性别**：女，**年龄**：39岁。就诊日期：1992年6月5日。

证治 去年胸脘满，有堵塞感，不欲食，胃部不适，呕吐，每月月经前后发生呕吐，大便溏，上肢麻，B超示卵巢囊肿。舌苔薄白，舌下静脉微瘀怒；脉沉缓。处方：当归25克，川芎30克，半夏15克，竹茹20克，藿香20克，延胡索15克，甘草15克，乌药15克，白术25克，防风20克，羌活20克。7剂，水煎服。

讨论：该患者胸脘满，有堵塞感，便溏，不欲食，为脾虚气滞所致；又呕吐发生在月经前后，因月经之血欲行而不能，其挟胃气上逆而致，故诊断为血瘀性呕吐。方用白术、防风、羌活、半夏、藿香、竹茹、乌药、甘草诸药健脾燥湿、理气升阳，再用当归、川芎、延胡索活血化瘀以治其本。

类 案

【例1】

姓名：赵某，**性别**：女，**年龄**：68岁。就诊日期：1992年6月23日。

证治 胃癌术后，不欲食，呕吐，大便略干，贫血，眼睑白。舌苔薄白，质红，舌下静脉瘀怒；脉弦滑。处方：党参20克，三棱15克，莪术15克，黄芪20克，鼠妇100个，乳香10克，没药10克，丹参20克，白花蛇舌草50克，硇砂1克。7剂，水煎服。

【例2】

姓名：蔡某，性别：女，年龄：65岁。就诊日期：1991年11月26日。

证治　胃胀、食后吐五个月。B超示萎缩性胃炎，肝略大。处方：乌梅10克，白芍50克，焦山楂30克，神曲30克，麦芽50克，厚朴15克。6剂，水煎服。

二诊　胃不胀，饮食有增。处方：前方加芒硝10克。7剂，水煎服。

【例3】

姓名：杨某，性别：男，年龄：30岁。就诊日期：1997年3月18日。

证治　呕吐两年余，时重时轻，近日呕吐加重，不能食，食后即吐，发热，尿频。舌苔薄白；脉弦滑而疾。处方：半夏20克，防风20克，荆芥10克，金银花20克，连翘30克，竹茹20克，砂仁10克，藿香30克，柿蒂50克，代赭石20克，白术20克，山药30克，甘草10克。7剂，水煎服。

二诊　1997年3月24日。证治：呕吐症状服药后明显减轻。舌苔薄白；脉弦缓。处方：半夏15克，茯苓30克，藿香20克，竹茹20克，砂仁10克，代赭石20克，党参20克，干姜10克。7剂，水煎服。

【例4】

姓名：付某，性别：女，年龄：10岁。就诊日期：1996年2月5日。

证治　经常呕吐，无饥饱，颜面萎黄。舌苔薄白；脉弦缓。处方：山药30克，公丁香5克，干姜10克，党参20克，黄芪30克，橘红20克，半夏15克，竹茹20克，代赭石15克，甘草15克，砂仁10克，延胡索15克。7剂，水煎服。

【例5】

姓名：王某，性别：男，年龄：30岁。就诊日期：1996年2月8日。

证治　恶心、呕吐一周余，入食即吐，排黑色水样便，有沫。舌苔边白，中心黄燥；脉弦细。处方：公丁香10克，党参20克，干姜10克，柿蒂50克，半夏15克，藿香15克，竹茹20克，枳实20克，砂仁15克，甘草10克。7剂，水煎服。

【例6】

姓名：王某，性别：男，年龄：28岁。就诊日期：1998年6月29日。

证治　呕吐半年有余，时重时轻，左臂根部肿胀，夜间肿甚。舌苔淡白；脉沉缓。处方：白芍40克，石斛20克，青皮20克，代赭石30克，半夏15克，橘红20克，枳实20克，竹茹20克，焦栀子15克，砂仁10克，神曲15克，麦芽30克，焦山楂15克，生姜1片，大枣7枚。7剂，水煎服。

【例7】

姓名：黄某，性别：女，年龄：20岁。就诊日期：1998年7月7日。

证治　近10年余，食后即出现呕吐。时重时轻。舌苔淡白；脉弦滑。处方：香附15克，苍术20克，陈皮20克，厚朴30克，萆薢30克，砂仁15克，乌药10克，神曲20克，麦芽50克，焦山楂50克，姜黄15克，酒大黄5克，代赭石20克。7剂，水煎服。

【例8】

姓名：尹某，性别：女，年龄：19岁。就诊日期：1996年1月2日。

证治　感冒后呕吐三年余，现经常发作。舌苔薄白；脉弦缓。处方：党参20克，半夏15克，橘红20克，枳实20克，竹茹20克，石菖蒲15克，茯神20克，藿香30克，黄芪50克，紫石英10克，神曲15克，砂仁10克，酒大黄5克，黄连15克。7剂，水煎服。

二诊　1997年3月6日。证治：感冒后呕吐，近日又加重，舌苔白浊；脉沉缓。处方：半夏20克，柿蒂30克，竹茹20克，橘红20克，砂仁10克，甘草15克，藿香20克，代赭石15克，黄连20克，海螵蛸20克，牡蛎20克。7剂，水煎服。

【例9】

姓名：刘某，性别：男，年龄：38岁。就诊日期：1997年1月14日。

证治　呕吐，不能食。舌苔白浊；脉沉滑。处方：砂仁10克，半夏15克，茯苓30克，竹茹20克，枳实20克，藿香15克，枳壳15克，山药30克，太子参20克，白术30克，茯苓40克，甘草15克。7剂，水煎服。

二诊　1997年1月17日。证治：服药后呕吐症状好转。舌苔白浊；脉沉缓。处方：砂仁10克，半夏10克，竹茹20克，柿蒂20克，厚朴15克，佛手30克，甘草15克，川芎10克。7剂，水煎服。

5. 腹痛

精选验案与探讨

【例】

姓名：吴某，性别：女，年龄：67岁。就诊日期：1991年5月28日。

证治　经常性腹痛，伴大便秘结，30余年。因有痔疮，以为痔疮所致，故很少服药；以前患慢性阑尾炎，经某外科教授检查，认为已不能手术；腹痛时常发作，多以为阑尾炎，时常服用一些抗生素，效果不著，解大便后，疼痛会稍有缓解，但大便难，排便费力，通常须半小时以上，一般3~5天解大便一次，有时一周或更长时间才排便，因而食少、腹胀，体质瘦弱。检查见舌质暗红，苔厚腻；脉沉缓。考虑患者年高体弱，内有积滞，治疗宜寒热并用，攻补兼施。处方：当归10克，丹参12克，乳香6克，没药3克，大黄6克，附子6克，干姜6克，党参12克，芒硝10克，甘草10克。3剂，水煎服。

二诊 诉排除大量燥屎，腹部轻松，腹痛明显减轻，予健脾丸方加减连服两周，以顾护脾胃，效果良好。以后曾因饮食不当，又发腹痛，再按前方服药，仍有效。

讨论： 本方温脾止痛汤系由温脾汤加乳香、没药、丹参所组成，属于寒热并用、消除寒积的方剂。方中硝、黄以荡其积，姜、附以去其寒，党参、甘草、当归以保其血气，配合乳香、没药、丹参活血化瘀通经止痛，共同起到温中散寒、消积止痛的作用。方中各药可依据寒重或积重的不同，调整用量。

类 案

【例1】

姓名：孙某，性别：女，年龄：79岁。就诊日期：1992年10月23日。

证治 少腹胀，结腹经治已愈，现手足麻，头部昏蒙，足如有踏空物之感。舌苔薄白，舌下静脉瘀怒；脉代缓。处方：川芎25克，当归20克，钩藤50克，决明子50克，防风15克，菊花20克，桂枝7克，怀牛膝20克，薄荷10克，羌活10克。7剂，水煎服。

按：养阴柔筋、活血化瘀法治之。

【例2】

姓名：王某，性别：男，年龄：42岁。就诊日期：1992年10月6日。

证治 脐腹痛，常突然发作，病史3年，发作次数逐渐增多，诊断不明。舌苔白腻中心微黄，舌下静脉微怒；脉沉缓。处方：麻黄5克，苍术15克，神曲15克，黄连15克，白芍50克，大黄5克，芒硝5克，柴胡20克。7剂，水煎服。

按：证为寒湿腹痛，积久化热，药用健脾燥湿，通腑清热，以麻黄宣通阳气。

【例3】

姓名：王某，性别：女，年龄：30岁。就诊日期：1991年10月25日。

证治 月经少，色紫黑，腹痛发热7个月。舌苔薄白；脉沉缓。处方：党参20克，柴胡50克，虎杖30克，红花10克，乳香15克，没药15克，川芎20克，半夏15克，黄芩50克，甘草10克。6剂，水煎服。

【例4】

姓名：李某，性别：女，年龄：35岁。就诊日期：1992年5月19日。

证治 腹胀痛。舌苔薄白；脉弦滑。处方：柴胡25克，白芍50克，香附20克，丹参20克，当归20克，川芎30克，桃仁10克，红花10克，肉桂10克，附子15克，延胡索10克。7剂，水煎服。

【例5】

姓名：马某，**性别**：女，**年龄**：30 岁。**就诊日期**：1992 年 9 月 15 日。

证治 大便时腹痛，便后减轻，日一次。苔薄白；脉弦滑。处方：白芍 50 克，干姜 10 克，肉桂 10 克，当归 20 克，黄芪 30 克，延胡索 15 克，党参 20 克。7 剂，水煎服。

按：拟温中祛寒止痛法。

二诊 1992 年 10 月 9 日。证治：饮食时多腹痛，症好转。舌苔薄白；脉弦滑。处方：前方加神曲 20 克。7 剂，水煎服。

【例6】

姓名：李某，**性别**：男，**年龄**：42 岁。**就诊日期**：1992 年 6 月 9 日。

证治 脘腹痛两个月，口渴饮水多，乏力，饮食尚可，大便日一次，肝大 4 指，质硬（CT 示肝癌），肝占位性病变。舌苔白浊，边缘有齿痕，舌下系带微黄；脉沉弦。处方：白花蛇舌草 50 克，半枝莲 20 克，连翘 50 克，生地 30 克，墨旱莲 30 克，女贞子 20 克，沙参 50 克，土鳖虫 5 克，炙鳖甲 30 克，鼠妇 100 个。7 剂，水煎服。

【例7】

姓名：张某，**性别**：男，**年龄**：33 岁。**就诊日期**：1992 年 12 月 1 日。

证治 一个月前曾高热，继之右胁痛，不饮食，口干，腹胀。至 203 医院做腹腔镜检验，诊断为直肠炎，混合痔。舌苔薄白而滑，边缘有齿痕；脉沉弦。处方：柴胡 20 克，白芍 40 克，香附 15 克，高良姜 10 克，麦芽 15 克，枳实 10 克，香橼 20 克，厚朴 15 克，神曲 20 克。7 剂，水煎服。

按：证系肝郁型胃病。高良姜为芳香型健胃剂、调味药，有镇痛兴奋作用，又能刺激胃壁神经，以助消化功能，故对畏寒及伤冷食之吐泻有效。

【例8】

姓名：王某，**性别**：女，**年龄**：70 岁。**就诊日期**：1991 年 12 月 6 日。

证治 腹部着凉，时隐痛十三年。得热则舒，开春好转，冬季发作。今冬后背有火热感，脑鸣。二便正常。舌下静脉瘀怒；右脉弦缓，左脉沉细。处方：茯苓 50 克，白术 50 克，白芍 50 克，附子 15 克，干姜 10 克，吴茱萸 5 克，党参 15 克，蜈蚣 1 条，枳实 10 克，牡蛎 30 克。6 剂，水煎服。

【例9】

姓名：王某，**性别**：女，**年龄**：54 岁。**就诊日期**：1992 年 9 月 22 日。

证治 小腹痛，渐至全腹痛胀，不排气已 2 个月，正常饮食，大便正常，闭经一年余。苔白浊，乏津；脉沉。处方：白芍 50 克，干姜 15 克，桂枝 15 克，当归 20 克，苍术 20

克,麻黄6克,附子10克。7剂,水煎服。

按:寒湿积于膈内,脾不疏泄,气机阻滞所致。

二诊 1992年9月29日。证治:全腹抽痛鸣窜,大便日一次。舌苔白燥;脉沉细无力。处方:当归20克,莱菔子50克,芒硝10克,甘草10克,延胡索20克,川楝子10克,党参15克。7剂,水煎服。

按:理气通腑,以冀效期。

三诊 1992年10月6日。证治:诸症有减。苔白燥,中心微黄;脉沉缓。处方:前方加威灵仙20克,没药10克,青皮10克。7剂,水煎服。

按:以理气活血,宣通脏腑气机。

四诊 1992年10月13日。证治:小腹抽痛,肠鸣便溏,酸痛按之不减。舌苔白浊;脉沉缓。处方:当归20克,丹参25克,乳香20克,没药20克,高良姜10克,延胡索10克,郁金10克,木香10克,附子10克。7剂,水煎服。

按:拟活血理气,温中散寒法。

五诊 1992年10月20日。证治:脐下痛未见明显好转,晨起痛重,大便正常。舌苔薄浊而燥;脉弦缓(闭经)。处方:寒水石50克,黄柏20克,知母50克,黄连10克,肉桂10克,干姜10克,全蝎10克,蜈蚣1条。7剂,水煎服。

按:经闭后郁积及下焦热毒瘀滞所致,重用寒水石清其热毒,加虫类药搜剔化瘀之力。

【例10】

姓名:工某,**性别**:男,**年龄**:57岁。**就诊日期**:1992年10月20日。

证治 小腹胀,腹痛甚及心窝部,大便正常。舌苔白浊中心黄;脉弦缓无力。处方:白芍50克,黄芩20克,延胡索20克,川楝子15克,黄连10克,甘草10克,神曲20克,山楂35克,肉桂5克。7剂,水煎服。

二诊 1992年10月27日。证治:恼怒,喝香槟后小腹剧痛难忍,腹胀。B超、胃钡餐透视提示正常。苔白浊,中心微黄;脉弦缓有力。处方:香附20克,高良姜15克,郁金15克,延胡索25克,肉桂10克,罂粟壳15克,厚朴30克,附子10克,黄连15克,酒大黄5克,肉豆蔻15克。7剂,水煎服。

【例11】

姓名:王某,**性别**:男,**年龄**:37岁。**就诊日期**:1992年5月12日。

证治 近两年,大便频次多,日2~3行,微溏,腹痛,消化不佳。舌苔白浊;脉弦滑。处方:香附15克,山药20克,神曲20克,山楂10克,白术15克,麦芽50克,砂仁15克,莱菔子30克,肉桂15克。7剂,水煎服。

二诊 1992年9月8日。证治:脐腹痛,大便日3次。苔白浊乏津;脉弦缓。处方:当归20克,白芍50克,党参20克,附子10克,干姜10克,甘草15克,大黄5克,芒硝5克,延胡索10克。7剂,水煎服。

按:该证为寒积腹痛,积滞不清,用温中通腑、缓急止痛法,药后有泻下作用,祛除肠道积滞。

三诊　1992年9月15日。证治：晨腹痛，食后胃痛，便后减轻，大便日一次。处方：苍术25克，山药20克，麻黄15克，防风20克，羌活20克，艾叶3克，延胡索20克，神曲10克。7剂，水煎服。

按：艾叶温中祛寒，用于腹中冷痛，或小腹寒痛。

四诊　1992年9月29日。证治：症减，时有腹痛，下午重。舌苔薄白；脉弦缓。处方：白芍50克，延胡索15克，诃子10克，当归15克，紫石英15克，肉桂10克，枳壳10克，木香10克，甘草25克。7剂，水煎服。

【例12】

姓名：王某，性别：女，年龄：49岁。就诊日期：1993年1月29日。

证治　腹痛，手足凉。月经量多。B超示右侧输卵管，6.0cm×4.5cm（输卵管囊肿），包块一年多。舌苔薄白，舌下静脉微怒；脉沉缓。处方：海藻10克，香橼20克，连翘30克，白芍40克，附子10克，干姜10克，大黄5克，莱菔子20克，肉豆蔻15克，甲珠10克。

按：因其寒气过盛，渐至血脉瘀阻，引起腹痛包块。

二诊　1993年2月12日。证治：腹痛足凉，心慌，苔薄白；脉弦缓。处方：甲珠10克，当归25克，海藻10克，夏枯草10克，苍术20克，茯苓20克，丹参15克，虎杖15克。7剂，水煎服。

【例13】

姓名：吴某，性别：女，年龄：35岁。就诊日期：1993年1月15日。

证治　脐周痛六年，饮食不慎，腹泻4~5次，今年加重，手足冷，失眠多梦。月经2个月来潮一次。苔薄白；脉弦滑。处方：党参25克，黄芪30克，白芍35克，茯苓20克，白术20克，泽泻10克，防风20克，羌活35克，附子10克，肉桂10克，肉豆蔻20克。

按：治以温中散寒、益胃升阳法。

【例14】

姓名：夏某，性别：女，年龄：51岁。就诊日期：1993年1月5日。

证治　左腹呈阵发性疼痛，以手按之或排气时较舒，大便不畅3个月，情志不舒时，打嗝频繁。舌苔白浊；脉沉缓。处方：白芍50克，肉桂10克，干姜10克，甘草15克，柿蒂20克，大黄5克，芒硝5克，苍术10克，代赭石30克。

按：证属寒积腹痛，治以温中散寒，缓急止痛，佐以通腹、降逆之法。

二诊　1993年1月19日。证治：痛减，排气症状好转。打嗝仍频繁。舌苔白浊；脉沉缓。处方：同前方。6剂，水煎服。

三诊　1993年1月29日。证治：左腹痛大减，排气亦少，仍打嗝。舌苔薄白，边缘有齿痕；脉沉细。处方：党参20克，半夏15克，干姜10克，代赭石20克，阿胶10克，甘草10克，青皮10克，柿蒂20克，公丁香5克。

按：证因生气、恼怒伤肝，肝气犯胃，胃内逆气，作饱所致，治以疏肝和胃降逆。因脉细，阴血不足，故加阿胶。

【例 15】

姓名：张某，性别：女，年龄：45 岁。就诊日期：1991 年 10 月 29 日。

证治　月经过后，腹痛便溏，手足凉。舌苔白浊微黄；脉沉缓。处方：太子参 20 克，白芍 30 克，桂枝 10 克，当归 20 克，香橼 15 克，高良姜 7 克，郁金 15 克，木香 10 克，菟丝子 15 克。6 剂，水煎服。

【例 16】

姓名：张某，性别：男，年龄：27 岁。就诊日期：1992 年 7 月 10 日。

证治　脐腹痛，寒热往来，寒战。苔薄白微黄；脉浮紧而疾。处方：柴胡 50 克，黄芩 50 克，党参 20 克，附子 10 克，大黄 10 克，干姜 10 克，甘草 20 克，当归 20 克，芒硝 5 克。7 剂，水煎服。

按：该证由内伤饮食、外着寒凉所致，以柴芩和解表里，治其寒热往来，用温中通腑之法治其脐腹疼痛。

二诊　1992 年 7 月 14 日。证治：腹已不痛，自觉腹部有硬感，不欲食，大便正常，舌红苔黄；脉弦细有力。处方：龙胆泻肝丸，10 盒。

【例 17】

姓名：朱某，性别：男，年龄：45 岁。就诊日期：1992 年 8 月 7 日。

证治　近两年食欲减退，左下腹隐痛，消瘦，低热。舌苔薄白，舌下静脉瘀怒；脉沉缓。处方：连翘 50 克，地丁 50 克，大黄 13 克，芒硝 3 克，甘草 15 克，金银花 30 克，蒲公英 50 克，小蓟 50 克。7 剂，水煎服。

按：此通脉补虚散结法治方。

【例 18】

姓名：关某，性别：男，年龄：46 岁。就诊日期：1992 年 10 月 9 日。

证治　腹胀，进食后胀痛重，活动时亦痛。舌苔薄白；脉弦缓。处方：公丁香 10 克，柿蒂 30 克，党参 30 克，薏苡仁 20 克，甘草 10 克，半夏 10 克，香附 20 克，延胡索 15 克，川楝子 10 克。7 剂，水煎服。

按：证为逆气兼有湿浊不化，治宜健脾燥湿，引气降逆。

【例 19】

姓名：高某，性别：女，年龄：39 岁。就诊日期：1992 年 6 月 9 日。

证治　右腹部疼痛三个月，大便日两次。舌苔白浊，舌微青，边缘有齿痕，舌下静脉微怒；脉缓有力。处方：党参 20 克，白术 10 克，茯苓 20 克，甘草 10 克，黄芪 50 克，当归 20 克，川芎 15 克，生地 20 克，白芍 30 克，肉桂 10 克。7 剂，水煎服。

【例 20】

姓名：范某，**性别：**女，**年龄：**18 岁。**就诊日期：**1992 年 7 月 14 日。

证治　吐泻后腹痛甚三天，不能食，大便昨日一次。舌苔白浊；脉弦急。处方：香附 15 克，高良姜 15 克，延胡索 20 克，郁金 15 克，蒲黄 5 克，檀香 10 克，川楝子 10 克，甘草 15 克，五灵脂 5 克。7 剂，水煎服。

按：理气温中和胃止痛，配失笑散增强止痛之作用（檀香：理气温中止痛）。

【例 21】

姓名：赵某，**性别：**男，**年龄：**45 岁。**就诊日期：**1997 年 5 月 20 日。

证治　多发性溃疡性结肠炎半年余，腹痛，脓血便。舌苔薄白；脉弦滑。处方：苦参 30 克，肉豆蔻 30 克，黄芪 50 克，丹参 20 克，重楼 30 克，苍术 20 克，白头翁 70 克，青皮 20 克，黄连 30 克，甘草 15 克，山药 30 克。7 剂，水煎服。

二诊　1997 年 5 月 29 日。证治：多发性溃疡性结肠炎，服药后症减，舌苔白浊；脉沉缓。处方：前方加白及 15 克，川贝 10 克。7 剂，水煎服。

三诊　1997 年 6 月 3 日。证治：腹痛，便次多，脓血便减。舌苔薄白；脉沉缓。处方：川贝 10 克，白及 15 克，苦参 30 克，肉豆蔻 20 克，黄芪 50 克，丹参 20 克，重楼 30 克，苍术 20 克，白头翁 70 克，青皮 20 克，黄连 30 克，甘草 15 克，山药 30 克。7 剂，水煎服。

四诊　1997 年 6 月 12 日。证治：症减，仍腹痛。苔薄白；脉弦滑有力。处方：苦参 30 克，白头翁 50 克，黄连 20 克，黄芩 30 克，秦皮 20 克，赤石脂 20 克，白及 10 克，浙贝 20 克，黄芪 30 克，甘草 15 克，重楼 20 克。7 剂，水煎服。

五诊　1997 年 6 月 19 日。证治：时有腹痛，已无脓血便。舌苔薄白；脉弦滑。处方：苦参 30 克，白头翁 50 克，酒大黄 30 克，黄芩 30 克，秦皮 20 克，赤石脂 20 克，肉豆蔻 15 克，白及 20 克，浙贝 15 克。7 剂，水煎服。

六诊　1997 年 6 月 24 日。证治：诸症悉减轻。舌苔薄白；脉弦滑。处方：苦参 30 克，白头翁 50 克，黄连 20 克，黄芩 30 克，秦皮 20 克，白及 10 克，浙贝 15 克，肉豆蔻 20 克，黄芪 50 克，重楼 15 克。7 剂，水煎服。

【例 22】

姓名：刘某，**性别：**男，**年龄：**38 岁。**就诊日期：**1996 年 3 月 1 日。

证治　腹泻，肠鸣，腹痛，每日腹泻 2～3 次，一年余。舌苔白浊；脉弦缓。处方：白芍 30 克，泽泻 10 克，防风 20 克，黄芪 30 克，砂仁 10 克，赤石脂 15 克，7 剂，水煎服。

二诊　1996 年 3 月 14 日。证治：腹泻好转，肠鸣减轻，日便两次，腹痛明显好转。舌苔薄白；脉弦缓。处方：同前方，7 剂，水煎服。

【例23】

姓名：王某，性别：男，年龄：40岁。就诊日期：1996年8月30日。

证治 结肠炎，便次多，腹胀，黑便。舌苔白浊；脉弦缓有力。处方：苦参30克，椿皮20克，刘寄奴20克，龙骨20克，牡蛎20克，山药30克，肉豆蔻20克，赤石脂20克，白芍30克，黄芪50克，金银花30克，连翘30克，厚朴20克，枳实20克。7剂，水煎服。

二诊 1996年9月6日。证治：服药后症减。舌苔白浊；脉弦缓有力。处方：厚朴20克，枳实20克，苍术30克，苦参20克，延胡索20克，吴茱萸10克，黄柏30克，知母30克，砂仁10克，肉豆蔻20克，郁金20克，木香10克。7剂，水煎服。

【例24】

姓名：刘某，性别：男，年龄：45岁。就诊日期：1997年6月12日。

证治 腹痛，腹内窜气，上下不通气，半月余。舌苔白浊微黄；脉弦缓有力。处方：厚朴20克，枳实20克，大黄10克，甘草15克，紫草10克，青皮20克，香附15克，砂仁10克，干姜10克，甲珠10克，莱菔子30克。7剂，水煎服。

6. 泄泻

精选验案与探讨

【例1】

姓名：李某，性别：男，年龄：48岁，齐齐哈尔市铁锋区干部。就诊日期：1989年11月。

证治 患溃疡性结肠炎及黏液脓血便多年。就诊前半个月始，便血加重，一天4~5次，呈暗红色，身体明显消瘦，心悸，气短，乏力，经常出虚汗，经结肠镜检查，除结肠炎外，未发现其他异常。舌质淡白；脉沉细无力。处方：椿根皮50克，刘寄奴50克，白及20克，川贝20克，黄芪30克，白术20克。

服用止血益肠方三剂血止，患者喜出望外，特意前来告知陈老。后因患者工作忙，要求服用中成药，故以上方加减制成胶囊，继续服用半年，体力恢复，病告痊愈。

讨论：溃疡性结肠炎是一种原因不明的慢性炎症，其主要症状为血性腹泻，即黏液脓血便，腹痛，里急后重及上腹饱胀不适等。反复血便，患者一般消瘦，心理压力大，所以在治疗上，止血很关键。本方以椿根皮、白及收敛止血为主药，为防血止而留瘀，故辅用刘寄奴活瘀；川贝清热化痰，开郁散结而消除黏液便；黄芪、白术补气健脾，扶助正气，与白及共用可促进生肌、愈合溃疡，并能助脾健运，以缓解腹痛。本方药味少，但功专力大，收效迅速。

【例2】

姓名：施某，性别：男，年龄：53岁。就诊日期：1998年11月13日。

证治 患溃疡性结肠炎多年，久治不效。现症见腹痛、腹胀，便不成形，食后即便，时夹有脓血便，时带有黏液便如蛋清样，便次多，日3～6次，食欲尚可，体瘦弱。苔白浊微黄；脉沉弦稍数。

诊断　此患系属溃疡性结肠炎，辨证为肝郁脾虚，湿热下注；治以疏肝健脾补肾、清利湿热，稍佐收敛。处方：白头翁50克，秦皮20克，黄连25克，黄柏30克，石榴皮10克，白及30克，黄芪50克，山药30克，太子参30克，重楼30克，甘草30克，石斛30克，淫羊藿20克，厚朴20克，白芍30克，柴胡20克，防风15克。服药7剂。

二诊　1998年11月20日。诉服药后症减，腹痛减，无脓血便，但仍稀便不成形。舌苔薄白；脉缓。处方：白头翁50克，秦皮20克，黄连20克，肉豆蔻20克，五味子30克，白及30克，石榴皮10克，黄芪50克，石斛30克，甘草20克，淫羊藿30克。连续服药两周。

三诊　1998年12月4日。诉症状好转，但时有腹痛，便日一次，仍稀便，色黑。舌苔薄白；脉沉缓。处方：白头翁50克，黄连25克，秦皮20克，黄柏30克，石榴皮10克，肉豆蔻20克，补骨脂30克，山药30克，生龙骨30克，生牡蛎30克，黄芪50克，石斛20克，白及10克，神曲15克，厚朴15克，白芍30克，甘草10克。间断服药一个月。

四诊　1999年1月14日。诉腹痛已愈，大便日一次，不成形，但晨起有肠鸣、轻微腹痛。苔白；脉弦缓。予以补肾健脾。处方：黄芪60克，肉豆蔻20克，补骨脂30克，吴茱萸10克，淫羊藿30克，怀山药20克，石榴皮10克，黄连20克，白头翁50克，秦皮20克，甘草20克，石斛20克，连续服药约30剂。

五诊　1999年3月5日。诉诸症消失，大便日一次，色正常，已无明显不适，大便检查正常，结肠镜检查已无异常，惟近几日觉口干。苔薄白；脉沉缓。给予补肾健脾养阴，处方：黄芪50克，山药30克，党参20克，白术20克，吴茱萸10克，石榴皮10克，石斛20克，玉竹20克，女贞子30克，墨旱莲20克，砂仁10克，服药7剂，以善其后。

后经随访，得知病已痊愈。此例溃疡性结肠炎患者坚持治疗半年有余，彻底治愈，此病虽属难治，但如辨证准确，用药恰当，坚持治疗，也是可以治愈的。

【例3】

姓名：李某，性别：男，年龄：45岁。就诊日期：1999年9月17日。

证治　慢性腹泻11年余，便日4～6次，便时腹隐痛，肠鸣，饮食生冷觉不适，经治不效。西医诊断：过敏性结肠炎。舌苔白，边缘有齿痕。腹部柔软、无包块。此系脾胃虚弱，中焦之气失衡，气随泻虚，魄门不固。治宜补脾胃，固肠气。以黄芪建中汤加味。处方：黄芪70克，白芍50克（酒炒），干姜10克，桂枝10克，炙甘草15克，升麻10克，黄连10克（酒炒），焦槟榔2克，赤石脂15克，大枣10枚（去核）。6剂，水煎服。

上方服6剂，腹痛止，泻减，日3～4次。守方加减治疗月余而愈。此方治疗多例过敏性结肠炎，疗效颇佳。

讨论：久泻之病，莫不关乎脾胃，腹泻日达4～8次，甚有过者，有坠泻感，便前后常伴有腹痛，食量日减，身倦乏力。西医诊断为过敏性结肠炎，此病脉多见沉缓，或弦缓无力。舌苔白，边缘有齿痕，方用黄芪建中汤加味，药用：黄芪、白芍（酒炒）、桂枝、干姜、甘草、黄连（酒炒）、升麻、焦槟榔、赤石脂、大枣，黄芪为补气虚之要药，能补气，固大肠，治脾胃虚弱，清阳不升，与升麻并用有"陷者举之"之力，白芍酸寒酒炒去寒性，得甘草和中，止坠泻，疗腹痛，敛阴扶阳，取干姜之温，散肠中虚冷之气，辅以焦槟榔小量，舒达胃肠气机，又防黄芪重补之壅。助以桂枝宣阳通络，以祛内寒，用酒炒黄连清肠中腐气并厚胃肠，同赤石脂共用有固脱止泻之功。大枣补脾和营而利尿。诸药合用，重在补脾胃气虚，而无壅滞伤阴之弊。

【例4】

姓名：艾某，性别：女，年龄：29岁。就诊日期：2000年1月13日。

证治 腹泻半年余，日7～10次之多，大便常见完谷不化，稀水样便，手足凉，畏冷，身倦乏力，不欲食，面色惨淡。舌淡，无苔；脉沉细。此系命门火弱，脾胃功能低下，阳伤而易生肠寒，拟补命门扶少火法。处方：党参20克，黄芪20克，肉桂10克，附子10克，鹿角胶10克，山药15克，山茱萸15克，泽泻10克，羌活10克，防风10克。12剂，水煎服。

服12剂，腹泻次数减至日3～6次。守方加减治疗两个月而愈。未再复发。但命门火衰久泻，临床不多见，胃阳虚腹泻较常见。用东垣升阳益胃汤治疗，疗效颇佳。

讨论：此法适应命门火衰。证候：腹泻日4～10次，身倦乏力，手足清冷，喜温畏凉，不欲食，舌淡苔白或无，面色惨淡不乐，脉沉细或缓弱。治宜补命门，扶少火，启胃肠蒸腾之力。药用：黄芪、党参、肉桂、附子、鹿角胶、山药、山茱萸、泽泻、防风、羌活等。以参、芪补气，桂、附回阳，配鹿角胶补命门真火，俾少火机能日旺，又用山药、山茱萸益阴健脾补肾，防纯用热药而伤阴，泽泻分消水谷，各行其道，羌、防宣发胃肠阳气，燥湿止泻。

【例5】

姓名：曹某，性别：女，年龄：55岁。就诊日期：1999年5月14日。

证治 腹泻4个月，日排便4～5次之多，呈黏滑之稀水便，腹部着凉则痛，食量日少，不知饥，心悸气短（动作时明显），乏力，腰部酸沉，怕冷，四末清冷。舌淡红，苔白腻；脉沉细无力。此乃心阳不足，脾肾不得君火之温，寒自内生，饮留肠间而作泻。补心阳启脾肾生机，方能除肠中饮邪留滞。处方：党参40克，附子20克，补骨脂15克，芡实20克，山药25克，白术20克，茯苓25克，桂枝10克，煨肉豆蔻20克，橘红20克。6剂，水煎服。

上方进6剂见好转，便无冷冻样物，活动时心悸减轻，身觉有力。守方加减治疗两个月而愈。

讨论：本法适用于心阳不足，脾不得君火之温，消化无力，肾不得心阳下煦，致饮邪留滞肠间而作泻。其证候：腹泻日4～6次，泻下之便有黏冻样物，食量日减，心悸气短，乏力，腰酸耳鸣，怕冷，四肢清冷。舌淡红，苔白腻，脉沉细或沉迟无力，寸涩尺弱。治宜补心阳，清肠中停饮。药用：党参、附子、补骨脂、芡实、山药、白术、茯苓、煨肉豆蔻、桂枝、橘红等。用参附补虚回阳，心阳足若日立中天，水土得煦，脾肾功能复其常度，助补骨脂、芡实治心肾阳虚之冷泻，配煨肉豆蔻温脾胃行气，涩肠止泻，伍苓、术健脾燥湿化痰，桂枝宣阳通络，橘红化痰涎，散胸腹之滞气。俾肠间饮邪之郁滞，得阳光所化，不止泻而泻自止矣。

【例6】

姓名：王某，**性别**：男，**年龄**：23岁，军人。**就诊日期**：1969年7月2日。

证治 患者一年前，因食瓜果不洁患急性痢疾，经住院治疗一周痊愈，但不久复发，腹痛，里急后重，便脓血便，每天大便数次，便量不多，经服痢特灵、四环素等可缓解，腹泻次数减少，症状减轻，但始终未能治愈。就诊时患者自诉消瘦，乏力，经常腹部隐隐作痛，有时腹痛即泻，大便中仍有黏液脓血及未消化食物，大便每日少则三四次，多则五六次，伴食少，腹胀，畏寒，手足欠温，喜进热食热饮。查舌质淡白，舌苔白稍厚；脉沉细缓。

陈老辨此证为脾胃虚寒，中气下陷之久痢，并认为，此证因久泻久痢，中阳不足，虽为年轻人亦应当用附子理中汤加补中益气汤。处方：附子10克，干姜10克，党参30克，白术50克，甘草10克，黄芪15克，茯苓20克，泽泻10克，升麻6克，柴胡10克，陈皮10克，地榆10克，白及10克，乌药10克。7剂，水煎服。

二诊 1969年7月10日。药服7剂后，诉服药后诸证均明显减轻，便次减少，尤其是黏液脓血便，基本消失，患者心情非常愉快，食欲增加。舌苔转薄；脉较前有力，再服前方7剂。

三诊 患者诉诸证悉愈，考虑其体质较弱，患病时间较长，再予参苓白术散方加减服用7剂，以巩固疗效并善其后。

讨论：此证疗效甚为满意，关键在于久病虚寒，应用附子、干姜等温热药，如若继续运用苦寒清热燥湿药亦不能很快收效。本着此种精神，临床中对久病患者在辨证治疗的同时，注意运用附子、干姜等药，确能收到意想不到之效。

类 案

【例1】

姓名：韩某，**性别**：男，**年龄**：18岁。**就诊日期**：1992年7月31日。

证治 两年前发生频转矢气，有时无感觉，便稀，但腹不胀痛，消瘦，饮食尚正常。舌苔薄白；脉弦疾有力。处方：羌活20克，防风20克，芒硝15克，大黄3克，甘草15克，厚朴10克，茯苓20克，苍术20克。7剂，水煎服。

按：证由宿食积滞，气机受阻，脾阳不升所致，加精神紧张，肝气失调，横伐脾胃，使其症状加重，故用平胃散加芒硝、大黄健脾燥湿，通腑，加羌活、防风升其阳气，以利气机舒展。

二诊 1992年8月7日。证治：症状减轻1/3。舌苔薄白；脉弦缓。处方：同前方。6剂，水煎服。

【例2】

姓名：刘某，**性别**：女，**年龄**：56岁。**就诊日期**：1991年11月1日。

证治 腹泻腹胀，口腔溃疡，身痛、足跟痛。舌苔黄；脉弦缓。证为脏腑失调，下焦寒，虚火上炎。处方：党参 10 克，白术 10 克，茯苓 20 克，黄柏 20 克，知母 10 克，白芍 50 克，黄芪 50 克，升麻 10 克，泽泻 10 克，羌活 10 克，防风 20 克。6 剂，水煎服。

【例3】

姓名：王某，性别：男，年龄：15 岁。就诊日期：1991 年 12 月 6 日。

证治 病前腹泻日 3～4 次，腹泻日 1 次，泻前腹痛，不欲食，面色不华两个月。舌苔薄白；脉弦滑有力。处方：白术 50 克，秦皮 15 克，白芍 30 克，焦山楂 15 克，神曲 15 克，麦芽 30 克，大黄 3 克，黄连 5 克。6 剂，水煎服。

【例4】

姓名：秦某，性别：女，年龄：49 岁。就诊日期：1996 年 9 月 3 日。

证治 经常腹泻，腹痛，腹胀两年余，近日加重。舌苔白浊，舌下静脉瘀怒；脉弦滑有力。处方：党参 20 克，茯苓 40 克，白术 20 克，甘草 20 克，半夏 15 克，橘红 20 克，白芍 50 克，泽泻 10 克，羌活 20 克，防风 20 克，黄芪 50 克，酒黄连 15 克，柴胡 20 克，肉豆蔻 20 克。7 剂，水煎服。

二诊 1996 年 9 月 9 日。证治：腹泻未减。舌苔薄白；脉弦缓无力。处方：党参 20 克，山药 30 克，白术 20 克，茯苓 30 克，干姜 10 克，吴茱萸 10 克，桂枝 15 克，白芍 30 克，牛膝 15 克，附子 7 克，甘草 15 克，丹参 40 克。7 剂，水煎服。

三诊 1996 年 9 月 16 日。证治：腹泻明显好转，舌苔薄白；脉弦缓。处方：前方加肉豆蔻 20 克。7 剂，水煎服。

【例5】

姓名：孙某，性别：男，年龄：60 岁。就诊日期：1999 年 1 月 8 日。

证治 腹泻，稀水便一周余，排便十数次。双腿股骨头坏死，急性胃肠炎。苔白浊；脉弦疾而滑。处方：白头翁 50 克，黄连 25 克，秦皮 20 克，黄柏 20 克，藿香 30 克，砂仁 15 克，甘草 20 克，白芍 30 克，苍术 30 克，槟榔片 5 克，陈皮 20 克，茯苓 40 克，大腹皮 10 克。7 剂，水煎服。

二诊 1999 年 1 月 14 日。证治：腹泻明显减轻。舌苔薄白；脉弦缓。处方：萆薢 30 克，黄连 20 克，白头翁 50 克，秦皮 20 克，黄柏 20 克，砂仁 10 克，厚朴 15 克，乌药 15 克，太子参 30 克，黄芪 30 克，山药 30 克，石斛 15 克。7 剂，水煎服。

【例6】

姓名：李某，性别：女，年龄：35 岁。就诊日期：1996 年 3 月 14 日。

证治 腹泻四月余，服消炎药后不见好转，近日加重，近三日腿浮肿发凉。舌苔白浊；脉沉缓。处方：川芎 20 克，防风 20 克，黄芪 50 克，苍术 20 克，香附 15 克，陈皮 15 克，厚朴 15 克，赤石脂 15 克，山药 30 克，肉豆蔻 20 克，干姜 10 克，附子 5 克。7 剂，水煎服。

二诊 1996年3月21日。证治：服药后腹泻明显好转。舌苔薄白；脉沉缓。处方：按前方投药6剂，水煎服。

三诊 1996年3月28日。证治：腹泻明显好转，大便日一次。舌苔白浊；脉弦直而长。处方：苍术20克，白芍50克，防风20克，黄芪40克，茯苓30克，甘草15克，赤石脂20克，山茱萸15克，泽泻5克，羌活10克，柴胡10克，肉桂10克，肉豆蔻20克。7剂，水煎服。

7. 痢疾

【例1】

姓名：闫某，性别：男，年龄：67岁。就诊日期：1992年10月20日。

证治 七年前患痢疾后发生大便脓血日一次，胃部不舒。经查血尿常规正常。B超示肝大，某医院曾诊断为痉挛性结肠炎。舌苔薄白，边缘有齿痕，舌下静脉微怒；脉弦缓有力。处方：当归20克，诃子肉10克，肉桂10克，槟榔片15克，甘草10克，白头翁45克，白芍30克，罂粟壳10克，木香10克，黄连10克。7剂，水煎服。

按：用清热解毒、理气引滞法治之。

【例2】

姓名：孟某，性别：女，年龄：49岁。就诊日期：1998年11月30日。

证治 痢疾一月余，便红色脓血便，小腹坠痛。舌苔薄白；脉沉缓。处方：白头翁50克，秦皮20克，黄连20克，黄柏15克，肉豆蔻10克，石榴皮10克，砂仁10克，大黄7克，甘草20克，黄芩20克，槟榔片10克。7剂，水煎服。

二诊 1998年12月7日。证治：服药后稀便已减，脓血便色红，较前便干，小腹下坠减轻。舌苔白浊；脉弦缓有力。处方：白头翁50克，秦皮20克，黄连20克，黄柏30克，白及20克，肉豆蔻10克，石榴皮10克，五味子15克，乌梅5克，白术30克，山药30克，甘草20克，黄芪30克，石斛30克。7剂，水煎服。

三诊 1998年12月14日。证治：脓血便次数减少，腹痛减轻。舌苔薄白；脉沉缓无力。处方：白芍50克，黄芩50克，白术30克，黄芪50克，黄连20克，白头翁50克，秦皮20克，槟榔片15克，枳壳20克，石斛20克，石榴皮10克，甘草20克，木香10克，当归20克。7剂，水煎服。

四诊 1998年12月21日。证治：症状已明显好转，时有稀便带色。舌苔薄白；脉弦缓。处方：当归30克，白芍40克，黄芩30克，槟榔片15克，白头翁50克，秦皮20克，黄连25克，石榴皮10克，枳壳20克，白及10克，石斛20克，甘草15克，木香10克。7剂，水煎服。

五诊 1998年12月28日。证治：脓血便已愈。舌苔薄白；脉弦缓。处方：白头翁50克，黄连25克，秦皮20克，黄柏20克，黄芪30克，当归20克，白芍50克，木香10克，枳壳20克，槟榔片15克，石榴皮15克，白及15克，甘草20克，石斛20克。7剂，水煎服。

【例3】

姓名：孙某，**性别**：女，**年龄**：43岁。就诊日期：1999年7月29日。

证治 痢疾一月余，便脓血便，口苦，乏力，周身不适。舌苔白浊而腻；脉弦缓。处方：白头翁50克，黄连20克，黄柏20克，秦皮20克，槟榔片10克，大黄5克，黄芩30克，白芍30克，木香10克，甘草20克，砂仁15克，山药30克，黄芪30克。7剂，水煎服。

二诊 1999年8月5日。证治：服药后症症减轻。舌苔白浊，乏津；脉弦缓。处方：白头翁50克，黄连20克，黄柏15克，秦皮15克，白芍50克，黄芩30克，木香5克，槟榔片20克，丹参20克，麦冬15克，五味子10克，石斛20克。7剂，水煎服。

三诊 1999年8月12日。证治：脓血便已好转，无脓血，身倦乏力，肢酸沉如泥。舌苔白浊，舌下静脉瘀怒；脉弦缓。处方：白头翁50克，黄连20克，夏枯草15克，白术40克，苍术30克，黄芩30克，白芍40克，当归15克，槟榔片15克，木香10克，砂仁15克，大腹皮10克。7剂，水煎服。

8. 便秘

精选验案与探讨

【例1】

姓名：贺某，**性别**：女，**年龄**：77岁。就诊日期：1990年5月20日。

证治 患者年高体弱，素患高血压，腔隙性脑梗死，平时活动少，食少，口干，体倦，乏力，习惯性便秘几十年，其子女希望服中药改善身体状况，遂请陈老诊治。查其舌质暗红，舌苔白厚；脉沉弦而缓。处方：党参30克，厚朴10克，焦三仙各10克，鸡内金20克，牛蒡子15克，桑椹50克，杏仁10克，陈皮10克，生地30克，枸杞子20克，玄明粉6克（后下）。7剂，水煎服。

服后大便通畅，饮食增加，身体自感较前有力，又再服7剂，症状大减，可自行扶着东西走路，在室内散步，精神好转，无奈不愿继续服用汤药而停药，间断服用部分中成药维持，一般状况良好。

讨论：方中党参健脾补气，桑椹、生地、枸杞子滋阴补血，养阴生津，润肠通便；焦三仙、鸡内金、厚朴、陈皮消食和中，健脾开胃，行气消胀，增加肠蠕动，促进排便；牛蒡子凉润滑肠，利于排便；玄明粉软坚润燥通便；故本方适用于年老消化功能减弱所致的食少、腹胀便秘，古人云，"年四十而阴气自半"，本方既补气养阴，又开胃健脾，促纳助化，软坚润燥，促进排便，故名为化食通秘方，临床应用效佳。

【例2】

姓名：石某，**性别**：男，**年龄**：50岁。就诊日期：2003年9月5日。

证治 习惯性便秘一年，便干，时有口干。舌苔薄白；脉弦缓有力。处方：当归20

克，生地 40 克，酒大黄 10 克，茯苓 15 克，桃仁 10 克，郁李仁 10 克，麦冬 50 克，玄参 20 克，延胡索 20 克，川楝子 20 克，火麻仁 10 克，石斛 30 克，沙参 40 克，知母 40 克。

服药后便畅，后加减化裁继服 20 余剂，后配服甘露清肠丸。

讨论：本方以陈老自拟方甘露清肠丸加减化裁而成，甘露清肠丸组成为沙参 30 克，生地 20 克，何首乌 30 克，杏仁 10 克，厚朴 10 克，番泻叶 5 克。此方用于治疗功能性便秘，尤其适用于中老年及体虚之人因阴虚火旺所致之大便秘结及产后大便难，方中沙参养阴润肺，生地、杏仁、何首乌增液生津，润肠及软化大便，厚朴理气助番泻叶通下大便，六药合用，共奏益肺润肠、养阴生津、软化与通下大便之功效。

1992 年，陈老曾用甘露清肠丸，观察 100 例便秘患者，其中诊断为功能性便秘者 98 例，2 例为肠癌术后患者。男 48 例，女 52 例，年龄最小者 35 岁，最大者 77 岁，平均 51 岁，病程半个月至 30 余年，平均 7.6 年。用果导片作对照。3~7 天复诊以观疗效。服药前后按观察项目进行体检，记录血压、体重、舌象、脉象及中医辨证。对照组患者经对照治疗半个月后，还可服用本方作自身对照治疗。疗效标准：显效，服本方 1 天旋即排便，便质软，便时通畅不费力，便后轻松舒适，伴随症状明显减轻或消失。有效，服药 2~3 天排便，便质较软，便难减轻，便后舒适。无效，服药 3~7 天，症状无变化。结果：100 例中，显效 70 例，显效率为 70%；有效者 29 例，有效率为 29%；无效者 1 例，无效率为 1%。总有效率为 99%。对照组疗效亦佳，统计学显示无差异。但是长期服用果导片，可导致肠应激能力减退，对大便刺激反应减弱，形成对药物的依赖性，造成服药即泻，不服药则不排便，因此，不适宜久服。甘露清肠丸从益肺润肠立论，集软化大便与通下大便的药物于一体，以提高肺功能进而推动大肠之传导。本方尚能益气生津、滋阴养血而起到通补兼施的作用，经临床观察无明显副作用，仅少数人在排便前有轻微腹痛，但便后即通畅，故适于中老年人及体弱者长期服用。

类 案

【例 1】

姓名：魏某，**性别：**女，**年龄：**37 岁。**就诊日期：**1996 年 1 月 12 日。

证治 便秘 4 年。舌苔薄白；脉沉缓。处方：郁李仁 15 克，酒大黄 10 克，火麻仁 10 克，桃仁 10 克，青皮 20 克，生山药 20 克，防风 20 克，羌活 20 克，生地 40 克，元参 20 克，麦冬 30 克，菟丝子 10 克，槟榔片 20 克，牛膝 10 克。7 剂，水煎服。

二诊 1996 年 2 月 9 日。证治：便秘较前缓解。舌苔薄白；脉沉弦。处方：厚朴 20 克，枳实 20 克，大黄 10 克，芒硝 5 克，党参 20 克，生地 30 克，麦冬 30 克，玄参 30 克，郁李仁 10 克，生山药 20 克。7 剂，水煎服。

三诊 1996 年 3 月 11 日。证治：便秘好转。舌苔薄白；脉弦缓。处方：太子参 20 克，生地 40 克，麦冬 30 克，郁李仁 10 克，桃仁 10 克，火麻仁 10 克，甘草 20 克，苍术 20 克，酒大黄 5 克，黄芪 30 克，神曲 15 克，玄参 20 克。7 剂，水煎服。

四诊 1996 年 3 月 18 日。证治：症已改善，但便少。舌苔薄白；脉沉弦。处方：党参 20 克，白术 20 克，茯苓 15 克，甘草 15 克，砂仁 10 克，酒大黄 10 克，芒硝 3 克，玄参 10 克，黄芪 20 克，肉苁蓉 10 克。7 剂，水煎服。

五诊 1996年3月22日。证治：症已明显好转。舌苔薄白；脉弦缓。处方：柴胡30克，黄芩30克，当归20克，生地40克，夜交藤50克，黄连15克，盐黄柏20克，知母40克，酒大黄10克，桃仁10克，郁李仁10克，菟丝子20克，山药20克，炒酸枣仁30克。7剂，水煎服。

【例2】

姓名：王某，性别：女，年龄：34岁。就诊日期：1996年11月21日。

证治 习惯性便秘两年余，4~5日一行。苔薄白，舌下静脉微怒；脉弦细。处方：酒大黄10克，郁李仁15克，生地50克，青皮20克，桃仁10克，枳壳20克，麦冬50克，玄参30克，生山药30克，防风20克，羌活20克，芒硝5克。7剂，水煎服。

二诊 1996年12月6日。证治：习惯性便秘，服药后便秘好转，腹胀减轻。舌苔薄白；脉沉缓。处方：生地40克，白术20克，茯苓20克，青皮20克，麦冬30克，酒大黄10克，郁李仁10克，山药10克，桃仁10克，肉桂5克，菟丝子20克，牛膝10克。7剂，水煎服。

三诊 1996年12月13日。证治：服药后症状好转。舌苔薄白；脉弦滑。处方：柴胡30克，白芍30克，青皮20克，枳壳20克，郁金20克，木香10克，酒大黄10克，生地30克，玄参15克，麦冬20克，砂仁10克。7剂，水煎服。

四诊 1996年12月20日。证治：习惯性便秘，较前减轻。舌苔薄白；脉沉缓。处方：酒大黄10克，生地40克，麦冬30克，玄参20克，枳壳20克，青皮20克，黄柏10克，知母30克，肉苁蓉10克，桃仁10克，麦芽30克。7剂，水煎服。

五诊 1996年12月27日。证治：便秘缓解。舌苔薄白；脉弦缓。处方：生地50克，麦冬50克，玄参20克，肉苁蓉15克，酒大黄10克，白术20克，青皮30克，枳壳20克，槟榔片10克，甘草15克，砂仁10克。7剂，水煎服。

六诊 1997年1月3日。证治：习惯性便秘，服药后已好转。舌苔薄白；脉弦缓。处方：生地30克，麦冬30克，玄参20克，青皮20克，枳壳20克，熟大黄10克，芒硝5克，莱菔子30克，山药20克，桃仁10克，肉苁蓉10克。7剂，水煎服。

七诊 1997年1月9日。证治：便秘已明显好转。舌苔薄白；脉沉缓。处方：生地40克，麦冬30克，玄参15克，肉苁蓉10克，酒大黄10克，莱菔子30克，砂仁10克，桃仁10克，芒硝3克，甘草15克，郁李仁10克。7剂，水煎服。

八诊 1997年1月16日。证治：便畅。舌苔薄白；脉沉缓。处方：生地50克，麦冬30克，玄参15克，酒大黄10克，肉苁蓉15克，桃仁10克，郁李仁10克，槟榔片15克，菟丝子10克，防风20克，羌活15克，白芍30克，生山药30克。7剂，水煎服。

【例3】

姓名：王某，性别：女，年龄：40岁。就诊日期：1997年1月28日。

证治 便秘三年余，逐年加重。舌苔薄白；脉沉弦。处方：青皮20克，枳壳20克，生地30克，麦冬30克，玄参20克，酒大黄10克，芒硝3克，甘草15克，厚朴20克，香橼10克，佛手10克，桃仁10克，防风20克，羌活15克。7剂，水煎服。

二诊　1997年2月13日。证治：便秘好转。舌苔薄白；脉沉弦。处方：青皮20克，枳壳20克，香附15克，香橼15克，木香10克，郁金20克，酒大黄10克，砂仁10克，芒硝3克，甘草15克。7剂，水煎服。

【例4】

姓名：**齐某**，性别：**女**，年龄：**31岁**。就诊日期：**1999年8月20日**。

证治　习惯性便秘20年余，近十年症状加重，服泻药后仍不排便，小腹痛。舌苔白浊；脉沉缓无力。处方：干地40克，女贞子40克，麦冬40克，玄参2克，甘草10克，石斛20克，肉苁蓉15克，枳壳20克，山药30克，白术30克。7剂，水煎服。

二诊　1999年8月26日。证治：服药后便秘减轻，时有干燥。舌苔白浊，中心黄燥；脉沉缓。处方：干地40克，麦冬50克，玄参30克，酒大黄5克，石斛20克，白术30克，防风20克，郁李仁10克，火麻仁5克，山药30克，菟丝子10克，女贞子40克。7剂，水煎服。

三诊　1999年9月2日。证治：习惯性便秘，症已明显好转。舌苔微黄；脉弦缓无力。处方：莱菔子30克，干地40克，麦冬50克，玄参30克，酒大黄5克，石斛20克，白术30克，防风20克，郁李仁10克，火麻仁5克，山药30克，菟丝子10克，女贞子40克。7剂，水煎服。

四诊　1999年9月9日。证治：症已明显好转，便不干燥。舌苔薄白；脉弦缓。处方：柴胡30克，白芍40克，焦栀子20克，干地40克，麦冬30克，玄参20克，女贞子50克，肉苁蓉20克，甘草20克，山药30克，白术20克，枳壳15克，砂仁15克。7剂，水煎服。

【例5】

姓名：**郭某**，性别：**女**，年龄：**35岁**。就诊日期：**1998年4月28日**。

证治　长期便秘，现小腹抽痛，牵连至外阴痛。舌苔薄白；脉沉缓。处方：党参20克，附子10克，干姜10克，冬瓜仁30克，大黄10克，牡丹皮10克，芒硝5克，薏苡仁30克，延胡索20克，乳香10克，没药10克，丹参20克，黄连15克，甘草20克。7剂，水煎服。

【例6】

姓名：**方某**，性别：**男**，年龄：**62岁**。就诊日期：**1998年10月5日**。

证治　不完全性梗阻，呕吐，不排便，胃腹痛。舌苔薄白；脉弦缓。处方：瓜蒌30克，薤白15克，半夏15克，延胡索20克，川芎40克，白芍50克，郁金20克，降香15克，芒硝5克，莱菔子30克，黄芪40克，党参20克。7剂，水煎服。

【例7】

姓名：**黄某**，性别：**男**，年龄：**56岁**。就诊日期：**2003年6月17日**。

证治　假性肠梗阻，肠道蠕动无力，胀气，大便闭结。舌苔薄白，舌质暗红；脉沉缓无力。处方：黄芪60克，何首乌50克，石斛30克，黄精30克，酒大黄10克，生地30克，当归40克，羌活15克，防风15克，菟丝子30克，芒硝7克，莱菔子30克。7剂，水煎服。

（四）肝系病证

1. 胁痛

精选验案与探讨

【例】

姓名：王某，**性别：**女，**年龄：**53岁，**就诊日期：**1997年3月4日。

证治 胆结石三月余，肝胆区及后背痛。舌苔薄白；脉沉弦。处方：金钱草50克，黄柏20克，芒硝10克，琥珀10克，白花蛇舌草20克，佩兰20克，石韦15克，冬葵子20克，鸡内金15克，甘草15克。7剂，水煎服。

二诊 1997年3月10日。证治：胆结石，服药后症减。舌苔白浊；脉弦缓。处方：金钱草50克，鸡内金10克，芒硝10克，琥珀10克，冬葵子10克，砂仁10克，茯苓30克，木通5克，泽兰30克。7剂，水煎服。

三诊 1997年3月25日。证治：胆结石，症已减轻，食欲增加。舌苔白浊；脉弦缓。处方：金钱草50克，白花蛇舌草15克，鸡内金10克，延胡索15克，半枝莲10克，砂仁10克，郁金20克，降香10克，沉香10克，甘草15克，黄柏20克，冬葵子10克。7剂，水煎服。

讨论：陈老以金钱草50克，芒硝20克，鸡内金20克，海金沙30克，龙胆草20克，琥珀5克，冬葵子20克，作为治疗胆石症的主要方剂，取消石利胆、化瘀散结之效，将此方命为利胆消石方。

胆石症的发生，一般与肝胆失疏、湿热内蕴、气血瘀滞有关。本方中金钱草长于排石，为治疗沙淋、石淋的要药；芒硝咸能软坚，《神农本草经》认为其"出寒热邪气，逐六腑积聚，能化七十二种石"。除其软坚化石的作用外，芒硝为含水硫酸钠，具有显著的泻下和利胆的作用；鸡内金也善于化石通淋，与金钱草、芒硝共为方中消石化石的主药；海金沙利水通淋，为治淋证作痛的要药，冬葵子与其同用，可增强其利水通淋的效力；琥珀活血散瘀，利水通淋；龙胆草苦寒，清泻肝胆湿热；诸药同用共奏利胆消石、化瘀散结之功效。此方治疗胆石证具有湿热证候且体质偏实者，若体质偏虚者，应注意攻补兼施，攻而不伤正。

类 案

【例1】

姓名：范某，**性别：**女，**年龄：**50岁。**就诊日期：**1992年9月29日。

证治 早期肝硬化，腹部胀痛，有灼热感，类风湿八年，四肢弯曲，服激素8年，以此缓解疼痛。肝功能有改变。舌苔两边白浊，中心质红；脉沉缓。处方：柴胡25克，白芍35克，鳖甲20克，板蓝根50克，甘草10克，丹参25克，郁金15克，木香10克，败酱草20克。7剂，水煎服。

按： 先治肝硬化，久病肝郁，气机失畅，痰浊、瘀血阻滞，导致肝脾大，又见舌质红，为热毒不解，治宜疏肝软坚解毒法。

二诊 1992年10月13日。证治：症减，后背痛，易怒。舌苔白浊；脉沉缓。处方：前方加紫草10克。7剂，水煎服。

三诊 1992年11月24日。证治：腹部内热，有类风湿，苔中无边白；脉沉缓（治肝硬化）。处方：前方加赤芍15克。7剂，水煎服。

【例2】

姓名：何某，性别：女，年龄：60岁。就诊日期：1992年8月4日。

证治 周身疼痛，两胁不适，口干多汗，有乙肝病史，乏津。舌苔白浊；脉沉缓。处方：柴胡20克，连翘50克，金银花20克，地丁20克，蒲公英50克，小蓟30克，丹参15克，当归20克，白术10克，生地15克，寸冬20克，玄参15克。7剂，水煎服。

【例3】

姓名：高某，性别：女，年龄：59岁。就诊日期：1992年10月6日。

证治 两胁胀痛不舒，咽干、口干、无苔十余年。过服凉药致关节痛，50岁闭经。舌质红；脉弦急。处方：柴胡20克，白芍30克，玄参30克，生地20克，金果榄10克，麦冬25克，干姜5克，公丁香5克，青皮20克。7剂，水煎服。

按： 证由肝气不舒着急，肝经郁火过盛所致，用疏肝清热养阴法治之，反佐姜桂辛温之品。

【例4】

姓名：胡某，性别：女，年龄：35岁。就诊日期：1992年11月24日。

证治 胆囊炎两个月，治用青霉素，停药后，仍有右胁及胸背痛，头晕，后头痛，大便干。舌苔白浊，舌下静脉瘀怒；脉沉缓微滑。处方：金钱草50克，威灵仙50克，芒硝15克，木香10克，黄柏10克，延胡索15克，川楝子10克，甘草10克，神曲10克，郁金15克。7剂，水煎服。

按： 治以疏肝清肝止痛。

二诊 1992年12月1日。证治：后背胀减，痛缓，余症同前。舌苔薄白；脉沉缓。处方：同前方。7剂，水煎服。

三诊 1993年1月5日，证治：胆区仍痛，小减。舌苔薄白；脉弦缓。处方：二诊方加栀子15克，败酱草20克，丹参30克。7剂，水煎服。

【例5】

姓名：李某，性别：女，年龄，48岁。就诊日期：1992年5月8日。

证治 气管炎已愈，该患生气后两胁胀痛，月经不净月余。苔白浊而燥；脉弦缓。处方：柴胡 20 克，白芍 50 克。香橼 20 克，枳实 15 克，厚朴 15 克，延胡索 20 克，川楝子 15 克，甘草 10 克，木香 5 克。7 剂，水煎服。

二诊　1992 年 5 月 26 日。证治：药后两胁胀痛减，现轻咳，月经适量有血块。舌脉同前。处方：前方加杏仁 15 克，麻黄 3 克，侧柏叶 35 克。7 剂，水煎服。

【例 6】

姓名：李某，性别：女，年龄：48 岁。就诊日期：1992 年 7 月 3 日。

证治　患乙肝，身不适，胁下痛，腹胀，有结肠炎病史，HBsAg（+），抗 HBc（+）。苔白浊；脉沉弦有力。处方：板蓝根 40 克，连翘 70 克，延胡索 10 克，柴胡 15 克，白术 15 克，白芍 30 克，大青叶 5 克，金银花 30 克，黄芩 20 克，山药 15 克。7 剂，水煎服。

按：乙肝病毒携带者治以疏肝健脾、清热解毒法。

【例 7】

姓名：王某，性别：女，年龄：42 岁。就诊日期：1992 年 8 月 14 日。

证治　胃及胁腹不适，有气上冲，打嗝急躁，症已四五年，月经正常。舌苔白浊，舌下静脉微怒；脉沉弦而缓。处方：柴胡 25 克，白芍 30 克，青皮 20 克，莱菔子 30 克，柿蒂 50 克，芒硝 10 克，枳实 20 克，香附 15 克，延胡索 10 克，公丁香 5 克。7 剂，水煎服。

按：该证由吃饭生气而得，肝气犯胃、胃气上逆所致，治以疏肝和胃降逆法。

【例 8】

姓名：刘某，性别：女，年龄：46 岁。就诊日期：1992 年 11 月 17 日。

证治　右胁痛半年，近月加重，心悸气短，胆结石。舌苔白少，舌下静脉瘀怒；脉沉缓涩。处方：金钱草 50 克，冬葵子 15 克，芒硝 15 克，黄柏 20 克，琥珀 10 克，海金沙 20 克，威灵仙 30 克。7 剂，水煎服。

按：治以清湿热，化结石，活血通瘀法。

二诊　1992 年 12 月 1 日。证治：有高血压病史，头晕，后头部麻，心悸，胃中有辣痛感，活动时出汗。舌苔微黄，舌下静脉微怒；脉弦数有力。处方：金钱草 50 克，香附 15 克，琥珀 10 克，甘草 10 克，郁金 15 克，降香 10 克，黄连 15 克，生地 10 克，生龙骨 30 克，珍珠母 50 克，代赭石 15 克。7 剂，水煎服。

按：金钱草清热、利尿、解毒、消肿，治高血压。用清热平肝安神法治之。

三诊　1993 年 1 月 5 日。证治：肝区痛减，头晕目赤，心悸、胃痛。舌苔薄白；脉沉缓。处方：金钱草 50 克，柴胡 10 克，芒硝 10 克，黄柏 20 克，海金沙 10 克，琥珀 5 克，败酱草 15 克，夏枯草 15 克。7 剂，水煎服。

按：用疏肝利胆、利尿排石、活血散结法治之。

【例9】

姓名：刘某，性别：女，年龄：30 岁。就诊日期：1992 年 8 月 11 日。

证治 胁痛易怒，周身皮肤生黄豆粒大小丘疹，出脓水半年，肝炎十余年。舌体大，边有瘀斑，舌下静脉瘀怒；脉弦缓。处方：柴胡 25 克，白芍 30 克，青皮 20 克，郁金 15 克，虎杖 10 克，地丁 20 克。7 剂，水煎服。

按：证为肝郁久病及血，兼有湿热之毒蕴于血分而发为疖肿。以疏肝止痛兼清热解毒散结法治之。

【例10】

姓名：马某，性别：女，年龄：38 岁。就诊日期：1992 年 6 月 9 日。

证治 肝压痛两年，今年加重，眼睑浮肿。舌苔白浊，边齿痕，舌下静脉瘀怒；脉沉缓。处方：柴胡 20 克，冬葵子 15 克，琥珀 20 克，芒硝 20 克，黄柏 15 克，延胡索 15 克，川楝子 10 克，金钱草 50 克，海金沙 15 克，大黄 2 克。7 剂，水煎服。

二诊 1992 年 12 月 1 日。证治：肝区痛，呼吸引痛，口干。经 B 超检查诊为肝管结石，1.6cm×1.0cm。服消炎利胆片、排石片。舌苔薄白，舌下静脉瘀怒；脉弦缓。处方：金钱草 50 克，海金沙 50 克，芒硝 15 克，延胡索 10 克，冬葵子 20 克，琥珀 10 克，威灵仙 30 克，黄柏 20 克，知母 15 克。7 剂，水煎服。

按：理气活血以助利水排石。

【例11】

姓名：牟某，性别：男，年龄：46 岁。就诊日期：1992 年 11 月 17 日。

证治 口干，浮肿，腹胀，两胁胀。舌苔薄白，边缘有齿痕，舌下静脉瘀怒；脉弦缓。处方：柴胡 30 克，鳖甲 15 克，板蓝根 30 克，茯苓 20 克，天花粉 30 克，猪苓 15 克，泽泻 10 克，砂仁 10 克，海藻 20 克，郁金 15 克，淫羊藿 10 克，仙鹤草 30 克，黄芩 25 克。7 剂，水煎服。

二诊 1992 年 11 月 24 日。证治：口干及浮肿减轻。舌脉同上。处方：前方加楮实子 10 克。7 剂，水煎服。

按：瘀血性肝硬化，用活血软坚、利水解毒法治之。

三诊 1992 年 12 月 1 日。证治：进食腹胀，大便尚可，感冒两天。苔薄白中心微黄，边缘有齿痕；脉弦缓有力。处方：二诊方去天花粉、鳖甲。7 剂，水煎服。

【例12】

姓名：唐某，性别：女，年龄：42 岁。就诊日期：1991 年 12 月 6 日。

证治 六月份发生传染性肝炎，反复发作，近日复发，肝区痛，冷热，不欲食，大便不调（胆囊炎）。舌苔薄白；脉沉缓。处方：连翘 50 克，败酱草 50 克，板蓝根 50 克，甘草 15 克，柴胡 20 克，白芍 30 克，山豆根 10 克，虎杖 15 克，茵陈 20 克。6 剂，水煎服。

【例13】

姓名：田某，性别：女，年龄：49岁。就诊日期：1991年10月25日。

证治 患有肝病十余年，今年三月发生两胁胀痛，胃腹胀痛，便秘。舌苔白浊；脉沉缓无力。处方：柴胡30克，白芍50克，香橼20克，芒硝10克，甘草10克，三棱10克，莪术10克，连翘30克，重楼20克。6剂，水煎服。

二诊 1991年11月1日。证治：小腹已不痛，横引之包块消失，但胃仍胀痛，下午重，大便半月一引。舌苔白浊而腻，舌下静脉瘀怒；脉沉缓而涩。处方：前方加沉香15克。7剂，水煎服。

【例14】

姓名：万某，性别：女，年龄：30岁。就诊日期：1992年11月17日。

证治 有胆囊炎病史，现胸满腹胀痛，乏力。舌苔薄黄；脉弦细。处方：柴胡20克，白芍30克，青皮20克，黄柏20克，磁石30克，厚朴20克，乌药10克，香橼20克，神曲15克。7剂，水煎服。

按： 肝气郁结证，疏肝解郁、清热法治之。

二诊 1992年11月24日。证治：诸症好转，已不胀，活动时或饭后上逆，胸背痛。舌苔薄白，边缘有齿痕；脉弦滑。处方：前方加党参20克，延胡索10克。7剂，水煎服。

三诊 1992年12月01日。证治：诸症同前减轻。舌苔薄白；脉弦缓。处方：二诊方。6剂，水煎服。

【例15】

姓名：王某，性别：男，年龄：29岁。就诊日期：1993年2月2日。

证治 生气后胁痛，头痛。着凉时肩背酸痛，足跟肿痛（骨质增生）。舌苔薄白，舌下静脉瘀怒；脉沉涩。处方：鸡血藤35克，独活20克，菟丝子15克，钻地风20克，何首乌20克，附子10克，黄芪15克，知母20克，赤芍25克，川芎30克，牛膝15克。7剂，水煎服。

按： 风湿兼肝郁胁痛，其头痛，因肝经逆气上犯于头所致。着凉、生气均可使头痛加重。

二诊 1993年2月16日。证治：胁痛减，肩背痛，踝部浮肿未发展，胃不适，药后已能食。舌苔薄白；脉沉缓。处方：鸡血藤50克，独活15克，菟丝子20克，地龙30克，千年健30克，狗脊20克，甲珠10克，全蝎10克，蜈蚣1条。7剂，水煎服。

【例16】

姓名：王某，性别：男，年龄：47岁。就诊日期：1993年2月12日。

证治 胆囊炎，胆结石（0.5cm×0.5cm），症见胃不适，心中不舒。舌苔白浊，中心褐，舌下静脉微怒；脉弦数。处方：柴胡20克，白芍30克，枳实20克，虎杖15克，厚朴 20 克，莱菔子 30 克，冬葵子 10 克，金钱草 50 克。7 剂，水煎服。

按： 除胆囊炎外，郁热亦可引起心脏不舒。

【例 17】

姓名： 武某，**性别：** 女，**年龄：** 36 岁。**就诊日期：** 1992 年 7 月 21 日。

证治 一个月前胆区剧痛，经 B 超检查确诊为胆结石，经治不痛。舌苔微黄，舌下静脉微怒；脉弦缓。处方：金钱草 50 克，琥珀 10 克，冬葵子 15 克，芒硝 20 克，青皮 10 克，黄柏 10 克，海金沙 20 克，延胡索 10 克，柴胡 15 克。7 剂，水煎服。

【例 18】

姓名： 徐某，**性别：** 女，**年龄：** 32 岁。**就诊日期：** 1992 年 5 月 15 日。

证治 胆囊炎，胃胀，心烦，腰痛，尿频。舌苔黄腻，舌下静脉瘀怒；脉左沉缓右弦滑。处方：柴胡 35 克，白芍 35 克，金钱草 50 克，黄连 10 克，琥珀 5 克，虎杖 15 克，海金沙 10 克，龙胆草 15 克，青皮 10 克。7 剂，水煎服。

【例 19】

姓名： 徐某，**性别：** 男，**年龄：** 45 岁。**就诊日期：** 1993 年 2 月 2 日。

证治 右胁胸背痛，半夜痛甚，不能眠。B 超示胆囊炎、慢性胆囊炎。舌苔薄白；脉弦缓。处方：金钱草 70 克，海金沙 30 克，冬葵子 10 克，琥珀 5 克，延胡索 15 克，黄柏 15 克，白芍 15 克，瞿麦 15 克，柴胡 30 克，龙胆草 15 克。7 剂，水煎服。

二诊 1993 年 2 月 16 日。证治：痛减，不敢多食，食后疼痛，脉弦缓，十二指肠消化性溃疡，胆囊炎。处方：金钱草 70 克，海金沙 20 克，琥珀 10 克，冬葵子 20 克，芒硝 10 克，甘草 20 克，鸡内金 20 克，威灵仙 10 克，延胡索 15 克。7 剂，水煎服。

按： 威灵仙，其性走窜，宣通五脏，该证配入本药，可使功效快利。

【例 20】

姓名： 张某，**性别：** 男，**年龄：** 30 岁。**就诊日期：** 1993 年 1 月 5 日。

证治 头部不适一年余，近 3 个月肝区压痛，视物不清，饮食二便正常。一个月前曾咯痰带血。舌苔白浊；脉弦滑有力。处方：夏枯草 15 克，白芍 30 克，黄芩 20 克，连翘 3 克，神曲 10 克，蒲公英 30 克，牡丹皮 10 克，柴胡 25 克，磁石 30 克。7 剂同，水煎服。

按： 证由肝阳上攻所致，用清热平肝散结法治之。

【例 21】

姓名： 张某，**性别：** 女，**年龄：** 65 岁。**就诊日期：** 1991 年 11 月 15 日。

证治 时有右胁痛，胃脘胀。舌苔薄白；脉弦缓。处方：延胡索 10 克，柴胡 20 克，白芍 50 克，海藻 15 克，甲珠 15 克，虎杖 10 克，茯苓 20 克，薏苡仁 50 克，苍术 20 克，当归20克。6剂,水煎服。

二诊 1991年11月26日。证治:诸症好转,肝囊肿。舌苔薄白,边缘有齿痕;脉弦缓有力。处方:前方加黄芪15克。6剂,水煎服。

【例22】

姓名:赵某,性别:男,年龄:30岁。就诊日期:1992年5月19日。

证治 肝压痛,后背痛,胃痛有气打嗝。B超示胆囊炎。舌苔炲黑;脉弦缓有力。处方:金钱草50克,琥珀10克,黄柏20克,延胡索15克,海金沙15克,川楝子10克,甘草15克,柴胡20克,黄芩20克。7剂,水煎服。

【例23】

姓名:郑某,性别:女,年龄:36岁。就诊日期:1992年5月15日。

证治 右胁痛20年,面肢轻度浮肿,B超示胆结石。处方:白芍50克,益母草35克,茯苓40克,大腹皮25克,附子10克,猪苓10克,泽泻15克,桂枝10克,干姜5克,白术10克。7剂,水煎服。

【例24】

姓名:郑某,性别:女,年龄:60岁。就诊日期:1993年1月15日。

证治 胆囊炎,症见胆囊区痛,口干,腹胀,大便干,5～6天一行,不寐,头痛,面肢浮肿。苔白浊;脉弦缓。处方:金钱草50克,琥珀50克,海金沙30克,芒硝20克,冬葵子15克,黄柏15克,龙胆草10克,柴胡10克,郁金10克,虎杖15克,威灵仙20克。7剂,水煎服。

【例25】

姓名:周某,性别:男,年龄:38岁。就诊日期:1992年11月17日。

证治 右侧胸胁痛半年,右侧头痛一个月,经常咳痰,见杵状指。舌苔薄白;脉弦滑。处方:郁金20克,木香10克,厚朴15克,陈皮10克,五灵脂5克,蒲黄5克,川芎35克。7剂,水煎服。

按:此为气滞血瘀性胸胁痛,处方药具有引气活血止痛之效,脉滑,常咳痰,为有痰之征,故加陈皮理气化痰,厚朴消痰利尿健胃,痰祛有利于气血通畅。

【例26】

姓名:朱某,性别:男,年龄:38岁。就诊日期:1992年8月14日。

证治 心悸,肝区疼痛,腰痛,舌苔薄白;脉弦缓。处方:柴胡20克,白芍40克,延胡索15克,香橼15克,郁金10克,木香5克。7剂,水煎服。

按:用疏肝理气活血止痛法治之。

【例27】

姓名：朱某，性别：男，年龄：30岁。就诊日期：1993年1月5日。

证治　肝区痛年余，眠浅，劳累时痛重，二便正常，一个月发生一次口渴，饮水不解，有乙肝病史，HBsAg（+）。CT、B超示肝未见异常。舌苔微黄；脉弦缓。处方：板蓝根50克，紫草7克，连翘50克，白术10克，败酱草15克，郁金15克，木香5克，延胡索10克，川楝子10克，甘草15克，山药20克。7剂，水煎服。

按：证为肝家毒所致，忌食辛辣、肥腻，以防助痰生热。血热性肝家作痛。

【例28】

姓名：祖某，性别：男，年龄：50岁。就诊日期：1991年10月29日。

证治　不欲食，肝区不适，劳动时后背痛三年，肝功能正常。舌苔薄白；脉沉缓。处方：金钱草50克，柴胡20克，黄柏15克，虎杖20克，白芍30克，神曲20克，郁金20克，木香10克，香橼15克，芒硝5克。6剂，水煎服。

【例29】

姓名：常某，性别：女，年龄：29岁。就诊日期：1993年2月12日。

证治　肝区痛三年，季节交替时发作，隐痛乏力，饮后二便正常，乙肝病毒携带者。舌苔薄白，舌下静脉瘀怒；脉弦缓。处方：柴胡20克，白芍30克，紫草10克，板蓝根50克，连翘30克，紫花地丁20克，小蓟25克，虎杖15克，延胡索10克，川楝子10克，甘草10克。7剂，水煎服。

【例30】

姓名：崔某，性别：男，年龄：43岁。就诊日期：1991年10月29日。

证治　胸背痛，口鼻干，乏力，打哈欠，大便尚可。舌苔白浊，舌下静脉瘀怒；脉沉缓。处方：金钱草50克，虎杖50克，黄柏15克，甘草10克，寒水石10克，连翘30克，芒硝5克，金果榄10克。6剂，水煎服。

【例31】

姓名：崔某，性别：女，年龄：33岁。就诊日期：1992年7月28日。

证治　胆囊区痛，放射于后背。B超示胰腺尾部增大。舌薄白；脉沉缓而涩。处方：金钱草50克，琥珀10克，冬葵子15克，芒硝10克，大黄5克，甘草15克，胆南星10克。7剂，水煎服。

【例32】

姓名：管某，性别：女，年龄：47岁。就诊日期：1992年5月15日。

证治　胆管结石，胆囊炎，近三年腹胀，心悸，后背沉，下肢浮肿，饮食尚可，大便干,两日一行,月经尚正常。舌苔薄白,舌下静脉瘀怒;脉缓而涩。处方:金钱草 50 克,琥珀 5 克,黄柏 20 克,栀子 15 克,甘草 10 克,龙胆草 10 克,柴胡 20 克,白芍 30 克,香橼 25 克,莱菔子 20 克,芒硝 10 克。7 剂,水煎服。

【例 33】

姓名:齐某,性别:男,年龄:45 岁。就诊日期:1992 年 7 月 10 日。

证治 肝区痛胀,乏力,腹水,心悸气短,口唇发绀。CT 示肝硬化,脾大,腹水,B 超示肝硬化,大量腹水。肝大肋下四指,上界位于第四肋间,表面凹凸不平,下肢浮肿,不排除占位性病变。舌苔薄白,质暗青;脉弦细。处方:白术 15 克,海藻 15 克,茯苓 50 克,木通 10,砂仁 15 克,柴胡 20 克,半枝莲 30 克,白花蛇舌草 5 克,连翘 50 克,泽泻 10 克,猪苓 10 克,阿胶 20 克,三棱 10 克,莪术 10 克。7 剂,水煎服。

【例 34】

姓名:邱某,性别:女,年龄:51 岁。就诊日期:1997 年 11 月 25 日。

证治 右胁痛。B 超检查为胆结石。舌苔白浊;脉沉缓。处方:金钱草 50 克,黄柏 20 克,芒硝 15 克,佩兰 50 克,海金沙 30 克,石韦 15 克,青皮 20 克,延胡索 20 克,白花蛇舌草 15 克,神曲 15 克,甘草 15 克,麦芽 30 克。7 剂,水煎服。

二诊 1997 年 12 月 2 日。证治:右胁痛减。舌苔白浊而厚;脉弦缓有力。处方:鸡内金 10 克,佩兰 50 克,延胡索 20 克,黄柏 30 克,石韦 20 克,海金沙 30 克,黄芩 20 克,车前子 30 克,砂仁 10 克,没药 10 克。7 剂,水煎服。

三诊 1997 年 12 月 9 日。证治:服药后症进一步减。舌苔薄白,中心黄;脉弦缓。处方:金钱草 50 克,鸡内金 10 克,佩兰 50 克,芒硝 20 克,海金沙 20 克,石韦 15 克,黄柏 20 克,延胡索 20 克,车前子 20 克。7 剂,水煎服。

【例 35】

姓名:郭某,性别:男,年龄:34 岁。就诊日期:1996 年 2 月 9 日。

证治 肝区疼痛连至后背及肩甲疼痛,B 超检查示肝弥漫性损伤,胆囊炎(泥沙样胆结石),食欲尚可,二便正常。舌苔薄白;脉弦滑。处方:龙胆草 15 克,金钱草 50 克,鸡内金 10 克,白术 20 克,柴胡 20 克,琥珀 10 克,芒硝 5 克,延胡索 20 克,没药 10 克,甘草 15 克,焦栀子 20 克,黄芩 20 克,泽兰 20 克。7 剂,水煎服。

二诊 1996 年 10 月 17 日。证治:右胁疼痛减轻。苔白浊;脉弦滑。处方:金钱草 50 克,白花蛇舌草 20 克,连翘 30 克,黄柏 20 克,芒硝 5 克,延胡索 20 克,川楝子 10 克,郁金 20 克,木香 10 克,砂仁 10 克。7 剂,水煎服。

三诊 1996 年 11 月 8 日。证治:时有疼痛。苔薄白;脉弦缓。处方:金钱草 50 克,白花蛇舌草 20 克,延胡索 20 克,柴胡 30 克,车前子 15 克,白芍 30 克,郁金 20 克,鸡内金 10 克,木香 10 克,青皮 20 克,枳壳 20 克。7 剂,水煎服。

四诊 1996 年 11 月 15 日。证治:服药后疼痛减轻。舌苔薄白;脉弦急。处方:金钱草 50 克,白花蛇舌草 20 克,柴胡 30 克,青皮 20 克,延胡索 20 克,川楝子 10 克,甘草

15克，枳壳20克，香附15克，厚朴20克，砂仁10克。7剂，水煎服。

五诊　1996年11月25日。证治：疼痛不明显，偶有疼痛。舌苔薄白；脉弦缓。处方：柴胡30克，白芍40克，延胡索20克，川楝子10克，郁金20克，降香10克，香附15克，五灵脂5克，蒲黄5克，甘草15克，青皮20克，枳壳20克。7剂，水煎服。

六诊　1996年12月12日。证治：舌苔白浊；脉弦缓有力。处方：柴胡30克，黄芩30克，焦栀子10克，白芍40克，川芎20克，葛根15克，郁金20克，木香10克，延胡索20克，川楝子10克，甘草15克，土鳖虫5克，巴戟天20克，葫芦巴15克。7剂，水煎服。

【例36】

姓名：王某，**性别**：女，**年龄**：40岁。**就诊日期**：1997年2月27日。

证治　肝胆区疼痛，深呼吸疼痛，十余天，有胆囊炎病史。舌苔白浊，舌下静脉瘀怒；脉弦缓有力。处方：柴胡30克，白芍40克，鸡内金10克，金钱草50克，青皮20克，枳壳20克，香橼10克，川芎35克，郁金20克，降香10克，沉香15克，槟榔片15克。7剂，水煎服。

二诊　1997年3月6日。证治：胆囊炎，服药后症减。舌苔白浊；脉弦滑。处方：金钱草50克，白花蛇舌草20克，延胡索20克，川楝子10克，鸡内金10克，黄柏30克，琥珀5克，冬葵子10克，甘草15克，半枝莲10克。7剂，水煎服。

2. 黄疸

精选验案与探讨

【例1】

姓名：温某，**性别**：男，**年龄**：49岁，干部。**就诊日期**：1977年11月27日。

证治　胃纳不佳，全身黄染，诊为急性黄疸型传染性肝炎，当时正在某医院住院治疗，肝大5厘米，肝功能：麝香草酚浊度12单位，硫酸锌浊度14单位，谷丙转氨酶600单位，曾用中西多种药物治疗100余天，疗效不佳，黄疸不退。前来请陈老会诊，查其面色黄晦，腹胀满，大便色灰白，小便赤黄。舌苔白浊，中心微黄，舌下络脉怒张；脉弦数有力。

陈老认为：此系为湿热酿毒。脾恶湿，湿热过胜则侮肝；肝失条达，胆气不利，疏泄受阻则发黄疸；气滞血瘀黄疸留连不去，应清热利湿解毒佐以活血化瘀。处方：山豆根35克，茵陈50克，黄柏25克，板蓝根50克，大黄2.5克，郁金10克，红花10克，败酱草25克，神曲25克。5剂，水煎服。

二诊　1977年11月30日。黄疸见消退，恶心呕吐好转，胃纳仍不佳，厌油腻，肝大3.5厘米，有压痛。舌苔白浊；脉弦有力。嘱按上方继续服药10剂。

三诊　1977年12月11日。饮食转佳，二便色好转，肝大2.5厘米，压痛减轻，按上方再服。

四诊　1977年12月13日。黄疸又减，饮食较好，肝大1.5厘米。舌苔白微浊；脉弦有力。患者服药17日，黄疸虽大减但未全退，仍为血瘀不除，改用板蓝根50克，郁金15克，神曲25克，山豆根25克，茵陈35克，红花10克，甘草25克，败酱草35克。水煎服。

五诊 1977年12月26日。症状消失，黄疸退尽。肝大1.5厘米。肝功能：麝香草酚浊度5单位，黄疸指数3单位，谷丙转氨酶100单位。

讨论：本例为一重症的黄疸病。中医认为黄疸退黄当以十八日为期，患者三月未退，概因湿热过胜，黏滞血脉，结聚日久，系于全身，先治不效为未重视血瘀之征，故治疗本病应在排解湿热的基础上佐以活血化瘀而获治愈。疾病变化多端，有时寒热错杂，虚实并见，"真寒假热""真热假寒""大实有羸状，至虚有盛候"，医者必须仔细辨认。陈老在临证中，能详察病情，深究病源，由表及里，去伪存真，不为假象所迷惑，在脉证不符时，能大胆取舍，果断用药，因而药中肯綮，如鼓应桴，常能力挽沉疴，取得满意疗效。

【例2】

姓名：许某，**性别**：男，**年龄**：30岁，齐齐哈尔和平厂技术人员。**就诊日期：1998年5月30日**。

证治 自诉半月前曾到外地出差，返家后感发热，全身不适，口苦，咽干，倦怠乏力，恶心，饮食不香，自以为是感冒，服用银翘丸症状略减，但近日发现眼黄尿黄，周身皮肤发黄，曾到市第一医院就诊，经检查诊为急性黄疸型肝炎，劝其住院治疗，因客观原因暂时不能住院，故问诊中医。

除上述症状外，患者舌苔黄腻；脉弦滑。辨证因其发病时间短，体质较强壮，黄色鲜明。舌苔黄腻；脉弦滑，故属湿热黄疸，治则当清热利湿、退疸除黄，为加速其疗效同时加用活血化瘀药物。处方：山豆根35克，茵陈50克，黄柏25克，板蓝根50克，大黄3克，栀子20克，郁金10克，红花10克，败酱草25克，神曲25克。7剂，症状明显改善，再连续服用10剂而告痊愈，肝功能恢复正常，又服用疏肝健脾调胃方药10余剂，以巩固疗效。

讨论：黄疸有阳黄、阴黄之分，本方为治疗阳黄而设。其中，茵陈、黄柏、大黄、栀子为清热利湿、退疸除黄之要药；山豆根、板蓝根、败酱草均为清热解毒药，可清除湿热疫毒。败酱草还可配合郁金、红花理气活血散结，使血脉畅通，有利于湿热疫毒的排除；神曲味甘辛性温，能健脾暖胃、消食和中，用其可调和寒凉药物，以减少苦寒药对脾胃的损伤。本方清热利湿、退疸除黄效果显著，但中病即止，不可久服，以防苦寒伤胃。陈老命名本方为消黄汤，在临床中，一般属于急性黄疸型肝炎，只要辨证准确，则治疗效果均较显著。

类 案

【例1】

姓名：张某，**性别**：男，**年龄**：42岁。**就诊日期：1992年11月17日**。

证治 患者先患乙肝，后患甲肝，诊断为肝硬化腹水，浮肿已消退。现手足木硬，尿黄，颜面晦白，巩膜轻度黄染。苔白浊，质暗红，边缘有齿痕；脉弦疾。处方：太子参30

克，楮实子20克，鳖甲10克，白术15克，板蓝根30克，茯苓20克，砂仁10克，甘草10克，泽泻15克。7剂，水煎服。

按：证为热度未清，故治宜清热解毒，软坚利水。

【例2】

姓名：于某，**性别**：女，**年龄**：46岁。**就诊日期**：1991年11月26日。

证治 肝硬化，近几天感冒。感冒后引起肝功能变化。舌质红，舌下静脉瘀怒；脉浮滑，眼球黄染。处方：柴胡20克，白芍30克，薄荷15克，金钱草50克，虎杖15克，甘草10克，黄芪20克，板蓝根50克。6剂，水煎服。

【例3】

姓名：杨某，**性别**：男，**年龄**：64岁。**就诊日期**：1991年10月29日。

证治 阻塞性黄疸，面、身、目黄染，大便色白，肝硬化，黄疸。舌苔白浊发燥；脉弦大有力。处方：紫草15克，败酱草50克，三棱20克，莪术20克，连翘50克，白茅根50克，茵陈30克，郁金20克，红花5克。6剂，水煎服。

二诊 1991年11月5日。证治：面黄，能食便多，大便色微黄，舌脉同上。处方：同前方。6剂，水煎服。

【例4】

姓名：何某，**性别**：男，**年龄**：35岁。**就诊日期**：1992年11月24日。

证治 两个月前发生急性黄疸型肝炎，经治好转。现腹胀不排气，大便干，打嗝。舌苔白浊，中心黄燥；脉弦缓。处方：板蓝根50克，山豆根10克，紫草10克，连翘50克，蒲公英50克，白茅根20克，神曲20克，砂仁10克，莱菔子30克，厚朴15克。7剂，水煎服。

按：证由肝家热毒未清所致。治用清热解毒、理气消胀法。

【例5】

姓名：吕某，**性别**：男，**年龄**：24岁。**就诊日期**：1996年1月26日。

证治 空洞型肺结核，经铁路医院治疗后，现周身发黄，乏力重，巩膜黄染，食欲尚可，二便正常。舌苔白浊；脉弦缓。处方：金钱草50克，茵陈50克，甘草20克，猪苓10克，茯苓30克，白术20克，连翘30克，沙参20克，山豆根10克，紫草5克，山药20克，红花5克。7剂，水煎服。

二诊 1996年1月29日。证治：全身仍黄，自觉较前有力，巩膜深度黄染。舌苔薄白；脉沉缓。处方：茵陈100克，连翘50克，泽兰30克，泽泻5克，猪苓10克，栀子20克，黄芪30克，山豆根20克，紫草10克，败酱草20克，甘草15克，神曲15克，砂仁10克。7剂，水煎服。

【例6】

姓名：国某，性别：男，年龄：44岁。就诊日期：1998年6月8日。

证治　肝区不适，乏力，黄疸指数25单位，小三阳。舌苔白浊；脉弦滑有力。处方：茵陈50克，连翘50克，大黄7克，猪苓10克，泽泻5克，郁金20克，红花10克，甘草15克，败酱草20克，板蓝根50克，山豆根15克，白茅根20克，生地30克，砂仁10克，厚朴15克，神曲15克。7剂，水煎服。

二诊　1998年6月15日。证治：肝炎，黄疸，小三阳，服药后乏力减轻；脉弦缓，苔薄白，黄染减轻。处方：板蓝根50克，茵陈50克，猪苓10克，赤芍10克，败酱草30克，重楼10克，山豆根15克，甘草15克，连翘30克，茯苓30克，白术20克，大黄5克，砂仁10克，神曲15克，厚朴20克。7剂，水煎服。

三诊　1998年6月23日。证治：肝炎，黄疸减轻，腹胀，乏力减轻。舌苔薄白；脉弦缓有力。处方：茵陈70克，板蓝根50克，大黄5克，甘草20克，败酱草20克，山豆根15克，白茅根30克，连翘50克，紫草15克，郁金20克，红花10克，神曲15克，厚朴20克，乌药10克，干姜10克。7剂，水煎服。

四诊　1998年6月30日。证治：肝炎症状明显减轻。舌苔淡白；脉弦缓有力。处方：茵陈50克，大黄5克，泽泻10克，板蓝根50克，败酱草20克，郁金20克，红花10克，紫草15克，紫花地丁20克，赤芍15克，砂仁10克，甘草20克，白茅根30克，柴胡20克，生地30克，厚朴20克。7剂，水煎服。

【例7】

姓名：刘某，性别：男，年龄：56岁。就诊日期：1998年4月21日。

证治　胰头癌，全身黄染，巩膜深度黄染，面色黧黑，不欲饮食，纳差。处方：连翘50克，白花蛇舌草50克，三棱10克，莪术10克，半枝莲30克，重楼20克，山慈菇10克，山药20克，没药10克，茵陈50克，猪苓10克，泽泻7克，甲珠10克，蜂房10克。7剂，水煎服。

二诊　1998年4月28日。证治：周身黄染，乏力减轻。舌苔白浊，边缘有瘀斑；脉弦滑有力。处方：白花蛇舌草50克，半枝莲30克，三棱10克，莪术10克，金钱草50克，鸡内金10克，重楼15克，紫草10克，全蝎10克，甲珠10克，蜂房10克，当归20克，丹参15克，没药10克，茵陈50克，猪苓20克。7剂，水煎服。

三诊　1998年5月4日。证治：现浮肿黄染，食欲增加。苔薄白；脉弦缓有力。处方：白花蛇舌草50克，鸡内金10克，大黄10克，三棱5克，半枝莲50克，莪术5克，猪苓20克，泽泻10克，金钱草50克，佩兰20克，没药10克，甘草15克，牡蛎50克。7剂，水煎服。

四诊　1998年5月12日。证治：深度黄染，面色黧黑，浮肿；脉弦缓有力，舌苔薄白。处方：金钱草50克，茵陈50克，大黄5克，猪苓15克，白花蛇舌草50克，鸡内金10克，三棱10克，莪术10克，半枝莲30克，砂仁10克，神曲15克，全蝎10克，蜈蚣1条。7剂，水煎服。

五诊　1998年5月21日。证治：胰头癌，黄染略减；脉弦缓有力，舌苔白浊，舌质青。处方：郁金20克，金钱草50克，茵陈50克，藏红花5克，大黄5克，猪苓15克，鸡内金10克，白花蛇舌草50克，三棱10克，莪术10克，半枝莲30克，砂仁10克，神曲15克，全蝎10克，蜈蚣1条。7剂，水煎服。

六诊　1998年5月28日。证治：黄染进一步减轻，周身瘙痒难耐。舌苔白浊，中心黄；脉弦疾。处方：郁金20克，金钱草50克，茵陈50克，藏红花5克，大黄5克，猪苓15克，鸡内金10克，白花蛇舌草50克，三棱10克，莪术10克，半枝莲30克，砂仁10克，神曲15克，全蝎10克，蜈蚣1条。7剂，水煎服。

七诊　1998年6月2日。证治：黄染减轻，体痒减。舌苔薄白；脉弦缓无力。处方：金钱草50克，鸡内金10克，藏红花5克，龟板15克，白花蛇舌草50克，重楼15克，甲珠10克，蜂房10克，半枝莲50克，甘草15克，茵陈50克，泽泻10克，连翘30克。7剂，水煎服。

八诊　1998年6月9日。证治：胰头癌（黑疸症），黄染明显减轻。舌苔根部微黄；脉弦缓有力。处方：三棱10克，莪术10克，金钱草50克，鸡内金10克，藏红花5克，龟板15克，白花蛇舌草50克，重楼15克，甲珠10克，蜂房10克，半枝莲50克，甘草15克，茵陈50克，泽泻10克，连翘30克。7剂，水煎服。

九诊　1998年6月18日。证治：胰头癌（黑疸症），黄染明显减轻，乏力，疲倦，腿软；脉沉滑，舌苔薄白。处方：郁金15克，三棱10克，莪术10克，金钱草50克，鸡内金10克，藏红花5克，龟板15克，白花蛇舌草50克，重楼15克，甲珠10克，蜂房10克，半枝莲50克，甘草15克，茵陈50克，泽泻10克，连翘30克。7剂，水煎服。

十诊　1998年6月25日。证治：胰头癌，黄染渐消，乏力。舌苔淡白；脉弦大有力。处方：金钱草50克，鸡内金10克，夏枯草20克，三棱10克，白花蛇舌草50克，重楼20克，水蛭5克，半枝莲50克，芒硝10克，莪术10克，皂角刺5克，生地30克，女贞子20克，楮实子20克，甲珠10克，蜂房10克。7剂，水煎服。

十一诊　1998年7月9日。证治：胰头癌，黄疸渐消，乏力；脉弦缓，舌苔淡白。处方：金钱草50克，茵陈50克，大黄10克，猪苓15克，鸡内金20克，佩兰50克，泽兰30克，延胡索20克，川楝子20克，海金沙30克，石韦30克，连翘50克，黄柏20克，知母30克。7剂，水煎服。

3. 积聚

精选验案与探讨

【例1】

姓名：刘某，性别：男，年龄：46岁。就诊日期：1984年4月20日。

病史　患慢性肝炎多年，经西医某大医院诊断为肝炎后期肝硬化。现腹胀不能食，食则胀甚，右胁痛，身体消瘦，乏力，大便日一次或隔日一次，尿色黄。检查见精神抑郁不振，痛苦容貌，面色青黄。舌质淡暗，舌苔白浊乏津；脉弦有力。肝大右胁下3厘米，有压痛。治以清热解毒、化湿消积，本例为肝炎后期肝硬化，尚无腹水。处方：败酱草 50 克，连翘 40 克，山豆根 20 克，徐长卿 30 克，柴胡 30 克，白芍 50 克，甘草 15 克，延胡索 20 克，厚朴 30 克，鳖甲 40 克，鸡内金 30 克，猪苓 7 克，大黄 3 克。10 剂，水煎服。

二诊 1984 年 4 月 30 日。药后腹胀减轻，胁痛稍缓，饮食稍增进。舌苔仍乏津；脉同前。诊为热毒未尽清，仍拟上方加黄芩 20 克，白术 30 克。再投 10 剂。

三诊 1984 年 5 月 10 日。腹胀大减、胁已不痛，但肝仍肿大，已能食。身觉有力。舌转有津；脉转弦缓。惟仍有胁胀，尿色已不黄。拟方：缩肝消积汤，败酱草 30 克，连翘 30 克，三棱 10 克，莪术 10 克，鳖甲 50 克，白芍 50 克，甘草 15 克，生牡蛎 50 克，柴胡 30 克，乌梅 7 克，鸡内金 20 克，沙参 50 克。10 剂，水煎服。

四诊 1984 年 5 月 20 日。已无明显不适，只是肝肿大未大减。仍拟上方加补肾阴及涵养肝木之药，勿使肝火犯胃。加生地 30 克，龟甲 20 克。嘱其长服，两个月后来告已无不适，临床基本治愈。

讨论：肝硬化属中医癥积之类，至发生腹水时，又属臌胀、单腹胀之属等。其来源有三：一是肝炎后期之转化；二是各种物质之蓄积中毒如酒精性肝硬化；三是肝之自身气郁血滞，久而失治，与痰湿蕴结成癥积等。

慢性肝炎、肝硬化是由各种病因引起的慢性肝病的后期阶段，因肝实质的损伤致肝脏血液循环障碍，导致出现肝脾大或腹水等；属中医气滞血瘀所形成的癥积，因此治疗多采用理气活瘀、软坚散结、清热排毒等方法。软肝缩脾汤为陈老多年总结出的经验方，其组成为鳖甲 50 克，三棱 10 克，莪术 10 克，郁金 10 克，丹参 30 克，黄芪 30 克，沙参 50 克，白芍 50 克，紫草 10 克，广姜黄 15 克，山茱萸 15 克，甘草 10 克，败酱草 20 克，鸡内金 20 克。方中鳖甲、鸡内金化癥软坚；三棱、莪术、郁金、丹参、广姜黄均有理气攻坚活血化瘀之功能，辅助鳖甲、鸡内金消癥散结；凡病癥积者，一般患者体质较弱，故在化积的同时，还要注意扶正，方中黄芪、甘草补气；沙参、白芍、山茱萸养阴；败酱草、紫草清热解毒以排除肝家病毒；倘若伴有腹水，还需加用一些利水的药物如茯苓、猪苓、白术等。药理研究证实黄芪含有糖类，有保护肝脏，防止肝糖原减少作用，促进肝细胞组织对病毒诱生干扰素，抑制病毒生长；丹参、郁金等活血化瘀药物不仅能扩张肝内血管，改善肝细胞血供，提高其耐缺氧能力，对损伤的肝细胞有修复作用，还具有抑制纤维组织增生、促进正常免疫功能和抑制异常免疫反应的作用。败酱草有抗病毒的作用，并能促进肝细胞的增生，防止肝细胞的变性，疏通门静脉循环，加速肝细胞的再生，因而有降酶的作用。故本方适用于慢性肝炎肝硬化患者服用，起到软肝缩脾扶正祛邪的作用。软肝缩脾一般需要较长时间服药。古人云："养正积自除，衰其大半而止之。"肝炎患者，服用软坚散结、活血化瘀药物后，一定还要服用健脾补虚扶正之品以善后。

【例 2】

姓名：贺某，**性别**：男，**年龄**：50 岁。**就诊日期**：1957 年 4 月 15 日。

证治 患者因肝区痛 2 年，腹胀大、尿少 3 个月，经多方治疗不效，前来求治中医。西医诊为酒精肝并肝硬化腹水。曾服用护肝及维生素类等诸多药物，效果不著。接诊时查体：形体瘦弱，腹部胀满腰围 110 厘米，腹围 130 厘米，叩之闻及移动性浊音，下肢浮肿，呼吸气短，行动困难，不能饮食，食则胀甚，尿少，日尿量不足500毫升。舌苔白浊而厚；脉弦缓有力。处方：厚朴30克，槟榔片15克，木香10克，枳实25克，青皮15克，陈皮15克，甘遂10克，大戟10克，石斛30克。2剂，水煎服。

二诊 1957年4月18日。服1剂药后，泻水约10余斤，第2剂则泻水不多，腹胀明显减轻，有饥饿感，可进食，大便通利。处方：黄芪30克，人参20克，黄精30克，白术30克，沙参30克，石斛30克，柴胡20克，香附10克，陈皮15克，三棱10克，莪术10克，鳖甲50克，茯苓40克，葛根20克。

后佐消积缩肝脾之药服用两月余，治愈。

讨论：首诊陈老以加味厚朴汤治疗本病，方中厚朴、槟榔片、木香、枳实、青皮、陈皮均为行气药，其中厚朴苦辛温，具有温脾行气燥湿及下气的功效，与槟榔片、木香、枳实、青皮、陈皮同用，增强行气破结之力。特别是青皮，长于疏泄肝胆，善治肝气郁结，可引领甘遂、大戟等峻下逐水药物入达肝经，以达泻下腹水之功效。石斛为养阴生津之要药，为防大剂行气逐水药伤津液，故用石斛辅佐，以达逐邪而不伤正之效果。

肝硬化腹水患者，泻下水邪后，气耗津伤，气阴两虚，同时仍存在着肝气郁滞、肝血瘀阻等情况，此时的辨证仍属本虚标实的虚实夹杂证，只是腹水不似以前那么多。因此，治疗原则宜扶正祛邪，故拟养正疏肝之法，立养正疏肝汤。方中黄芪、人参、黄精、白术大补元气，沙参、石斛滋补元阴；气生阴长，体力恢复，而用柴胡、香附、陈皮、三棱、莪术疏肝理气，活血化瘀，配鳖甲、葛根软坚散结；茯苓淡渗利窍，健脾除湿；方中补药量大，为补正消积之主力，疏肝理气活血化瘀之药量小为辅佐，体现"养正积自除，衰其大半而止之"的治疗思想。可服用较长一段时间，以善后。

经云："大积大聚衰其半而止。"本案用加味厚朴汤攻其腹水过半而止，继之攻补兼施，务使水毒排尽，后养其正，获得满意疗效。

类 案

【例1】

姓名：陈某，**性别**：男，**年龄**：44岁。**就诊日期**：1992年5月12日。

证治 肝硬化腹水，腹胀不敢纳食，食后有堵胀感，乏力，下肢浮肿，睡眠尚可，大便日两次。舌苔白浊中腐，舌下静脉瘀怒；脉弦滑有力。处方：厚朴20克，海藻15克，木通10克，砂仁20克，三棱15克，木香5克，大腹皮20克，茯苓30克，莪术15克，黄柏15克。7剂，水煎服。

【例2】

姓名：似某，**性别**：女，**年龄**：47岁。**就诊日期**：1991年11月26日。

证治 B超示肝硬化。40岁经闭。胁胀兼胃胀痛，便溏，胸闷咳嗽，尿时多时少，下肢浮肿。脉弦滑而疾，苔白浊。处方：太子参15克，白术10克，茯苓20克，甘草15克，菟丝子15克，鳖甲30克，砂仁15克，海藻10克，木通10克，牡蛎20克。6剂，水煎服。

4. 头痛

精选验案与探讨

【例】

姓名：陈某，性别：女，年龄：40岁。就诊日期：1995年6月20日。

证治 血管性头痛病史，因情志不遂而诱发，发作时头痛欲裂，伴恶心及喷射状呕吐，不能饮食，亦不能入睡，住院治疗，服用镇痛西药并静脉滴注仍未缓解。陈老遂给予活血镇痛汤。处方：柴胡20克，黄芩15克，川芎30克，桃仁10克，红花8克，羌活10克，白芷15克，菊花10克，全蝎10克，蜈蚣2条。5剂，水煎服。

服用3剂后，疼痛即止，旋即出院。

讨论：气贵调畅，血贵流通，气血调和，万病不生。倘若气血流通不畅，不通则痛，导致出现各种疼痛，这与患者个体体质、机体状态、感受病邪的种类等有着密切关系，有的人表现头痛，有的人则腰腿痛不等。方中川芎、桃仁、红花活血止痛，羌活、白芷疏风镇痛，白芷又能引领诸药达于头面；全蝎、蜈蚣通络止痛，诸药合用，理顺气机，调和血脉，气血畅通，则头痛自止。

陈老应用活血镇痛汤：川芎30克，桃仁10克，红花8克，羌活10克，白芷15克，菊花10克，全蝎10克，蜈蚣2条。治疗头痛无数例均取得良好疗效，其体会在于川芎的用量多少要视病情而定，陈老用川芎最大量为60克，以川芎为王灵活加减是取得疗效的关键。治疗心脑血管疾病，重在分清标本缓急，急则治标，缓则治本，同时根据病情巧妙运用活血化瘀方药，亦至关重要。活血化瘀的药物非常多，若想运用好，须对其药性、药理、药物的功效了如指掌，陈老贵在精通药性，常常教导言：用药如用兵，治病如打仗。所以要想治好病，必须熟练掌握好自己手中的武器，这就是中药。

类 案

【例1】

姓名：刘某，性别：女，年龄：56岁。就诊日期：1992年6月30日。

证治 头胀昏沉不清，麻木，脑鸣，记忆力差，颈项强。苔白浊；脉沉缓。处方：川芎40克，荷叶1枚，升麻10克，黄芩20克，生地35克，麦冬20克，防风20克，白芷15克，羌活10克，薄荷15克。7剂，水煎服。

按：由于着凉感冒，邪郁于内、入里化热，加之生气、上冲于头部所致。用疏风清热法，配薄荷升清散瘀，以治雷头风。

【例2】

姓名：孙某，性别：女，年龄：18岁。就诊日期：1992年11月24日。

证治 头痛沉3年，颈项强，胃不适，月经来潮两年。舌苔薄白；脉弦滑。处方：川芎 40 克，白芍 50 克，黄芩 20 克，神曲 15 克，磁石 40 克，甘草 10 克，白芷 10 克，羌活 10 克，牡丹皮 10 克。7 剂，水煎服。

按：证系血瘀性头痛兼胃脘痛，或用益血清热、平肝和胃法。

【例3】

姓名：赫某，**性别**：男，**年龄**：38 岁。**就诊日期**：1992 年 9 月 4 日。

证治 巅顶痛，耳鸣，口麻五年，饮食大便正常。舌苔薄白，边缘有齿痕；脉弦缓有力。处方：川芎 50 克，蔓荆子 50 克，羌活 10 克，藁本 15 克。7 剂，水煎服。

按：本证系风湿化热上攻所致之头痛，拟以活血疏风、散热除湿法治之。

【例4】

姓名：李某，**性别**：女，**年龄**：46 岁。**就诊日期**：1993 年 1 月 29 日。

证治 头痛，手凉麻，腿痛，屈伸不利，时有喘气短，血压低压偏高。舌苔薄白，舌下静脉怒张；脉沉涩。处方：川芎 35 克，白芍 25 克，防风 20 克，羌活 5 克，菊花 20 克，甘草 10 克，青皮 20 克，丹参 20 克，甲珠 5 克，土鳖虫 5 克。7 剂，水煎服。

【例5】

姓名：刘某，**性别**：女，**年龄**：15 岁。**就诊日期**：1991 年 11 月 26 日。

证治 七岁时始头痛，痛在太阳穴，痛时眼热。舌苔薄白；脉沉缓。处方：当归 20 克，川芎 40 克，生地 15 克，赤芍 10 克，葛根 10 克，黄芩 20 克，牡丹皮 20 克，白芷 10 克，细辛 5 克。6 剂，水煎服。

【例6】

姓名：芦某，**性别**：男，**年龄**：35 岁。**就诊日期**：1992 年 6 月 5 日。

证治 右侧一点头酸痛两个月。舌苔薄白，边缘有齿痕，舌下静脉瘀怒；脉弦缓。处方：羌活 15 克，防风 20 克，川芎 40 克，白芷 10 克，红花 5 克，薄荷 15 克，苏叶 10 克，甘草 10 克，蔓荆子 10 克。7 剂，水煎服。

按：经气不足，外感后，邪气郁结于血分，上攻于头所致之头痛，用药疏肝活血法治之。头痛治疗后须补虚。

二诊 证治：头已不痛，几天前夜间小便时昏厥一次。舌苔白浊，边缘有齿痕，舌下静脉瘀怒；脉沉弦。处方：太子参 30 克，川芎 25 克，羌活 10 克，白芷 3 克，甘草 15 克，神曲 15 克，枳壳 20 克。7 剂，水煎服。

按：用益气升清活血法治之。

【例7】

姓名：孙某，**性别**：男，**年龄**：19 岁。**就诊日期**：1992 年 6 月 23 日。

证治 头皮有紧匝麻木感，颈部筋紧强硬两个月，胸有压迫感，寐差，不欲食，大便正常。

舌苔薄白；脉弦疾。处方：柴胡 30 克，白芍 40 克，枳实 20 克，青皮 20 克，生地 40 克，竹茹 20 克，黄芩 20 克，丹参 15 克，寒水石 15 克，当归 15 克，川芎 10 克。7 剂，水煎服。

按：证由肝火上冲或血分郁热所致，故用疏肝清热、调理气血法治之。

【例8】

姓名：王某，性别：女，年龄：41 岁。就诊日期：1992 年 7 月 3 日。

证治　头痛七八年，月经前加重，情志不遂时即发作头痛，服羊羽冲剂、去痛片无效。月经提前量少，无力，心悬心悸。舌苔白黄而燥，舌下静脉瘀怒；脉沉细而涩。处方：川芎 40 克，防风 20 克，薄荷 15 克，天麻 10 克，羌活 10 克，甘草 10 克，白芷 15 克，延胡索 10 克。7 剂，水煎服。

【例9】

姓名：徐某，性别：女，年龄：20 岁。就诊日期：1992 年 11 月 24 日。

证治　双侧头痛沉三年，时轻时重，考试时疼痛加重，与月经周期无关，有饥饿感，大便 3～4 天一行，尿频。舌苔白浊乏津，舌下静脉瘀怒；脉弦滑有力。处方：川芎 50 克，白芷 10 克，黄芩 20 克，牡丹皮 10 克，神曲 10 克，红花 5 克，没药 15 克，白芍 50 克，青皮 15 克，菊花 30 克，竹茹 20 克，生地 30 克，磁石 30 克。7 剂，水煎服。

按：证系血瘀性头痛兼劳累伤神。治用活血清热、平肝止痛法。郁思不解，肝气失疏，血气上冲则致头痛，加之劳累过度，脑神受伤。

【例10】

姓名：杨某，性别：女，年龄：25 岁。就诊日期：1992 年 6 月 9 日。

证治　头痛天热时加重，腰腹痛，厌浊腻，大便 1～2 天一行。舌苔薄白；脉沉涩。处方：连翘 50 克，柴胡 20 克，白茅根 15 克，茯苓 20 克，麦芽 20 克，厚朴 10 克，神曲 20 克，鸡血藤 35 克，青皮 10 克，甘草 15 克。7 剂，水煎服。

【例11】

姓名：张某，性别：女，年龄：29 岁。就诊日期：1993 年 1 月 19 日。

证治　感冒或眠差时头痛，心中觉热，饮食尚可。舌苔薄白；脉弦细。处方：川芎 35 克，白芷 10 克，羌活 10 克，防风 20 克，薄荷 15 克，甘草 10 克，红花 5 克。7 剂，水煎服。

按：血分瘀滞性头痛，感冒或生气时动血而发生头痛。

【例12】

姓名：张某，性别：女，年龄：32 岁。就诊日期：1991 年 10 月 25 日。

证治　头痛在太阳穴处，夜间加重，甚则吐泻二十余年。有时在睡眠中痛醒，遇热时疼痛加重，大便3～4天一次。月经13岁半来潮，当时不痛。饮食尚可。舌苔薄白，舌下静脉细而郁；脉沉缓。处方：葛根20克，麻黄5克，川芎30克，白芷10克，防风20克，山茱萸15克，生地20克，羌活15克，芒硝15克。6剂，水煎服。

【例13】

姓名：张某，性别：女，年龄：30岁。就诊日期：1992年6月30日。

证治 头麻木伴有疼痛，头晕不清，冒凉风感，嗜睡，心悸。舌苔灰白，边缘有齿痕；脉沉滑。处方：川芎20克，白芷10克，羌活15克，苏叶10克，防风20克，薄荷20克，虎杖15克。7剂，水煎服。

【例14】

姓名：张某，性别：男，年龄：21岁。就诊日期：1993年1月29日。

证治 头有时痛，口苦，不欲食，大便干。舌苔薄白；脉沉缓无力。处方：川芎35克，黄芩20克，生地30克，沙参30克，石斛20克，神曲15克，磁石35克。7剂，水煎服。

5. 眩晕

精选验案与探讨

【例1】

姓名：贵某，性别：女，年龄：60岁。就诊日期：1999年4月20日。

证治 该患患高血压已6年余，最高达200/160mmHg，自感头晕，头胀，头痛，活动后胸闷，气短，倦怠乏力，双腿酸软，血压升高，伴两眼干涩，大便干燥，二三日一行。舌苔白浊；脉沉弦。就诊时血压170/130mmHg。诊为高血压。系属肝肾阴虚，肝阳上亢所致；用降压熄风汤加减治疗。处方：川芎30克，葛根40克，泽泻30克，黄芩30克，夏枯草20克，杜仲10克，天麻10克，天竺黄15克，半夏15克，益母草20克，怀牛膝30克，菊花20克。7剂，水煎服。

二诊 1999年4月27日。服药后诸症稍减轻，大便日一行，血压170/120mmHg，仍有头晕，头痛，头胀，两目干涩，全身酸软无力。舌苔白浊；脉沉缓有力。处方：葛根40克，泽泻20克，川芎20克，黄芩30克，夏枯草25克，杜仲20克，沉香15克，怀牛膝30克，代赭石20克，栀子15克，柴胡20克，白芍40克，石斛20克，天麻15克，益母草20克，何首乌30克。

三诊 1999年5月14日。连续服药两周后再诊，症见明显好转，头晕、头胀痛减轻，眼不干涩，视物清晰，双腿走路自觉有力，大便通畅，血压145/100mmHg。舌苔薄白；脉沉缓。再用前方加减治疗半月，血压130/95mmHg，可以做较长时间的活动锻炼，自觉呼吸通畅，四肢有力，饮食及二便正常，惟在生气后，会感头晕，头胀，血压升高，睡眠不好。舌苔薄白；脉弦缓有力。处方：降压熄风汤基础上加减应用青皮、佛手、白术、炒枣仁、合欢皮、夜交藤、生龙牡、磁石等药。

坚持服药两月余，血压维持在130/90mmHg左右，无自觉症状，活动正常，饮食二便正常，苔薄白；脉沉缓，属临床治疗有效。

讨论：陈老应用的降压熄风汤组成为川芎40克，益母草20克，葛根30克，杜仲15克，泽泻20克，代赭石30克，何首乌30克，该方常用于治疗高血压之头痛项强、头晕头重，或有手足麻痹，活动不利，少寐多梦等。因高血压患者通常伴有肝肾阴虚、肝阳上亢等阴阳失调的临床表现，故滋补肝肾、调整阴阳是其治疗大法。方中何首乌、杜仲补益肝肾、健脑益髓以治本，代赭石平肝息风潜阳、清头明目以治标，川芎、益母草、葛根、泽泻活血镇痛利水降压，治疗头晕头痛，诸药合用，对治疗高血压、脑动脉硬化所致的头晕、头痛、头胀、头部不清爽及预防中风均有良好的效果。当然还可根据病情加减用药。本方的特点在于药味少，药量大，川芎40克，益母草20克，功专力宏，收效迅速。

【例2】

姓名：佟某，**性别**：女，**年龄**：46岁，教师。**就诊日期**：1998年7月15日。

证治 眩晕、恶心呕吐一日，伴不敢睁眼，视物天旋地转，走路不稳，动则呕吐，眩晕益甚。发作诱因为近日因赶任务敲电脑时间过长，劳累过度，饮食不应时，睡眠很少，昨日起床低头取东西时，眩晕突然发作至今，难以忍受。曾服倍他司汀等药不效，前来求治中医。查其舌质淡红。舌苔白腻稍厚；脉弦细无力。

初诊考虑为颈性眩晕，一是患者年龄为颈椎病的高发因素，二是劳累过度，低头打电脑时间过长，脉象提示血虚，气血不足，舌象提示风痰作祟，给予舒颈汤加减治疗。处方：葛根30克，川芎20克，地龙15克，白芷10克，防风10克，藿香10克，法半夏10克，钩藤30克，天麻15克，党参10克，茯苓20克，炒酸枣仁30克，生石决明30克，夏枯草10克。3剂，水煎服。

3剂药后，诸证皆愈，惟感体虚，改用中成药"心通口服液"口服一周，以善其后。后用此方治疗眩晕多例，主要针对伏案久坐、玩电脑族及知识界并体弱者，经临床观察，疗效确切，效果满意。

讨论：颈性眩晕临床中十分常见，常发生于三十多岁人群。其发作常与头项运动不适有关，发作时头晕目眩，有的恶心呕吐，有的伴有颈僵肩沉，肢麻痹痛等，其发作虽与风、痰、瘀、虚有关，但其病本多因脑供血不足。因此，治疗时应风痰瘀虚兼顾，重在改善脑的供血。本方立意即在于此。经现代药理研究证明方中葛根、川芎、地龙均有扩张脑血管、扩张冠脉、改善脑循环和心脏功能的作用，并能防止血栓的形成，为本方的主药；防风、白芷、藿香均有疏散外风的作用，很多眩晕常因感受外风而诱发，故眩晕治疗适当疏风；法半夏燥湿化痰，降逆止呕；天麻、钩藤平肝息风而止头眩，《本草纲目》曾言："天麻为治风之神药。"故半夏、天麻、钩藤与防风、白芷、藿香合用，疏风化痰、降逆止呕而治眩晕为辅药；党参、茯苓扶正；眩晕发作时通常不能睁眼，睡眠则有利于疾病恢复，故方中加用炒酸枣仁、生石决明以安神镇静，减轻眩晕发作的程度，少佐夏枯草以清热，诸药合用，共同起到疏风化痰清热，降逆止呕，改善脑供血之功而治疗颈性眩晕。

【例3】

姓名：郭某，**性别**：女，**年龄**：34岁。**就诊日期**：1996年8月26日。

证治 患者头晕，目眩，伴恶心，呕吐，2天，前来就诊。诉平时即有轻微头晕，两天前因劳累后吹风突然眩晕加重，眼不能睁，视物旋转，不能食，食即吐。舌苔白浊；脉弦滑，辨为痰湿性眩晕兼挟风、热。治以化痰除湿，理血清热。处方：用清眩汤加减。半夏15克，茯苓20克，橘红20克，甘草15克，竹茹20克，枳实20克，天麻10克，白术30克，砂仁10克，藿香30克，川芎15克，蝉蜕10克。7剂，水煎服。

二诊 1996年9月2日。诉服前药后已不呕吐，眼能睁，视物不旋转，仍有轻微头晕、头痛、恶心、大便干、乏力，有疲倦感。舌苔薄白；脉弦缓。处方：前方加大黄5克，菊花20克，石菖蒲30克，骨碎补20克，钩藤30克。7剂，水煎服。

再服7剂后，症状明显减轻，仅有轻微头晕，乏力，时有耳鸣，苔根部白浊；脉沉缓。以清眩汤为基础，加用太子参、黄芪、柴胡、生牡蛎、磁石、神曲、金樱子等药，连续服用半个月，病告痊愈。

讨论：眩晕临床十分常见，风、火、痰、虚、瘀皆可致眩，其病位表现在清窍，多由脑髓空虚、失养及痰火上犯引起。故本方主治以痰火上犯所致之眩晕。方中菊花、黄芩清热明目去头风而治眩，法半夏、橘红、竹茹、枳实、茯苓、石菖蒲化痰降逆止呕而治眩，川芎理血，改善清窍血供，促进血脉流通而治眩，诸药合用，共奏清热化痰、理血清眩之功；临床中可根据病情及发病原因加减用药。风寒偏重者，可酌加防风20克，胆南星5克；气火偏重者加焦栀子15克，青皮10克；热甚口渴喜饮者，加生石膏、知母；呕吐重者，重用法半夏、竹茹、枳实。肝郁者，加柴胡；血虚者，重用当归、白芍补血；气虚者，重用党参、黄芪补气；肥人重用茯苓去湿；瘦人多用焦栀子；肾虚者可加何首乌、防风、磁石、神曲，也可用六味地黄丸方加减服用；阴虚者，可加龟版胶，阳虚者酌加鹿角胶。

【例4】

姓名：贺某，**性别**：女，**年龄**：70岁。**就诊日期**：1996年4月20日。

证治 有糖尿病史，并时常头晕，走路不稳，口渴食少，便结，服用降糖药反应较大，不愿服用，欲求中医治疗。本方主要针对老年性阴精不足、气血失荣之晕眩有效，并可长期服用，具有育阴和阳、化瘀通经、补虚治晕的良好功效。处方：龟版胶20克，生地15克，山茱萸50克，钩藤20克，北沙参50克，鹿角胶3克，枸杞子10克，盐黄柏5克，知母10克，益母草50克，虎杖15克，蜈蚣1条。7剂，水煎服。

服药后症状明显减轻，仍以前方继服，数剂后诸症悉愈。

讨论：方中山茱萸、龟版胶、北沙参、生地、枸杞子、盐黄柏、知母大补真阴，鹿角胶和阳，阴得阳而生化，阴阳调和而气血得生；益母草与虎杖活血清热，化瘀通经，合用功效卓著；蜈蚣味辛性温，走窜之力甚速，凡气血凝聚之处皆能开之，尤善搜风，内治肝风萌动，眩晕肢麻，与益母草、虎杖同用，力专效速，通达内外。诸药合用，共奏育阴和阳、化瘀通经、补虚治眩之功。

【例5】

姓名：金某，**性别**：男，**年龄**：56岁。**就诊日期**：1990年10月12日。

证治 一年前头部外伤后发生眩晕，头沉伴有隐痛。食欲尚好，二便如常。虽经多方治疗效果不著，某医院诊为脑震荡后遗症。检查：头转动即觉晕重，颜面青白。舌苔薄白，舌下络脉怒张；脉沉细有力。辨证为外伤后经络停瘀。治宜活血化瘀兼平肝祛风。处方：川芎35克，白芷10克，乳香20克，没药20克，蜈蚣2条，菊花15克，天麻10克，甲珠10克，灵磁石50克，神曲10克。6剂，水煎服。

二诊 1990年10月20日。服药后头觉清爽，隐痛消失，惟头转动时仍有不适，继投原方6剂。

三诊 1990年10月27日。已大效，患者要求服药根治，又继服12剂，后函告已痊愈。

讨论：陈老将川芎35克，白芷10克，乳香20克，没药20克，蜈蚣2条，菊花15克，天麻10克，甲珠10克，灵磁石50克，神曲10克，命名为逐瘀理眩汤，方中川芎、白芷、乳香、没药、甲珠活血化瘀、通络止痛；菊花、天麻、蜈蚣、灵磁石平肝明目祛风；神曲理气调胃，减轻乳、没等药对胃的刺激，防止呕吐。经云："诸风掉眩皆属于肝。"因此，治疗眩晕应适当应用平肝息风药。运用本方治疗外伤后眩晕、血瘀性眩晕。

类 案

【例1】

姓名：王某，**性别**：女，**年龄**：40岁。**就诊日期**：1992年6月9日。

证治 头晕，面浮肿，心慌，身乏力，早晨干哕。舌苔薄白，边缘有齿痕；脉弦数。处方：党参30克，白芍50克，威灵仙10克，地肤子5克，当归20克，川芎10克，龟板15克，阿胶10克。7剂，水煎服。

按：证为心之气阴俱不足，心气虚则气不化水，敷布不利，故面浮肿、舌边缘有齿痕、乏力等症。阴不足则头晕、脉数。故用养阴益气药，辅以威灵仙、地肤子，意在行其滞，增强补益之效。

【例2】

姓名：李某，**性别**：女，**年龄**：63岁。**就诊日期**：1992年6月23日。

证治 继去年头晕心悸，近半月加重，甚则恶心，不欲食，大便日1~2次，寐差。舌苔薄白浊，边缘有齿痕；脉弦缓。处方：太子参25克，竹茹20克，半夏10克，枳实20克，生龙骨20克，茯苓20克，橘红15克，甘草10克，石菖蒲30克，黄芩20克。7剂，水煎服。

按：该患老年，血压偏高，有肝阳上亢之势；又有痰湿中阻，清阳不升，浊阴不降之病机，故生眩晕，用温胆汤少佐平肝潜阳、清热之品。

二诊　1992年6月30日。证治：眩晕减轻，可起床短坐片刻，食欲增加。舌苔薄白，边缘有齿痕；脉沉缓。处方：前方加薄荷20克，菊花25克。7剂，水煎服。

三诊　1992年7月7日。证治：症状好转，有时已不眩晕，舌、脉如前。处方：同前方。6剂，水煎服。

【例3】

姓名：徐某，**性别**：女，**年龄**：49岁。**就诊日期**：1992年10月20日。

证治　头晕恶心，胸闷不适，气短，不欲食。舌苔薄白；脉沉微。易感冒。处方：太子参20克，半夏15克，川芎20克，橘红20克，黄芪10克，竹茹25克，枳实20克，茯苓30克，柴胡10克，白术10克。7剂，水煎服。

按：该患气血虚，着凉后影响气化功能，气不布津，聚而为痰。

【例4】

姓名：杨某，**性别**：男，**年龄**：20岁。**就诊日期**：1992年8月7日。

证治　头晕嗜睡，胸痛闷，尿频多梦。舌苔薄白，舌下静脉瘀怒；脉弦缓。处方：川芎35克，白芍40克，郁金15克，木香10克，延胡索10克，半夏10克，黄芩50克，虎杖25克。7剂，水煎服。

按：该患舌下静脉瘀怒的瘀血体征，嗜睡，胸痛闷，痰浊瘀血交阻气机不展，故该证为瘀血性眩晕，以川芎上引头目，引血中之气，引气活血，兼祛血中寒湿，配郁金、木香、延胡索以助引气活血之功，配白芍敛阴和营，以防香燥耗津伤血，配半夏、黄芩、虎杖清热化痰，瘀散痰祛则眩晕自止。

【例5】

姓名：赵某，**性别**：女，**年龄**：58岁。**就诊日期**：1992年6月16日。

证治　头晕，睡醒后头晕加重，甚则吐泻，头胀，乏力，记忆力差。舌苔薄白，舌下静脉瘀怒；脉弦滑。处方：半夏15克，枳实20克，茯苓30克，橘红20克，竹茹30克，藿香15克，石菖蒲25克，丹参20克，益母草35克，葛根15克。7剂，水煎服。

按：此证系血瘀挟痰湿性眩晕，用温胆汤加味治之。其中石菖蒲一则辟秽豁痰，一则畅心怡志，头晕失眠兼治。

【例6】

姓名：崔某，**性别**：男，**年龄**：43岁。**就诊日期**：1992年7月10日。

证治　头晕昏沉麻木，乏力无精神，不欲食，尿频。舌苔薄白，舌质红，舌下静脉微瘀怒；脉弦有力。处方：生地30克，黄柏15克，知母20克，山茱萸15克，茯苓20克，牡丹皮15克，泽泻5克，南沙参50克，女贞子20克。7剂，水煎服。

按：知柏地黄丸加南沙参、女贞子以增强滋阴降火之力。

一、内　科

【例7】

姓名：刘某，性别：男，年龄：42岁。就诊日期：1992年7月3日。

证治　眩晕，甚则恶心，天旋地转，头昏沉，情志不舒或劳累时发作。舌下静脉微怒；脉弦滑苔薄白。处方：半夏15克，茯苓30克，天麻10克，白术10克，青皮10克，橘红15克，甘草10克，竹茹15克，枳实25克。7剂，水煎服。

按：该证由脾胃受伤，运化失司，聚湿生痰，清阳不升，浊阴不降所致。予二陈汤燥湿祛痰，天麻、白术健脾息风而治眩晕，竹茹、枳实镇逆止恶心。生气上火，肝气失疏；劳累着凉，诸因均可引起脾气失健、聚湿成痰，故使眩晕加重。

【例8】

姓名：林某，性别：女，年龄：50岁。就诊日期：1993年2月12日。

证治　头晕头痛，便稀（芒硝）。舌苔薄白，舌质白，边缘有齿痕；脉沉缓。处方：党参15克，半夏15克，橘红15克，茯苓20克，藿香15克，青皮15克，甘草10克，枳实10克，竹茹20克，川芎20克。7剂，水煎服。

按：清阳之气不能上升。

【例9】

姓名：高某，性别：男，年龄：49岁。就诊日期：1992年7月31日。

证治　头晕昏蒙不清，手胀半年，口角㖞斜。舌苔薄白，边缘有齿痕，舌下静脉微怒；脉弦滑。处方：川芎35克，益母草50克，赤芍30克，红花5克，钩藤50克，薏苡仁20克，苍术15克，竹茹30克，菊花20克，黄芩30克。7剂，水煎服。

二诊　1992年8月7日。证治：诸症减轻。舌苔薄白，边缘有齿痕，舌下静脉瘀怒；脉弦滑。处方：前方加神曲10克，磁石30克。7剂，水煎服。

【例10】

姓名：孙某，性别：女，年龄：18岁。就诊日期：1993年1月5日。

证治　时有头晕，看书劳累时不适，咽干。舌苔薄白；脉沉缓。处方：沙参50克，川芎40克，白芍50克，黄芩30克，神曲15克，磁石40克，甘草10克，白芷10克，羌活10克，牡丹皮10克。7剂，水煎服。

按：以养阴清热潜阳法治之。

二诊　1993年1月19日。证治：诸症好转，舌板滞。苔薄白；脉弦缓。处方：前方加黄连10克。7剂，水煎服。

【例11】

姓名：张某，性别：女，年龄：50岁。就诊日期：1992年5月13日。

证治　头晕，口干苦，睡眠多梦，心悸心慌。舌苔白浊，边缘有齿痕；脉沉缓无力。

处方：党参15克，白术10克，茯苓20克，甘草10克，白芍25克，砂仁10克，当归20克，川芎15克，生地20克，神曲10克。7剂，水煎服。

【例12】

姓名：田某，性别：女，年龄：27岁。就诊日期：1992年7月31日。

证治 头晕恶心，自觉天旋地转十天，耳鸣。苔薄白；脉沉缓。处方：半夏15克，茯苓30克，橘红20克，甘草10克，竹茹30克，枳实30克，石菖蒲15克，黄芩15克。7剂，水煎服。

【例13】

姓名：钱某，性别：男，年龄：31岁。就诊日期：1992年6月9日。

证治 头晕乏力，面部毛细血管扩张。舌苔薄白，舌下静脉瘀怒；脉弦缓。处方：太子参20克，楮实子30克，鳖甲35克，三棱15克，莪术15克，土鳖虫15克，甘草15克，茯苓30克，山药20克，连翘50克，败酱草20克。7剂，水煎服。

【例14】

姓名：丁某，性别：男，年龄：60岁。就诊日期：1992年9月29日。

证治 头晕怕冷，走路不稳，心烦，长期服地西泮。舌苔薄白，质微青；脉弦细。处方：柴胡20克，白芍20克，青皮20克，香附15克，鸡血藤30克，黄芩30克，生龙骨、生牡蛎各20克，葛根20克，威灵仙25克。7剂，水煎服。

按：拟疏肝清热安神法，加威灵仙意在图其性善走，无处不到，可以宣通五脏十二经络，并能除痰消积。因其性走窜快利，用之可使起效迅速。

【例15】

姓名：杨某，性别：女，年龄：35岁。就诊日期：1993年2月16日。

证治 头昏脑涨，不欲食，大便正常。舌苔微黄（湿热）；脉弦缓。处方：焦三仙各20克，鸡内金10克，砂仁15克，党参15克，白芍30克，藿香15克，木香10克，莲子15克，厚朴15克，茯苓15克，杏仁10克。7剂，水煎服。

【例16】

姓名：郝某，性别：女，年龄：39岁。就诊日期：1992年5月15日。

证治 头晕，甚则恶心，不欲食，大便干，口唇疱疹。舌苔薄白；脉弦滑。处方：半夏15克，黄芩35克，茯苓10克，橘红20克，川芎10克，枳实30克，竹茹30克，甘草10克，石菖蒲15克。7剂，水煎服。

二诊 1992年6月5日。证治：头晕，头脑昏蒙不清，心悸，口唇疱疹。舌苔薄白；脉沉细。处方：党参20克，黄芪20克，黄芩30克，柴胡10克，生龙骨20克，玉竹30

克,生地20克,儿茶5克,知母20克。7剂,水煎服。

按:证由虚火(浮火)上升所致,用补益气阴、清热安神法治之。

【例17】

姓名:李某,性别:女,年龄:53岁。就诊日期:1993年2月16日。

证治 眩晕、乏力、不能食。舌苔薄白;脉弦滑(肝气不舒)。处方:柴胡15克,白芍30克,夏枯草20克,青皮15克,钩藤30克,虎杖15克,沉香10克,厚朴10克,菊花20克,黄芩20克。7剂,水煎服。

【例18】

姓名:李某,性别:女,年龄:63岁。就诊日期:1992年5月12日。

证治 头晕,头部如虫引刺痛,心悸不舒,两胁胀痛。舌苔白浊,边缘有齿痕,舌下静脉瘀怒;脉沉涩。处方:决明子35克,菊花50克,珍珠母50克,丹参25克,夏枯草20克,怀牛膝25克,川芎35克,白芍50克,代赭石30克。7剂,水煎服。

【例19】

姓名:林某,性别:女,年龄:65岁。就诊日期:1992年5月5日。

证治 头胀头晕,眼花耳鸣,出虚汗,心悸心慌,恶心呕吐,不欲食,食后胃中不适,腹内气上下窜动,二便正常。走路不稳。舌苔无,舌质红,舌尖纵列;脉弦缓。处方:柴胡25克,白芍50克,青皮20克,枳实10克,川芎30克,代赭石30克,半夏15克,黄连15克,生地30克,磁石20克,神曲10克。7剂,水煎服。

按:该患系老年肝肾阴虚、肝阳偏亢之体,加之生气后肝气上冲使之产生上述诸症。治以疏肝降逆,养阴清热。

二诊 1992年5月12日。证治:诸症有减,头胀时轻时重。处方:前方加香附15克,高良姜10克,香橼20克。7剂,水煎服。

【例20】

姓名:宋某,性别:女,年龄:50岁。就诊日期:1992年10月16日。

证治 头晕,心悸,眼花,49岁闭经,手麻一年余,浮肿。舌苔白浊;脉沉弦。处方:川芎35克,当归20克,白芍30克,钩藤35克,红花5克,桑寄生10克,玉竹20克,薄荷15克,益母草50克。7剂,水煎服。

按:老年肝肾不足,精血亏虚,致使筋脉失养,亦不能上奉清窍,用桑寄生补益肝肾,养血活血息风。

二诊 1992年11月24日。证治:浮肿消退,手足仍麻,头晕。苔薄白;脉沉缓。处方:前方加黄芪50克。7剂,水煎服。

【例 21】

姓名：宋某，性别：女，年龄：31 岁。就诊日期：1992 年 5 月 8 日。

证治　头晕七年，甚则恶心昏倒。舌苔白浊，舌下静脉微瘀；脉弦缓。处方：半夏 15 克，茯苓 20 克，橘红 15 克，竹茹 25 克，枳实 25 克，丹参 20 克，栀子 15 克，当归 20 克，川芎 15 克，琥珀 5 克。7 剂，水煎服。

【例 22】

姓名：宋某，性别：女，年龄：66 岁。就诊日期：1992 年 8 月 11 日。

证治　头晕，左耳耳鸣，发作时天旋地转，恶心，呕吐，双手握力相等下降，血压升高。多普勒彩超提示左侧基底节区部脑梗死。舌苔薄白，边缘有齿痕，舌下静脉瘀怒；脉沉缓有力。处方：益母草 50 克，红花 5 克，葛根 20 克，杜仲 10 克，当归 15 克，川芎 25 克，白芍 30 克，丹参 15 克。7 剂，水煎服。

按：该证为肝肾阴虚，虚则脉道失养，通畅不利，甚则血分瘀滞，清窍失养，发生诸症，阴虚则阳气偏亢，故脉沉缓有力，故治疗重在活血化瘀，加白芍养阴敛阳，杜仲益肝肾。

【例 23】

姓名：田某，性别：女，年龄：27 岁。就诊日期：1992 年 7 月 31 日。

证治　头晕恶心，自觉天旋地转十天，耳鸣。舌苔薄白；脉沉缓。处方：半夏 15 克，茯苓 30 克，橘红 20 克，甘草 10 克，竹茹 30 克，枳实 30 克，石菖蒲 15 克，黄芩 15 克。7 剂，水煎服。

【例 24】

姓名：王某，性别：女，年龄：56 岁。就诊日期：1992 年 5 月 15 日。

证治　有高血压病史 20 年，头晕时轻时重，肢体麻木，既往静脉滴注多种药物，未见缓解。舌苔白浊；脉沉缓。处方：龙胆草 20 克，栀子 10 克，柴胡 15 克，白芍 50 克，甘草 10 克，川芎 15 克，生地 20 克，泽泻 15 克，木通 10 克，钩藤 35 克。7 剂，水煎服。

【例 25】

姓名：王某，性别：女，年龄：38 岁。就诊日期：1993 年 2 月 12 日。

证治　头晕昏蒙不清两年，血压偏高，心慌。舌苔白浊，舌下静脉微怒；脉沉缓。处方：川芎 50 克，丹参 20 克，虎杖 15 克，黄芩 20 克，当归 15 克，益母草 50 克，葛根 20 克，薄荷 20 克，决明子 25 克。7 剂，水煎服。

【例26】

姓名：魏某，**性别**：男，**年龄**：31岁。**就诊日期**：1992年7月17日。

证治 头晕乏力，手出汗，表面抗原阳性。舌边缘有齿痕；脉弦缓有力。处方：黄芪20克，生牡蛎40克，连翘50克，紫花地丁30克，蒲公英30克，甘草10克，白术15克，生地20克，当归20克。7剂，水煎服。

按：该证用黄芪、白术健脾益气，当归、生地养血凉血，四药合用补益气血，再配大量清热解毒药。

【例27】

姓名：奚某，**性别**：女，**年龄**：27岁。**就诊日期**：1993年1月29日。

证治 两年前曾发生头晕，近五日复发，头晕怕热，心烦而呕，手足心凉。舌苔微黄，边缘有齿痕；脉弦细，寸盛尺弱。处方：半夏10克，枳实20克，竹茹20克，菊花15克，茯苓20克，橘红20克，黄芩30克，柴胡20克。7剂，水煎服。

按：证由痰热上攻所致。

【例28】

姓名：郭某，**性别**：男，**年龄**：59岁。**就诊日期**：1992年5月12日。

证治 头晕，乏力，腹痛，下午发热，消瘦。舌苔薄白，边缘有齿痕；脉弦缓动。处方：沙参50克，鳖甲10克，生地20克，猫爪草20克，侧柏叶50克，炙百部10克，天冬20克，连翘50克，竹茹10克。7剂，水煎服。

【例29】

姓名：信某，**性别**：男，**年龄**：27岁。**就诊日期**：1992年5月8日。

证治 头晕昏沉不清。舌苔薄黄；脉弦细。处方：黄芪20克，黄芩30克，薄荷15克，钩藤20克，升麻10克，防风20克，寒水石10克，牡丹皮15克，半夏15克。7剂，水煎服。

【例30】

姓名：于某，**性别**：女，**年龄**：45岁。**就诊日期**：1992年10月9日。

证治 头晕，前额及两侧痛，手颤，写字无力，有链霉素中毒史。血液流变学：全血黏度5.23，眼底、血化验、心电图均系正常。舌苔薄白，舌下静脉瘀怒；脉沉濡。处方：半夏15克，川芎40克，茯苓40克，甘草10克，决明子20克，橘红20克，竹茹20克，枳实20克，菊花15克，珍珠母30克。7剂，水煎服。

按：治用温胆汤加平肝阳药，以川芎上行头目，活血疏邪。

【例31】

姓名：于某，性别：女，年龄：55岁。就诊日期：1992年5月8日。

证治 头晕头痛，血压正常。舌苔黄浊，质微青；脉弦数。处方：柴胡25克，葛根25克，黄芩50克，牡丹皮15克，知母30克，竹茹30克，枳实30克，石菖蒲30克，黄柏15克，莱菔子15克。7剂，水煎服。

【例32】

姓名：张某，性别：男，年龄：30岁。就诊日期：1991年11月15日。

证治 头晕昏蒙不清，左耳耳鸣，耳鸣时眼花，胃胀大便日三次年余。腰痛。舌苔白浊；脉弦滑有力。处方：柴胡20克，白芍30克，川芎35克，薄荷15克，白芷10克，香橼20克，香附10克，白术15克，黄芩30克。6剂，水煎服。

【例33】

姓名：蔡某，性别：女，年龄：70岁。就诊日期：1992年8月11日。

证治 头晕，心中不舒，心悸心慌，眼前发黑，不欲食。舌苔薄白中心微黄，舌质红；脉沉数。处方：石菖蒲20克，远志10克，白芍50克，黄连10克，甘草10克，竹茹20克，枳实20克，橘红15克，茯苓20克，生龙骨20克。7剂，水煎服。

【例34】

姓名：陈某，性别：女，年龄：37岁。就诊日期：1992年6月16日。

证治 头晕麻木七八年，心中不舒，出虚汗。舌苔白浊，舌下静脉瘀怒；脉沉弦。处方：太子参30克，当归20克，川芎30克，白芍40克，竹茹30克，益母草50克，红花5克，甘草15克，牡丹皮10克。7剂，水煎服。

按：用益气活血、敛阴和营法治之。

【例35】

姓名：崔某，性别：女，年龄：29岁。就诊日期：1991年11月1日。

证治 头晕乏力，恶心，心烦，食欲尚可，手足凉，腰痛，月经40日方转。处方：半夏10克，竹茹20克，黄芩30克，茯苓20克，枳实20克，藿香10克，石菖蒲15克，橘红15克。6剂，水煎服。

【例36】

姓名：董某，性别：女，年龄：35岁。就诊日期：1992年5月19日。

证治 头胀不清，口鼻不适，左腿痛，心烦，失眠多梦，易哭。舌苔薄白，边缘有齿痕，舌下静脉瘀怒；脉沉缓。处方：柴胡20克，白芍50克，青皮20克，香附15克，神曲15克，莱菔子20克，三棱10克，莪术10克，姜黄10克。7剂，水煎服。

【例37】

姓名：李某，性别：女，年龄：14岁。就诊日期：1991年10月29日。

证治 头晕昏厥，第一次发作时早晨未吃饭，后两次是考试。发作时目茫茫无所见，继则昏厥，平时心烦，心悸，头汗出，失眠多梦。脑电、心电正常。舌苔薄白；脉弦疾。处方：槟榔片15克，党参20克，大黄3克，二丑20克，白胡7粒，凌霄花10克，生龙骨20克，生牡蛎20克，钩藤20克。6剂，水煎服。

【例38】

姓名：金某，性别：女，年龄：40岁。就诊日期：1991年10月29日。

证治 头晕不清，疲乏及忙时头晕，已六七年。大便干燥，胸闷，善太息，后背不适。食欲好，月经正常。舌苔薄白，舌下静脉瘀怒；脉弦细。处方：柴胡15克，白芍40克，青皮15克，香橼20克，砂仁10克，莱菔子30克，神曲20克，芒硝10克。6剂，水煎服。

【例39】

姓名：郎某，性别：女，年龄：35岁。就诊日期：1991年11月15日。

证治 头晕乏力，不欲食，易生气，体瘦。舌苔白浊；脉沉细。处方：党参20克，白术15克，茯苓20克，甘草10克，黄芪30克，当归30克，川芎15克，白芍50克，生地20克，肉桂10克。6剂，水煎服。

6. 中风

精选验案与探讨

【例1】

姓名：郭某，性别：男，年龄：65岁。就诊日期：1996年5月17日。

证治 十年前患脑血栓，现双眼视物不清，手麻木。舌苔白浊；脉弦缓有力。处方：葛根20克，川芎40克，益母草50克，红花5克，杜仲15克，何首乌50克，泽兰30克，泽泻5克，丹参20克，生地30克，茯苓15克。7剂，水煎服。

二诊 1996年5月24日。服药后症状明显减轻，手麻木已好转，睡眠佳。舌苔薄白；脉弦滑。处方：前方加地龙20克，芒硝3克。7剂，水煎服。

讨论：古人云："年四十而阴气自半。"故随着年龄的增长，机体走向衰老，脑力减退，出现诸如头晕头痛，困倦乏力，记忆力减退，动作不灵活等现象，还有的人出现病理改变。方中何首乌补肝肾、益精血，久服可长筋骨、乌须发、延年益寿，且不寒、不燥、不腻，为抗衰老之要药，故在方中为主药；益母草、葛根、川芎、红花活血通经，改善心脑血流状况，现代研究证实，益母草能扩张冠脉，增加冠脉血流量；红花可抗血栓形成，改善微循环；葛根不但有增加冠脉血流量的作用，还可改善脑循环，降低血压，减慢心率，故有很好的治疗头晕头痛的作用，川芎、红花都有改善心脑血流状况、抗血栓形成、改善微循环等作用，故诸药合用，共奏补脑强身、填精益髓、活血通络、预防梗死之功。还可做成片剂久服。陈老以本方加减研制的中风防治片临床应用已数十年，用于治疗高黏血症，时有头晕头痛，困倦乏力，记忆力减退，动作不灵活等，疗效显著。

方解：已有总结论文及病例附于医论部分。

【例2】

姓名：李某，**性别**：女，**年龄**：82岁，**就诊日期**：1998年1月5日。

证治 患者于发病当日进食早饭时突然出现右手脚麻痹，口㖞，流口水，吞咽不便，但意识清楚，讲话不甚流利，家人遂背来医院诊病。检查见老人身体较瘦弱，面色灰暗，精神不振，舌质淡红。舌苔薄白；脉弦细。血压100/70mmHg。既往健康，无明显疾病。因其年高体弱，脏腑功能衰减，气血流通缓慢，加之天气寒冷，血压偏低，故考虑为腔隙性脑梗死的可能性最大，为其作头颅CT检查证实为基底节处小血管腔隙性脑梗死，辨证系属气虚血瘀所致，因老人拒绝入院治疗，故用中药医治。治以补气活血，化瘀通络，温阳补肾。处方：黄芪50克，地龙15克，川芎15克，淫羊藿20克，桃仁10克，丹参10克，延胡索10克。3剂，水煎服。

二诊 1998年1月8日。老人由家属搀扶走入诊室，与前次由人背来相比，病情明显好转，精神转佳，右半身麻痹及口角㖞斜明显减轻，说话较前流利，活动较前好转，但尚未完全复常，予以前方加减继续服药两周，再服益气通络丹丸药月余，以善其后，病告治愈。

讨论：益气通络方为黄芪30克，川芎20克，赤芍10克，当归10克，地龙15克，淫羊藿15克，陈皮10克，延胡索20克。主治：中老年人动脉硬化，气虚血瘀证，以及由缺血所致的眩晕、头痛、胸闷、心痛，或半身不遂、手足麻痹等。方中黄芪补气，当归补血活血，淫羊藿补肾壮阳，三药益气活血、补肾壮阳为固本之药，针对老年人气血不足，肾气虚弱而设；川芎、赤芍、当归均能活血，川芎为血中气药，具有行气活血之效；地龙通络，改善心脑血供，兼能溶栓，陈皮、延胡索理气止痛，后五药为治标之药，诸药合用，共奏益气活血、化瘀通络、补肾壮阳之功。本方在益气活血通络方面与补阳还五汤作用类似，但本方含有淫羊藿，较补阳还五汤增加了温肾壮阳之功效，较之更适用于老年人及气血不足、畏寒阳虚之体；同时，较补阳还五汤还增加了陈皮、延胡索理气止痛之药，因而，本方适应证较为广泛，既适用于中老年人头痛、心痛、眩晕、手足麻痹等证，还适用于心肌梗死、脑梗死及腔隙性脑梗死，以及颈椎病、动脉硬化等。

1987年陈老曾用此方观察临床中常见的中老年内伤杂病30例，包括颈椎病、脑血栓、高血压等所致的眩晕、头痛、手足麻痹等21例，心痛、胸闷等9例。患者均有不同程度的气短乏力，劳累后加剧，甚则心悸、汗出，舌质淡等虚的表现，又有舌质暗红、瘀斑、瘀点及刺痛等瘀的表现，22例伴有微循环障碍，26例脉象为弦脉或弦细脉（弦细脉偏多）；一般辨证皆为虚实夹杂、虚瘀同见的本虚标实之证。但虚者有偏阳虚者16例，偏阴虚者4

例，阴阳两虚者10例。观察病例疗程定为4周，服药1～2周自觉症状消失，各项体征明显改善，理化检查有明显恢复者为显效；症状、体征、各项检查有好转者为有效；连续服药2周以上，症状体征及各项检查均无变化者为无效。坚持服药的30例4周后统计结果显示：益气通络方改善临床症状总有效率为81.6%，显效率为25.3%。初步观察对偏气虚、阳虚患者见效快，效果佳，个别阴虚患者服药后有口干反应。经动物实验研究证明，该方尚具有促进DNA和蛋白质的合成，改善微循环等作用。

类 案

【例1】

姓名：董某，性别：男，年龄：50岁。就诊日期：1996年4月12日。

证治 腔隙性脑梗死，颈硬。舌苔薄白；脉弦缓。处方：黄芪40克，川芎40克，葛根20克，骨碎补30克，透骨草10克，女贞子20克，墨旱莲20克，防风20克，山药30克，石菖蒲30克，豨莶草50克，威灵仙20克。7剂，水煎服。

二诊 1996年4月25日。证治：腔隙性脑梗死，服药后症状减轻，头清爽。舌苔薄白；脉弦缓。处方：葛根20克，川芎50克，益母草50克，红花10克，杜仲10克，生地30克，丹参20克，何首乌50克，地龙20克，赤芍10克，当归15克，黄芪20克。7剂，水煎服。

三诊 1996年4月30日。证治：腔隙性脑梗死，服药后症状明显好转。舌苔薄白；脉弦缓。处方：葛根20克，何首乌50克，益母草50克，红花5克，丹参20克，当归20克，杜仲15克，川芎35克，白芍40克，女贞子20克，墨旱莲20克，太子参20克，生牡蛎30克。7剂，水煎服。

四诊 1996年5月6日。证治：症已好转。舌苔薄白；脉弦缓有力。处方：葛根20克，益母草50克，川芎40克，何首乌50克，杜仲10克，生地30克，白芍30克，茯苓30克，山药20克，豨莶草50克，狗脊10克。7剂，水煎服。

五诊 1996年5月13日。证治：腔隙性脑梗死，症大减。舌苔薄白；脉弦缓。处方：太子参20克，葛根20克，益母草50克，红花5克，何首乌50克，枸杞子10克，山药15克，山茱萸20克，甘草15克，神曲15克，茯神20克，石菖蒲30克，茯苓30克，砂仁10克。7剂，水煎服。

六诊 1996年5月20日。证治：症已明显减轻，颈硬、头沉减轻。舌苔薄白；脉弦缓。处方：葛根20克，益母草50克，红花7克，何首乌50克，川芎40克，泽泻5克，杜仲15克，赤芍20克，地龙20克，决明子30克，砂仁10克。7剂，水煎服。

七诊 1996年5月29日。证治：症状好转，已无明显不适。舌苔薄白；脉弦缓。处方：生地30克，山茱萸20克，山药20克，决明子30克，珍珠母40克，半夏10克，天麻10克，白术20克，钩藤40克，甘草15克，神曲15克。7剂，水煎服。

八诊 1996年6月4日。证治：症已明显好转。舌苔薄；脉沉缓。处方：厚朴20克，青皮20克，枳壳20克，苍术15克，玄参15克，丹参20克，麦芽30克，砂仁10克，神曲15克，焦山楂20克。7剂，水煎服。

【例2】

姓名：何某，性别：男，年龄：58岁。就诊日期：1997年1月24日。

证治 脑血栓半年余，左半身偏瘫。舌苔薄白；脉沉缓。处方：黄芪100克，赤芍20克，川芎35克，当归20克，地龙20克，桃仁10克，红花10克，益母草50克，砂仁10克，防风20克，茯苓30克，泽泻5克。7剂，水煎服。

二诊 1997年2月20日。证治：脑血栓半年余，服药后症减。舌苔薄白；脉弦缓。处方：前方加全蝎5克。7剂，水煎服。

三诊 1997年2月24日。证治：脑血栓半年余，症明显好转。舌苔薄白；脉弦缓。处方：当归30克，川芎20克，赤芍15克，黄芪70克，玉竹50克，石斛20克，地龙20克，桃仁5克，红花5克，全蝎5克，钩藤30克，蜈蚣1条。7剂，水煎服。

四诊 1997年3月4日。证治：左半身不灵便。舌苔薄白；脉沉缓。处方：黄芪50克，赤芍20克，川芎30克，地龙20克，桃仁10克，红花5克，蜈蚣1条，葛根15克，泽兰30克，杜仲10克，益母草50克。7剂，水煎服。

五诊 1997年11月20日。证治：腔隙性脑梗死，乏力，流泪。舌苔薄白；脉沉弦。处方：葛根20克，泽兰30克，地龙20克，夏枯草15克，石菖蒲30克，半夏10克，茯苓30克，竹茹20克，枳实20克，橘红20克，杜仲10克，何首乌50克，益母草40克，红花5克。7剂，水煎服。

【例3】

姓名：汪某，性别：男，年龄：68岁。就诊日期：2003年6月5日。

证治 腔隙性脑梗死，走路向一侧倾斜，记忆力减退。舌苔薄白，舌质暗红；脉弦缓有力。处方：何首乌30克，石斛30克，水蛭5克，地龙30克，葛根30克，黄芪60克，路路通20克，白芍30克，甲珠15克，天竺黄15克，钩藤30克，土鳖虫5克。7剂，水煎服。

【例4】

姓名：庞某，性别：女，年龄：65岁。就诊日期：1991年10月2日。

证治 左上肢不能动200余天，发病前一天上肢麻木，不痛。处方：鸡血藤20克，夏枯草30克，杜仲15克，川芎35克，白菊花50克，钩藤35克，桂枝10克，红花10克，丹参40克。6剂，水煎服。

【例5】

姓名：石某，性别：男，年龄：70岁。就诊日期：1991年12月6日。

证治 七月份患脑血栓，左侧半身不遂，腿脚不便，手肿（尿、血糖高）。舌苔薄白，舌质微青；脉弦缓有力。处方：黄芪100克，赤芍15克，川芎35克，益母草50克，牡丹皮10克，葛根5克，天花粉20克，生地15克，山茱萸20克，虎杖20克。6剂，水煎服。

【例6】

姓名：唐某，**性别**：男，**年龄**：60岁。**就诊日期**：1991年12月3日。

证治 口唇及手指麻木，颈椎骨质增生。多普勒检查：腔隙性脑梗死。舌苔白浊，质红；脉弦缓有力。处方：益母草50克，钩藤30克，草决明25克，柴胡20克，菊花35克，夏枯草10克，牡蛎20克，红花5克。6剂，水煎服。

【例7】

姓名：唐某，**性别**：男，**年龄**：60岁。**就诊日期**：1992年10月9日。

证治 右侧半身偏瘫，浮肿，语言不清，易激动。血压高两个月，饮食二便正常。舌苔薄白，体胖；脉沉缓。处方：生地25克，附子10克，肉桂10克，肉苁蓉10克，丹参30克，巴戟天10克，远志15克，山茱萸25克，石斛30克，麦冬20克，石菖蒲20克，茯苓50克，益母草50克。7剂，水煎服。

按：地黄饮子加益母草、丹参、茯苓活血利水。

【例8】

姓名：田某，**性别**：女，**年龄**：48岁。**就诊日期**：1992年7月28日。

证治 舌强语謇，腿沉乏力，下肢浮肿，嗜睡，少气，胸痛。CT示腔隙性脑梗死。舌苔薄白，中心微黄，舌体稍大，舌下静脉瘀怒；脉沉缓而涩。处方：当归20克，川芎20克，乳香20克，没药20克，葛根15克，土鳖虫5克，生地10克，甘草15克，赤芍50克，黄芪50克，地龙20克。7剂，水煎服。

按：该证用益气活血法治之，加土鳖虫搜剔经络，以助活血化瘀之效。

【例9】

姓名：王某，**性别**：女，**年龄**：60岁。**就诊日期**：1992年11月17日。

证治 国庆期间发生口角㖞斜，经治已愈，现身冷，乏力，不欲食，大便干2~3日一行。血压230/110mmHg（心脑血管疾病）。舌质红；脉涩，体肥大。处方：决明子20克，菊花30克，夏枯草15克，杜仲10克，地龙15克，珍珠母20克，丹参20克，乳香10克，没药20克，红花5克。7剂，水煎服。

按：用益肝肾、平肝阳、活血化瘀法治之。

【例10】

姓名：王某，**性别**：男，**年龄**：59岁。**就诊日期**：1992年9月29日。

证治 左侧半身不遂，生活半自理，发病一个月，语言謇涩，喝水呛咳，怕冷，左上肢凉微肿，握力3/4，大便一日3~4次。舌苔正常，舌体稍大；脉弦缓有力。处方：黄芪100克，杏仁10克，麻黄15克，党参10克，茯苓20克，白芍30克，当归20克，川芎

20克，生地20克，山茱萸15克，石斛20克，栀子15克，石菖蒲20克。7剂，水煎服。

按：中阳气虚不达于四肢，气化不利，故凉肿，加麻黄、杏仁，宣通肺气，以使五精四布。

二诊　1992年10月13日。证治：症有减，大便不畅。舌苔中心白腻；脉弦缓。处方：当归20克，丹参30克，乳香10克，没药10克，益母草50克，肉苁蓉15克，酒大黄7克，甘草10克，卷柏10克。7剂，水煎服。

【例11】

姓名：张某，性别：男，年龄：62岁。就诊日期：1992年5月19日。

证治　脑血栓一个月，左上肢微麻，二便正常。舌苔白浊，舌下瘀怒；左脉沉缓，右脉缓而有力。处方：当归20克，没药15克，丹参20克，益母草50克，钩藤50克，木瓜2克，甘草10克，牛膝20克，生地20克。7剂，水煎服。

【例12】

姓名：张某，性别：男，年龄：67岁。就诊日期：1991年12月3日。

证治　左侧头麻木痛时作一年多。舌苔白浊，边缘有齿痕；脉弦大有力。处方：决明子25克，黄芩20克，珍珠母50克，菊花20克，夏枯草10克，薄荷15克，竹茹20克，枳实10克。6剂，水煎服。

【例13】

姓名：安某，性别：男，年龄：61岁。就诊日期：1993年7月3日。

证治　1989年患脑血栓，舌强语謇，错语，喜言。记忆力差，左手握物不力，周身痛。于4月5日头晕口㖞，视物不清（眼底血管痉挛），不欲食。舌苔白浊，边缘有齿痕，舌质微青；脉沉缓。处方：黄芪50克，赤芍20克，川芎30克，当归20克，地龙25克，红花5克，葛根10克。7剂，水煎服。

按：药用益气活血通经，加葛根鼓舞胃气，升其清气，有利于益气活血通经。

【例14】

姓名：巴某，性别：男，年龄：50岁。就诊日期：1992年10月20日。

证治　左侧头部昏蒙不清，左半身麻木，酒后时有抽搐。舌苔薄白；脉弦滑。处方：川芎50克，钩藤50克，当归20克，丹参20克，乳香20克，没药20克，全蝎5克，蜈蚣1条，槟榔片15克。7剂，水煎服。

按：血瘀性左半身麻木，不排除脑囊虫。

【例15】

姓名：齐某，性别：女，年龄：43岁。就诊日期：1992年9月29日。

证治　左上肢无力，头晕，右侧面部麻木三个月，CT提示腔隙性脑梗死。右手握力下降1/3。舌苔薄白，舌下静脉瘀怒；脉沉缓而涩。处方：当归20克，川芎30克，赤芍20克，益母草50克，地龙20克，黄芪50克，桃仁10克，红花5克。7剂，水煎服。

按：益母草专血分，行瘀血而生新血，兼利水消肿。

【例16】

姓名：孟某，**性别**：男，**年龄**：43岁。**就诊日期**：1993年2月16日。

证治 有高血压病史，1987年及半年前曾发生脑出血，现头晕，站立不稳，右侧半身不遂，口角㖞斜舌强，右面部麻。舌苔白浊，舌身右偏；脉细数。处方：当归20克，丹参20克，川芎25克，黄芪100克，红花10克，赤芍50克，地龙15克，菊花20克，夏枯草15克，乳药、没药各20克，怀牛膝20克。7剂，水煎服。

7. 疟疾

【例】

姓名：符某，**性别**：女，**年龄**：70岁。**就诊日期**：2000年9月8日。

证治 每日午后3时即高热一小时左右，热后自汗，半日余，乏津。舌苔白浊；脉弦滑有力。处方：柴胡50克，生石膏60克，知母40克，甘草20克，黄芩40克，白术20克，石斛30克，地骨皮20克，常山10克，青皮5克，草果仁5克，陈皮15克。7剂，水煎服。

（五）肾系病症

1. 水肿

精选验案与探讨

【例1】

姓名：齐某，**性别**：男，**年龄**：58岁。**就诊日期**：2003年5月8日。

证治 患者膀胱癌术后3年，出现广泛转移，又到医院复查诊治。再次手术后，一般状况极差，身体衰竭，周身浮肿，伴胸腔积液及心包积液，不能平卧，呼吸困难，危在旦夕。家属要求服用中药以缓解病情，故前来邀请陈老诊治。处方：葶苈子50克，大枣10克，猪苓20克，泽泻20克，白术20克，茯苓40克，官桂3克，人参20克，黄芪50克，丹参30克，姜黄10克，当归10克，白芍30克，白茅根50克。5剂，水煎服。

服5剂后，水肿明显见消，胸腔积液及心包积液亦明显减少，二诊可由人推到门诊来看病，再连服10剂，水肿大消，诸证减轻，并能进食少许，一般状况改善，因经济原因，出院回家休养。

讨论：本方由葶苈大枣泻肺汤和五苓散方加减组成，其中葶苈大枣泻肺汤泻肺行水，下气平喘；五苓散利水渗湿，温阳化气；人参、黄芪补气，当归、白芍补血，丹参、姜黄、当归活血化瘀，逐瘀行水，白茅根育阴利水，诸药合用，共奏补气活血、温阳消水、攻邪不伤正的作用，治疗水肿及心源性或结核性及各种原因导致的胸腹水，疗效满意。

【例2】

姓名：陆某，性别：女，年龄：38岁，职工。就诊日期：1981年11月24日。

证治 半年前患外感后发生水肿，在某医院检查未确诊，对症治疗投氯噻嗪维持，停药即犯。浮肿发作，不能食，多饮、少尿、浮肿严重。食后胸闷，经期时腹痛，来中医院治疗。检查：心肺正常，查体：血、尿化验正常，肝脾未触及。舌苔薄白，舌下静脉怒张；脉沉涩。诊断为血分水肿，拟利水湿活血化瘀法治之。处方：当归35克，丹参20克，乳香10克，没药10克，泽泻15克，羌活10克，桑白皮10克，白术20克。2剂，水煎服。

二诊 1981年11月26日。进两剂后，尿量增加，浮肿渐减，只全身乏力，舌下静脉瘀怒；脉沉缓无力。因久服利尿药，伤及元气，按前方加党参20克继服。

三诊 1981年12月5日。浮肿尽消，舌下静脉怒张转轻；脉沉缓有力。遵二诊方减泽泻、羌活，加茯苓30克，投3剂以善其后，至今未复发。

讨论： 水肿病有水分、血分之分，本例前治不效，只注重浮肿之水分，所以，只能暂缓，缘本病由外感后而发，脉见沉涩，为血脉凝泣，致三焦水道通调失常，病在血分，以活血化瘀利水法而治愈。实为诊断重视了脉症合参的结果。

类 案

【例1】

姓名：王某，性别：男，年龄：36岁。就诊日期：1996年4月15日。

证治 双腿浮肿近一年，近两个月面部浮肿，头晕。舌苔白浊，舌下静脉瘀怒；脉弦缓。处方：石菖蒲50克，茯苓30克，桂枝10克，白术20克，甘草15克，生龙骨20克，生牡蛎20克，木通5克，砂仁10克，木瓜10克，大腹皮20克。7剂，水煎服。

二诊 1996年4月22日。证治：头仍晕，双腿及面部仍有浮肿。舌苔白浊；脉沉缓。处方：夏枯草20克，黄芩20克，当归15克，丹参20克，茯苓30克，杏仁10克，大腹皮20克，泽泻10克，桑白皮20克，木香10克，木瓜10克，陈皮20克。7剂，水煎服。

三诊 1996年4月29日。证治：仍有面部浮肿，余症减。舌苔白浊；脉弦缓。处方：泽兰30克，木通5克，茯苓30克，泽泻10克，大腹皮20克，木瓜10克，苏叶15克，苍术15克，决明子20克，丹参20克，牡丹皮10克。7剂，水煎服。

四诊 1996年5月13日。证治：症状同前未减，浮肿，腿浮肿，现加重。舌苔白浊，中心黄，舌下静脉瘀怒；脉弦缓。处方：沙参40克，瓜蒌30克，天花粉15克，茯苓30克，甘草15克，白术30克，山药20克，萹蓄30克，石菖蒲30克，砂仁10克，补骨脂15克，赤芍20克。7剂，水煎服。

五诊 1996年6月3日。证治：浮肿明显减轻。舌苔白浊微黄；脉沉缓。处方：四诊方加砂仁10克。7剂，水煎服。

六诊 1996年6月17日。证治：面部浮肿渐消。舌苔白浊；脉弦滑。处方：瓜蒌30克，鹿角霜20克，当归20克，玉竹50克，白豆蔻15克，薏苡仁50克，杏仁10克，半夏15克，甘草15克，茯苓30克，通草5克。7剂，水煎服。

七诊 1996年6月25日。证治：又有浮肿，腹泻。舌苔白浊；脉弦滑。处方：半夏15克，白豆蔻20克，薏苡仁70克，茯苓50克，杏仁10克，砂仁10克，木通10克，甘草15克，厚朴15克，干姜10克，丹参20克，黄芪30克，白术20克。7剂，水煎服。

八诊 1996年7月1日。证治：浮肿减轻，余症好转。舌苔白浊；脉沉缓。处方：白豆蔻30克，薏苡仁70克，半夏20克，砂仁10克，杏仁10克，茯苓40克，玉竹50克，附子5克，甘草15克，竹叶20克。7剂，水煎服。

九诊 1996年7月15日。证治：症好转，浮肿明显好转。舌苔薄白；脉弦滑。处方：瓜蒌30克，半夏10克，茯苓30克，泽兰30克，桂枝10克，白芍50克，泽泻5克，木瓜10克，桑白皮15克，沙参50克，甘草15克，白术20克。7剂，水煎服。

【例2】

姓名：王某，性别：女，年龄：62岁。就诊日期：1996年10月17日。

证治 浮肿（1995年11月份患有蛛网膜下腔出血），食欲差。舌苔薄白；脉沉弦而疾。处方：葛根20克，川芎40克，白芍40克，瓜蒌30克，薤白10克，半夏10克，茯苓30克，泽兰30克，泽泻10克，砂仁10克，甘草15克，石菖蒲15克。7剂，水煎服。

二诊 1996年10月24日。证治：服药后浮肿略减。舌苔薄白；脉弦滑。处方：茯苓40克，夏枯草20克，黄芩20克，甘草15克，砂仁10克，木通10克，泽泻10克，白术30克，桑白皮20克，木香10克，槟榔片10克，苏叶15克，厚朴20克，焦三仙各20克。7剂，水煎服。

三诊 1996年11月4日。证治：面部浮肿（近日感冒）头痛，夜间尿频，一周余。舌苔薄白；脉浮弦有力。处方：夏枯草20克，黄芩30克，青皮20克，泽兰30克，木通10克，茯苓40克，白术30克，砂仁10克，泽泻10克，甘草15克，木香10克。7剂，水煎服。

四诊 1996年11月11日。证治：服药后面部浮肿减轻，腿稍有浮肿。舌苔薄白；脉沉缓。处方：茯苓30克，木瓜10克，苍术15克，砂仁10克，瓜蒌30克，薤白15克，半夏15克，川芎40克，白芍50克，郁金20克，降香10克，延胡索20克，夏枯草20克，黄芩30克，泽兰30克，木通5克。7剂，水煎服。

五诊 1996年12月16日。证治：出虚汗，面浮肿，有憋尿感，乏力，不适一周余。舌苔薄白；脉沉弦。处方：萹蓄50克，瞿麦20克，小茴香10克，黄柏20克，木通5克，泽兰30克，青皮20克，枳壳20克，灯心草0.2克，焦栀子15克，泽泻5克。7剂，水煎服。

六诊 1996年12月23日。证治：服药后症状减轻，轻度浮肿。舌苔薄白；脉弦缓。

处方：萹蓄50克，瞿麦20克，茴香10克，泽兰30克，泽泻5克，益母草50克，红花5克，焦栀子10克，木通5克，砂仁10克，甘草15克，黄柏10克。7剂，水煎服。

七诊　1997年1月13日。证治：仍有憋尿感，浮肿好转。舌苔薄白；脉沉缓。处方：萹蓄50克，瞿麦20克，益母草50克，红花5克，二丑各20克，麦芽50克，泽兰50克，砂仁10克，青皮20克，枳壳20克，木通5克，大黄3克，甘草15克。7剂，水煎服。

【例3】

姓名：李某，性别：女，年龄：60岁。就诊日期：1998年10月9日。

证治　全身浮肿，尤其以面肿为重，周身发紧，心中不舒，一月余。舌苔薄白；脉弦细而疾。处方：葛根20克，泽兰30克，黄芩20克，瓜蒌30克，薤白10克，半夏10克，石菖蒲30克，茯神20克，郁金20克，降香20克，泽泻10克，萆薢30克，苍术20克，桑白皮15克，砂仁10克，大腹皮10克。7剂，水煎服。

二诊　1998年10月19日。证治：浮肿，服药后症减。舌苔薄白；脉沉缓。处方：半夏15克，橘红20克，茯苓30克，甘草20克，竹茹20克，枳实20克，砂仁10克，石菖蒲30克，薄荷15克，白芥子10克，黄芪30克，黄精30克，丹参20克，泽泻10克。7剂，水煎服。

三诊　1998年11月24日。证治：周身乏力减轻，下肢浮肿，关节痛。舌苔薄白；脉沉缓。处方：柴胡30克，白芍40克，川芎40克，防风20克，羌活15克，茯苓40克，桑白皮20克，郁金20克，降香15克，砂仁10克，厚朴20克，乌药15克，木香10克，木瓜15克，大腹皮20克，陈皮15克，神曲15克。7剂，水煎服。

四诊　1998月12日1日。证治：症好转，轻微浮肿，关节仍痛。苔薄白；脉弦滑。处方：鸡血藤50克，桂枝30克，白芍50克，附子15克，伸筋草30克，防风30克，白术40克，干姜10克，豨莶草50克，麻黄5克，甘草20克，土鳖虫5克，蝉蜕30克，甲珠5克。7剂，水煎服。

【例4】

姓名：崔某，性别：女，年龄：44岁。就诊日期：1998年12月21日。

证治　每年秋后浮肿，尤其以面部为重，月经期不正常，乏力。舌苔薄白；脉沉缓无力。处方：萆薢30克，石菖蒲30克，甘草20克，乌药10克，益智仁15克，砂仁10克，桑白皮20克，茯苓50克，泽泻5克，木香10克，木瓜20克，白术40克，苏叶10克，大腹皮20克。7剂，水煎服。

二诊　1998年12月28日。证治：浮肿减轻。舌苔薄白；脉弦缓。处方：萆薢30克，石菖蒲30克，甘草20克，乌药10克，益智仁15克，砂仁10克，桑白皮20克，茯苓50克，泽泻5克，木香10克，木瓜20克，白术40克，苏叶10克，大腹皮20克。7剂，水煎服。

三诊　1999年1月4日。证治：浮肿减轻。舌苔薄白；脉沉缓。处方：茯苓50克，桑白皮30克，泽泻10克，砂仁10克，木瓜10克，木香10克，陈皮30克，厚朴20克，苍术30克，草薢20克，石菖蒲30克，苏叶15克，大腹皮20克，灯心草0.3克，五加皮15克。7剂，水煎服。

四诊　1999年1月11日。证治：浮肿明显好转。舌苔薄白；脉弦缓无力。处方：柴胡30克，白芍50克，石斛20克，砂仁10克，茯苓30克，桑白皮20克，木瓜10克，楮实子20克，太子参30克，土鳖虫10克，鸡内金10克。7剂，水煎服。

五诊　2000年3月3日。证治：浮肿，面部及身体均浮肿，尿量尚可，尿无改变，二月余。舌苔白浊；脉沉缓。处方：桑白皮30克，砂仁15克，茯苓50克，五加皮15克，生姜皮10克，泽泻10克，木香10克，木瓜15克，苍术20克，白术40克，石斛30克，小茴香10克，灯心草0.5克，竹叶10克，苏叶15克，大腹皮15克。7剂，水煎服。

六诊　2000年3月10日。证治：浮肿，服药后症减。舌苔薄白；脉弦缓。处方：桑白皮30克，五加皮20克，生姜皮10克，茯苓40克，白术30克，苍术30克，砂仁15克，木瓜10克，竹叶15克，石斛20克，甘草15克，山药15克。7剂，水煎服。

七诊　2000年3月17日。证治：心中不舒，时有期前收缩。舌苔白浊；脉弦缓有力。处方：鸡血藤50克，防风20克，桂枝20克，白芍50克，茯苓40克，甘草20克，党参20克，麦冬30克，五味子15克，桑白皮30克，泽泻10克，五加皮15克，木通5克，小茴香10克，灯心草0.5克，砂仁15克。7剂，水煎服。

八诊　2000年3月24日。证治：下肢浮肿面肿。舌苔薄白；脉沉弦。处方：瓜蒌30克，薤白10克，半夏20克，延胡索20克，川芎40克，白芍50克，郁金20克，降香15克，茯苓50克，泽泻10克，沙参50克，石斛30克，龙胆草15克，灯心草0.5克。7剂，水煎服。

九诊　2000年4月7日。证治：浮肿减轻，左半身痛。舌苔薄白；脉沉缓。处方：鸡血藤50克，羌活20克，独活15克，千年健30克，豨莶草30克，附子10克，玉竹5克，白芍40克，伸筋草30克，川芎30克，全蝎10克，甘草20克。7剂，水煎服。

【例5】

姓名：左某，性别：女，年龄：46岁。就诊日期：1992年7月3日。

证治　四肢轻度浮肿，不欲食，月经提前。舌苔微黄；脉弦滑。处方：桑白皮30克，生姜皮10克，陈皮10克，大腹皮20克，茯苓30克，泽泻10克，木香5克，木瓜10克。7剂，水煎服。

按：该证为水湿内浸，壅滞不引，故出现浮肿，脾为湿困，故不欲食。所用之药化湿利水，加木香理气，气引则水行。水不自饮，赖气以引。

【例6】

姓名：宋某，性别：女，年龄：40岁。就诊日期：1993年2月12日。

证治　腰酸痛，心悸，三年多，胃痛肝区痛，有肝炎，胆管结石，肾炎，贫血病史。舌苔微黄，舌下静脉瘀怒；脉弦长。处方：萹蓄50克，瞿麦20克，甘草10克，益母草50克，菟丝子20克，巴戟天10克，虎杖15克，寒水石15克。7剂，水煎服。

【例7】

姓名：**彭某**，性别：**女**，年龄：**50岁**。就诊日期：**1993年1月5日**。

证治　往常浮肿半年，面部有黑斑，近10天视物不清，腰酸痛。其有慢性肾炎、冠心病病史。B超诊为肾结石、右肾积水。腹痛。舌苔白浊；脉沉滑。处方：金钱草50克，冬葵子15克，芒硝10克，泽泻5克，海金沙30克，甘草10克，瞿麦15克，琥珀5克。7剂，水煎服。

按：治用清热利湿、排石通淋法，因湿热蕴结下焦，阻滞气化导致气滞血瘀水停，故又加既通淋利水又散瘀活血之琥珀。

【例8】

姓名：**房某**，性别：**女**，年龄：**27岁**。就诊日期：**1997年3月17日**。

证治　肾小球肾炎半年余，腰痛，浮肿。舌苔薄白；脉沉缓无力。处方：萹蓄50克，瞿麦20克，益母草50克，红花5克，菟丝子15克，女贞子20克，墨旱莲20克，泽兰30克，泽泻7克，黄芪20克，大黄5克，甘草15克，木通5克，灯心草0.2克。7剂，水煎服。

二诊　1997年3月25日。证治：肾小球肾炎半年余，服药后腰痛好转，浮肿减轻。舌苔薄白；脉沉滑。处方：萹蓄50克，瞿麦20克，益母草50克，红花5克，女贞子20克，墨旱莲20克，黄芪30克，二丑各20克，麦芽50克，大黄5克，甘草10克，竹叶10克，灯心草0.3克。7剂，水煎服。

三诊　1997年4月1日。证治：浮肿，腰痛减轻。舌苔薄白；脉弦缓。处方：萹蓄50克，瞿麦20克，益母草50克，红花5克，女贞子20克，墨旱莲20克，生地30克，黄芪50克，二丑各20克，麦芽50克，大黄5克，灯心草0.3克，泽泻5克。7剂，水煎服。

四诊　1997年4月10日。证治：浮肿，腰痛减轻。舌苔薄白；脉弦缓。处方：萹蓄50克，瞿麦20克，二丑各20克，麦芽50克，益母草50克，红花5克，女贞子20克，墨旱莲20克，大黄5克，泽泻10克，木通5克，黄柏20克，知母20克，灯心草0.3克。7剂，水煎服。

五诊　1997年4月15日。证治：舌苔薄白；脉弦缓。处方：萹蓄50克，瞿麦20克，益母草50克，红花5克，狗脊10克，黄芪50克，二丑各20克，麦芽50克，大黄5克，泽泻10克，灯心草0.3克，甘草10克。7剂，水煎服。

2. 淋证

精选验案与探讨

【例】

姓名：**赖某**，性别：**女**，年龄：**62岁**。就诊日期：**1998年3月**。

证治　夜尿多，每夜5～6次，白天排尿也多，一般要十余次，伴有尿不尽感，偶有小腹痛，腰酸，乏力，已2年余。其余无明显异常，查体舌淡苔白；脉细缓。验尿结果显示白细胞4+，红细胞1+。诊为老年泌尿系感染。处方：萹蓄50克，瞿麦30克，天花粉15克，椿皮15克，益母草15克，大黄5克，小茴香10克，木通3克，甘草10克，淡竹叶6克，灯心草2克，菟丝子10克。

连续服用四周，每周验尿一次，每周白细胞减少一个+，红细胞很快消失，疗效满意，考虑该患属老年性泌尿系感染，其病本为肾虚，免疫功能低下所致，故在其泌尿系感染控制后，再予补肾固本之方药服用一段时间，以巩固疗效，约治疗2个月而愈。

讨论： 临床中患泌尿系感染患者非常多见，尤其是女性，肾结石患者合并有泌尿系感染的也较多见。若新发病者，一般服药1~2周均可治愈。若反复泌尿系感染就要较长时间服药。方中萹蓄、瞿麦、木通、淡竹叶均为清热与利水通淋之药，瞿麦兼能活血通经，均为治疗泌尿系感染之主要药物；大黄苦寒清热佐以少许灯心草导热下行；益母草辅佐上药利水消肿；椿皮配大黄共奏清热燥湿、凉血止血之效；天花粉清热生津，以防利水所致津液损伤；小茴香散寒行气止痛，既可防苦寒药物伤胃，又可缓解泌尿系感染所致之小腹疼痛；甘草和中，菟丝子补肾益精，诸药合用，共收清热泻火、利水通淋、通经止痛、消除泌尿素感染之功。方中药物可随证加减应用，如无红细胞可去椿皮，若有红细胞，还可加田七、乌梅炭、白及等；如有蛋白可加黄芪、玉米须、山楂等。

类　案

【例1】

姓名： 窦某，**性别：** 女，**年龄：** 58岁。**就诊日期：** 1993年1月29日。

证治 一个月前尿血，现时时发热，大便干，出汗，尿意不尽。舌红干；脉弦细。处方：萹蓄50克，瞿麦15克，木通5克，茴香10克，滑石10克，大黄5克，栀子15克，灯心草0.3克，甘草10克，黄芩20克。7剂，水煎服。

按： 感冒后引起风邪化热，热毒蓄积下焦（尿路感染）。

【例2】

姓名： 杨某，**性别：** 女，**年龄：** 10岁。**就诊日期：** 1996年5月20日。

证治 淋证，阴道时有分泌物（少汗）。处方：土茯苓30克，石韦20克，白花蛇舌草15克，半枝莲10克，大黄3克，甘草10克，连翘50克，紫花地丁15克，蒲公英30克，金银花10克。7剂，水煎服。

二诊 1996年6月10日。证治：淋病，症已好转，近两日无分泌物。处方：土茯苓50克，连翘20克，蒲公英30克，黄连15克，甘草10克，茯苓20克，大蓟10克，金银花20克，山慈菇5克。7剂，水煎服。

【例3】

姓名： 张某，**性别：** 男，**年龄：** 65岁。**就诊日期：** 1996年7月15日。

证治 尿频，尿痛，前列腺增生，尿道疼痛。舌苔白浊；脉弦数。处方：巴戟天20

克，白茅根 50 克，阿胶 20 克，小茴香 10 克，萹蓄 50 克，瞿麦 20 克，益母草 50 克，红花 10 克，桑螵蛸 30 克，益智仁 10 克，延胡索 20 克，甘草 20 克。7 剂，水煎服。

【例 4】

姓名：王某，性别：男，年龄：30 岁。就诊日期：1996 年 9 月 2 日。

证治　血尿 10 余天，腿沉。舌苔薄白，舌下静脉怒张；脉弦缓。处方：萹蓄 50 克，瞿麦 20 克，益母草 50 克，红花 5 克，大黄 5 克，生地 40 克，女贞子 20 克，墨旱莲 20 克，乌梅 5 克，泽兰 30 克，泽泻 5 克，甘草 15 克。7 剂，水煎服。

二诊　1996 年 9 月 9 日。证治：服药后血尿检查正常，苔薄白；脉沉缓。处方：萹蓄 50 克，瞿麦 20 克，生地 50 克，大黄 3 克，女贞子 20 克，墨旱莲 20 克，当归 30 克，龙骨 20 克，生牡蛎 20 克，甘草 15 克，盐黄柏 20 克，知母 30 克。7 剂，水煎服。

三诊　1999 年 3 月 23 日。证治：尿频，急痛半年余，小便淋漓不尽。舌苔薄白；脉沉缓。处方：萹蓄 50 克，瞿麦 20 克，益母草 50 克，小茴香 15 克，木通 10 克，墨旱莲 20 克，菟丝子 30 克，车前子 20 克，石斛 30 克，甘草 20 克，黄柏 30 克，知母 20 克。7 剂，水煎服。

四诊　1999 年 4 月 2 日。证治：尿路感染，服药后症减，尿道灼热，阴道瘙痒。舌苔薄白；脉沉缓。处方：萹蓄 50 克，瞿麦 20 克，黄柏 20 克，知母 30 克，巴戟天 20 克，土鳖虫 5 克，石斛 20 克，甘草 20 克，灯心草 0.5 克，砂仁 10 克。7 剂，水煎服。

【例 5】

姓名：王某，性别：男，年龄：40 岁。就诊日期：1998 年 11 月 19 日。

证治　输尿管结石，肾结石，肾积水，现仍腰痛。舌苔薄白，边缘有齿痕；脉弦缓有力。处方：萹蓄 50 克，瞿麦 30 克，益母草 50 克，红花 5 克，芒硝 20 克，冬葵子 30 克，佩兰 50 克，海金沙 30 克，金钱草 50 克，鸡内金 15 克，泽泻 10 克，大黄 5 克，桑白皮 30 克，白术 20 克。7 剂，水煎服。

二诊　1998 年 11 月 26 日。证治：腰痛减，舌苔薄白；脉沉缓。处方：金钱草 50 克，鸡内金 10 克，石韦 20 克，佩兰 50 克，海金沙 50 克，芒硝 20 克，琥珀 15 克，车前子 20 克，冬葵子 30 克，石斛 30 克，泽泻 10 克，大黄 5 克，甘草 20 克。7 剂，水煎服。

三诊　1998 年 12 月 1 日。证治：仍有腰痛。舌苔薄白；脉弦缓有力。处方：金钱草 50 克，鸡内金 10 克，石韦 20 克，佩兰 50 克，海金沙 50 克，泽泻 10 克，大黄 5 克，木通 5 克，芒硝 20 克，甘草 20 克，砂仁 10 克，石斛 10 克。7 剂，水煎服。

四诊　1998 年 12 月 8 日。证治：腰痛减轻，稀便。舌苔薄白，边缘有齿痕；脉沉缓。处方：金钱草 50 克，鸡内金 10 克，石韦 20 克，芒硝 20 克，海金沙 30 克，佩兰 50 克，泽泻 10 克，黄柏 20 克，车前子 50 克，甘草 15 克，石斛 20 克，黄芪 30 克。7 剂，水煎服。

五诊　1998 年 12 月 18 日。证治：肾结石，输尿管结石，肾积水减轻。舌苔薄白，边缘有齿痕；脉沉缓。处方：金钱草 50 克，芒硝 20 克，石韦 20 克，佩兰 50 克，海金沙 30 克，延胡索 15 克，黄柏 30 克，石斛 30 克，淫羊藿 30 克，泽泻 10 克，甘草 15 克。7 剂，水煎服。

六诊 1998年12月25日。证治：腰痛，轻度积水。舌苔薄白；脉沉缓。处方：益母草50克，菟丝子30克，巴戟天20克，土鳖虫5克，黄精50克，何首乌30克，熟地20克，砂仁10克，木瓜15克，党参20克，黄芪30克，甘草15克。7剂，水煎服。

七诊 1999年1月11日。证治：腰仍疼痛。舌苔白浊；脉沉缓。处方：金钱草50克，鸡内金15克，石韦20克，车前子30克，海金沙30克，芒硝20克，石斛30克，巴戟天20克，土鳖虫7克，黄芪50克，猪苓10克，泽泻5克，佩兰5克。7剂，水煎服。

八诊 1999年3月22日。证治：肾结石，积水明显减轻。苔白浊；脉弦缓。处方：金钱草50克，鸡内金10克，黄柏30克，芒硝20克，佩兰50克，葶苈子30克，石韦20克，海金沙30克，冬葵子20克，知母30克，大黄5克，甘草20克，石斛20克。7剂，水煎服。

九诊 1999年4月2日。证治：肾结石，积水减轻，腰痛。舌苔薄白；脉弦滑。处方：黄芪30克，砂仁10克，熟地20克，金钱草80克，石韦20克，鸡内金15克，芒硝20克，葶苈子30克，佩兰50克，海金沙30克，泽泻10克，车前子20克，石斛20克。7剂，水煎服。

十诊 1999年4月13日。证治：肾结石、积水等症已明显减轻，腰仍痛，乏力，疲倦。舌苔薄白；脉弦缓。处方：金钱草50克，鸡内金15克，石韦20克，车前子30克，海金沙30克，芒硝25克，冬葵子30克，黄柏30克，甘草20克，石斛20克，泽泻10克，佩兰50克。7剂，水煎服。

十一诊 1999年4月27日。证治：积水减轻，腰痛。舌苔薄白；脉沉缓。处方：金钱草50克，鸡内金10克，芒硝25克，石韦20克，海金沙40克，车前子40克，葶苈子20克，佩兰20克，冬葵子30克，石斛20克，泽泻10克，萹蓄20克，黄柏20克，甘草15克。7剂，水煎服。

十二诊 1999年5月7日。证治：症减。舌苔薄白；脉沉缓。处方：金钱草70克，鸡内金15克，海金沙50克，石韦20克，车前子30克，泽泻10克，佩兰50克，墨旱莲30克，女贞子20克，芒硝25克，石斛20克。7剂，水煎服。

十三诊 1999年5月18日。证治：肾结石、积水、腰痛等症减轻。苔薄白；脉沉缓。处方：巴戟天20克，土鳖虫5克，金钱草70克，鸡内金15克，芒硝25克，石韦20克，海金沙50克，泽泻10克，车前子30克，佩兰50克，墨旱莲30克，女贞子20克，石斛20克。7剂，水煎服。

十四诊 1999年6月22日。证治：症进一步减轻。苔薄白；脉沉缓。处方：金钱草50克，鸡内金15克，芒硝25克，石韦20克，海金沙30克，车前子20克，泽泻10克，佩兰50克，石斛20克，党参20克，白术30克，淡竹叶10克。7剂，水煎服。

【例6】

姓名：景某，性别：女，年龄：40岁。就诊日期：1998年8月27日。

证治 肾盂肾炎三周余，腰痛，小腹及尿道痛。舌苔薄白；脉沉弦。处方：萹蓄50克，瞿麦20克，淫羊藿30克，巴戟天20克，土鳖虫5克，益母草50克，葫芦巴20克，砂仁10克，黄柏30克，女贞子20克，墨旱莲20克，泽泻7克，甘草15克，小茴香10克，灯心草0.3克。7剂，水煎服。

二诊　1998年9月1日。证治：肾盂肾炎症状减轻，腰痛减轻。舌苔薄白；脉沉缓无力。处方：萹蓄50克，瞿麦20克，黄芪30克，益母草50克，红花10克，淫羊藿50克，巴戟天20克，土鳖虫5克，二丑各20克，麦芽50克，砂仁10克，黄柏30克，泽兰30克，泽泻5克，灯心草0.3克，菟丝子20克。7剂，水煎服。

三诊　1998年9月8日。证治：肾盂肾炎已明显好转。舌苔薄白；脉沉缓。处方：萹蓄50克，瞿麦20克，小茴香10克，草薢30克，黄柏30克，巴戟天20克，土鳖虫5克，菟丝子20克，黄芪30克，白芍40克，女贞子20克，墨旱莲20克，泽泻10克。7剂，水煎服。

【例7】

姓名：姜某，性别：女，年龄：20岁。就诊日期：1999年8月2日。

证治　慢性肾炎五月余，乏力，手脚热，病理示Pr(+)，红、白细胞均有，颗粒管型0~1个。舌苔白浊；脉沉缓。处方：何首乌40克，黄精30克，黄芪30克，石斛30克，二丑各20克，麦芽50克，大黄10克，附子7克，泽泻10克，灯心草0.5克，黄柏20克，甘草20克。7剂，水煎服。

二诊　1999年8月6日。证治：服药后症减。舌苔薄白；脉沉缓。处方：何首乌30克，黄芪30克，石斛20克，黄精30克，萹蓄40克，瞿麦20克，二丑各20克，麦芽50克，大黄10克，附子7克，泽泻10克，灯心草0.5克，甘草20克。7剂，水煎服。

【例8】

姓名：刘某，性别：男，年龄：32岁。就诊日期：1997年3月20日。

证治　慢性肾炎，腰酸痛两个月。舌苔薄白；脉弦缓。处方：萹蓄50克，瞿麦20克，佩兰10克，茯苓20克，巴戟天20克，土鳖虫5克，黄芪50克，山药20克，甘草10克，泽泻10克，二丑各20克，麦芽50克，竹叶10克。7剂，水煎服。

二诊　1997年4月3日。证治：慢性肾炎，腰痛减。舌苔薄白；脉弦缓。处方：萹蓄50克，瞿麦20克，益母草50克，红花5克，女贞子20克，墨旱莲20克，二丑各20克，麦芽50克，黄芪30克，竹叶10克，灯心草0.3克，泽泻5克，太子参20克，生地30克，菟丝子15克。7剂，水煎服。

三诊　1997年4月25日。证治：腰痛已明显好转，腰轻微酸胀，盗汗。舌苔薄白，边缘有齿痕；脉弦缓。处方：黄芪50克，女贞子20克，墨旱莲20克，萹蓄50克，瞿麦20克，二丑各20克，麦芽50克，泽泻5克，佩兰10克，太子参20克，灯心草0.3克，巴戟天20克，菟丝子15克，山茱萸20克。7剂，水煎服。

四诊　1997年5月12日。证治：已明显减轻，时有腰酸胀。舌苔薄白；脉弦缓。处方：黄芪50克，太子参30克，益母草50克，红花7克，女贞子20克，墨旱莲20克，泽兰30克，佩兰10克，二丑各20克，麦芽50克，大黄5克，甘草15克，灯心草0.3克，巴戟天20克。7剂，水煎服。

【例9】

姓名：梁某，性别：男，年龄：37岁。就诊日期：2003年6月30日。

证治　浮肿一年余，自汗，乏力。尿中蛋白（+++），潜血（++），红、白细胞均有。浮肿以面部浮肿明显，下肢有较轻浮肿，腰酸痛，尿少，食少，大便正常。舌苔白浊；脉弦滑。处方：何首乌30克，石斛30克，黄精30克，黄芪60克，人参20克，白术30克，大黄10克，泽泻10克，当归20克，白芍20克，车前子10克，灯心草0.5克。7剂，水煎服。

二诊　2003年7月8日。证治：腰酸，下肢浮肿已消，排尿次数增多，面部仍有轻度浮肿，食欲增加。舌苔白浊，中心微黄；脉弦滑。处方：何首乌30克，石斛30克，黄精20克，黄芪40克，萹蓄40克，瞿麦20克，白术40克，茯苓50克，党参30克，当归20克，白芍30克，大黄10克，泽泻10克，车前子10克，菟丝子30克，甘草15克。7剂，水煎服。

三诊　2003年7月15日。证治：服药后症状明显减轻，时有乏力。腰酸减轻，排尿正常，大便正常，舌苔白浊；脉弦缓。处方：何首乌30克，石斛30克，黄精30克，黄芪40克，萹蓄40克，瞿麦20克，益母草40克，红花5克，大黄10克，泽泻10克，灯心草0.5克，巴戟天20克，土鳖虫15克，杜仲20克，菟丝子20克。7剂，水煎服。

四诊　2003年7月22日。证治：腰痛，尿蛋白（++），潜血（+），服药后症状减轻。舌苔薄白；脉弦缓。处方：何首乌30克，石斛30克，黄精30克，黄芪40克，萹蓄40克，瞿麦20克，益母草50克，红花5克，大黄7克，泽泻7克，车前子10克，灯心草0.5克，菟丝子20克，白术30克，莲子20克，黄芩20克。7剂，水煎服。

五诊　2003年8月5日。证治：服药后症状减轻，腰酸痛，饮食及二便正常。舌苔薄白；脉弦缓。处方：何首乌30克，石斛30克，黄精30克，黄芪40克，锁阳30克，莲子10克，太子参30克，黄芩20克，车前子10克，麦冬20克，大黄5克，泽泻5克，灯心草0.5克。7剂，水煎服。

六诊　2003年8月14日。证治：腰酸痛减轻。舌苔薄黄；脉弦缓。处方：何首乌30克，石斛30克，黄精30克，黄芪40克，莲子15克，黄芩30克，车前子10克，麦冬30克，人参20克，茯苓30克，黄柏20克，知母20克。7剂，水煎服。

七诊　2003年8月19日。证治：腰偶有酸痛，尿蛋白（+），潜血（-）。舌苔薄白，中心微黄；脉弦缓。处方：何首乌30克，黄精30克，石斛30克，黄芪40克，萹蓄30克，瞿麦15克，大黄5克，泽泻5克，人参20克，白术30克，茯苓30克，甘草15克，莲子15克，黄芩30克，灯心草0.5克。7剂，水煎服。

八诊　2003年8月26日。证治：腰部无症状，近日感冒。舌苔薄白，中心微黄；脉弦缓。处方：何首乌30克，石斛30克，黄精30克，黄芪40克，萹蓄30克，瞿麦15克，人参20克，莲子10克，黄芩20克，白术30克，当归20克，白芍30克，车前子10克，泽泻5克，大黄5克。7剂，水煎服。

九诊　2003年9月2日。证治：无明显症状，食欲佳，二便通畅。舌苔白浊，中心微黄；脉弦缓。处方：何首乌30克，石斛30克，黄精30克，黄芪40克，人参20克，白术 30 克，茯苓 40 克，甘草 15 克，半夏 15 克，陈皮 15 克，白芍 30 克，当归 20 克，大黄 3 克，泽泻 5 克，巴戟天 20 克，土鳖虫 5 克，车前子 10 克。7 剂，水煎服。

十诊　2003 年 9 月 9 日。证治：无明显症状，尿蛋白（－），潜血（－）。舌苔薄白；脉弦缓。继续服药。处方：何首乌 30 克，黄精 30 克，黄芪 50 克，石斛 30 克，白术 30 克，人参 15 克，茯苓 30 克，半夏 15 克，陈皮 15 克，当归 30 克，白芍 40 克，莲子 10 克，黄芩 20 克，车前子 10 克。7 剂，水煎服。

十一诊　2003 年 9 月 16 日。证治：服药后症状明显改善，尿蛋白（－），潜血（－）。舌苔白浊；脉弦缓微滑。处方：何首乌 30 克，石斛 30 克，黄精 30 克，黄芪 60 克，巴戟天 20 克，土鳖虫 5 克，锁阳 40 克，芡实 30 克，莲须 20 克，茯苓 30 克，甘草 15 克，莲子 10 克。7 剂，水煎服。

十二诊　2003 年 9 月 23 日。证治：慢性肾炎基本痊愈，无反复。舌苔薄白；脉弦缓。处方：何首乌 30 克，石斛 30 克，黄精 30 克，黄芪 50 克，萹蓄 20 克，瞿麦 10 克，益母草 30 克，红花 5 克，山药 30 克，白术 30 克，莲子 10 克，太子参 30 克，灯心草 0.5 克，车前子 10 克。7 剂，水煎服。

【例 10】

姓名：刘某，**性别**：男，**年龄**：18 岁。**就诊日期**：**1996 年 11 月 11 日**。

证治　急性肾炎，全身浮肿。舌苔白浊；脉弦疾。处方：萹蓄 50 克，瞿麦 20 克，木通 10 克，大黄 5 克，甘草 15 克，滑石 10 克，泽泻 10 克，益母草 50 克，木瓜 5 克，连翘 40 克，白茅根 20 克，砂仁 10 克，甘草 10 克。7 剂，水煎服。

二诊　1996 年 12 月 6 日。证治：现腰痛，尿深黄色一月余，苔白浊，中心微腻；脉弦缓。处方：萹蓄 50 克，瞿麦 20 克，益母草 50 克，红花 5 克，二丑各 20 克，大黄 5 克，麦芽 50 克，竹叶 15 克，巴戟天 10 克，女贞子 20 克，墨旱莲 20 克。7 剂，水煎服。

三诊　1996 年 12 月 13 日。证治：腰痛减轻，服药后症状减轻。舌苔白腻，中心微黄；脉弦滑。处方：萹蓄 50 克，瞿麦 20 克，黄柏 20 克，连翘 30 克，紫草 20 克，板蓝根 50 克，泽兰 30 克，益母草 50 克，红花 5 克，大黄 5 克，二丑各 20 克，甘草 15 克。7 剂，水煎服。

四诊　1996 年 2 月 19 日。证治：服药后症状减轻，现自觉无不适感。舌苔白腻；脉弦缓。处方：二丑各 20 克，麦芽 50 克，益母草 50 克，红花 5 克，泽兰 30 克，泽泻 5 克，女贞子 20 克，菟丝子 30 克，墨旱莲 20 克，焦栀子 15 克，灯心草 0.2 克，竹叶 10 克。7 剂，水煎服。

五诊　1997 年 1 月 2 日。证治：舌苔薄黄；脉弦紧。处方：萹蓄 50 克，瞿麦 20 克，黄柏 30 克，知母 20 克，益母草 50 克，红花 5 克，二丑各 20 克，麦芽 50 克，木通 5 克，大黄 3 克，甘草 20 克，山药 30 克，女贞子 20 克，墨旱莲 20 克。7 剂，水煎服。

六诊　1997 年 1 月 9 日。证治：无明显症状。舌苔根部白腻；脉弦滑。处方：萹蓄 50 克，瞿麦 20 克，益母草 50 克，红花 5 克，女贞子 20 克，墨旱莲 20 克，黄芪 30 克，二丑各 20 克，麦芽 50 克，泽泻 30 克，砂仁 10 克，木通 5 克，太子参 20 克。7 剂，水煎服。

七诊　1997 年 1 月 16 日。证治：无明显症状。舌苔白浊；脉弦缓。处方：萹蓄 50 克，瞿麦 20 克，益母草 50 克，红花 5 克，二丑各 20 克，麦芽 50 克，女贞子 20 克，墨旱莲 20 克，大黄 3 克，黄芪 50 克，当归 15 克，白芍 10 克，竹叶 10 克。7 剂，水煎服。

八诊　1997 年 1 月 21 日。证治：急性肾炎已无明显症状。舌苔白浊；脉弦缓。处方：黄芪 30 克，女贞子 20 克，墨旱莲 20 克，山药 30 克，白术 20 克，泽兰 30 克，泽泻 5 克，当归 20 克，焦栀子 15 克，益母草 50 克，红花 5 克，甘草 15 克，二丑各 20 克，麦芽 50 克。7 剂，水煎服。

后调理至 1997 年 5 月，检查指标均正常，告愈。

3. 癃闭

精选验案与探讨

【例1】

姓名：董某，性别：男，年龄：74 岁。就诊日期：1992 年 10 月 20 日。

证治　患者因尿频、尿少多年，近几日排尿不出，伴腹胀、腿部浮肿，在某院诊为前列腺增生，拒绝西药治疗。要求服用中药，前来诊治。其舌质淡，舌苔中心微黄，舌下静脉瘀怒；脉弦数。治以补气育阴，通经利水。处方：黄芪 50 克，阿胶 15 克，白茅根 50 克，猪苓 10 克，泽泻 10 克，太子参 20 克，白术 20 克，茯苓 30 克，桑白皮 20 克，威灵仙 20 克，丹参 20 克。

二诊　药后尿量增多，入夜 1 小时 1 次，腹胀、腿肿均减轻。舌苔白浊；脉弦细略数，效不更方，继按前方再服用 12 剂，尿已不频，排尿通畅，浮肿消退。舌苔薄白；脉沉弦，改服补阳还五汤加四逆散 6 剂以善其后。

讨论：前列腺增生为男性老年常见疾病，以尿频、排尿困难，甚则尿液点滴不出为主要临床表现。中医辨证认为系属本虚标实，治以补益脾肾、利水通瘀为主，故方中黄芪、太子参、白术、茯苓补气健脾益肾，助脾运化除湿，兼能补肾利尿；阿胶、白茅根育阴，以防利尿伤阴；猪苓、泽泻、茯苓、白术为四苓散，除湿利水，通利小便；桑白皮泻肺利水，威灵仙通经络又能去湿，诸药合用共奏补气育阴、通经利水之功，治疗因前列腺增生所致的小便癃闭不利，排尿困难、腹胀不适等。

【例2】

姓名：刘某，性别：男，年龄：45 岁，教师。就诊日期：1984 年 3 月。

证治　患慢性肾炎 10 余年，主要表现为尿检异常，蛋白（+）～（++），红细胞（-）～（++），白细胞时有时无；伴腰酸，有时腰痛，困倦乏力；无明显水肿，血压稍高，一般在 140/90mmHg 左右。舌质淡，舌苔薄白；脉沉细无力，诊为慢性肾炎普通型。处方：萹蓄 60 克，瞿麦 30 克，玉米须 60 克，黄芪 100 克，当归 10 克，金银花 12 克，浙贝 6 克，天花粉 12 克，乳香 6 克，没药 6 克，皂角刺 3 克，生椿皮 60 克，乌梅炭 10 克，白及 10 克，三七 10 克，菟丝子 30 克。

患者坚持长期治疗数余年，红细胞基本不见，尿蛋白极微量，有时全部消失，临床症状明显改善，体力有所增强，在服药 3 年后改为间断服用中药治疗，巩固疗效。本例患者疗效十分满意，尤其是蛋白尿，当黄芪用至100克甚至150克时，基本控制；如红细胞增多时，加大生椿皮、白及、乌梅炭等的用量，明显减轻症状；当有白细胞时，萹蓄、瞿麦等的用量也要加大，或随病情调整。但补肾药物要经常服用；若有肾阳虚或在尿毒症无尿少尿时，应加用附子、肉桂、干姜以扶肾阳。

讨论： 方中黄芪味甘微温，禀纯阳之性，大补五脏之虚损，益气健脾，升阳固涩，利水消肿，重用至100克，发挥其升阳固涩摄精的作用，以防蛋白漏出，从而消除蛋白尿；萹蓄、瞿麦、金银花、浙贝皆有清热解毒和利水通淋的作用，玉米须利水消肿，几药共用，可减轻和消除肾炎之水肿；天花粉清热生津，以防利水伤阴；乳香、没药两药同具苦泄辛散之性，与皂角刺、当归同用（也可加用益母草），散瘀血、通经脉、解毒消炎，与以上清热解毒利水通淋之药物合用，尚可减轻变态反应性炎症的强度，减轻肾脏的损害，改变肾功能，促进炎症的恢复；生椿皮、乌梅炭、白及、三七均有止血收敛、祛瘀生新的作用，四药同用，增强其消炎止血之力，以消除肾炎之血尿；菟丝子辛甘而润，禀气平和，既能补肾壮阳，又能益精养阴，阴阳双补，滋而不腻，补而不峻，为壮阳益精、平补肝肾之要药，故肾虚、肾炎患者均可长期服用；以上诸药合用，可补气摄精、清热利尿、活瘀排毒，消除肾炎尿中的异常改变。此方为治疗慢性肾炎患者的常用方剂；方中所用药物均可根据病情随证加减应用。

类　案

【例1】

姓名： 康某，**性别：** 女，**年龄：** 32岁。**就诊日期：** 1992年5月5日。

证治 排尿时疼痛，排尿困难，左腹痛，吸气困难，大便干。舌苔薄白，中心微黄；脉弦缓。处方：萹蓄50克，瞿麦15克，木通10克，车前子10克，大黄50克，虎杖20克，滑石10克，灯心草0.1克，栀子15克，小茴香5克。7剂，水煎服。

按： 本证由湿热蕴结膀胱、气化不利所致，此方加小茴香，意在温补命火，激发膀胱气化功能，与诸苦寒之药配伍，更能加强清热泻火、利水通淋之效，此所谓寒热并用之法。

【例2】

姓名： 杨某，**性别：** 男，**年龄：** 36岁。**就诊日期：** 1992年10月9日。

证治 腹胀，浮肿半月余，尿少，用呋塞米后亦不见消退。大便稀，饮食尚可，不可多食。齐市某院住院检查：下肢高度浮肿，尿蛋白（+++）。舌苔黄；脉沉缓。处方：萹蓄50克，瞿麦15克，益母草50克，大黄3克，砂仁10克，木通10克，猪苓15克，泽泻10克，桑白皮20克，大腹皮10克。5剂，水煎服。

按： 用利尿活血法治之，桑白皮润肺，宣通肺气。

二诊 1992年10月13日。证治：浮肿稍减，小便转多。舌苔薄白，边缘有齿痕；脉沉滑而涩。处方：前方加党参20克，黄芪25克。3剂，水煎服。

三诊 1992年10月16日。证治：下肢足部浮肿大减，腹胀亦减。舌苔根部白腻，舌下静脉瘀怒;脉弦缓。处方:二诊方加寒水石 10 克。4 剂,水煎服。

按:清其虚热。

四诊 1992 年 10 月 20 日。证治:进食后腹胀减轻,足踝浮肿,能走路,呼吸尚可。舌苔白滑;脉弦缓。处方:同三诊方,其中黄芪改为 20 克。3 剂,水煎服。

五诊 1992 年 10 月 23 日。证治:腹胀大减,下肢微肿。舌苔白滑,边缘有齿痕;脉弦缓。处方:同三诊方。7 剂,水煎服。

4. 尿浊

【例 1】

姓名:李某,**性别**:男,**年龄**:34 岁。**就诊日期**:1993 年 1 月 15 日。

证治 尿检:腰微痛,乏力,肾炎蛋白(+++),颗粒管型 0~2 个,红细胞 2~4 个。舌苔薄白;脉沉缓。处方:萹蓄 50 克,瞿麦 20 克,益母草 50 克,红花 15 克,茯苓 20 克,泽兰 15 克,大黄 2 克,甘草 10 克,虎杖 15 克,黄芪 30 克,菟丝子 20 克。7 剂,水煎服。

二诊 1993 年 2 月 2 日。证治:腰痛有减,寐差。舌苔薄白;脉弦滑。处方:益母草 50 克,萹蓄 50 克,瞿麦 15 克,菟丝子 20 克,香附 10 克,泽兰 30 克,红花 5 克,大黄 3 克,生地 25 克,寒水石 10 克,虎杖 15 克。7 剂,水煎服。

按:血分瘀热,里有热加香附、寒水石,理气解郁,补血清热。

【例 2】

姓名:丁某,**性别**:男,**年龄**:24 岁。**就诊日期**:1992 年 7 月 21 日。

证治 患前列腺炎,尿白细胞 2~4,黏液丝。舌苔薄白;脉沉缓。处方:益母草 50 克,萹蓄 50 克,瞿麦 20 克,车前子 10 克,大黄 2 克,滑石 10 克,灯心草 0.1 克,竹叶 10 克。7 剂,水煎服。

类 案

【例 1】

姓名:牛某,**性别**:女,**年龄**:28 岁。**就诊日期**:1996 年 3 月 22 日。

证治 腰痛,尿有时白浊,一年余,下肢冷,牙龈易出血。舌苔薄白;脉沉缓。处方:鸡血藤 30 克,淫羊藿 30 克,熟地 10 克,砂仁 5 克,葫芦巴 20 克,骨碎补 20 克,菟丝子 20 克,桑寄生 15 克,山药 20 克,茯苓 20 克,炮姜 10 克,丹参 20 克。7 剂,水煎服。

【例 2】

姓名:陈某,**性别**:男,**年龄**:30 岁。**就诊日期**:2000 年 1 月 10 日。

证治 腰酸,尿中微量蛋白。舌苔薄白;脉沉缓。处方:何首乌 30 克,黄芪 30 克,黄精30克，石斛30克，二丑各20克，麦芽50克，大黄10克，附子10克，佛手30克，砂仁15克，柿蒂30克，泽泻5克，灯心草0.5克，女贞子20克，墨旱莲20克，党参15克。7剂，水煎服。

5. 遗尿

精选验案与探讨

【例1】

姓名：陈某，**性别**：男，**年龄**：12岁，学生。**就诊日期**：1975年。

证治 尿频，夜间尿床，白天尿失禁，3年。患儿初病尿频，未注意，逐年加重，后来即出现夜间尿床，白天有时尿失禁，天凉时尤重，诊其面白体瘦。舌淡；脉沉细，诊为心肾两虚。处方：益智仁10克，桑螵蛸15克，党参10克，茯苓10克，远志10克，生龙骨15克，当归10克，龟板10克，石菖蒲15克，6剂而愈。

讨论：尿频、遗尿之证临床较为常见，尤其是小儿更为多见，本方由桑螵蛸散加益智仁组成，主要治疗心肾两虚之尿频、遗尿等。方中桑螵蛸补肾固精止遗为主药，辅以龙骨收敛固涩且安心神；龟板滋养肾阴，亦补心阴。桑螵蛸得龙骨则固涩止遗之力增，龙骨配龟板则益阴潜阳安神之功著。佐以党参补气，茯苓健脾安神，石菖蒲开心窍，远志安神定志且通肾气上达于心，当归补心血，与党参合用，则气血双补；益智仁辛温，温补脾肾，固精气缩小便，膀胱与肾相表里，肾气不足则膀胱易虚寒，不能约束水液，以致小便频数或遗尿不止，诸药合用，共奏交通心肾、气血双补、止遗尿固滑精之功。

该方凡属心肾两虚遗尿者服之皆有效，有的小孩儿昼贪玩，夜贪睡，夜间家人呼之不醒，有尿时入梦而尿床，此非病态，故不宜用之。

【例2】

姓名：谢某，**性别**：女，**年龄**：20岁，**就诊日期**：1957年10月。

证治 谢女自幼遗尿，家人因生活贫困，对孩子的病未予重视，时至20岁结婚，新婚之夜，将其新婚被褥尿脏，继后仍每夜必尿，陈老诊其面白体弱，舌淡苔薄；脉细缓无力，给予益智桑螵蛸汤加减治疗。处方：桑螵蛸30克，人参5克，茯苓20克，龙骨30克，龟板20克，石菖蒲15克，远志10克，当归10克，益智仁20克，附子5克，肉桂5克。14剂，水煎服。

讨论：陈老考虑其遗尿年深日久，且体弱禀赋不足，故加附子5克，肉桂5克，连续服用两周，再未遗尿，因其体虚，嘱再服肾气丸2个月，以巩固疗效。夫妻团聚，遗尿再未复发。

类　案

【例1】

姓名：范某，**性别**：男，**年龄**：59岁。**就诊日期**：1991年11月22日。

证治 1989年突然发生小便失禁，曾间断性发作，平素尿频。苔薄白；脉弦缓。处方：

桑螵蛸 50 克，党参 15 克，茯苓 20 克，生龙骨 25 克，龟板 50 克，远志 10 克，当归 20 克，石菖蒲 25 克，附子 10 克，益智仁 10 克。6 剂，水煎服。

【例 2】

姓名：陈某，性别：男，年龄：24 岁。就诊日期：1997 年 11 月 7 日。

证治　遗尿近二十余年，时轻时重，易患感冒。舌苔薄白；脉弦滑。处方：桑螵蛸 50 克，党参 20 克，茯苓 40 克，龙骨 20 克，龟板 20 克，石菖蒲 30 克，当归 20 克，远志 10 克，益智仁 15 克。7 剂，水煎服。

【例 3】

姓名：常某，性别：女，年龄：60 岁。就诊日期：2000 年 11 月 24 日。

证治　遗尿两年余，时有血尿，尿检异常，其中红细胞计数 12。舌苔薄白；脉沉缓无力。处方：桑螵蛸 50 克，党参 20 克，巴戟天 20 克，土鳖虫 5 克，益母草 40 克，红花 5 克，石斛 30 克，茯苓 40 克，生龙骨 30 克，龟板 20 克，石菖蒲 30 克，远志 10 克，当归 20 克，益智仁 15 克。7 剂，水煎服。

【例 4】

姓名：周某，性别：女，年龄：60 岁。就诊日期：2003 年 4 月 1 日。

证治　遗尿，尿频，尿急一年余。舌苔薄白，舌质暗红；脉沉缓无力。处方：桑螵蛸 50 克，党参 30 克，茯苓 40 克，生龙骨 40 克，龟板 20 克，石菖蒲 30 克，远志 10 克，当归 20 克，益智仁 20 克，牡蛎 20 克，焦栀子 20 克。7 剂，水煎服。

6. 阳痿早泄

精选验案与探讨

【例】

姓名：殷某，性别：男，年龄：40 岁。就诊日期：2000 年 10 月诊治。

病史　患者自述曾到南极一带工作过一段时间，因工作环境极度寒冷，加之劳累，生活不规律，归来后，逐渐出现腰腿冷痛，甚则腰以下冰冷沉重疼痛，如带重物，转摇不能，活动困难，同时，出现阳痿，生殖器冰冷，两腿两脚总感从骨内发凉，曾在北京、广州等地求治，均未治愈，因到齐齐哈尔出差，适逢天凉，病情加重，故来中医院请陈老诊治，主症同上；其舌质淡，苔白；脉沉迟。处方：巴戟天 20 克，土鳖虫 5 克，仙茅 10 克，葫芦巴 30 克，淫羊藿 30 克，菟丝子 20 克，桑寄生 50 克，杜仲 20 克，骨碎补 20 克，丹参 30 克，乳香 10 克，没药 20 克，鸡血藤 30 克，细辛 7 克，干姜 50 克，茯苓 30 克，肉桂 10 克，白术 20 克，甘草 20 克，附子 10 克。7 剂，水煎服。

服药后自感身体下半身凉感稍好，本着效不更方的原则，在此基础上加减治疗半年有余，诸症好转，后到齐齐哈尔市参加开发工作，经常来拜访陈老，以示感谢。

讨论：陈老分析此证似"肾着"之病，"身体重、腰中冷、如坐水中……病属下焦，身劳汗出，衣里湿冷，久久得之，腰以下冷痛，腹重如带五千钱，甘姜苓术汤主之"。但此证又重于肾着之病，因其还伴有阳痿等症，其舌淡苔白，脉沉迟，反映其肾阳伤之更重，故予以大剂量温肾散寒、活血通经之品，补肾壮阳以起沉疴。

类 案

【例1】

姓名：吴某，性别：男，年龄：18岁。就诊日期：1992年5月12日。

证治 滑精无力，清瘦，咳嗽痰多2个月，食少。舌苔阴性；脉弦缓。处方：侧柏叶50克，紫菀10克，橘红20克，生龙骨20克，炙龟板10克，锁阳20克，牡蛎30克，莲须15克。7剂，水煎服。

【例2】

姓名：彦某，性别：男，年龄：30岁。就诊日期：1992年9月29日。

证治 腰痛，耳鸣，早泄。舌苔正常；脉弦。处方：芡实30克，莲须30克，煅龙骨50克，煅牡蛎20克，刺蒺藜20克，五味子10克，党参15克，生地20克，金樱子15克。7剂，水煎服。

按：芡实、莲须均为固肾涩精之品，刺蒺藜补肾固精。

【例3】

姓名：袁某，性别：男，年龄：38岁。就诊日期：1993年1月5日。

证治 腰痛阳痿早泄，睾丸不适，失眠。辅检：精子成活率低。舌苔黄腻；脉沉缓。处方：生地20克，山茱萸50克，紫梢花30克，龙骨20克，牡蛎20克，锁阳20克，芡实15克，莲须15克，五味子5克，杜仲15克，续断20克，砂仁10克。7剂，水煎服。

按：用益肾涩精法治之，兼清其热。

【例4】

姓名：宣某，性别：男，年龄：30岁。就诊日期：1996年4月30日。

证治 近半月阳痿，举而不坚，早泄，腰酸。舌质红，舌苔薄白，舌下静脉瘀怒；脉弦数。处方：锁阳30克，黄柏30克，知母40克，生地40克，麦冬20克，莲须15克，芡实20克，骨碎补15克，砂仁10克，黄芪20克，黄连10克。7剂，水煎服。

【例5】

姓名：梁某，性别：男，年龄：56岁。就诊日期：1996年7月12日。

证治 阳痿不举一年余。舌苔白浊；脉沉缓有力。处方：生地30克，茯苓30克，山

一、内　科

药15克，山茱萸20克，泽泻5克，牡丹皮10克，白芍50克，水牛角15克，黄柏20克，知母30克，砂仁10克，甘草10克。7剂，水煎服。

二诊　1996年7月22日。证治：阳痿不举，服药后症减。苔白浊，边缘有齿痕；脉弦缓。处方：锁阳50克，芡实20克，莲须30克，钟乳石20克，生地30克，黄柏30克，知母30克，茯苓20克，山茱萸20克，山药20克，泽泻5克。7剂，水煎服。

【例6】

姓名：张某，性别：男，年龄：40岁。就诊日期：1996年11月4日。

证治　阳痿不举，腰时疼痛。舌苔白浊；脉沉缓。处方：防己10克，黄柏20克，知母30克，肉桂10克，生地40克，阳起石20克，锁阳30克，蒺藜20克，生龙骨20克，莲须15克，芡实20克，甘草20克，钟乳石15克。7剂，水煎服。

二诊　1996年11月12日。服药后阳痿好转。舌苔薄白；脉弦缓。处方：金樱子15克，锁阳30克，芡实20克，钟乳石30克，生地30克，山药20克，山茱萸20克，茯苓30克，补骨脂20克，破故纸15克，五味子10克，覆盆子10克。7剂，水煎服。

【例7】

姓名：张某，性别：男，年龄：62岁。就诊日期：1997年11月18日。

证治　早泄，阳痿，举而不坚，两年余。舌苔白浊；脉沉缓无力。处方：紫梢花50克，白及20克，肉桂10克，锁阳50克，芡实20克，莲须15克，蒺藜20克，黄柏15克，知母30克，钟乳石20克，女贞子20克，菟丝子20克，巴戟天20克。7剂，水煎服。

二诊　1997年11月25日。证治：早泄，服药后症减。苔白浊；脉沉缓。处方：紫梢花50克，熟地20克，砂仁10克，金樱子20克，锁阳30克，龙骨20克，牡蛎20克，黄柏20克，钟乳石15克，山药20克，知母30克，菟丝子20克，甘草15克。7剂，水煎服。

三诊　1997年12月2日。证治：阳痿，服药后症减。舌苔薄白；脉弦缓。处方：紫梢花50克，钟乳石15克，巴戟天20克，土鳖虫5克，黄柏20克，菟丝子30克，覆盆子20克，木蝴蝶15克，柴胡15克，白芍40克，青皮20克，山茱萸30克。7剂，水煎服。

【例8】

姓名：许某，性别：男，年龄：39岁。就诊日期：1998年4月10日。

证治　阳痿一年余，尿频尿急，小便淋沥。舌苔薄白；脉弦缓有力。处方：桑螵蛸30克，党参20克，茯苓30克，龙骨20克，龟板10克，石菖蒲30克，远志10克，当归20克，砂仁10克，天冬15克，生地20克，甘草15克。7剂，水煎服。

二诊　1998年4月17日。证治：阳痿，尿频、尿急、小便淋漓不尽，服药后症减。舌苔薄白；脉弦缓。处方：石菖蒲30克，茯神20克，甘草15克，萆薢20克，桑螵蛸30克，党参20克，茯苓30克，龙骨20克，龟板10克，远志10克，砂仁10克，神曲15

克。7剂，水煎服。

【例9】

姓名：乔某，性别：男，年龄：45岁。就诊日期：1998年4月20日。

证治　阳痿、自汗半年余。舌苔薄白；脉沉缓无力。处方：黄芪30克，白术30克，防风20克，生地40克，水牛角15克，白芍50克，牡丹皮20克，龙骨20克，牡蛎20克，五倍子10克，紫梢花50克，知母30克。7剂，水煎服。

按：证由心肾不交、肾阴不足所致。

二诊　1998年4月28日。证治：自汗减轻，阳痿好转。舌苔薄白；脉弦缓。处方：紫梢花50克，生地30克，乌药20克，山茱萸30克，金樱子20克，锁阳50克，芡实20克，莲须15克，黄柏30克，砂仁10克，甘草15克，黄芪50克，龙骨20克，牡蛎20克。7剂，水煎服。

【例10】

姓名：卢某，性别：男，年龄：53岁。就诊日期：2000年11月13日。

证治　阳痿，无精液，腰痛，嗜睡，三月余。苔薄白；脉弦滑有力。处方：菟丝子30克，白芷10克，干地40克，山茱萸30克，山药30克，茯苓40克，牡丹皮10克，麦冬30克，沙参50克，玉竹30克，黄精50克，石斛30克。7剂，水煎服。

【例11】

姓名：李某，性别：男，年龄：26岁。就诊日期：2001年8月24日。

证治　阳痿不举，早泄，腰痛。舌苔薄白；脉弦滑。处方：巴戟天20克，土鳖虫5克，仙茅10克，葫芦巴20克，淫羊藿30克，菟丝子30克，白芷30克，蜈蚣1条，阳起石10克，甘草20克，黄柏30克，砂仁15克，神曲15克，肉桂5克。7剂，水煎服。

【例12】

姓名：李某，性别：男，年龄：23岁。就诊日期：2003年9月1日。

证治　阳痿，举而不坚，腰酸乏力。舌苔薄白；脉弦缓有力。处方：熟地30克，砂仁15克，石斛30克，菟丝子20克，巴戟天20克，土鳖虫5克，生地20克，黄柏30克，苍术30克，紫梢花50克，淫羊藿30克，党参30克，钟乳石20克，白芷30克，蜈蚣1条。7剂，水煎服。

【例13】

姓名：冯某，性别：男，年龄：45岁。就诊日期：2003年10月13日。

证治　阳痿20余天，无性欲要求，身体无其他不适。舌苔白浊，舌质暗红；脉沉缓。处方：黄柏30克，知母30克，生地30克，石斛30克，紫梢花50克，续断30克，菟丝子

20 克，女贞子 30 克，墨旱莲 30 克，钟乳石 15 克，白芷 30 克，蜈蚣 1 条。7 剂，水煎服。

【例 14】

姓名：梁某，性别：男，年龄：35 岁。就诊日期：2002 年 3 月 11 日。

证治　早泄半年余。舌苔薄白；脉弦滑有力。处方：生地 40 克，山茱萸 50 克，山药 50 克，牡丹皮 10 克，黄柏 20 克，知母 30 克，锁阳 50 克，芡实 20 克，莲须 20 克，白蒺藜 20 克，香附 10 克，青皮 10 克，砂仁 15 克。7 剂，水煎服。

【例 15】

姓名：张某，性别：男，年龄：36 岁。就诊日期：2003 年 11 月 20 日。

证治　腰酸，早泄半年余。舌苔薄白；脉弦滑。处方：巴戟天 20 克，土鳖虫 5 克，锁阳 60 克，芡实 30 克，莲须 20 克，蒺藜 20 克，黄芪 50 克，防风 20 克，白术 30 克，女贞子 20 克，墨旱莲 20 克，石斛 30 克，黄精 30 克，茯苓 40 克，山药 30 克，黄柏 20 克，知母 20 克。7 剂，水煎服。

【例 16】

姓名：张某，性别：男，年龄：62 岁。就诊日期：1997 年 12 月 2 日。

证治　早泄，腰痛。舌苔薄白；脉沉缓。处方：紫梢花 50 克，巴戟天 20 克，仙茅 10 克，土鳖虫 5 克，菟丝子 30 克，补骨脂 20 克，山药 30 克，生地 30 克，山茱萸 30 克，锁阳 50 克，蒺藜 20 克，龙骨 20 克，牡蛎 20 克，鹿角霜 20 克。7 剂，水煎服。

【例 17】

姓名：曾某，性别：男，年龄：30 岁。就诊日期：1997 年 12 月 25 日。

证治　早泄、阴囊潮湿、乏力一年余。舌苔薄白；脉弦缓。处方：石菖蒲 30 克，茯神 20 克，龙骨 20 克，牡蛎 20 克，磁石 30 克，神曲 15 克，远志 10 克，益智仁 10 克，砂仁 10 克，黄柏 15 克，甘草 15 克。7 剂，水煎服。

【例 18】

姓名：徐某，性别：男，年龄：34 岁。就诊日期：1998 年 1 月 19 日。

证治　腰痛、早泄三月余。舌苔薄白；脉弦滑。处方：锁阳 50 克，芡实 20 克，莲须 20 克，龙骨 30 克，蒺藜 20 克，巴戟天 20 克，土鳖虫 5 克，仙茅 15 克，黄柏 20 克，知母 30 克，紫梢花 50 克，甘草 15 克。7 剂，水煎服。

【例 19】

姓名：刘某，性别：男，年龄：26 岁。就诊日期：2003 年 6 月 6 日。

证治　尿等待、早泄半年，困倦，伴嗜睡，夜晚盗黏汗，质黏，半年余。舌苔薄白；

脉沉缓无力。处方：生地30克，山茱萸30克，山药30克，茯苓30克，泽泻5克，牡丹皮10克，锁阳40克，芡实20克，莲须20克，蒺藜15克，石斛30克，巴戟天20克，土鳖虫5克，龟板15克，麦冬20克。7剂，水煎服。

【例20】

姓名：石某，**性别**：男，**年龄**：23岁。**就诊日期**：2003年9月3日。

证治 早泄，阴茎痿软。舌苔薄白；脉沉缓。处方：紫梢花50克，熟地30克，砂仁10克，山茱萸40克，山药30克，巴戟天20克，土鳖虫15克，淫羊藿30克，女贞子20克，墨旱莲20克，钟乳石20克，补骨脂30克，白芷30克，蜈蚣2条。7剂，水煎服。

（六）气血津液病证

1. 郁证

精选验案与探讨

【例】

姓名：吴某，**性别**：女，**年龄**：16岁，黑龙江省泰来人。**就诊日期**：2000年5月15日。

证治 父母代诉。患病已2个多月，因生气而发病。默默不语，终日郁闷不乐，索然乏味，对父母及亲人均无热情，进食减少，学习受影响。其父带其到多家医院诊治，均诊为抑郁症，服用西药治疗2个多月不效，前来求中医诊治。

体检 面色青黄，体瘦弱，表情淡漠，郁闷而坐，问话不答。舌淡，苔白浊厚腻；脉弦滑。因发病有明显的生气诱因，肝郁无疑，病久郁而生痰，故见苔白浊厚腻；脉弦滑，证属痰气搏结，治以逐痰开郁，理气通窍。处方：制南星10克，生半夏10克，生白附子10克，枳实10克，橘红30克，茯苓20克，全蝎10克，石菖蒲20克。服用7剂。

服药后疗效甚好，已能沟通，再服7剂，症状明显改善，可与父母交流情况，进食增加，对人对事均有反应，有笑容，面色转红润。因为医院开生半夏、生白附子均须另开处方，故将生半夏、生白附子去掉，改用胆南星，加柴胡、郁金、白芍、白术、党参等健脾疏肝药，再服7剂，共服20余剂，病告治愈。其父来电感激不尽。

讨论：抑郁症临床常见，但不易治愈，许多人饱受其苦，陈老运用青州白丸子有毒药物进行加减，取以毒攻毒之意制成本方，治愈了此难以攻克的抑郁症，疗效甚为满意，正是他老人家学古而不泥于古，神明于古法之中，变化于古法之外，结合自己的临床经验，研制出了治病新方。这种思路，是我们治疗难治性疾病值得借鉴的。抑郁症一般由于情志不舒、气郁不伸引起的性情抑郁，情绪低落或不宁、悲伤善哭、胸胁胀痛、如有物或痰堵咽中、睡眠异常等多种复杂的症状。属中医的郁证，有虚实之分，初得者或年轻人多实证，而且属气郁痰郁者居多。本方正是为治疗气郁痰结所致的抑郁症而设。生南星、生半夏、生白附子为青州白丸子的主要组成药物,其性均辛燥有毒,功能均可驱逐风痰。在青州白丸子中,生用各药,取其力猛,但用井水浸晒,制其毒性;而本方南星是炮制过的,已去其毒性,仅半夏和白附子生用,同样取其力猛之功效。方中枳实、橘红行气消痞,燥湿化痰;石菖蒲祛痰开窍,醒脾安神,与制南星、全蝎同用,可豁痰开窍,搜风通络,治疗痰迷心窍之癫证或痰气搏结之抑郁症,茯苓健脾除湿,为治痰之主药,与半夏同用,增强其祛痰之功效。诸药合用,共同起到逐痰开郁、理气通窍、健脾醒神的作用,因在青州白丸子的基础上加减而成方,故名为开郁青州饮。

类 案

【例1】

姓名:武某,性别:女,年龄:22岁。就诊日期:1996年1月26日。

证治 忧郁症,失眠,夜晚无困意。舌苔薄白;脉弦缓。处方:当归20克,芦荟5克,生地30克,黄连10克,黄柏20克,木香10克,青皮20克,香橼20克,佛手30克,枳实20克,厚朴20克,夜交藤50克,炒酸枣仁30克,焦栀子15克,生龙骨20克,生牡蛎20克。7剂,水煎服。

二诊 1996年2月2日。证治:忧郁症,服药后心情较前舒畅,仍失眠。舌苔薄白;脉弦数。处方:当归15克,大黄5克,黄芩20克,黄柏15克,龙胆草10克,焦栀子20克,神曲15克,厚朴20克,佛手50克,砂仁10克,甘草10克,枳壳20克,合欢皮15克。7剂,水煎服。

三诊 1996年3月7日。证治:心烦减轻,食欲增加。舌苔薄白,边缘有齿痕;脉沉弦。处方:柴胡20克,沉香10克,檀香10克,莱菔子30克,二丑各20克,麦芽50克,焦山楂20克,鸡内金15克,槟榔20克,香附15克,酒大黄5克,甘草15克,砂仁10克。7剂,水煎服。

四诊 1996年3月12日。证治:生气后仍憋闷,心烦。舌苔薄白;脉沉弦。处方:柴胡20克,青皮20克,枳壳20克,鸡内金10克,枳实20克,柿蒂15克,莱菔子30克,白豆蔻15克,草豆蔻20克,代赭石15克。7剂,水煎服。

【例2】

姓名:盛某,性别:女,年龄:20岁。就诊日期:1996年7月11日。

证治 抑郁症,不言语,不欲饮食,不寐,两月余,心烦乱。舌苔白浊,舌下静脉瘀怒;脉弦细。处方:当归20克,芦荟5克,黄连20克,黄芩30克,大黄5克,黄柏20克,龙胆草15克,木香10克,焦栀子20克,青皮20克,枳壳20克,炒酸枣仁30克,夜交藤50克。7剂,水煎服。

二诊 1996年7月18日。证治:抑郁症,服药后症状好转。苔薄白;脉沉弦。处方:当归20克,芦荟5克,黄芩20克,黄连15克,大黄5克,黄柏20克,龙胆草10克,木香15克,焦栀子20克,青黛5克,青皮20克,枳壳20克,合欢皮20克。5剂,水煎服。

三诊 1996年7月23日。证治:心烦已减。舌苔薄白;脉弦滑。处方:香附20克,槟榔15克，沉香10克，芦荟5克，青黛5克，大黄5克，黄芩20克，青皮20克，枳壳20克，厚朴20克，合欢皮20克。7剂，水煎服。

四诊 1996年7月30日。证治：抑郁症，服药后好转。舌苔薄白；脉弦缓。处方：当归20克，青皮20克，枳壳20克，大黄5克，黄连20克，黄柏20克，龙胆草10克，木香10克，焦栀子30克，郁金20克，青黛5克，黄芩20克。7剂，水煎服。

【例3】

姓名：刘某，性别：女，年龄：18岁。就诊日期：1996年3月22日。

证治 饭后气短，喜长叹，一周余，二便正常，月经正常。舌苔薄白；脉沉弦。处方：柴胡20克，青皮20克，枳壳20克，香橼15克，木香10克，莱菔子30克，砂仁10克，草豆蔻10克，鸡内金5克，香附20克，神曲15克，麦芽30克，焦山楂15克。7剂，水煎服。

二诊 1996年3月29日。证治：服药后症减，口角溃烂。舌质红，苔阴性；脉弦缓。处方：柴胡20克，青皮20克，厚朴20克，槟榔10克，焦山楂20克，麦芽30克，黄芩30克，生石膏50克，当归20克，生地30克，牡丹皮10克，黄连15克。7剂，水煎服。

【例4】

姓名：李某，性别：女，年龄：40岁。就诊日期：1995年1月10日。

证治 心口有阻塞感，气短。舌苔薄白；脉弦。处方：公丁香10克，柿蒂50克，干姜10克，党参20克，槟榔15克，沉香10克，青皮20克，厚朴15克，神曲15克，麦芽30克，焦山楂15克，半夏10克。7剂，水煎服。

【例5】

姓名：董某，性别：男，年龄：30岁。就诊日期：1996年1月30日。

证治 头晕、头痛、心中不舒、心烦一个月，夜晚烦躁不安，躁动，每晚10点至半夜2点为重，白天无恙。舌苔薄白；脉弦滑。处方：半夏15克，茯苓30克，橘红20克，甘草15克，青皮20克，竹茹20克，枳实20克，石菖蒲15克，青礞石10克，黄芩20克，黄柏20克，白薇15克，炒酸枣仁30克，生地40克。7剂，水煎服。

按：证由肝气郁结、伤神所致。

【例6】

姓名：马某，性别：女，年龄：5岁。就诊日期：1996年2月12日。

证治 情志不遂，喜长叹。舌苔薄白；脉弦缓。处方：香附5克，苍术10克，陈皮10克，厚朴10克，枳实5克，白芍10克，麦芽10克，神曲10克，焦山楂10克，甘草5克。7剂，水煎服。

【例7】

姓名：**董某**，性别：**女**，年龄：**20岁**。就诊日期：**1996年3月22日**。

证治 心烦、思虑、忧郁一月余，失眠，便秘，记忆力减退。舌苔薄白；脉弦滑。处方：当归20克，芦荟5克，黄连10克，黄柏20克，生地30克，龙胆草10克，木香10克，郁金20克，磁石30克，神曲15克，大黄5克，甘草10克。7剂，水煎服。

【例8】

姓名：**赵某**，性别：**女**，年龄：**45岁**。就诊日期：**1996年7月25日**。

证治 幻听两月余，心烦乱。舌苔白浊，满布于舌；脉弦滑有力。处方：青皮20克，枳壳20克，磁石50克，神曲15克，紫石英15克，生龙骨30克，生牡蛎20克，黄芩30克，大黄5克，半夏15克，黄柏20克，蜈蚣1条。7剂，水煎服。

【例9】

姓名：**孙某**，性别：**女**，年龄：**23岁**。就诊日期：**1996年8月27日**。

证治 心烦，易怒，便秘，食欲差。舌苔薄白；脉弦缓有力。处方：青皮20克，香附15克，枳壳20克，郁金20克，木香10克，厚朴30克，酒大黄10克，甘草15克，茯苓20克，莱菔子30克，沉香10克。7剂，水煎服。

【例10】

姓名：**王某**，性别：**女**，年龄：**30岁**。就诊日期：**1995年1月9日**。

证治 咽部有憋闷感，梅核气。舌苔薄白，舌下静脉瘀怒；脉弦滑。处方：柴胡20克，白芍50克，青皮20克，厚朴20克，神曲15克，当归20克，茯苓20克，紫苏15克，沉香15克，槟榔10克，黄连15克，甘草15克，7剂，水煎服。

二诊 1995年1月17日。证治：梅核气，服前药后症减。处方：连翘50克，金银花20克，黄芩20克，大蓟20克，板蓝根50克，山豆根10克，射干10克，海藻10克，生牡蛎50克，夏枯草10克。7剂，水煎服。

【例11】

姓名：**汪某**，性别：**女**，年龄：**30岁**。就诊日期：**1996年3月25日**。

证治 周身乏力，疲倦，咽中似有异物20余天。舌苔白浊；脉弦滑。处方：鱼腥草50克，桔梗20克，杏仁10克，前胡20克，炙百部10克，紫菀10克，款冬花20克，桃仁10克，枇杷叶20克，黄芩30克，枳壳20克，青皮20克。7剂，水煎服。

二诊 1996年4月1日。证治：服药后周身乏力好转。舌苔薄白；脉沉缓。处方：山豆根15克，射干10克，牛蒡子15克，黄柏20克，知母40克，黄芩20克，香附15克，高良姜10克，青皮20克，枳壳20克，苍术20克，甘草15克，山药20克。7剂，水煎服。

【例 12】

姓名：王某，性别：女，年龄：63 岁。就诊日期：1998 年 3 月 26 日。

证治　口鼻发干，喉中有异物感，咳之不出，咽之不下，打嗝，嗳气一年余。舌苔薄白；脉弦缓有力。处方：金果榄 10 克，玄参 10 克，山豆根 15 克，射干 10 克，柴胡 30 克，香附 15 克，白芍 40 克，甘草 15 克，牛蒡子 20 克，佛手 40 克，紫苏 20 克，砂仁 10 克，神曲 15 克，生地 30 克。7 剂，水煎服。

二诊　1998 年 4 月 2 日。证治："梅核气"症减，口鼻仍干，喉中仍不适。舌苔薄白；脉弦缓。处方：生地 30 克，黄柏 20 克，知母 30 克，麦冬 30 克，玄参 20 克，柿蒂 50 克，紫苏 20 克，厚朴 20 克，萆薢 10 克，玉竹 30 克，白芍 30 克，佛手 20 克，青皮 15 克，沉香 10 克。7 剂，水煎服。

三诊　1998 年 4 月 7 日。证治："梅核气"症减，口鼻仍干。苔薄白；脉沉缓。处方：半夏 15 克，茯苓 30 克，厚朴 30 克，紫苏 20 克，青皮 20 克，佛手 30 克，桔梗 20 克，陈皮 15 克，天花粉 50 克，姜黄 15 克，郁金 20 克，木香 10 克，神曲 15 克，沉香 10 克。7 剂，水煎服。

2. 血证

（1）齿衄

【例 1】

姓名：王某，性别：男，年龄：32 岁。就诊日期：1992 年 7 月 14 日。

证治　牙龈出血三个月，口臭，手足热。舌苔无异常，舌下静脉瘀怒；脉弦缓有力。处方：升麻 10 克，黄连 15 克，当归 20 克，生地 30 克，牡丹皮 15 克，生石膏 50 克。7 剂，水煎服。

【例 2】

姓名：王某，性别：女，年龄：53 岁。就诊日期：1997 年 5 月 2 日。

证治　慢性单核细胞性白血病两年余，M5 型，牙龈出血，乏力，胸口阻塞。舌苔白浊，中心黄燥；脉弦疾，时有停跳。处方：沙参 50 克，太子参 20 克，菟丝子 15 克，当归 20 克，丹参 20 克，乳香 10 克，没药 10 克，生地 30 克，石菖蒲 20 克，白花蛇舌草 30 克，墨旱莲 20 克，生龙骨 30 克，生牡蛎 30 克。7 剂，水煎服。

二诊　1997 年 5 月 12 日。证治：慢性单核细胞性白血病，牙龈出血，无力。舌苔白浊，舌下静脉瘀怒；脉弦缓有力。处方：生地 50 克，水牛角 15 克，白芍 50 克，牡丹皮 10 克，女贞子 20 克，墨旱莲 20 克，生龙骨 30 克，生牡蛎 30 克，当归 20 克，阿胶 10 克，白花蛇舌草 30 克，半枝莲 15 克，藕节 30 克。7 剂，水煎服。

三诊　1997 年 5 月 30 日。证治：乏力、面色苍白、牙龈出血减轻，不能多食，二便尚可。处方：沙参 50 克，太子参 30 克，生地 30 克，白芍 20 克，当归 20 克，丹参 15 克，神曲 10 克，麦芽 20 克，菟丝子 15 克，女贞子 20 克，墨旱莲 20 克，白花蛇舌草 50 克，半枝莲 20 克，没药 5 克，乳香 5 克。7 剂，水煎服。

（2）鼻衄

【例1】

姓名：李某，性别：男，年龄：26 岁。就诊日期：1996 年 1 月 4 日。

证治　平素鼻衄频繁，着急上火后即鼻衄，手足心热两年。舌苔薄白；脉弦滑有力。处方：生地 50 克，水牛角 20 克，白芍 50 克，牡丹皮 10 克，牛膝 15 克，生龙骨 40 克，生牡蛎 40 克，没药 10 克，乳香 10 克，丹参 10 克，当归 20 克，大蓟 20 克，花蕊石 10 克。7 剂，水煎服。

按：肝经郁火上亢，热伤阳络而出血。

【例2】

姓名：王某，性别：女，年龄：14 岁。就诊日期：1996 年 3 月 15 日。

证治　一个月前患急性肾炎，可见肉眼血尿，经治疗后好转，现尿中有红白细胞 3～5 个，现潜血阴性。舌苔根部白腻；脉弦缓。处方：萹蓄 50 克，瞿麦 20 克，益母草 50 克，红花 5 克，女贞子 20 克，墨旱莲 20 克，甘草 10 克，木通 10 克，焦栀子 20 克，泽兰 30 克，泽泻 5 克，二丑各 20 克，麦芽 50 克。7 剂，水煎服。

二诊　1996 年 3 月 22 日。证治：急性肾炎，现尿量正常，无明显症状。舌苔薄白；脉弦滑。处方：萹蓄 50 克，瞿麦 20 克，益母草 50 克，红花 5 克，二丑各 20 克，麦芽 50 克，女贞子 20 克，墨旱莲 20 克，木通 10 克，泽兰 30 克，砂仁 5 克。7 剂，水煎服。

三诊　1996 年 3 月 29 日。证治：现无明显症状。舌苔薄白；脉弦滑。处方：萹蓄 30 克，瞿麦 10 克，黄芪 20 克，益母草 40 克，红花 5 克，二丑各 20 克，麦芽 50 克，泽泻 5 克，泽兰 30 克，女贞子 20 克，墨旱莲 20 克，菟丝子 10 克。7 剂，水煎服。

【例3】

姓名：王某，性别：男，年龄：70 岁。就诊日期：1996 年 4 月 26 日。

证治　肉眼血尿三个月。舌苔薄白，舌下静脉瘀怒；脉弦滑。处方：水牛角 20 克，生地炭 50 克，白芍 30 克，女贞子 20 克，墨旱莲 20 克，菟丝子 10 克，卷柏 10 克，椿皮 15 克，生龙骨 20 克，生牡蛎 20 克，甘草 15 克，仙鹤草 15 克，白花蛇舌草 30 克。7 剂，水煎服。

【例4】

姓名：王某，性别：男，年龄：20 岁。就诊日期：1996 年 7 月 4 日。

证治　鼻衄三年余，夏季加重，鼻不可碰，碰则鼻衄。舌苔薄白；脉弦滑有力。处方：生地 50 克，水牛角 15 克，白芍 40 克，牡丹皮 10 克，黄芩 30 克，麦冬 20 克，玄参 15

克,青皮20克,枳壳20克,肉桂10克,甘草10克,黄柏30克,知母30克,连翘30克。7剂,水煎服。

【例5】

姓名:黄某,性别:女,年龄:15岁。就诊日期:1997年6月19日。

证治 鼻衄,时有头晕,三年。舌苔薄白,乏津;脉弦滑。处方:生地50克,水牛角15克,白芍50克,黄芩30克,龙骨20克,牡蛎20克,仙鹤草10克,黄柏20克,知母30克,牛膝15克,半夏10克。7剂,水煎服。

【例6】

姓名:曹某,性别:男,年龄:11岁。就诊日期:2000年1月11日。

证治 鼻炎,流涕,专科检查示鼻黏膜充血,溃疡,时有鼻衄,不欲食,五年余,症状逐渐加重。舌苔薄白;脉弦缓有力。处方:辛夷10克,白芷5克,鹅不食草15克,黄柏20克,干地20克,水牛角15克,牡丹皮10克,连翘20克,金银花30克,墨旱莲20克,薄荷15克,石斛30克。7剂,水煎服。

【例7】

姓名:李某,性别:男,年龄:28岁。就诊日期:2000年9月11日。

证治 鼻衄,腰酸痛,腿痛,乏力,一年余,症状逐渐加重。舌苔薄白;脉弦缓。处方:香附20克,高良姜10克,延胡索20克,川楝子20克,郁金20克,木香10克,砂仁15克,萆薢20克,五灵脂5克,蒲黄5克,佛手15克。7剂,水煎服。

(3)尿血

【例1】

姓名:韩某,性别:女,年龄:46岁。就诊日期:1995年2月21日。

证治 血尿,肾区疼痛,间断尿道痛半年余。舌苔薄白;脉沉缓有力。处方:生地40克,连翘40克,白芍50克,当归20克,菟丝子10克,地榆炭30克,白花蛇舌草50克,半枝莲15克,生龙骨20克,生牡蛎20克,甘草10克,水牛角20克,牡丹皮10克,女贞子20克,墨旱莲20克。7剂,水煎服。

【例2】

姓名:佟某,性别:男,年龄:72岁。就诊日期:1998年6月19日。

证治 尿血一年余,头晕,腰痛,心区不适。舌苔薄白;脉弦缓有力。其有冠心病病史。处方:葛根20克,泽兰30克,黄芩30克,夏枯草15克,杜仲10克,益母草50克,红花10克,黄柏20克,知母30克,羚羊角5克,白芍30克,牛膝10克。7剂,水煎服。

【例3】

姓名：薛某，性别：男，年龄：26岁。就诊日期：1999年4月29日。

证治　腰痛半年余，近一周出现肉眼血尿，经化验，红、白细胞均有。既往患肺结核。舌苔白浊；脉沉缓无力。处方：猫爪草50克，侧柏叶50克，生地40克，牡丹皮10克，百部15克，女贞子20克，墨旱莲30克，甘草10克，巴戟天20克，土鳖虫5克，白芍50克，龙骨20克，石斛20克，地榆炭15克。7剂，水煎服。

【例4】

姓名：王某，性别：女，年龄：35岁。就诊日期：2002年3月15日。

证治　血尿，尿中有蛋白（++），红、白细胞满视野。舌苔薄白，边缘有齿痕；脉弦缓有力。处方：何首乌30克，石斛30克，黄芪30克，大黄10克，萹蓄40克，瞿麦20克，黄柏30克，知母20克，生地40克，水牛角20克，泽泻7克，黄芩30克。7剂，水煎服。

（4）便血

【例1】

姓名：李某，性别：男，年龄：43岁。就诊日期：2000年1月4日。

证治　便血（黑便）一年，时重时轻，有黏液。舌苔白浊；脉沉缓。处方：白头翁50克，黄连20克，秦皮15克，黄柏20克，肉豆蔻15克，白及10克，干地40克，水牛角20克，白芍50克，石斛30克，甘草20克。7剂，水煎服。

二诊　2000年1月20日。证治：便血（黑便）服药后减轻，仍有黑便。舌苔薄白；脉沉缓。处方：阿胶15克，白头翁50克，黄连20克，秦皮15克，黄柏20克，肉豆蔻15克，白及10克，干地40克，水牛角20克，白芍50克，石斛30克，甘草20克。7剂，水煎服。

三诊　2000年2月11日。证治：黑便，腹胀，便仍有黏液。舌苔白浊；脉弦疾。处方：干地30克，水牛角20克，白芍50克，牡丹皮10克，乳香10克，没药10克，白头翁50克，黄连20克，肉桂5克，墨旱莲50克，白及10克，厚朴20克，佛手30克，莱菔子15克，石斛30克，黄芪50克。7剂，水煎服。

四诊　2000年3月20日。证治：黑便已明显好转，偶有黑便。舌苔白浊，中心黄；脉弦缓。处方：石榴皮10克，干地30克，水牛角20克，白芍50克，牡丹皮10克，乳香10克，没药10克，白头翁50克，黄连20克，肉桂5克，墨旱莲50克，白及10克，厚朴20克，佛手30克，莱菔子15克，石斛30克，黄芪50克。7剂，水煎服。

五诊　2000年4月25日。证治：服药后已无黑便。舌苔微黄；脉弦缓有力。处方：按四诊方服药。

【例2】

姓名：王某，性别：女，年龄：62岁。就诊日期：1999年5月17日。

证治　胸闷，气短，心区不适，时便血，两年余，乏力，消瘦，每隔50天左右便血一次，便血持续一周左右。苔白浊；脉沉细。处方：瓜蒌 40 克，薤白 15 克，半夏 15 克，墨旱莲 50 克，椿皮 30 克，刘寄奴 20 克，川芎 30 克，白芍 50 克，枳壳 20 克，佛手 40 克，砂仁 20 克，厚朴 20 克。7 剂，水煎服。

【例 3】

姓名：张某，性别：男，年龄：58 岁。就诊日期：1996 年 12 月 27 日。

证治 有溃疡性结肠炎病史 20 年，稀便，重时便血，四肢乏力，下肢阴冷。舌苔薄白，中心褐色；脉沉缓。处方：苦参 30 克，黄芪 50 克，赤石脂 20 克，肉豆蔻 20 克，甘草 15 克，山药 30 克，山茱萸 20 克，苍术 20 克，砂仁 10 克，龙骨 20 克，牡蛎 20 克。7 剂，水煎服。

【例 4】

姓名：郭某，性别：男，年龄：36 岁。就诊日期：2001 年 8 月 17 日。

证治 一个月前便黑血，愈后近几日又有血便，色黑。浮肿，尤以面部及下肢浮肿较重。舌苔薄白；脉沉缓有力。处方：刘寄奴 50 克，椿皮 50 克，生地 50 克，黄芪 60 克，杜仲炭 30 克，续断 30 克，防风 30 克，石斛 30 克。7 剂，水煎服。

二诊 2001 年 8 月 25 日。证治：肠风下血，服前药三剂，便血已停止，但面色仍白。舌苔薄白；脉弦缓有力。上方继服。

3. 消渴

【例 1】

姓名：林某，性别：女，年龄：52 岁。就诊日期：1996 年 2 月 29 日。

证治 消渴症，多饮，口干、口黏。舌苔薄白，舌下静脉瘀怒；脉沉缓。处方：天花粉 70 克，生地 30 克，麦冬 20 克，葛根 20 克，鸡内金 10 克，山药 20 克，山茱萸 20 克，苍术 20 克，当归 15 克，白芍 30 克，薏苡仁 15 克。7 剂，水煎服。

【例 2】

姓名：周某，性别：女，年龄：66 岁。就诊日期：1997 年 3 月 11 日。

证治 消渴症，多饮，口干、口渴，近日腹泻。舌苔白浊，中心黄燥；脉弦缓无力。处方：葛根 20 克，生地 30 克，玉竹 50 克，石斛 50 克，珍珠母 50 克，桑螵蛸 20 克，夏枯草 20 克，泽兰 30 克，佩兰 20 克，地骨皮 20 克，天花粉 70 克，黄芪 30 克，蜂房 6 克。7 剂，水煎服。

二诊 1997 年 3 月 18 日。证治：消渴症，服药后已明显减轻。舌苔白浊，中心黄燥；脉弦缓。处方：苍术 20 克，天花粉 50 克，玉竹 30 克，石斛 20 克，佩兰 10 克，葛根 20 克，地骨皮 20 克，夏枯草 15 克，黄芪 30 克，知母 30 克，桑螵蛸 20 克。7 剂，水煎服。

【例3】

姓名：沈某，性别：男，年龄：48 岁。就诊日期：1999 年 4 月 13 日。

证治　多饮，多食，多尿，消瘦，腰腿酸软，乏力，血糖 13.9mmol/L，尿糖（+++）。舌苔薄白；脉沉缓。处方：玉竹 50 克，石斛 30 克，天花粉 50 克，苍术 30 克，五味子 20 克，桑螵蛸 20 克，珍珠母 20 克，夏枯草 20 克，地骨皮 20 克，葛根 30 克，泽兰 30 克，黄芪 40 克，黄精 30 克，白术 40 克。7 剂，水煎服。

二诊　1999 年 4 月 20 日。证治：多尿减轻。舌苔薄白；脉弦缓。处方：蜂房 5 克，玉竹 50 克，石斛 30 克，葛根 30 克，泽兰 30 克，地骨皮 20 克，夏枯草 20 克，天花粉 50 克，苍术 30 克，白术 40 克，五味子 20 克，黄芪 40 克，黄精 30 克，桑螵蛸 20 克，珍珠母 20 克。7 剂，水煎服。

三诊　1999 年 4 月 27 日。证治：服药后较前有力，尿量比前较少。舌苔薄白，舌质光亮；脉沉缓。处方：二诊方抓药 6 剂。

四诊　1999 年 5 月 6 日。证治：血糖 8.5mmol/L，尿糖（++）。舌苔薄白，中心黄；脉弦缓。处方：玉竹 50 克，石斛 30 克，珍珠母 20 克，天花粉 50 克，佩兰 15 克，五味子 15 克，神曲 10 克，苍术 30 克，生地 30 克，女贞子 20 克，葛根 40 克，泽兰 30 克，黄芪 50 克，黄精 30 克，白术 40 克。7 剂，水煎服。

五诊　1999 年 5 月 13 日。证治：腰又疼痛。舌苔薄白；脉沉缓。处方：草薢 20 克，石菖蒲 30 克，茯神 20 克，白术 40 克，延胡索 20 克，丹参 20 克，当归 20 克，三七粉 10 克，土鳖虫 5 克，巴戟天 20 克，黄芪 60 克，黄精 30 克，川芎 40 克，白芍 40 克，石斛 20 克。7 剂，水煎服。

六诊　1999 年 5 月 27 日。证治：糖尿病，血糖 8.2mmol/L，乏力减轻。舌苔薄白；脉弦缓。处方：玉竹 50 克，石斛 30 克，山茱萸 30 克，桑螵蛸 30 克，苍术 30 克，生地 30 克，太子参 30 克，夏枯草 20 克，地骨皮 20 克，葛根 40 克，泽兰 30 克，黄芪 60 克，黄精 30 克，白术 40 克。7 剂，水煎服。

【例4】

姓名：孙某，性别：男，年龄：39 岁。就诊日期：1999 年 4 月 30 日。

证治　糖尿病，乏力，多饮。舌苔薄白；脉弦缓。处方：玉竹 50 克，石斛 30 克，天花粉 50 克，生石膏 50 克，知母 30 克，苍术 30 克，生地 30 克，桑螵蛸 20 克，夏枯草 25 克，女贞子 30 克，地骨皮 20 克，葛根 30 克，泽兰 30 克，黄芪 40 克，黄精 30 克，白术 40 克。7 剂，水煎服。

二诊　1999 年 5 月 7 日。证治：服药后症减。舌苔薄白；脉沉缓。处方：玉竹 50 克，石斛 30 克，天花粉 50 克，五味子 15 克，苍术 30 克，生地 30 克，夏枯草 20 克，女贞子 20 克，地骨皮 20 克，葛根 30 克，泽兰 30 克，黄芪 40 克，黄精 30 克，白术 40 克。7 剂，水煎服。

三诊　1999 年 5 月 17 日。证治：乏力、多饮减轻，服药后症减。苔薄白；脉沉缓。处方：葛根 30 克，川芎 40 克，玉竹 30 克，石斛 30 克，桑螵蛸 30 克，苍术 30 克，白术

30克，天花粉50克，白芍30克，黄精30克，女贞子20克，墨旱莲20克，佩兰20克，黄芪40克。7剂，水煎服。

【例5】

姓名：周某，性别：男，年龄：65岁。就诊日期：1996年4月26日。

证治 浑身无力，自汗，下肢出汗较重，腰酸痛，血糖、尿糖均高，消瘦。舌质紫暗，舌苔薄白，边缘有齿痕，舌下静脉瘀怒；脉沉滑。处方：天花粉100克，葛根20克，鸡内金10克，生地30克，苍术20克，川芎30克，玄参15克，木蝴蝶15克，巴戟天15克，仙茅10克，土鳖虫5克，菟丝子20克，黄柏20克。7剂，水煎服。

二诊 1996年5月20日。证治：消渴症，服药后症减，血糖、尿糖降低。苔薄白；脉沉缓。处方：天花粉70克，葛根20克，鸡内金10克，山药20克，金钱草50克，白花蛇舌草20克，连翘20克，茯苓30克，生地40克，山茱萸30克，牡丹皮10克，莲须10克。7剂，水煎服。

【例6】

姓名：刘某，性别：男，年龄：57岁。就诊日期：1992年7月7日。

证治 糖尿病半年，多饮、多食、多尿，消瘦。苔白浊；脉弦缓有力。处方：二地各40克，山药10克，天花粉50克，女贞子20克，天冬20克，太子参20克，黄芪20克，当归35克，生石膏20克，知母25克，茯苓20克。7剂，水煎服。

按： 用养阴益气清热法治之。

二诊 1992年7月21日。证治：服药半个月，尿少、喝水减少，苔白浊；脉弦缓有力。处方：同前方，6剂，水煎服。

三诊 1992年8月4日。证治：糖尿病（尿糖++++）转为尿糖（++），血糖正常，能食。舌苔薄白；脉弦数。处方：二诊方加黄连10克。7剂，水煎服。

【例7】

姓名：季某，性别：男，年龄：40岁。就诊日期：1992年7月10日。

证治 糖尿肝病，饮水多，日三瓶，尿多，日七八次，有饥饿感，消瘦，肝大（5.0厘米），诊断为慢性肝炎，初期硬化，糖尿病。舌苔白浊，边缘有齿痕；脉弦滑。处方：党参15克，白术10克，茯苓20克，天花粉100克，天冬20克，二地40克，女贞子20克，墨旱莲20克，山茱萸15克，牡丹皮10克，山药15克，楮实子20克，鳖甲20克。7剂，水煎服。

按： 用滋肾健脾，养阴生津法治之。

【例8】

姓名：石某，性别：男，年龄：50岁。就诊日期：1992年8月14日。

证治 糖尿病，口渴，不欲食，尿多，血糖14.0mmol/L。舌苔薄白；脉弦滑有力。处方：天花粉70克，葛根20克，生地30克，山茱萸15克，山药10克，生石膏20克，白芍 30 克，当归 20 克。7 剂，水煎服。

按：养阴生津、清热、补益脾肾法治之。

二诊 1992 年 9 月 4 日。证治：症好转，口干减，尿糖（++），舌脉同上。处方：前方加鸡内金 10 克。7 剂，水煎服。

按：清食开胃。

【例 9】

姓名：孟某，**性别**：女，**年龄**：52 岁。**就诊日期**：1992 年 7 月 10 日。

证治 糖尿病，饥饿，口渴多饮，月经停。血糖 10.8mmol/L，尿糖（++++）。舌苔薄白，舌下静脉微怒；脉沉紧。处方：天花粉 50 克，葛根 15 克，二地各 40 克，何首乌 30 克，女贞子 20 克，墨旱莲 20 克，山茱萸 15 克，茯苓 20 克，天冬 20 克，鸡内金 15 克，砂仁 10 克。7 剂，水煎服。

按：用益肾养阴、清热止渴法治之。

二诊 1992 年 7 月 17 日。证治：诸症好转，腿已不痛，渴减轻，头晕眼花，口干苦。苔根白浊，舌下静脉微怒；脉弦滑。处方：同前方。7 剂，水煎服。

【例 10】

姓名：隋某，**性别**：男，**年龄**：63 岁。**就诊日期**：1996 年 3 月 28 日。

证治 消渴症十余年，现双眼睑下垂。舌质微青，苔薄白；脉弦缓有力。处方：黄芪 50 克，桑螵蛸 30 克，党参 20 克，茯苓 30 克，当归 20 克，生地 30 克，天花粉 50 克，葛根 20 克，鸡内金 10 克，山茱萸 40 克，山药 20 克。7 剂，水煎服。

二诊 1996 年 4 月 4 日。证治：服药后眼睑下垂好转。舌苔薄白；脉沉缓。处方：按前方投药 6 剂，水煎服。

【例 11】

姓名：李某，**性别**：女，**年龄**：62 岁。**就诊日期**：1996 年 7 月 2 日。

证治 消渴症两年余，现血糖高，尿频，腰痛，视物模糊。苔白浊而厚；脉沉缓。处方：天花粉 70 克，鸡内金 10 克，葛根 20 克，苍术 20 克，玄参 20 克，白术 15 克，茯苓 20 克，巴戟天 20 克，仙茅 10 克，土鳖虫 5 克，山药 20 克，山茱萸 20 克，生地 30 克。7 剂，水煎服。

二诊 1996 年 7 月 8 日。证治：苔薄白；脉弦缓。处方：天花粉 70 克，葛根 20 克，黄芩 20 克，苍术 15 克，玄参 15 克，鸡内金 10 克，山药 20 克，山茱萸 30 克，生地 40 克，黄柏 15 克，石韦 10 克，佩兰 10 克。7 剂，水煎服。

【例 12】

姓名：齐某，**性别**：女，**年龄**：13 岁。**就诊日期**：1999 年 1 月 11 日。

证治 糖尿病两月余，多饮，多尿，多食，消瘦，尿糖（++++），血糖 12.1mmol/L。

舌苔白浊；脉弦滑。处方：玉竹30克，石斛20克，珍珠母10克，桑螵蛸15克，地骨皮10克，夏枯草10克，天花粉40克，苍术20克，白术20克，黄芪20克，黄精15克，知母15克，蜂房5克。7剂，水煎服。

二诊　1999年1月18日。证治：多饮减轻，心脏不适，胸闷。舌苔薄白，舌质红；脉弦缓。处方：大黄5克，玉竹30克，石斛20克，当归10克，珍珠母10克，桑螵蛸15克，地骨皮10克，夏枯草10克，天花粉40克，苍术20克，白术20克，黄芪20克，黄精15克，知母15克，蜂房5克。7剂，水煎服。

三诊　1999年1月25日。证治：多食及口干、多饮、多尿均减轻。舌苔无异常；脉弦滑有力。处方：前方抓药6剂。

四诊　1999年2月12日。证治：糖尿病，症减，多饮、多尿略减，血糖9.5mmol/L，尿糖（++）。舌苔薄白；脉沉缓。处方：黄精20克，黄芪30克，天花粉50克，白术40克，葛根20克，泽兰30克，桑螵蛸20克，生地30克，夏枯草15克，地骨皮20克，苍术20克，白芍20克，女贞子20克，山药10克，焦栀子10克，玉竹20克，石斛20克。7剂，水煎服。

五诊　1999年2月26日。证治：多饮，乏力。舌苔薄白；脉弦缓有力。处方：天花粉50克，石斛30克，白术40克，苍术20克，玉竹20克，桑螵蛸15克，地骨皮15克，夏枯草15克，黄芪30克，葛根15克，泽兰20克，佩兰10克，黄精10克，蜂房5克。7剂，水煎服。

六诊　1999年3月5日。证治：多饮、多食减。舌苔薄白；脉弦缓。处方：天花粉50克，石斛20克，苍术20克，白术30克，黄芪30克，大黄5克，生石膏30克，知母30克，黄精15克，葛根20克，泽兰20克，佩兰15克，地骨皮15克，夏枯草15克，生地20克。3剂，水煎服。

七诊　1999年3月8日。证治：多饮、多食渐减，腰及小腹痛，经不定期。舌苔白浊；脉弦疾。处方：葛根20克，泽兰30克，玉竹50克，苍术30克，佩兰20克，巴戟天20克，土鳖虫5克，淫羊藿30克，白术20克，天花粉50克，生地30克，石斛30克，黄芪50克，黄精30克，桑螵蛸20克。4剂，水煎服。

八诊　1999年3月12日。证治：多饮、多食减轻。舌苔薄白；脉弦缓。处方：天花粉50克，苍术30克，石斛20克，玉竹50克，白术20克，黄芪30克，桑螵蛸15克，地骨皮15克，夏枯草20克，葛根20克，泽兰30克，佩兰20克，女贞子20克，生石膏15克，黄精20克。7剂，水煎服。

九诊　1999年3月19日。证治：症状同前。舌苔薄白；脉弦缓。处方：天花粉50克，苍术30克，石斛20克，玉竹50克，白术20克，黄芪30克，桑螵蛸15克，地骨皮15克，夏枯草20克，葛根20克，泽兰30克，佩兰20克，女贞子20克，生石膏15克，黄精20克。7剂，水煎服。

十诊　1999年3月26日。证治：已无明显症状。舌苔薄白；脉弦缓。处方：玉竹30克，石斛20克，葛根20克，泽兰30克，天花粉40克，白术30克，苍术30克，生地20克，佩兰15克，地骨皮15克，夏枯草15克，黄芪40克，黄精30克，山药10克。7剂，水煎服。

十一诊　1999年4月1日。证治：糖尿病，血糖11.0mmol/L，多饮减轻。舌苔白浊；

脉弦疾。处方：玉竹30克，石斛20克，葛根20克，泽兰30克，生地20克，佩兰10克，葶苈子10克，白芍20克，夏枯草15克，天花粉50克，苍术20克，白术20克，黄芪30克，黄精20克。7剂，水煎服。

【例13】

姓名：杨某，**性别**：女，**年龄**：70岁。**就诊日期**：1999年4月8日。

证治 糖尿病，脂肪肝，腹胀，失眠，肝区胀痛（六年余）。舌苔白浊而厚；脉沉缓。处方：葛根40克，泽兰30克，黄芩30克，夏枯草25克，生地30克，天花粉50克，苍术30克，地骨皮20克，杜仲25克，女贞子20克，白术30克，墨旱莲20克，黄芪60克，石斛20克，黄精30克。7剂，水煎服。

4. 汗证

精选验案与探讨

【例】

姓名：肖某，**性别**：女，**年龄**：23岁，某院护士。**就诊日期**：1980年12月。

证治 手足出汗非常严重，冷天及紧张时尤其明显，手上汗珠浮露欲滴，用力一甩，地上的汗珠可连成一条条线，甚则连成一小片，冬天鞋袜湿凉，手和脚的皮肤被汗水浸泡，其色白，触之软，患者虽望之体质较瘦，但既往健康，无其他疾病，饮食二便均正常。舌质淡，苔薄白；脉细缓。

外洗方 给予外洗敛汗方，麻黄根50克，煅牡蛎50克，煅龙骨50克，防风50克，炙僵蚕10克，沙苑子50克（布包煎）。7剂。

连洗一周，出汗明显减少，但感到麻烦，后改用口服当归六黄汤加味，巩固疗效。此例疗效满意，后每逢手足汗出严重时，即开此方外洗。

讨论：方中麻黄根功专收敛止汗，为止汗专药；煅牡蛎、煅龙骨均有收敛固涩止汗之功；防风不仅祛风，又能胜湿；炙僵蚕、沙苑子涩精止汗；与麻黄根同用，增强其敛汗功效；诸药合用，共奏涩精、除湿、固表敛汗之功。

类 案

【例1】

姓名：刘某，**性别**：男，**年龄**：28岁。**就诊日期**：1991年12月3日。

证治 稍微活动即后背汗出如流水，昼夜冷热不分，眠差，多梦。西医诊断为自主神经紊乱，经治不效。舌质红；脉缓有力。处方：葛根10克，白芍50克，牡蛎50克，龙骨20克，黄芪20克，酸枣仁15克，生地20克。6剂，水煎服。

二诊 1991年12月10日。证治：汗出减少一多半。处方：同前方。6剂，水煎服

【例2】

姓名：商某，**性别**：男，**年龄**：45岁。**就诊日期**：**1991年11月15日**。

证治　活动时易出汗，腰酸痛乏力，心悸、心慌。舌苔白浊，体胖；脉沉缓。处方：黄芪20克，瓜蒌30克，郁金10克，木香15克，山茱萸15克，龙骨20克，牡蛎20克，白术15克，白芍40克。6剂，水煎服。

【例3】

姓名：韩某，**性别**：男，**年龄**：30岁。**就诊日期**：**1996年1月30日**。

证治　盗汗，夜晚低热，咳嗽，胸痛，腰痛半月余，不欲食。舌苔白浊而腻，舌下静脉微怒；脉细数。处方：鱼腥草50克，桔梗20克，黄芩30克，橘红20克，炙甘草15克，杏仁10克，前胡20克，白薇15克，紫菀10克，款冬花20克，麦冬30克，枇杷叶15克，生龙骨20克。7剂，水煎服。

二诊　1996年2月5日。证治：盗汗，服药后汗出减轻，腰仍痛，咳嗽痰多。舌苔薄白；脉弦数。处方：板蓝根50克，山豆根20克，紫草10克，木瓜10克，太子参20克，生地30克，白芍40克，甘草15克，山茱萸20克，山药20克，茯苓30克。7剂，水煎服。

按：此患为肝弥漫性损伤，胆囊炎。

【例4】

姓名：吴某，**性别**：男，**年龄**：17岁。**就诊日期**：**1996年3月21日**。

证治　自汗，盗汗，时有头痛，六月余。舌苔薄白，边缘有齿痕；脉弦疾。处方：黄芪50克，当归20克，生龙骨50克，牡蛎20克，生地40克，山茱萸30克，山药20克，茯苓20克，桂枝10克，白芍50克，紫石英15克，神曲10克。7剂，水煎服。

按：表阳虚汗出。

二诊　1996年3月29日。证治：服药后症状较前好转，出汗减轻。舌苔薄白；脉弦缓。处方：前方加五倍子10克。7剂，水煎服。

【例5】

姓名：崔某，**性别**：男，**年龄**：24岁。**就诊日期**：**1999年6月22日**。

证治　双手心、足心出汗十余年。舌苔薄白；脉弦缓。处方：五倍子20克，石榴皮10克，龙骨30克，牡蛎30克，萆薢30克，生地20克，白术40克，甘草15克，石斛30克，山药20克。7剂，水煎服。

二诊　1999年6月28日。证治：双手心、足心出汗，服药后症同前。舌苔薄白；脉弦缓有力。处方：桂枝10克，白术50克，苍术30克，萆薢20克，甘草20克，五倍子10克，山药30克，山茱萸30克，生地40克，牡丹皮10克，石斛20克。7剂，水煎服。

三诊　1999年7月5日。证治：双手心、足心出汗，心率快。舌苔白浊；脉弦疾。处方：白芍70克，黄芪60克，防风20克，白术40克，五倍子15克，干地30克，连翘30

克，白茅根 15 克，僵蚕 10 克，牡丹皮 10 克，焦栀子 20 克，石斛 20 克。7 剂，水煎服。

四诊　1999 年 7 月 12 日。证治：双手心多汗减轻。舌苔薄白；脉弦缓有力。处方：黄芪 60 克，白术 40 克，防风 30 克，五倍子 20 克，龙骨 30 克，牡蛎 30 克，石斛 20 克，僵蚕 15 克，蝉蜕 20 克，蒺藜 20 克，熟地 20 克，甘草 15 克。7 剂，水煎服。

五诊　1999 年 7 月 19 日。证治：双手心出汗略减轻。舌苔薄白；脉弦缓。处方：黄芪 60 克，防风 30 克，白术 40 克，五倍子 10 克，女贞子 20 克，墨旱莲 20 克，干地 30 克，山茱萸 30 克，石斛 15 克，白芍 50 克，牡丹皮 10 克，茯苓 40 克。7 剂，水煎服。

六诊　1999 年 7 月 26 日。证治：双手心、足心出汗已好转，减少。舌苔薄白；脉弦缓。处方：黄芪 30 克，防风 20 克，白术 40 克，五倍子 10 克，龙骨 20 克，牡蛎 20 克，白芍 50 克，石斛 20 克，干地 30 克，墨旱莲 30 克，麻黄根 5 克。7 剂，水煎服。

【例 6】

姓名：张某，性别：男，年龄：50 岁。就诊日期：1996 年 7 月 1 日。

证治　双膝沉，下肢凉半月余，发病起因为下雨跑步 20 余里后回家用凉水洗头及喝凉水后，怕凉，出黑斑，浑身发冷，腰酸，排尿困难，周身大汗淋漓，口渴，多饮。舌苔黄燥而腻；脉弦缓。处方：桂枝 10 克，白芍 30 克，甘草 10 克，附子 5 克，黄芪 20 克，知母 20 克，防风 20 克，党参 20 克，麦冬 15 克，五味子 10 克，砂仁 10 克，牛膝 10 克，萹蓄 20 克，小茴香 10 克。7 剂，水煎服。

【例 7】

姓名：付某，性别：男，年龄：36 岁。就诊日期：1998 年 5 月 14 日。

证治　右半侧头面部不出汗 6 年余。舌苔微黄；脉沉缓。处方：羌活 10 克，防风 20 克，泽兰 30 克，延胡索 20 克，佩兰 15 克，川芎 40 克，白芷 10 克，薄荷 15 克，丹参 20 克，当归 20 克，地龙 20 克，蜈蚣 1 条，全蝎 5 克，甘草 15 克。7 剂，水煎服。

二诊　1998 年 6 月 2 日。证治：服药后症减，头清。舌苔薄白；脉弦缓。处方：蜈蚣 1 条，党参 15 克，茯苓 30 克，白术 30 克，甘草 15 克，砂仁 10 克，当归 20 克，川芎 40 克，白芍 50 克，生地 30 克，桂枝 10 克，杏仁 10 克，柴胡 30 克，半夏 15 克，藁本 10 克，天竺黄 10 克。7 剂，水煎服。

三诊　1998 年 6 月 9 日。证治：舌苔白浊，中心黄；脉弦滑。处方：苍术 20 克，薏苡仁 30 克，白豆蔻 20 克，通草 5 克，蝉蜕 20 克，川芎 35 克，生地 20 克，白芍 40 克，太子参 20 克，黄芪 30 克，黄柏 20 克，知母 20 克，五倍子 15 克。7 剂，水煎服。

四诊　1998 年 6 月 16 日。证治：服药后头部有潮湿感。苔白浊；脉弦缓。处方：桂枝 10 克，白芍 50 克，杏仁 10 克，甘草 15 克，防风 20 克，黄芪 30 克，当归 20 克，川芎 20 克，通草 5 克，沙参 30 克，焦栀子 10 克，砂仁 10 克，神曲 10 克，知母 50 克。7 剂，水煎服。

五诊　1998 年 6 月 23 日。证治：右半侧头部现潮湿。舌苔边白；脉弦缓。处方：黄芩 30 克，黄连 15 克，桂枝 10 克，白芍 40 克，甘草 15 克，川芎 30 克，香附 15 克，蝉蜕 20 克，浮萍 10 克，连翘 30 克，金银花 30 克，芦根 20 克，生地 30 克，防风 20 克，桑白皮 20 克，五加皮 15 克。7 剂，水煎服。

5. 痰饮

【例1】

姓名：冯某，性别：男，年龄：45岁。就诊日期：1997年2月18日。

证治　结核性胸膜炎三月余，现低热，深呼吸胸疼痛，咳嗽，胸腔积液。舌苔薄白；脉弦缓而疾。处方：猫爪草50克，黄芪50克，葶苈子50克，茯苓30克，炙百部10克，天冬20克，桔梗20克，甘草15克，桑白皮10克，生地20克，生龙骨20克，生牡蛎20克。7剂，水煎服。

【例2】

姓名：卜某，性别：女，年龄：60岁。就诊日期：1997年2月25日。

证治　结核性胸膜炎三月余。舌苔白浊质微青；脉弦缓。处方：猫爪草70克，桔梗20克，甘草15克，沙参50克，葶苈子50克，橘红20克，炙百部15克，天冬20克，川贝母5克，枇杷叶10克，白薇15克，龙骨20克，牡蛎20克，大枣10克。7剂，水煎服。

二诊　1997年3月18日。证治：结核性胸膜炎，服药后诸症好转。舌苔薄白；脉沉弦。处方：猫爪草70克，炙百部15克，天冬20克，黄芪50克，太子参20克，山药20克，生地30克，柴胡20克，地骨皮15克，神曲15克，当归20克，白术30克。7剂，水煎服。

三诊　1997年3月27日。证治：服药后症减。舌苔薄白；脉弦缓。处方：猫爪草70克，侧柏叶50克，生地30克，白术20克，炙百部15克，苍术20克，葶苈子50克，天冬20克，黄芪30克，当归20克，白芍30克，甘草15克。7剂，水煎服。

【例3】

姓名：孙某，性别：男，年龄：67岁。就诊日期：1998年7月16日。

证治　结核性胸膜炎，左肺积水，胸闷。舌苔薄白，中心微黄；脉弦数有力。处方：侧柏叶50克，猫爪草50克，大黄10克，黄柏20克，夏枯草25克，连翘50克，葶苈子50克，桔梗20克，茯苓30克，天冬20克，半枝莲20克，甘草20克，生牡蛎50克。7剂，水煎服。

二诊　1998年7月24日。证治：结核性胸膜炎，左肺积水，服药后症状减轻。舌苔薄白；脉弦缓有力。处方：前方加芒硝10克。7剂，水煎服。

6. 厥证

【例1】

姓名：王某，性别：男，年龄：14岁。就诊日期：1992年9月4日。

证治　发作时头晕手足凉，恶心呕吐，心慌。舌苔白腻；脉弦缓。处方：吴茱萸10克，党参20克，大枣15枚，生姜25克。7剂，水煎服。

一、内　科

【例2】

姓名：张某，性别：女，年龄：13岁。就诊日期：1995年2月9日。

证治　突然晕厥一次，心率快。舌苔薄白；脉弦数。处方：沙参30克，黄芩10克，生地20克，连翘20克，紫石英10克，神曲10克，磁石20克，麦冬10克，五味子10克，甘草10克，党参10克。7剂，水煎服。

【例3】

姓名：姚某，性别：女，年龄：42岁。就诊日期：1996年3月12日。

证治　雷诺病。舌苔薄白，舌下静脉瘀怒；脉弦缓。处方：桂枝15克，白芍30克，当归20克，地龙30克，薏苡仁50克，麻黄6克，甘草15克，三七10克，全蝎10克，苍术20克，茯苓30克，丹参20克，蜈蚣2条，延胡索20克。7剂，水煎服。

【例4】

姓名：杜某，性别：女，年龄：45岁。就诊日期：2000年5月11日。

证治　双手双脚凉，苍白，疼痛，左眼视神经萎缩，一年，视力0.5，乏力，不能食，二便尚可。舌苔薄白；脉沉缓无力。处方：鸡血藤70克，防风20克，白术30克，苍术30克，豨莶草30克，决明子50克，没药15克，乳香15克，女贞子30克，墨旱莲30克，白茅根40克，全蝎10克，蜈蚣2条。7剂，水煎服。

【例5】

姓名：孟某，性别：男，年龄：40岁。就诊日期：1997年4月10日。

证治　一过性昏厥，近日频发，一月发作三次。脉弦缓有力，时有停跳。处方：二丑各20克，槟榔15克，白胡2克，党参20克，凌霄花15克，当归20克，丹参20克，川芎15克，青皮20克，枳壳20克，全蝎10克，蜈蚣1条。7剂，水煎服。

7. 虚劳

【例1】

姓名：王某，性别：女，年龄：50岁。就诊日期：1992年10月16日。

证治　乏力，肩背不适，有时心跳有间歇，尿少，尿黄，尿频。舌苔薄白；脉弦缓微涩。处方：当归20克，丹参20克，乳香15克，没药10克，肉桂10克，木瓜15克，泽泻15克，白术20克，茯苓35克。7剂，水煎服。

【例2】

姓名：于某，性别：女，年龄：32岁。就诊日期：1992年7月28日。

证治　疲乏劳累，近月加重，头晕，后背酸痛，胸窝痛，不欲食，大便正常，月经正常。舌苔薄白，边缘有齿痕，舌下静脉瘀怒；脉沉缓。处方：白术 20 克，山药 15 克，莲子 10 克，砂仁 20 克，桂枝 10 克，薏苡仁 30 克，茯苓 20 克，党参 15 克，陈皮 10 克。7 剂，水煎服。

按：证由脾运化不及，中气不足所致。脾主四肢、肌肉，脾主运化水谷精微，今脾虚，四肢、肌肉失养，清气不升，产生上述诸症，用健脾益气法治之。

【例 3】

姓名：张某，性别：女，年龄：41 岁。就诊日期：1991 年 12 月 3 日。

证治 头晕头痛，视物不清，周身乏力不适。咽部有痰阻塞感，麻木。舌苔薄白；脉沉缓无力。处方：黄芪 50 克，桂枝 10 克，白芍 50 克，甘草 15 克，龙骨 20 克，牡蛎 20 克，杏仁 10 克，桑叶 30 克，炙百部 10 克，6 剂，水煎服。

【例 4】

姓名：张某，性别：男，年龄：43 岁。就诊日期：1992 年 12 月 3 日。

证治 头昏，浑身乏力。苔薄白；脉弦滑。处方：黄芪 20 克，补骨脂 10 克，续断 20 克，菟丝子 15 克，生地 20 克，当归 20 克，川芎 15 克，磁石 30 克，神曲 20 克。7 剂，水煎服。

按：证由先天不足、脾胃虚弱所致。补肾健脾，养血和血。

【例 5】

姓名：邹某，性别：男，年龄：57 岁。就诊日期：1992 年 7 月 7 日。

证治 头重脚轻，不适乏力，心悬，如有飘忽感（心肌供血不佳）。舌苔白浊，边缘有齿痕，舌质微青；脉弦硬。处方：鸡血藤 50 克，白芍 50 克，川芎 35 克，郁金 15 克，磁石 35 克，太子参 20 克，楮实子 10 克，青皮 10 克，木香 5 克，神曲 10 克。7 剂，水煎服。

按：用养血活血、理气安神法治之。

【例 6】

姓名：潘某，性别：女，年龄：33 岁。就诊日期：1992 年 5 月 15 日。

证治 头沉，胸闷，腰痛，周身不适，腹中有气，排气较舒，面部轻浮，吸气困难。舌苔白浊，舌下静脉微瘀；脉沉涩。处方：黄芩 30 克，川芎 25 克，白芷 10 克，羌活 10 克，防风 20 克，厚朴 15 克。白芍 30 克，青皮 10 克。7 剂，水煎服。

按：疏肝通阳兼祛风湿。

【例 7】

姓名：关某，性别：女，年龄：35 岁。就诊日期：1992 年 7 月 17 日。

证治 浑身乏力三个月，胸背痛，太阳穴处头痛，按之较舒，月经提前一周。舌苔阴性，舌下静脉微怒；脉沉弦。处方：当归 20 克，白芍 30 克，川芎 15 克，生地 20 克，菊花 20 克，珍珠母 20 克，太子参 15 克。7 剂，水煎服。

【例 8】

姓名：于某，性别：男，年龄：30 岁。就诊日期：1995 年 1 月 24 日。

证治　周身乏力，肌肉疼痛，自汗一年余。舌苔薄白，舌下静脉瘀怒；脉弦滑有力。处方：防风 20 克，羌活 15 克，党参 10 克，山药 15 克，薏苡仁 70 克，豨莶草 50 克，钻地风 20 克，千年健 15 克，何首乌 50 克，砂仁 10 克，丹参 30 克。7 剂，水煎服。

【例 9】

姓名：关某，性别：女，年龄：28 岁。就诊日期：1996 年 6 月 17 日。

证治　周身无力，困倦，头晕。舌苔阴性；脉弦缓。处方：当归 20 克，川芎 30 克，桃仁 10 克，红花 10 克，生地 40 克，白芍 30 克，二丑各 30 克，槟榔 15 克，白胡椒 1 克，党参 15 克，磁石 30 克，神曲 15 克。7 剂，水煎服。

【例 10】

姓名：杨某，性别：男，年龄：12 岁。就诊日期：1996 年 6 月 20 日。

证治　有乙肝病史，周身乏力，时有胃痛。苔薄白；脉弦缓。处方：黄芪 30 克，太子参 30 克，川芎 10 克，当归 20 克，连翘 50 克，板蓝根 50 克，紫草 10 克，白茅根 20 克，山豆根 10 克，甘草 15 克，青皮 10 克，枳壳 15 克。7 剂，水煎服。

【例 11】

姓名：赵某，性别：女，年龄：41 岁。就诊日期：1996 年 6 月 20 日。

证治　周身无力，肌肉疼痛无力 8 年，晨起腹泻。舌苔白浊，质暗青；脉弦滑。处方：山茱萸 50 克，山药 30 克，黄芪 30 克，肉豆蔻 20 克，赤石脂 30 克，苦参 10 克，甘草 15 克，当归 20 克，丹参 20 克，乳香 10 克，没药 10 克，白术 20 克，附子 5 克。7 剂，水煎服。

【例 12】

姓名：崔某，性别：女，年龄：29 岁。就诊日期：1996 年 6 月 20 日。

证治　周身无力，疲倦两年余。舌苔薄白，舌下静脉怒张；脉弦滑有力。处方：柴胡 20 克，白芍 30 克，巴戟天 20 克，淫羊藿 30 克，鸡血藤 30 克，土鳖虫 5 克，甲珠 10 克，延胡索 20 克，伸筋草 30 克，豨莶草 50 克，青皮 20 克，枳壳 20 克。7 剂，水煎服。

【例 13】

姓名：姜某，性别：女，年龄：30 岁。就诊日期：1996 年 6 月 24 日。

证治　有乙肝病史，乏力，不欲食。舌苔薄白；脉沉弦无力。处方：黄芪 50 克，党参 20 克，当归 20 克，川芎 15 克，连翘 50 克，赤芍 20 克，紫花地丁 30 克，板蓝根 50

克，白茅根20克，紫草10克，山豆根10克，砂仁10克，甘草15克。7剂，水煎服。

8. 内伤发热

【例1】

姓名：王某，**性别**：女，**年龄**：23岁。**就诊日期**：**1993年2月16日**。

证治 经常发热，原因不明，春节感冒后发热，发冷，全身及两手有多变性红斑，鼻翼两侧红斑，发热。西医诊断为红斑狼疮。舌苔白浊而厚；脉弦疾有力。处方：当归20克，川芎15克，乳香10克，没药10克，全蝎10克，蜈蚣1条，柴胡50克，黄芩50克，党参20克，甘草20克。7剂，水煎服。

按：以柴芩清其热，参草补气，拔毒外出，余药活血逐瘀通络，瘀祛热解。

【例2】

姓名：吴某，**性别**：男，**年龄**：67岁。**就诊日期**：**1992年7月14日**。

证治 发热，劳累不适，不欲食。舌苔薄白，舌下静脉瘀怒；脉弦缓有力。处方：赤芍15克，当归20克，桃仁10克，生地30克，桔梗15克，红花5克，枳壳15克，柴胡20克，川芎30克。7剂，水煎服。

按：血瘀发热以血府逐瘀汤为主治之。

【例3】

姓名：高某，**性别**：男，**年龄**：32岁。**就诊日期**：**1996年7月8日**。

证治 低热三年余，时重时轻，便秘。舌苔白浊，舌下静脉微怒；脉弦滑。处方：党参20克，黄芪30克，柴胡50克，黄芩50克，地骨皮15克，青蒿10克，秦艽20克，鳖甲10克，金钱草50克，白花蛇舌草20克，延胡索20克。7剂，水煎服。

【例4】

姓名：杨某，**性别**：女，**年龄**：62岁。**就诊日期**：**1996年7月8日**。

证治 周身不适，自觉发热一月余，头晕，头沉。舌苔白浊；脉沉细而迟无力。处方：柴胡30克，黄芩50克，地骨皮20克，牡丹皮10克，青蒿10克，秦艽20克，青皮20克，枳壳20克，丹参20克，黄柏20克，知母30克，砂仁10克，焦三仙各20克。7剂，水煎服。

【例5】

姓名：吴某，**性别**：女，**年龄**：44岁。**就诊日期**：**1996年9月30日**。

证治 自觉五脏六腑发热（阵发性）一周余，燥热难耐，体温不变。舌苔白浊；脉弦滑。处方：青皮20克，枳壳20克，柴胡30克，黄芩30克，黄连15克，黄柏15克，知母20克，甘草20克，厚朴20克，郁金15克，木香10克，龙骨20克，海螵蛸20克，延胡索 15 克。7 剂，水煎服。

【例 6】

姓名：冯某，性别：男，年龄：60 岁。就诊日期：1996 年 10 月 4 日。

证治　自觉周身发热一年余，夏季轻微，冬季加重，体温不高，便秘。舌苔薄白；脉沉缓。处方：当归 30 克，川芎 20 克，丹参 30 克，酒大黄 10 克，甘草 15 克，郁金 20 克，木香 10 克，神曲 15 克，青皮 20 克，枳壳 20 克，柴胡 20 克，地骨皮 10 克。7 剂，水煎服。

【例 7】

姓名：张某，性别：女，年龄：60 岁。就诊日期：1996 年 5 月 23 日。

证治　低热一月余，体温 37℃，大便日二次。苔白浊；脉弦有力。处方：柴胡 50 克，黄芩 50 克，地骨皮 20 克，青蒿 10 克，鳖甲 15 克，当归 20 克，知母 30 克，乌梅 5 克，麦冬 20 克，太子参 20 克。7 剂，水煎服。

【例 8】

姓名：汤某，性别：女，年龄：44 岁。就诊日期：1996 年 6 月 14 日。

证治　低热四月余，近一月心慌心悸，周身乏力。舌苔白腻；脉沉缓。处方：柴胡 50 克，黄芩 50 克，党参 20 克，甘草 15 克，桂枝 10 克，白芍 50 克，川芎 30 克，青皮 20 克，枳壳 20 克，地骨皮 20 克，青蒿 5 克，苦参 10 克，砂仁 10 克。7 剂，水煎服。

二诊　1996 年 6 月 17 日。证治：仍有低热，今晨起头痛，口唇发凉。苔白浊；脉弦滑。处方：瓜蒌 30 克，薤白 10 克，半夏 10 克，川芎 40 克，白芍 50 克，郁金 20 克，木香 10 克，延胡索 10 克，柴胡 50 克，黄芩 50 克，黄连 20 克，甘草 15 克。7 剂，水煎服。

（七）肢体筋脉病证

1. 痹证

精选验案与探讨

【例 1】

姓名：陈某，性别：女，年龄：22 岁，学生。就诊日期：1979 年 7 月 8 日。

证治　1961 年春末夏初，随全校同学赴松花江边某农场劳动，所在福利组每日晨起下松花江中摸蚬蜊，水冷彻骨，出水后常感关节僵硬不适，活动后好转，1 个月后劳动结束不久，渐感关节酸沉疼痛，活动不利经校医室治疗效果不显，且双膝、踝关节红肿疼痛加重，脚肿甚剧，上下楼梯十分困难，相继在全身皮肤上出现大小不等圆形硬性结节性红斑，双下肢尤甚，触痛明显，难以忍受，红斑新旧交替，反复出现，皮肤呈红、紫暗相间，曾住院按风湿热治疗，因服阿司匹林而出现恶心、呕吐、食少纳呆、身体羸瘦，症无好转而出院。诸多中医师为其热心诊治，因见关节红肿痛热及红斑结节，舌红、苔黄腻；脉滑数，诸医均按湿热辨证，投用大剂清热利湿等中药，服后肿虽消，但关节疼痛加剧，有如骨间互相摩擦的刺痛感，双膝不敢下蹲，走路屈伸不利，红斑不退，经治疗两月余不愈，且药入即吐，仅靠服安乃近以止痛。暑假回家，转由陈老治疗。处方：桂枝芍药知母汤合乌头汤原方，以附子为主药，用量15克，乌头6克，均为已炮制的黑附片、乌头片，其他药为常规量。附子、乌头先煎1小时，后纳诸药，再文火煎约近1小时，倒出药液服用。

患者后述，第1剂药于午餐前服用，午餐后半时许，出现头晕欲睡之感，随即入睡2～3小时，醒后顿觉浑身轻松，疼痛明显减轻，走路利落，心情豁然开朗。连服药9剂，肿消痛减，诸症明显好转，红斑大部分消退，再无新生。因开学在即，汤剂停服，改做丸药1料，连服两个月，诸症皆愈，后无再发。

讨论： 本例在诸多治疗不效之后，陈老紧紧抓住寒与痛这两个突出的症状为辨证的着眼点。因发病有明显的感寒史，其病始起于下，阴寒之邪客于经脉，气血凝涩不通，而发为痹痛。且服用清热利湿药物其痛非但不减反而加剧，寒邪虽已化热，但深伏在骨髓之寒湿并未化热，故其病本为寒湿，其标为湿热，治用桂枝芍药知母汤，以附子为主药，标本兼顾，大胆使用乌、附大辛大热有毒之品，药证相符，故效如桴鼓。

【例2】

姓名： 李某，**性别：** 女，**年龄：** 59岁，齐齐哈尔市人。**就诊日期：** 1979年10月2日。

主诉 四肢关节弯曲变形，肿痛难忍，近20年。

病史 20年前，因受凉出现周身关节疼痛，自服一些治风湿药维持，病情时好时犯，渐有发展趋势，曾到某西医医院诊治，经化验类风湿因子阳性，诊为类风湿关节炎，口服安乃近、阿司匹林、激素，注射一些消炎药等，关节痛有缓解，但不能停激素，停服激素疼痛加重，因出现激素副作用明显，1年后，将激素逐渐减完，但其四肢腕踝肘膝手足关节肿胀弯曲变形逐年加重，逢阴雨天着凉病情更重，近两年自觉筋紧怕冷，活动困难，生活只能半自理，行动需人背扶；闭经10年，无其他疾病。经人介绍请陈老诊治。

检查 四肢弯曲变形，关节肿胀，不红不热，手触之关节肿处痛不可忍，不敢动，动则痛剧，痛苦面容，面目虚浮，语音低微。舌苔薄白而腻；脉沉弦而细。

诊断 顽痹（白虎历节风）——类风湿关节炎。

治则 温经散寒，补气祛风，化瘀通络。

处方 乌头汤、桂枝芍药知母汤二方加味化裁治之。

制川乌、草乌各10克，附子20克，防风20克，白芍30克，知母30克，麻黄6克，熟地25克，黄芪40克，川芎15克，当归20克，生姜5克。7剂，水煎服。煎法注意：制川乌、草乌、附子先煎1小时，他药先浸泡，待附子煎1小时后，纳入他药再合煎1小时，共煎2次，留药液200毫升，早晚各半分服，每日1剂。

二诊 1979年10月14日。药后痛稍减，余无变化。守前方加鸡血藤30克，青风藤

30 克，蜈蚣 2 条，继服 10 剂。

三诊　1979 年 10 月 24 日。痛又减轻，但关节肿胀不消，畏冷，脉同前。系属阳虚，正气不足，守二诊方加党参 30 克，黄芪增至 80 克，薏苡仁 80 克。15 剂，观后效。

四诊　1979 年 11 月 9 日。服药后，疼痛减轻，已能忍受，脉仍弦细，为气郁不散，前方减乌、附各 10 克，加香附 10 克，陈皮 10 克，继服 20 剂。

五诊　1979 年 11 月 30 日。关节疼痛大减，惟关节肿胀不消，守前方减麻黄、细辛，加石斛 30 克，补骨脂 30 克，伸筋草 40 克，以助阳荣筋，20 剂。

六诊　四肢肿痛基本缓解，关节肿处微见消，但按之仍痛，精神好转，嘱继服 30 剂。

七诊　1979 年 12 月 31 日。只四肢弯曲不能伸直，但能自扶手杖小步趋行，生活能半自理，因经济困难，要求服成药治疗，予以开处方补肝肾、活血脉、通经络，祛除残余之邪，配成面药，长期服用。处方：黄芪 100 克，附子 40 克，党参 30 克，补骨脂 50 克，石斛 40 克，鸡血藤 50 克，蜈蚣 15 克，土鳖虫 15 克，青风藤 30 克，巴戟天 30 克，龟板 30 克，全蝎 20 克，伸筋草 50 克，当归 50 克，川芎 30 克，乳香 30 克，没药 30 克，地龙 30 克，薏苡仁 100 克，桂枝 20 克，牛膝 15 克，红花 20 克，甲珠 20 克，鹿角 30 克。以上诸药研为细面，每次服 3 克，日服 3 次，以善其后。药后疼痛、肿胀消失，基本治愈，但四肢弯曲变形不能伸直，未能恢复。随访一年未再反复。

讨论： 痹证发病之因不外乎风寒湿邪，但形成顽痹乃久病入络，邪气留滞筋骨，伤及肝肾，以内虚为本，应以补虚为主；不过该患的特点是经常反反复复，以疼痛为主，兼有筋紧畏寒，其痛难忍，关节肿胀，可知此以寒湿为患，而寒邪偏胜之寒湿痹证；寒伤阳，"阳主化"，阳伤不能化气，又不能驱邪外出；寒伤血脉，血脉凝泣，湿邪亦黏滞血脉，寒湿蕴结关节，血脉凝泣，流连不已，故其关节肿胀疼痛。肝主筋，肾主骨，筋伤，累及于肝，肝虚，乏气血濡养于筋，引发肢节肿胀拘挛，不能随意伸直而作痛；骨伤则肾虚，生髓者少，注骨者亏，而难行立，此即所谓"肝筋拘挛失所养""肾骨腰脊不能兴"。此为肝肾两虚筋骨俱伤之候。况久病正气大亏，外不能抵御六淫之邪侵袭，内又引发七情之气郁结，导致荣卫之气不能偕行，气血精津液转贯通利不良，以致病痛缠绵不已而形成痼疾。然久病之痹证，邪气有无从化关系，从证分析，三痹之因，风胜为行痹，其痛则有酸、麻、沉、胀、肿痛之感，并游走不定；寒胜之痹，痛处固定在关节或筋骨之间，其痛之严重难忍；湿胜之着痹，其痛酸楚伴肢体肿胀，无游走之征；久病虽有化燥伤筋，但未成为热痹；故诊为寒邪胜之痛痹中的顽症。

本例顽痹治疗，运用乌头汤、桂枝芍药知母汤两方加味化裁治之。方中川乌、草乌、附子温经散寒而止痛为主药，逐阴邪而济阳，阳气胜则寒邪易散，用小量麻黄、细辛发散，从筋骨深处引邪外散，为防其发越之过伤津，辅以熟地与知母补肾而制之；用桂枝之宣通和芍、归之活血，共助乌、附散寒止痛之功。而桂枝又能调和卫气，与防风共用，可防风之复来侵卫，卫气与荣气和谐，必得芎、归之活血，方能荣卫和、三焦通、水道利、湿浊易散。况久病正气已虚，匡复正气，用参、芪以济阳，黄芪与参补内虚，得防风之助，又能除外风，一攻一补，相得益彰。正所谓散寒必先驱风，风解，无助寒之威，补虚为了攻邪，邪除而正气来复，使顽固之邪无留连之处。用药后，其痛缓解较慢，一是邪气盘踞之久而瘀着，一是内虚，兼郁结不散而为患。尚因脾虚不足，水精不化，气不行而水亦滞，湿浊亦从内生，用白术健脾燥湿，大量薏苡仁助脾健运，又渗湿利窍，和理气之香附、陈皮，疏解气机以健胃，结合芎、归、地、芍、活血，气行血活，达到血活风自散之目的，复用藤类药和虫类药，如鸡血藤、青风藤、伸筋草、蜈蚣、全蝎、甲珠、土鳖虫、地龙、龟板、鹿角活血散风逐寒止痛，又能搜剔隐匿之邪，治疗半载，后配以面药，服之数月，除四肢变形未能恢复外，诸证均得以较好缓解，随访一年无反复，疗效堪称满意。

本案治疗，于发散中补虚，使真元之气不能耗散，于补虚中发散，不让邪气留连，贯穿始终；对邪伤卫，用芪、桂补虚固表而和卫，邪伤营，用芎、归入血以和营，营卫和谐，则气血畅通，而病愈矣。

【例3】

姓名：张某，**性别**：女，**年龄**：56岁。就诊日期：1996年11月。

证治 患者为职业女性，上班工作伏案少动，平时很少进行体育锻炼，体质柔弱，值天冷季节，衣着单薄，后背及两肩被冷风吹到时间较长，引发两肩冷痛，左肩严重，左上臂不能上举，外旋时疼痛甚重，虽经拔火罐、贴膏药等处理，但症状不减，以致上臂痛影响工作，故来求治于中医。患者除上述症状外，舌质淡，苔薄白；脉沉缓。辨证系属感受风寒所致之肩周炎。处方：鸡血藤50克，桂枝15克，钻地风30克，延胡索15克，何首乌50克，附子10克，千年健30克，防风20克，宣木瓜20克，薏苡仁40克，桑寄生15克。后加黄芪、地龙、羌活、全蝎等药，连续服药20余剂，病告痊愈。本方加减还可用于治疗风寒痹痛。

讨论：肩周炎多发生在50岁以后，俗称老年肩，一般与气血不足，感受风寒，经络气血流通不畅有关。因此，治疗上，多针对这些方面入手。方中鸡血藤活血补血，通经活络，为主药；桂枝温通经脉，与附子、钻地风、千年健、防风、延胡索、桑寄生等祛风湿药同用，可祛风散寒，强筋健骨，通痹止痛；薏苡仁除湿；宣木瓜舒筋活络，和胃化湿，温通肌腠；何首乌补肝肾、益精血，固本扶正；诸药合用，共奏活血通络、温经散寒、固肩止痛之效。

类 案

【例1】

姓名：王某，**性别**：男，**年龄**：45岁。就诊日期：1992年8月7日。

证治 既往受凉，劳累时腿麻木，近20天足底有轻度麻木。舌苔白浊，根微黄，舌下静脉微怒；脉弦滑而数。处方：薏苡仁30克，苍术20克，黄芩30克，柴胡25克，鸡血藤20克，白芍30克，知母20克，钩藤50克，薄荷15克。7剂，水煎服。

按：表现为湿热体征，此证为湿热痹阻下肢足部所致，凉则收引，劳则耗气，使局部经气不畅加重，故麻木作矣。

【例2】

姓名：芦某，**性别**：女，**年龄**：58岁。就诊日期：1992年7月14日。

证治 口腔烂，手关节痛，手足热。舌苔色黑，炱苔；脉沉缓。处方：鸡血藤30克，独活10克，菟丝子20克，防风20克，钻地风15克，寒水石30克，黄芩25克，白芍30

克，知母 50 克。7 剂，水煎服。

按：该证由风湿郁热入筋骨，肾色上泛，故舌苔色黑。

二诊 1992 年 7 月 28 日。证治：症好转，手足热，炝苔；脉沉缓，服 4 剂药好转。处方：同前方。7 剂，水煎服。

【例 3】

姓名：吴某，性别：女，年龄：29 岁。就诊日期：1993 年 1 月 5 日。

证治 一年前右髋骨痛牵引腰酸胀痛，腹微胀，胸闷。舌苔白浊，质微清，舌下静脉微怒；脉弦缓。处方：鸡血藤 50 克，独活 30 克，菟丝子 20 克，防风 20 克，千年健 30 克，钻地风 20 克，地龙 10 克，薏苡仁 30 克，牛膝 15 克。

按：温补肝肾，通经活血，祛其风湿。左腿慢性风湿性关节炎，兼犯胃气。

【例 4】

姓名：高某，性别：女，年龄：35 岁。就诊日期：1992 年 9 月 4 日。

证治 手足凉麻一个月，冬季重。舌苔薄白；脉弦细。处方：当归 20 克，鹿角胶 10 克，附子 15 克，牛膝 15 克，干姜 10 克，桂枝 10 克，黄芪 20 克，白芥子 10 克，麻黄 10 克。

按：以阳和汤加减治之，温经散寒通脉。此症为寒邪入于血脉，血脉凝涩所致之手足麻木证。

【例 5】

姓名：于某，性别：男，年龄：48 岁。就诊日期：1996 年 4 月 26 日。

证治 左腿疼痛，连至足跟疼痛两天余，既往患坐骨神经痛。舌苔中心黄腻；脉弦缓有力。处方：鸡血藤 30 克，延胡索 20 克，全蝎 10 克，蜈蚣 2 条，土鳖虫 10 克，牛膝 15 克，当归 20 克，汉三七 10 克，甲珠 10 克，没药 10 克，乳香 10 克，丹参 20 克。7 剂，水煎服。

二诊 1996 年 5 月 2 日。证治：坐骨神经痛，服药后症减，左腿有时麻木。舌苔中心黄腻；脉弦缓。处方：按前方抓药 6 剂，水煎服。

【例 6】

姓名：李某，性别：女，年龄：30 岁。就诊日期：1996 年 6 月 13 日。

证治 关节疼，风湿结节红斑。舌苔阴性；脉弦滑。处方：鸡血藤 50 克，独活 20 克，防风 20 克，淫羊藿 30 克，何首乌 50 克，牛膝 15 克，海风藤 20 克，青风藤 20 克，薏苡仁 50 克，蜈蚣 2 条。7 剂，水煎服。

二诊 1996 年 6 月 18 日。证治：风湿症，服药后症减。苔薄白；脉沉缓。处方：鸡血藤 30 克，独活 20 克，防风 20 克，何首乌 50 克，豨莶草 50 克，牛膝 20 克，狗脊 15 克，青风藤 20 克，海风藤 20 克，薏苡仁 50 克，附子 7 克，丹参 20 克，淫羊藿 30 克，威灵仙 20 克。7 剂，水煎服。

三诊　1996 年 6 月 28 日。证治：风湿性结节红斑已基本痊愈。苔薄白；脉弦缓。处方：鸡血藤 50 克，独活 20 克，防风 20 克，威灵仙 30 克，伸筋草 30 克，何首乌 50 克，附子 7 克，黄柏 20 克，豨莶草 50 克，蜈蚣 1 条，甘草 20 克，苍术 20 克，青风藤 20 克。7 剂，水煎服。

【例 7】

姓名：**凤某**，性别：**女**，年龄：**48 岁**。就诊日期：**1996 年 7 月 11 日**。

证治　风湿症，服药后症减。舌苔白浊，舌下静脉怒张；脉沉缓。处方：鸡血藤 30 克，独活 20 克，防风 20 克，羌活 10 克，豨莶草 50 克，苍术 20 克，厚朴 20 克，青皮 20 克，海风藤 20 克，枳壳 20 克，甘草 15 克，神曲 10 克，麦芽 30 克。7 剂，水煎服。

二诊　1996 年 7 月 25 日。证治：风湿症，近日关节又痛。苔白浊，舌下静脉怒张；脉沉缓。处方：鸡血藤 50 克，独活 20 克，淫羊藿 30 克，防风 20 克，青风藤 20 克，薏苡仁 70 克，生牡蛎 40 克，巴戟天 20 克，豨莶草 50 克，仙茅 10 克，土鳖虫 5 克，威灵仙 30 克，附子 5 克。7 剂，水煎服。

三诊　1996 年 8 月 1 日。证治：症明显好转，腿时有疼痛。苔薄白；脉沉缓。处方：鸡血藤 30 克，独活 20 克，淫羊藿 30 克，威灵仙 30 克，豨莶草 50 克，防风 20 克，骨碎补 30 克，甘草 15 克，青风藤 20 克，薏苡仁 50 克，千年健 20 克，延胡索 15 克。7 剂，水煎服。

【例 8】

姓名：**窦某**，性别：**女**，年龄：**63 岁**。就诊日期：**1996 年 8 月 26 日**。

证治　右臂及右拇指发麻 10 天。舌苔薄白；脉沉缓。处方：川芎 40 克，葛根 20 克，益母草 50 克，红花 7 克，丹参 20 克，杜仲 15 克，何首乌 50 克，泽兰 30 克，泽泻 5 克，蜈蚣 1 条，太子参 30 克，赤芍 20 克。7 剂，水煎服。

二诊　1996 年 9 月 2 日。证治：手臂及手指麻木明显减轻。苔白浊，质青；脉弦缓。处方：葛根 20 克，川芎 40 克，白芍 50 克，益母草 50 克，红花 7 克，杜仲 15 克，桂枝 10 克，蜈蚣 1 条，泽兰 20 克，甘草 15 克，地龙 20 克。7 剂，水煎服。

三诊　1996 年 9 月 9 日。证治：手麻减轻。苔白浊；脉弦缓。处方：葛根 20 克，川芎 40 克，益母草 50 克，红花 5 克，杜仲 10 克，何首乌 50 克，蜈蚣 2 条，甘草 15 克，天麻 10 克，半夏 10 克，桂枝 10 克。7 剂，水煎服。

四诊　1996 年 9 月 16 日。证治：手麻明显减轻。舌苔薄白；脉沉缓。处方：前方加天花粉 70 克。7 剂，水煎服。

【例 9】

姓名：**王某**，性别：**女**，年龄：**29 岁**。就诊日期：**1952 年 3 月 4 日**。

证治　两个月前临产时患周身关节痛，现产后一个月，关节悉肿，动则痛甚，畏风，不能食，睡眠欠佳，大便2～3日一行，有时小汗出，已卧床两月余。各医院诊为"类风湿关节炎"，屡治不效，去外地治疗亦无效，归来求治于陈老。诊见：身体虚浮，四肢关节肿大，触之痛不可忍，肢体不敢移动。舌苔白腻而厚；脉沉细。诊断：着痹。此证为产后血虚，风寒湿邪袭于肌肤，入于血脉，寒湿独盛着于筋骨、关节，故肢节肿痛不已。用温经祛湿之法，以小续命汤加味治之。处方：麻黄5克，附子15克，党参20克，杏仁5克，当归15克，白芍25克，薏苡仁100克，甘草10克，川芎10克，桂枝10克，牛膝10克，防风15克。3剂，水煎服。

二诊 1952年3月8日。药后汗出，肿见消，痛已减，肢体能活动，惟四肢肿处仍有痛感，脉弦弱无力，精神好转，守前方再投2剂。

三诊 1952年3月11日。药后痛已大减，肿消大半，活动亦感轻快，饮食增加。舌苔薄白；脉缓弱，按前方减麻黄加何首乌30克，茯苓30克。3剂，水煎服。

四诊 1952年3月15日。肿消，痛已，仅活动后稍感疼痛，脉缓弱，乃湿浊未尽，血气未复，湿气未去。治以益气活血祛湿。处方：党参20克，当归20克，川芎15克，防风15克，薏苡仁100克，赤芍15克，丹参15克，桂枝7克。3剂，水煎服。

五诊 活动自如，肿全消，无任何不适感，嘱食养调摄，后无复发。

【例10】

姓名：范某，性别：女，年龄：35岁。就诊日期：1998年3月25日。

证治 周身筋骨关节肿痛剧烈，双腿酸软无力三个月，腰痛，经当地医院查尿酸620mmol/L。苔白浊；脉弦缓。诊为痛风，拟用活血祛风，舒筋通络，佐以祛风湿之法治疗。处方：鸡血藤50克，防风20克，麻黄6克，桂枝10克，伸筋草50克，何首乌40克，赤芍15克，独活20克，豨莶草50克，木瓜20克，牛膝10克，薏苡仁50克，千年健20克，白术40克。7剂，水煎服。

二诊 1998年4月2日。周身关节肿痛略减，但下肢关节仍疼痛剧烈，腰痛，食欲及二便正常。薄白；脉沉弦。处方：鸡血藤50克，防风20克，威灵仙40克，白芍50克，伸筋草50克，延胡索20克，丹参20克，薏苡仁40克，青风藤20克，牛膝15克，桂枝10克，土鳖虫5克，菟丝子20克，何首乌40克。7剂，水煎服。

三诊 1998年4月10日。周身关节肿痛减轻，下肢关节疼痛减轻，可做轻微的跑步运动，食欲及二便正常。舌苔薄白；脉弦缓。处方：鸡血藤50克，防风20克，威灵仙40克，白芍60克，伸筋草50克，桂枝15克，狗脊15克，千年健30克，豨莶草50克，附子10克，黄芪40克，甘草15克。7剂，水煎服。

四诊 1998年4月17日。下肢关节痛减轻，周身关节肿痛明显减轻，可以做轻微锻炼体育活动，饮食及二便正常。尿酸540mmol/L。舌苔薄白；脉弦缓。处方：鸡血藤30克，防风10克，当归20克，萆薢20克，黄柏20克，知母30克，威灵仙30克，龟板10克，黄芪30克，苍术20克。14剂，水煎服。

五诊 1998年5月4日。经服药后仅有下肢关节疼痛，可做轻微活动，无其他不适，饮食及二便正常。苔薄白；脉沉缓。处方：鸡血藤30克，防风20克，威灵仙40克，延胡索20克，伸筋草30克，何首乌30克，附子10克，桂枝10克，豨莶草50克，牛膝15

克，木瓜20克，黄芪30克。7剂，水煎服。

六诊　1998年5月11日。下肢关节仍有疼痛不明显，可以正常活动，无其他不适，饮食及二便正常。尿酸已恢复正常（410mmol/L）。苔薄白；脉弦缓。处方：桑叶30克，紫苏30克，麦冬30克，薄荷15克，生地20克，白茅根15克，金银花20克，连翘20克，威灵仙40克，白芍60克，木瓜15克，鸡血藤30克，延胡索15克。7剂，水煎服。

七诊　1998年6月28日。现双腿下肢关节不疼痛，无其他症状，尿检仍保持正常。苔薄白，脉弦缓。处方：鸡血藤10克，防风20克，黄芪50克，附子15克，伸筋草30克，木瓜20克，威灵仙40克，白芍60克，牛膝15克，豨莶草50克，知母20克，桂枝10克，麻黄5克。嘱服7剂后停药。随访一年未再发，病告治愈。

2. 痿证

精选验案与探讨

【例】

姓名：孙某，性别：男，年龄：41岁。就诊日期：1980年1月4日。

证治　浑身无力，两腿不能走路，伴有筋骨痛，二十余年，加重2年。起病于1956年夏季，因天气炎热，在房檐下睡觉，醒后感觉手足麻木，继之不能走路，需人搀扶蹒跚步态，方能走短路，随之到医院检查诊治。20年来，曾到多家西医医院，诊断意见基本一致，都诊断为低血钾型周期性瘫痪，经补钾治疗均有效，每年坚持服钾治疗，如不坚持服钾，病即复发。1979年以来，发作频繁，不能过多活动，同时又发筋骨痛，以前很少有筋骨痛的症状。就诊时筋骨痛较为严重，虽每天服用9克钾，尚不能缓解症状，故前来中医院请陈老治疗。

查体　患者神志清楚，面容憔悴，焦虑之感，言语清晰，两腿无力，不能走路，需人搀扶可走短路，但走路蹒跚，两手尚有握力。舌苔薄白，舌质暗红；脉沉缓。处方：何首乌50克，薏苡仁15克，菟丝子20克，陈皮100克，千年健30克，钻地风30克，赤芍30克，蜈蚣2条，女贞子20克，墨旱莲20克，生熟地各30克，3剂，水煎服。

治疗经过　嘱先停口服钾，单服中药3剂，以观疗效。三天后二诊诉服药1剂，病情无变化，2剂自感症状减轻，3剂明显减轻，予以继续服药7剂。三诊时自感身体有力，走路平稳，舌淡红、苔白；脉沉滑，再服前方7剂，嘱定期复诊，直至8月19日，共服药240剂，以滋痿通痹方为基础，曾随证略有加减，直至无任何不适而停药，随访2年，无低钾、麻痹和疼痛出现，病告痊愈。

讨论：本患系属痿证。由夏天贪凉睡觉，感受温热之邪，邪热灼伤阴液，筋脉失于濡养所致。《临证指南医案》对本病做了较详尽的分析，认为："痿证之旨，不外乎肝肾肺胃四经之病，盖肝主筋，肝伤则四肢不为人用，而筋骨拘挛；肾藏精，精血相生，精虚不能灌溉四末，血虚则不能营养筋骨；肺主气，为高清之脏，肺虚则高原化绝，化绝则水涸，水涸则不能濡养筋骨；阳明为宗筋之长，阳明虚则宗筋纵，宗筋纵则不能束筋骨以流利机关，此不能步履，痿弱筋缩之症作矣。"本病系外伤热邪，灼伤津液，筋脉失于濡养，病久影响肝肾肺胃，故上证作矣：陈老依其发病，两腿无力，不能走路，在屋檐下睡觉感受风热之邪而得，结合《灵枢·邪气脏腑病形》之论述"微缓为风痿，四肢不用，心慧然若无病"。辨本病为痿证之风痿，治以疏风通络补肾养肝法，处方当时命名为滋痿通痹汤。方中千年健、地枫、赤芍、蜈蚣、薏苡仁疏风通络，除湿活血止痛；何首乌、菟丝子、女贞子、墨旱莲、生熟地均为滋补肝肾之品；肝肾得滋，阴精充足则气血旺盛，筋脉得养，逐渐强壮；本方其特色用药在于陈皮用到100克，这是陈老考虑其低血钾的病变基础，用陈皮既能理气又能补钾。

类 案

【例1】

姓名：崔某，**性别：**男，**年龄：**35岁。**就诊日期：**1993年1月15日。

证治 视物模糊乏力，盗汗，右下肢肌肉萎缩一年余，糖尿病。舌苔薄白，舌下静脉微怒；脉弦缓无力。处方：太子参20克，沙参50克，墨旱莲20克，女贞子20克，白芍30克，甘草10克，菟丝子15克，生地30克，决明子20克，菊花10克。7剂，水煎服。

按：该证糖尿病为内脏气虚，脾胃运化不健，一则不能主四肢，二则精气不足，不能上注于目，奉上者少，故肌肉萎缩，视物模糊。

【例2】

姓名：王某，**性别：**女，**年龄：**25岁。**就诊日期：**1992年10月16日。

证治 风痿，双下肢不能活动，足凉潮，CT检查正常。舌苔薄白；脉数，关脉微滑。处方：鸡血藤50克，陈皮70克，防风20克，黄芪70克，全蝎10克，蜈蚣1条，甲珠10克，淫羊藿20克，威灵仙30克，黄芩30克，知母20克，板蓝根50克，连翘50克。7剂，水煎服。

按：重用陈皮，意在独取阳明，调其胃气。

【例3】

姓名：周某，**性别：**女，**年龄：**57岁。**就诊日期：**1992年7月7日。

证治 去年左半身麻木呈阵发性，手不能握物，心中不舒。舌苔薄白，舌下静脉微怒；脉沉涩。处方：鸡血藤50克，黄芪30克，白芍50克，川芎35克，枳壳20克，益母草30克，神曲15克，延胡索15克，川楝子10克，郁金15克。7剂，水煎服。

按：该证由心气虚、脉道不利、所致之血分瘀滞之冠心病，用调气活血法治之。

【例4】

姓名：宋某，**性别：**男，**年龄：**28岁。**就诊日期：**1998年5月22日。

证治 双下肢肌肉疼痛两年，口干，多饮，多尿，发时有呕吐。舌苔白浊，舌质微青；脉弦缓。处方：防己10克，当归20克，萆薢30克，黄柏30克，苍术30克，黄芪

50 克,秦艽 20 克,龟板 30 克,羚羊角 10 克,百合 30 克,生地 20 克,天花粉 30 克。7 剂,水煎服。

【例 5】

姓名:付某,性别:女,年龄:34 岁。就诊日期:1998 年 7 月 14 日。

证治 双腿酸软无力三年,自汗,肝郁性胃病,兼风湿症。舌苔薄白;脉弦缓。处方:柴胡 30 克,白芍 30 克,鸡内金 10 克,砂仁 10 克,青皮 15 克,香附 15 克,高良姜 10 克,沉香 15 克,防风 20 克,黄芪 50 克,白术 30 克,甘草 15 克,桂枝 6 克。7 剂,水煎服。

【例 6】

姓名:曲某,性别:男,年龄:60 岁。就诊日期:1998 年 7 月 16 日。

证治 再生障碍性贫血,全身乏力,双腿软无力,甚时行走不便。眼睑淡白,痿证,舌苔薄白,舌下静脉瘀怒;脉沉缓无力,处方:黄芪 50 克,党参 20 克,天冬 20 克,防己 10 克,当归 20 克,萆薢 30 克,黄柏 30 克,鳖甲 15 克,龟板 15 克,苍术 30 克,秦艽 10 克。7 剂,水煎服。

【例 7】

姓名:张某,性别:女,年龄:49 岁。就诊日期:2003 年 11 月 27 日。

证治 脱髓鞘症,下肢痿软无力,不能行走,口齿欠清,视物较前清晰,吞咽呛咳已无。舌苔薄白;脉沉缓而弱。处方:羚羊角 10 克,水牛角 20 克,生地 20 克,牡丹皮 10 克,板蓝根 50 克,青葙子 30 克,谷精草 30 克,黄芩 20 克,甲珠 10 克,全蝎 10 克,蜈蚣 1 条,地龙 30 克,葛根 30 克,黄芪 100 克,赤芍 20 克,桃仁 10 克,川芎 35 克,桑螵蛸 30 克,石菖蒲 30 克,远志 10 克,锁阳 20 克,龟板 20 克,女贞子 20 克,木瓜 15 克。7 剂,水煎服。

【例 8】

姓名:韩某,性别:女,年龄:55 岁。就诊日期:1999 年 6 月 4 日。

证治 第一院诊为格林-巴利综合征,半年余,现下肢无力,不可行走,上肢酸沉。苔薄白;脉弦缓。处方:羚羊角 10 克,白术 40 克,钩藤 30 克,干地 30 克,女贞子 20 克,防己 10 克,龟板 15 克,黄柏 20 克,当归 20 克,萆薢 30 克,黄芪 60 克,秦艽 20 克,苍术 30 克。7 剂,水煎服。

二诊 1999 年 6 月 12 日。证治:痿证(格林-巴利综合征),四肢乏力减轻。舌苔白浊;脉沉缓无力。处方:地龙 20 克,羚羊角 10 克,白术 40 克,钩藤 30 克,干地 30 克,女贞子 20 克,防己 10 克,龟板 15 克,黄柏 20 克,当归 20 克,萆薢 30 克,黄芪 80 克,秦艽 20 克,苍术 30 克。7 剂,水煎服。

三诊 1999 年 6 月 17 日。证治:服药后腿较前有力。舌苔白浊;脉沉缓无力。处方:防己 15 克,当归 30 克,萆薢 30 克,黄柏 30 克,龟板 30 克,鳖甲 30 克,黄芪 60 克,秦艽 20 克,苍术30克，薏苡仁70克，白术30克，伸筋草20克，石斛20克，甘草15克。7剂，水煎服。

四诊 1999年6月24日。证治：四肢较前有力。苔白浊；脉沉缓。处方：防己15克，当归30克，草薢30克，黄柏30克，龟板30克，鳖甲30克，甲珠10克，黄芪60克，秦艽20克，苍术30克，薏苡仁70克，白术30克，伸筋草20克，石斛20克，甘草15克。7剂，水煎服。

五诊 1999年7月8日。证治：下肢仍无力。舌苔白浊；脉沉缓。处方：鸡血藤50克，防己15克，当归30克，草薢40克，黄柏30克，龟板30克，黄芪100克，苍术30克，淫羊藿30克，巴戟天20克，土鳖虫7克，全蝎10克，甲珠10克，蜈蚣1条。5剂，水煎服。

六诊 1999年7月13日。证治：下肢无力，腰无力，下坠感。舌苔白浊；脉沉缓无力。处方：防己15克，当归30克，草薢30克，黄柏30克，龟板30克，黄芪80克，苍术30克，全蝎10克，蜈蚣1条，巴戟天20克，土鳖虫7克，甲珠10克，淫羊藿30克，桑螵蛸20克，黄精30克，何首乌30克。7剂，水煎服。

七诊 1999年7月20日。证治：下肢痿软，不能行走，腰部下坠感，双膝无力。舌苔薄白；脉沉缓无力。处方：防己20克，当归30克，草薢30克，黄柏30克，龟板30克，黄芪100克，地龙30克，秦艽20克，苍术40克，狗脊20克，杜仲15克，川续断30克，申姜20克，鳖甲20克，鹿角胶10克，牛膝20克，生牡蛎50克，菟丝子20克，全蝎10克，蜈蚣1条半。7剂，水煎服。

八诊 1999年8月24日。证治：现依附外物，可行走，但下肢仍无力酸软。舌苔白浊；脉沉缓。处方：防己20克，当归30克，草薢30克，黄柏40克，知母40克，黄芪100克，秦艽20克，苍术40克，龟板30克，鳖甲20克，党参15克，石斛30克，地龙10克。7剂，水煎服。

九诊 1999年8月30日。证治：诸症同上。舌苔薄白；脉弦缓微滑。处方：黄芪100克，防己20克，当归20克，草薢30克，黄柏30克，龟板40克，鳖甲3克，秦艽30克，全蝎10克，蜈蚣1条，巴戟天20克，土鳖虫5克，淫羊藿30克，石斛30克，牛膝10克。7剂，水煎服。

十诊 1999年9月7日。证治：已能行走（少走几步）。苔薄白；脉弦缓有力。处方：黄芪150克，防己15克，当归30克，草薢30克，黄柏30克，龟板30克，秦艽20克，苍术50克，鳖甲20克，甲珠5克，土鳖虫5克，地龙20克。7剂，水煎服。

十一诊 1999年10月19日。证治：双下肢有力，已可行走一段路程。舌苔白浊；脉沉缓。处方：黄芪150克，防风20克，当归30克，草薢30克，黄柏30克，龟板20克，秦艽20克，苍术40克，牛膝15克，黄精30克，石斛30克，全蝎10克，蜈蚣2条，木瓜10克，薏苡仁50克。7剂，水煎服。

十二诊 1999年10月26日。证治：格林-巴利综合征，下肢已能行走，但自觉双腿无力。舌苔薄白；脉沉缓。处方：黄芪150克，防己20克，当归20克，草薢30克，黄柏30克，龟板30克，秦艽30克，苍术30克，黄精20克，巴戟天20克，土鳖虫7克，石斛20克。7剂，水煎服。

十三诊 1999年11月8日。证治：下肢已能行走，仍时有无力感。舌苔薄白；脉沉弦无力。处方：黄芪200克，苍术50克，防己20克，黄柏30克，草薢30克，秦艽30克，龟板20克，生龙骨30克，地龙30克，蜈蚣1条，木瓜15克。7剂，水煎服。

【例9】

姓名：候某，**性别**：男，**年龄**：54岁。**就诊日期**：1998年8月24日。

证治 痿症，双腿乏力，以双膝以下尤重，患有十二指肠溃疡。舌苔薄白；脉弦缓有力。处方：防己10克，萆薢30克，当归20克，黄柏30克，黄芪30克，秦艽20克，龟板20克，苍术20克，山药30克，白及15克，牛膝10克。7剂，水煎服。

3. 痉证

【例1】

姓名：袁某，**性别**：女，**年龄**：50岁。**就诊日期**：1993年1月29日。

证治 近3个月两腿自觉抽筋，两天前又发生右手指麻，屈伸尚可，手浮肿时活动受限，手指相碰时有刺痛感。舌苔薄白，舌下静脉瘀怒；脉滑。处方：半夏10克，桂枝15克，枳实10克，香橼15克，天麻10克，钩藤20克，益母草50克，红花5克，水蛭3克。

按：先有风湿，渐至痰湿有瘀阻，络脉受阻，血分瘀滞。治用活血化瘀、化痰通络法。

【例2】

姓名：李某，**性别**：男，**年龄**：43岁。**就诊日期**：1993年1月29日。

证治 右腿痛四年已愈。近十天右腿呈阵发性抽痛不适，上至髋部，痛甚，手足麻木，饮食睡眠正常，手凉。苔薄白，边缘有齿痕；左脉沉涩，右脉弦滑，右手握力减弱。处方：川芎30克，益母草50克，葛根15克，牛膝10克，杜仲10克，红花10克，乳香10克，没药10克，黄芪10克。7剂，水煎服。

按：证由痰湿瘀血、阻滞经脉、血分瘀滞、筋脉失养所致。血分瘀滞，药用活血化瘀、强筋壮骨者。

【例3】

姓名：马某，**性别**：男，**年龄**：50岁。**就诊日期**：1997年1月3日。

证治 手抽搐，面部肌肉抽搐十余年，近日加重。舌苔薄白；脉弦滑。处方：青皮20克，枳壳20克，厚朴20克，龙骨20克，牡蛎20克，女贞子20克，墨旱莲20克，生地30克，山茱萸30克，山药20克，金樱子10克。7剂，水煎服。

【例4】

姓名：佐某，**性别**：女，**年龄**：40岁。**就诊日期**：1997年1月6日。

证治 双腿抽搐，时而发酸软，心区不舒，周身不适，三年余。舌苔薄白，中心微黄；脉弦滑。处方：当归20克，川芎20克，木瓜15克，伸筋草50克，鸡血藤20克，桂枝15克，丹参20克，楮实子20克，豨莶草50克，淫羊藿30克，青风藤20克，薏苡仁50克，附子7克。7剂，水煎服。

【例5】

姓名：庚某，性别：男，年龄：6岁。就诊日期：1997年12月22日。

证治 头及手有抽搐两年余。舌苔薄白；脉弦滑。处方：羚羊角10克，全蝎6克，白芍30克，威灵仙20克，防风10克，羌活10克，白芷5克，薄荷10克。7剂，水煎服。

【例6】

姓名：崔某，性别：女，年龄：79岁。就诊日期：2003年6月5日。

证治 每年冬季双腿抽筋，今年至夏季仍抽动，疼痛。舌苔白浊，舌下静脉瘀怒；脉弦缓有力。处方：人参20克，黄芪40克，白术30克，土鳖虫5克，干姜10克，肉桂15克，附子15克，当归30克，丹参20克，乳香15克，没药20克，龙骨20克，石斛20克。7剂，水煎服。

4. 颤证

【例1】

姓名：刘某，性别：男，年龄：23岁。就诊日期：1992年6月23日。

证治 从六楼摔下后紧张时颤动，气短，发热，手心湿四五个月，四肢痛怕冷。舌苔白浊，舌边缘有齿痕；脉弦疾。处方：太子参20克，玉竹50克，白芍30克，龙骨20克，牡蛎20克，琥珀5克，甘草15克，磁石30克，神曲20克。7剂，水煎服。

二诊 1992年6月30日。证治：诸症好转，舌脉同上。处方：同前方。6剂，水煎服。

【例2】

姓名：宋某，性别：女，年龄：65岁。就诊日期：2003年2月13日。

证治 帕金森病，头颤，手颤，乏力，头晕，便秘，大便十天左右一次。舌苔薄黄，舌质鲜红；脉沉弦而疾。处方：何首乌30克，石斛30克，黄精30克，黄芪60克，石菖蒲40克，竹茹20克，枳实20克，天竺黄15克，钩藤50克，薄荷20克，柴胡30克，白芍50克，紫石英15克，磁石20克，神曲15克，当归30克，丹参30克，大黄10克。7剂，水煎服。

二诊 2003年2月21日。证治：舌苔薄白；脉沉缓无力。处方：党参30克，黄芪60克，黄精30克，锁阳40克，砂仁15克，神曲15克，焦山楂20克，麦芽20克，大黄10克，芒硝3克，补骨脂20克，女贞子20克，墨旱莲20克，全蝎10克，白芍50克，蜈蚣1条，胆南星7克。7剂，水煎服。

【例3】

姓名：冷某，性别：男，年龄：59岁。就诊日期：1996年4月1日。

证治 手震颤，右肩痛，不可抬举，一年余，左手握力减低。舌苔薄白；脉沉缓。

处方：川芎 40 克，骨碎补 20 克，益母草 50 克，红花 10 克，葛根 20 克，羌活 15 克，防风 20 克，延胡索 20 克，全蝎 10 克，蜈蚣 1 条，没药 10 克，乳香 10 克。7 剂，水煎服。

【例 4】

姓名：佐某，性别：女，年龄：39 岁。就诊日期：1996 年 5 月 2 日。

证治　头晕、耳鸣，双手震颤，胸闷三年余。舌质微青，舌苔薄白，舌下静脉瘀怒；脉弦缓有力。处方：葛根 20 克，川芎 40 克，益母草 50 克，茯苓 20 克，白芍 40 克，何首乌 50 克，青皮 20 克，枳实 20 克，黄芩 20 克，生地 40 克，蝉蜕 10 克，骨碎补 15 克，甘草 10 克。7 剂，水煎服。

【例 5】

姓名：张某，性别：男，年龄：32 岁。就诊日期：1996 年 9 月 2 日。

证治　双手震颤，无力，全身酸懒一月余，近日加重。舌苔薄白，边缘有齿痕；脉弦缓有力。处方：太子参 20 克，桂枝 10 克，白芍 30 克，黄芩 30 克，黄柏 20 克，苍术 20 克，防风 20 克，羌活 10 克，葛根 15 克，益母草 20 克，蜈蚣 1 条，全蝎 5 克。7 剂，水煎服。

【例 6】

姓名：朱某，性别：女，年龄：75 岁。就诊日期：1997 年 11 月 4 日。

证治　下颌震颤，遗尿，便秘三月余。舌苔白浊，中心微黄；脉弦滑有力。处方：桑螵蛸 30 克，党参 20 克，茯苓 40 克，龙骨 20 克，龟板 10 克（单包），石菖蒲 30 克，远志 10 克，益智仁 10 克，当归 20 克，天花粉 50 克。7 剂，水煎服。

【例 7】

姓名：王某，性别：女，年龄：34 岁。就诊日期：1999 年 6 月 18 日。

证治　双手震颤（有扑伤史），小腹痛，流血五天。舌苔白浊；脉弦疾。处方：当归 20 克，川芎 40 克，葛根 20 克，泽兰 30 克，丹参 20 克，没药 20 克，乳香 10 克，磁石 30 克，神曲 15 克，全蝎 10 克，石斛 20 克，龙齿 30 克，续断 20 克，杜仲 20 克，白芍 50 克。7 剂，水煎服。

【例 8】

姓名：朱某，性别：女，年龄：43 岁。就诊日期：1999 年 12 月 6 日。

证治　双手颤抖三年余，近两月心区不舒，慌乱，乏力，气短。舌苔薄白；脉沉缓。处方：柴胡 30 克，白芍 50 克，青皮 20 克，佛手 40 克，槟榔 15 克，天竺黄 20 克，僵蚕 15 克，龙胆草 10 克，磁石 30 克，神曲 15 克，石斛 30 克。7 剂，水煎服。

一、内　科

【例9】

姓名：范某，性别：男，年龄：29岁。就诊日期：2000年11月14日。

证治　双手颤十余年，面黄黑，双肩疼痛。舌苔薄白；脉弦细而滑。处方：葛根30克，菟丝子30克，黄精30克，石斛30克，干地40克，山药30克，山茱萸20克，伏苓40克，连翘50克，瓜蒌30克，白芍40克，甘草15克，鸡血藤30克。7剂，水煎服。

【例10】

姓名：崔某，性别：女，年龄：45岁。就诊日期：2003年4月17日。

证治　头颤，手颤，面部黄褐斑，食欲正常，月经，二便正常。舌苔薄白；脉弦滑。处方：白芍50克，柴胡40克，天竺黄20克，天麻10克，钩藤40克，胆南星15克，甲珠10克，黄芩20克，半夏15克，石斛20克，磁石30克，神曲15克。7剂，水煎服。

【例11】

姓名：金某，性别：男，年龄：44岁。就诊日期：2003年10月24日。

证治　双腿颤，手颤，耳鸣十余年，症状逐渐加重，下午加重，上午症状减轻。舌苔薄白，舌质暗红；脉弦滑有力。处方：夜交藤50克，枸杞子20克，菊花20克，生地30克，山茱萸30克，合欢皮30克，山药30克，伏苓20克，牡丹皮15克，泽泻6克，石斛30克，蜈蚣1条，全蝎10克，水牛角20克，天麻10克，钩藤50克，桑寄生20克，生龙骨40克。7剂，水煎服。

【例12】

姓名：张某，性别：女，年龄：50岁。就诊日期：2003年11月13日。

证治　手颤，不可站立，双眼视物模糊，发病时头晕，恶心呕吐，发病三天即不能行走，视力减退，视物模糊不清，经某西医院诊断为脱髓鞘症。用激素治疗后症渐好转，视物较前清晰，时有头晕，时而复视。食欲及吞咽正常，无呛咳，二便正常。舌苔白浊；脉沉缓。处方：羚羊角10克，水牛角20克，生地30克，白芍40克，牡丹皮10克，谷精草20克，青葙子20克，密蒙花10克，板蓝根50克，石菖蒲30克，蜈蚣1条，全蝎10克，龟板20克，甲珠10克，没药20克，白茅根50克，薏苡仁20克，赤小豆10克，葛根30克，黄芪50克，赤芍20克，太子参30克，桑螵蛸30克。7剂，水煎服。

【例13】

姓名：梁某，性别：男，年龄：30岁。就诊日期：1992年8月11日。

证治　三年前因惊吓发生四肢震颤，逐渐加重，周发震颤，不能自主，精神紧张时加重，睁眼时震颤停止，言语不清，饮食正常。舌苔薄白，舌下静脉瘀怒；脉沉涩。处方：全蝎5克，蜈蚣1条，羌活20克，防风20克，钩藤50克，磁石50克，神曲15克，虎杖 20 克，没药 20 克，乳香 20 克，川芎 20 克。6 剂，水煎服。

按：证为惊时，气滞血瘀、筋脉失养所致，或精神紧张气机失畅之故。

5. 腰痛

【例1】

姓名：李某，**性别**：男，**年龄**：24 岁，**就诊日期**：1993 年 2 月 12 日。

证治　腰痛。舌苔薄白；脉弦缓。处方：瞿麦 10 克，萹蓄 15 克，益母草 30 克，红花 5 克，茯苓 20 克，延胡索 10 克，菟丝子 30 克，巴戟天 10 克。7 剂，水煎服。

【例2】

姓名：李某，**性别**：女，**年龄**：47 岁。**就诊日期**：1991 年 10 月 25 日。

证治　腰痛，腰部有闪挫史。舌苔薄白；脉沉缓。处方：鸡血藤 50 克，独活 20 克，地榆 30 克，千年健 30 克，何首乌 30 克，附子 10 克，防风 20 克，牛膝 15 克，土鳖虫 5 克。6 剂，水煎服。

【例3】

姓名：刘某，**性别**：女，**年龄**：32 岁。**就诊日期**：1991 年 12 月 10 日。

证治　腰痛一年多，晚间痛甚，不可活动，阴天加重，月经提前。舌苔薄白；脉沉缓。处方：巴戟天 20 克，小茴香 10 克，补骨脂 15 克，续断 20 克，杜仲 10 克，砂仁 10 克，甲珠 10 克，三七 5 克，土鳖虫 5 克。6 剂，水煎服。

【例4】

姓名：刘某，**性别**：男，**年龄**：29 岁。**就诊日期**：1991 年 11 月 1 日。

证治　腰胁痛，呼吸引痛一年，两个月前腰扭伤，既往盗汗。舌苔薄白；脉弦缓。处方：虎杖 20 克，菟丝子 20 克，续断 30 克，甘草 15 克，补骨脂 10 克，砂仁 10 克，土鳖虫 5 克，甲珠 5 克。6 剂，水煎服。

【例5】

姓名：陶某，**性别**：男，**年龄**：36 岁。**就诊日期**：1992 年 7 月 14 日。

证治　腰痛，多汗。舌苔白黄腻，舌质紫；脉沉缓。处方：当归 20 克，三七 5 克，土鳖虫 5 克，甲珠 10 克，五灵脂 5 克，丹参 30 克，桃仁 10 克，红花 5 克。7 剂，水煎服。

二诊　1992 年 7 月 21 日。证治：腰酸，胃不适，二便正常。舌苔薄白；脉弦缓。处方：前方加延胡索 10 克，巴戟天 15 克。7 剂，水煎服。

三诊　1992 年 7 月 28 日。证治：腰痛减，腹胀不适，腿痛。舌苔薄白；脉沉缓。处方：二诊方加焦三仙各 30 克，厚朴 15 克。7 剂，水煎服。

四诊　1992 年 8 月 4 日。证治：腰痛基本痊愈，腹胀内有气，心悸，苔白浊；脉沉数无力。处方：党参 25 克，黄芪 20 克，当归 25 克，川芎 30 克，丹参 15 克，白芍 50 克，菟丝子 10 克，巴戟天 15 克，甲珠 10 克。7 剂，水煎服。

【例 6】

姓名：魏某，性别：男，年龄：39 岁。就诊日期：1992 年 11 月 20 日。

证治　下身出汗，腰酸 2 个月。舌苔薄白；脉弦缓有力。处方：益智仁 15 克，巴戟天 10 克，黄芪 20 克，五味子 10 克，生地 20 克，山药 15 克，牡丹皮 10 克，茯苓 15 克，金樱子 15 克。7 剂，水煎服。

按：证系肾阴虚腰酸痛。腰为肾之府，腰酸，故为肾虚，阴虚不敛阳，阳气冲动，故脉有力，故用滋补肾阴法治之。

二诊　1992 年 11 月 27 日。证治：腰酸痛乏力，出虚汗，手足热。舌苔根部白浊；脉沉缓。处方：牡蛎 50 克，菟丝子 20 克，五味子 10 克，山茱萸 20 克，芡实 20 克，黄芪 30 克，茯苓 15 克，甘草 10 克，莲须 20 克。7 剂，水煎服。

按：肾虚腰痛，补肾填精治腰痛。

【例 7】

姓名：肖某，性别：男，年龄：37 岁。就诊日期：1992 年 7 月 14 日。

证治　左侧腰痛，深呼吸引痛。胸闷，阵发性心动过速，饮食二便正常。舌苔白浊边缘有齿痕，舌下静脉微怒；脉沉缓。处方：鸡血藤 40 克，独活 20 克，巴戟天 15 克，小茴香 10 克，山楂 20 克，川芎 30 克，香橼 15 克，降香 10 克，神曲 15 克。7 剂，水煎服。

【例 8】

姓名：杨某，性别：女，年龄：37 岁。就诊日期：1992 年 7 月 3 日。

证治　腰痛，尿频急痛，胸窜痛。舌苔薄白；脉弦缓。慢性尿道炎。处方：木通 10 克，萹蓄 50 克，大黄 2 克，滑石 10 克，小茴香 5 克，竹叶 15 克，栀子 15 克，甘草 10 克。7 剂，水煎服。

【例 9】

姓名：姜某，性别：男，年龄：30 岁。就诊日期：1992 年 10 月 20 日。

证治　腰酸不适三个月，大便日两次，饮食正常，气短（有肺不张病史），下午喜哈欠。舌苔薄白；脉缓而有力。处方：党参 10 克，玄参 10 克，丹参 20 克，侧柏叶 50 克，巴戟天 10 克，补骨脂 10 克，续断 20 克，杜仲 10 克，砂仁 10 克，天冬 20 克，生地 20 克。7 剂，水煎服。

按：证由肾气不足所致，不但影响脾之运化，亦可引起肾不纳气，故大便日两次，气短，脉缓有力，为阳气有余，治以温补脾肾，兼益阴凉血养肺。

【例10】

姓名：李某，性别：女，年龄：64岁。就诊日期：1995年1月27日。

证治　腰痛连至腿痛、肚子痛，有腰椎陈旧性结核病史。苔薄白；脉弦数。处方：猫爪草50克，连翘50克，侧柏叶50克，甘草15克，炙百部15克，天冬20克，巴戟天20克，土鳖虫5克，甲珠10克，当归20克，延胡索20克，杜仲10克，菟丝子10克，肉苁蓉10克，芒硝5克。7剂，水煎服。

【例11】

姓名：周某，性别：女，年龄：63岁。就诊日期：1997年6月12日。

证治　腿麻木，腰椎骨刺。苔白浊；脉弦滑。处方：白芍60克，威灵仙30克，木瓜20克，甘草20克，巴戟天15克，土鳖虫5克，葫芦巴20克，菟丝子20克，仙茅10克，狗脊15克，甲珠10克，寄生20克，蜈蚣2条。7剂，水煎服。

【例12】

姓名：张某，性别：女，年龄：25岁。就诊日期：1999年12月14日。

证治　腰痛，后坐骨及脊椎骨疼痛三年余，近半月加重。舌苔薄白，舌下静脉微怒；脉沉。处方：鸡血藤50克，防风30克，知母20克，白术40克，豨莶草50克，桂枝15克，狗脊20克，白芍50克，伸筋草30克，附子10克，干姜10克，麻黄5克，甘草20克，千年健20克。7剂，水煎服。

（八）其他内科病证

1. 杂证

精选验案与探讨

【例1】

姓名：王某，性别：男，年龄：14岁，学生。就诊日期：1997年1月27日。

主诉　头项腰背疼痛伴复视、四肢无力半年。

病史　1996年6月，不慎感冒发热（体温不详），伴头痛、头晕、乏力，到某医院就诊，查CT正常、EEG（脑电图）正常，按脑炎治疗，经用皮质激素类、青霉素等药物，发热、咽痛症状消失，但头痛不减，以两颞侧痛甚。十余天后，出现复视，视力下降到0.25（双眼），四肢乏力明显，行走困难，夜间睡眠手足不自主抖动，曾在当地某医院治疗无效，遂于1996年8月又到北京某医院进一步诊治，先后在该院神经内科、外科、眼科、血液科门诊就诊。眼科门诊检查左右两眼视力分别为0.1与0.25；双眼底乳头边缘清楚。血液科检查血象正常，排除血液科疾病。神经内科多次门诊，根据其复视3个月，视力下降，结合 MRI（磁共振）报告提示额部白质内略长 T_2 信号，四肢肌力Ⅴ级，感冒后起病，诊断为感染后脱髓鞘病变？收入神经内科治疗，住院号为 140546。住院后经神经生理室检查诱发电位，报告：VEP 全视野+半视野示双侧波形分化尚好，P_{100} 潜伏期延长，双侧异常；BAEP 示双侧波形分化尚好，左Ⅲ波比Ⅰ波低 50%，双侧各波潜伏期大致正常，左侧轻度异常；SEP 示左顶 N_{60} 分化差，其余各波分化好，PC 正常，右顶 N_{60} 分化差，$P_{15} \sim P_{20}$ 波幅低平，各波 PC 大致正常，左顶大致正常，右顶轻度异常。肌电图检查报告：提示为神经源性损害（周围性）；脑生物电地形图报告：广泛异常，Q 波功率增高；脑电图报告：广泛轻度异常。

1996 年 9 月 20 日再次到神经内科门诊，依其病情，结合 MRI：右额叶皮质下白质多片状长 T_2 及 VeP 双眼 P_{100} 潜伏期延长，既往健康，感冒后发病，双眼底乳头边缘清楚，双上肢肌力Ⅳ级，双下肢肌力Ⅰ级，为脱髓鞘性脑病可能性大，同意按神经内科住院治疗方案继续治疗。

1996 年 9 月 20 日神经内科会诊中心由 4 位专家会诊，证实其临床诊断为脱髓鞘病。诊疗建议：①注意观察病情变化；②调整激素剂量。患者经住院 35 天因病情未愈出院，返回当地。于 1997 年 1 月 27 日到齐齐哈尔市中医院陈景河老中医处就诊，要求中医治疗。

初诊：当时患者两颞侧头痛甚剧，诉如针锥样痛，伴有颈项连及脊柱骨疼痛，腰痛，腰脊不可以俯仰屈伸，四肢无力，两腿走路困难，需家人背扶，时有复视，视力极差，头晕，性情烦躁。因服用激素而呈满月脸、水牛背及虚胖（身高 158 厘米，体重 70 千克）。既往健康无病，但自得病后易感冒，病情反复不愈至今。舌苔薄白、舌质偏红；脉沉缓无力。处方：桑螵蛸 30 克，太子参 20 克，生龙骨 20 克，龟甲 10 克，石菖蒲 10 克，远志 10 克，益智仁 10 克，当归 15 克，金樱子 10 克，楮实子 10 克，玉竹 20 克，葛根 20 克。6 剂，水煎服。

方中以太子参、桑螵蛸补气固精，龙骨潜阳，龟甲滋阴，当归养血活血兼以滋润，石菖蒲、远志清心热而通心肾，益智仁、金樱子、楮实子以补肾填精生髓，玉竹养胃阴，葛根解肌治疗项背强痛。

服上方 6 剂后，症状有所减轻，但仍有疼痛，宗原方加没药 10 克，狗脊 10 克，山茱萸 15 克，再服 6 剂。

二诊 1997 年 2 月 9 日。随着激素减量，又因感冒患者头颈项背腰骶骨及至脚掌疼痛加重，甚则不能平卧，行动困难。舌苔薄白；脉弦缓。此期间在原方基础上辨证加减了土鳖虫 5~10 克，佩兰 10 克，菟丝子 15 克，延胡索 10 克，黄芪 20~40 克，巴戟天 10 克，珍珠母 30 克等药物，连续服药 3 个月。至 4 月 28 日，症状明显好转，仅有阵发性头晕头痛；激素基本减完，但患者出现后背发凉，脉沉缓，故又加用鹿角霜 20 克，甲珠 10 克，钩藤 20 克，天麻 10 克等药物，再治疗 2 个月，症状继续好转，但仍有阵发头痛。

三诊 1997 年 7 月 7 日。因感冒发热，症状复发，出现复视，颈项强痛，胸闷烦躁，乏力，苔白浊；脉弦缓，调整处方以滋阴潜阳、清肝明目、活血通络为主要治疗原则，以羚羊角汤化裁。处方：羚羊角 5 克，水牛角 20 克，珍珠母 20 克，决明子 15 克，川芎 35 克，甲珠 10 克，全蝎 10 克，蜈蚣 2 条，僵蚕 10 克，山茱萸 20 克，生地黄 30 克，女贞子 20 克，旱莲草 20 克，钩藤 20 克，谷精草 20 克。经治疗后感冒愈，复视消失，诸症减轻，坚持服药近 2 个月，已无明显不适，体力恢复，可自行提 5 千克左右重物走上 7 楼。

四诊 1997年9月22日。又感冒，发热，仅有头晕、头痛、乏力，未再出现复视。苔薄白；脉弦缓。拟犀角地黄汤加减，处方：羚羊角10克，生地黄30克，水牛角20克，白芍40克，知母30克，龟甲20克，桑叶20克。

感冒愈后，在此基础上随症加减半夏、白术、天麻、益智仁、黑芝麻、焦栀子、威灵仙、龙胆草、防风、萆薢、黄精、桃仁等药。服药直至11月份，基本无不适，精神体力均明显好转。于11月12日再到北京某医院复查，脑MRI检查未见异常，其他各项复查均正常。视力左眼1.5，右眼0.9。返回后再继续服药月余，以善其后。至12月底停药，随访半年有余，未再复发。双眼视力为1.5。

讨论： 脱髓鞘病含义颇广，视神经脊髓炎、多发性硬化、弥漫性硬化和预防接种或感染后急性脑脊髓炎皆为脱髓鞘疾病。属急性发病进展迅速的多发性脑、脊周围神经病，具有周围神经广泛炎性脱髓鞘病理特点，属迟发性过敏反应性自身免疫疾病。

中医理论认为，肾藏精、主骨、生髓、通于脑，脑为髓之海；邪在肾，则病骨痛；髓海不足则脑转耳鸣，胫酸眩冒，目无所见，懈怠安卧。依其病情，陈老认为，该患者当前乃属肾虚髓海不足之证。

该患者发病半年以来服用大量激素，已出现明显肾精亏虚，髓海不足之征象。骨为髓之府，骨失精髓濡养，则颈项、脊柱、腰腿疼痛乏力；甚则转摇不能、行则振掉；精不能生髓，髓海不足，脑失所养则头晕、头痛；精不足，不能上注于目，目失精所养，则目无所见，故视力下降或复视等；肾精亏虚，正气不足，腠理不固，故易感冒，致使病情反复发作，不易痊愈；其舌质偏红，系与服用激素所致阴虚内热有关；其脉沉缓，乃为里虚精血不足之象。

据此拟定补肾生髓之治疗大法，以益阴潜阳、涩精固气为主要治疗原则，选用桑螵蛸散为基本方。当时患者仍在服用大量地塞米松，陈老嘱其激素逐渐减量，直至完全停掉，故依据临床症状的变化，辨证加减了滋阴、补气、活血、镇痛及虫类药物等。

本病例特点： 年轻男性，感冒后发病，以复视、视力下降、四肢乏力及头颈脊柱骨痛为特点，经会诊确诊为脱髓鞘病。

该患者具备视神经炎和脊髓炎两个方面症状，经用大量激素治疗半年多，病情无明显好转，且每因感冒而加重。

该患者经1年左右的坚持治疗，取得了满意的疗效，总结经验如下。

（1）本病例虽症状诸多，病情复杂，但陈老认为均可用"髓海不足，则脑转耳鸣，胫酸眩冒，目无所见，懈怠安卧"所概括。他紧紧抓住髓海空虚病机，溯本求源，审证求因，确定补肾生髓这一治疗大法，并贯穿治疗的全过程。

（2）该患者治疗1年，大致可分为3个阶段。初始阶段，因患者仍在服用激素，且激素的副作用表现尚较明显，所以在补肾生精时偏重养阴，如用沙参、生地、龟甲、女贞子、旱莲草、天冬、麦冬、山药等。在激素减完以后，患者出现的怕冷，易感冒，头项腰背及至脚板各处疼痛加重，此时肾阳虚表现较突出，故在补肾生髓方中加大补气壮阳药物用量，加用黄芪、益智仁、巴戟天、黄精、葫芦巴、鹿角胶、骨碎补等。在7月份感冒发热之后，病情出现反复，诸症加重，此时在补肾生髓基础上加用清肝明目、滋阴潜阳、活血通络之品，如羚羊角、水牛角、珍珠母、决明子、何首乌、谷精草、川芎、丹参、没药、延胡索、黑芝麻等。疗程虽长，但用药思路清晰，一步一步逐层抽丝，使病向愈。

（3）该患者在感冒发热病情反复之后的半年时间里，陈老在补肾生髓的基础上，依病情变化，针对久病多瘀、病久入络所致顽固性及反复发作性头项及脊柱骨的疼痛，加用了大量的虫类及活血化瘀药物，如羚羊角、水牛角、蜂房、全蝎、蜈蚣、甲珠、土鳖虫、地龙、僵蚕、龟甲、鹿角胶等，以及川芎、没药、桃仁、当归、泽兰、丹参、三七、赤芍、茜草、牡丹皮等。主药在方中量大力专，如川芎用至35克，这些药物对于祛除体内深处病邪、消除瘀滞、增强机体的自我康复能力起着重要的作用。

补肾生髓汤曾治疗多例脱髓鞘病患者，均取得良好疗效，故将此方作介绍：

组成：桑螵蛸30克，太子参20克，生龙骨20克，龟甲10克，石菖蒲10克，远志10克，益智仁10克，当归15克，金樱子10克，楮实子10克，玉竹20克，葛根20克。

加减：阴虚者酌加生地、女贞子、旱莲草、山茱萸、何首乌、黄精、谷精草、黑芝麻、核桃仁、白芍以滋阴；阳虚者酌加鹿角霜或鹿角胶、骨碎补、巴戟天、黄芪等以温阳；血瘀者酌加川芎、三七、甲珠、地龙、土鳖虫、延胡索、桃仁、没药、赤芍、丹参、茜草等以活血化瘀；有风者酌加防风、全蝎、蜈蚣、僵蚕、天麻、钩藤、威灵仙、桑叶、珍珠母以息风；有湿者酌加萆薢、佩兰等以祛湿；有热者，酌加水牛角、龙胆草、知母、栀子、牡丹皮等以清热。

功效：补肾生髓，涩精固气，益阴潜阳。

主治：脱髓鞘病以头疼、腰脊疼痛、视力减退、行动困难为主要临床表现者。

方解：方中太子参、桑螵蛸补气涩精固肾，龙骨潜阳，龟甲滋阴，当归养血活血兼以滋润，石菖蒲、远志清心热而通心肾，益智仁、金樱子、楮实子补肾填精生髓，玉竹养胃阴，葛根解肌疗项背强痛。脱髓鞘病急性期未能治愈，时间久了病情复杂，所以宜根据病情随证加减用药。此病临床多久治不愈，陈老从临床中摸索出了满意的治疗经验，给同类患者带来了治愈的福音。陈老治愈多例脱髓鞘病，一般疗程均较长，故不一一列举，望读者通过此一例，举一反三进行学习。

【例2】

姓名：李某，性别：女，年龄：42岁，大庆某医院医生。就诊日期：1976年8月2日。

证治 患双侧足跟痛伴足冷十余年。发病于1962年12月，身处产褥期，家中无人照顾，房间寒冷，又因饮食欠缺和劳累，积成双侧足跟痛，痛重时足跟不能落地，落地时刺痛如踩石子般难忍，伴有双足常年怕冷，夏季要穿棉袜及棉鞋，十余年不能上班工作。前来诊治时观其人面白体弱，虽值盛夏仍着以棉鞋棉袜，并无热感，触之双下肢欠温。舌质淡白；脉沉迟无力。纵观脉证诊为阳虚血瘀、肾元亏虚所致之足跟痛。

证治 给予补肾壮阳活血散寒之法治之。内服桂枝芍药知母汤加减，重用附子。处方：桂枝10克，白芍15克，制附子20克，黄芪30克，防风15克，白术15克，川芎20克，鸡血藤30克，菟丝子15克，骨碎补30克，补骨脂10克，丹参30克，水煎服；外用防风60克，艾叶60克，干姜20克，制附子20克，红花15克，鸡血藤60克，煎水趁热熏洗浸泡双脚。

内服及外用两周后疼痛和冷感均明显减轻，室内可不穿棉鞋，走路较前轻松，继续用药月余足跟痛消失，病告痊愈，嘱常服补肾丸以巩固疗效。

讨论：足跟痛是女性常见疾病，以劳累后尤甚，《医宗金鉴》认为："足跟乃督脉发源之地。足少阴肾经从此所过，若三阴虚热则足跟疼痛。宜用大剂六味地黄丸料，煎服以峻补其真水。"但本例足跟痛以阳虚寒痛为特点，尤其夏季要穿棉袜棉鞋，如非目睹，难以置信。其发病在产后，时值气血亏虚，复伤肾气，故治疗重在补肾，但不补真阴而壮肾阳，益火之源兼活血益气，尤其配合外用活血散寒祛风之剂浸泡局部，使气血得通，寒邪得散，久病沉疴自愈。诊余思得，本例治疗之成功，除辨证准确用药恰当外，配合中药外治起了重要作用。古人有"用药如用兵"之说，必当"知彼知己，多方以治之"；对同一疾病，可采用多种方法治疗，这样才能战而胜之。本病例使用补肾活瘀中药，不仅内服同时外洗浸泡，使药效不但从胃分布，且可从毛孔而入腠理，通经贯络，或提而出之，或攻而散之，配合内服药取得了速效之功力。古语云："内外治皆足防世急，而以外治佐内治，能两精者乃无一失。"

【例3】

姓名：陈某，性别：男，年龄：40岁。就诊日期：1960年7月10日。

证治　有慢性肝炎病史，从事体力劳动者，逢饮酒、劳累、心情不畅时，则肝区疼痛，饮食不佳、乏力、尿黄。舌苔白黄厚腻；脉弦滑。处方：石斛30克，虎杖30克，蚕沙20克，土茯苓30克，当归20克，赤芍20克，柴胡40克，蝉蜕15克，败酱草20克，五味子10克。7剂，水煎服。服药后症状改善，以本方加减调理20余剂。

讨论：肝炎由病毒引起，因此陈老主张治疗肝炎应以排除肝家病毒为主，拟清肝排毒饮。组成：柴胡40克，土茯苓30克，虎杖30克，板蓝根50克，败酱草30克，连翘30克，金银花20克，石斛30克，当归20克，赤芍15克，川芎15克，蚕沙20克。本方柴胡入肝经，功善疏肝解郁，改善肝功能，为本方主药；土茯苓也入肝经，淡渗利湿更长于解毒，与虎杖同用增强其利湿的功能，与板蓝根、败酱草、连翘、虎杖等同用，增强其解毒之功能为辅药；大量清热利湿药恐其伤阴，故用石斛以养阴；当归辛温补血活血，川芎行气活血，赤芍养阴活血，归、芎、芍三药活血化瘀兼能扶正，共为佐药；蚕沙甘、辛、温，入肝、脾、胃经，具有和胃化湿的功效，可引领诸药入胃、肝经，发挥其疗效。故本方不仅具有清热利湿、活血化瘀、理气排毒的作用，且又不伤正气，这对于久患肝炎长期服药之慢性肝病患者来说是有益的，祛邪而扶正。肝炎最忌劳累、生气，因此，患肝炎者应注意勿过劳，保持心情舒畅，宜加强营养，适当药物治疗。凡服用一段时间清肝排毒饮后，可再继续服用一些健脾补虚的药物，时时顾护正气，即所谓"见肝之病，当先实脾"，治肝不忘护脾，肝脾共调之。腹胀者酌加青皮、枳壳；热盛者酌加穿心莲、马鞭草；湿盛者酌加白蔻仁、杏仁；湿热盛者可加茵陈、苍术。

【例4】

姓名：王某，性别：男，年龄：54岁。就诊日期：2001年5月14日。

证治　体胖，头晕，多汗，便干，时有胸闷。舌苔薄白腻；脉弦缓。处方：山楂20克，荷叶10克，何首乌20克，虎杖10克，泽泻10克，茵陈10克。7剂，水煎服。

讨论：陈老将此方命名为山荷降脂汤，用于治疗高脂血症，湿热肥胖，脂肪肝及脾胃湿热、肝胆湿热等。古有"山楂味甘、磨消肉食、疗疝催疮、消胀健胃",其所含山楂酸、黄酮苷能增加胃中酶类的分泌,促进消化,消食健胃,尤善消肉积食滞。山楂生用活血化瘀,扩张血管,增加冠脉血流量,具有强心、降脂、降压、化瘀散结、消瘾止痛等功效,故为本方之主药;荷叶淡渗利湿,古有"久食令人瘦"之说,是减肥之要药,且能清利湿热,为本方辅药;何首乌不仅能降脂,还能补肾填精、生髓益脑,本方用此以防清利湿热而伤正,有攻补兼施之妙用;虎杖、泽泻、茵陈皆为辅佐药,以增强山楂、荷叶、何首乌清利湿热、降脂减肥之功效。

本方观察治疗高脂血症患者60例,病例选择标准为:胆固醇大于220mmg/dl,三酰甘油大于150mmg/dl,两项中任何一项增高者,选为观察病例。其中,男性34例,女性26例,年龄39~66岁,40岁以上者59例。临床诊断高脂血症合并冠心病者53例,可疑冠心病者2例,合并高血压者32例,单纯高脂血症者5例,给药前后实验室检测总胆固醇和三酰甘油。三个月为一个疗程,每月检查血脂一次,血脂下降大于40mmg/dl为显效,下降20~40mmg/dl者为有效,下降20mmg/dl以下或较以前升高者为无效。60例中,治疗前胆固醇升高者48例,平均为280.3mmg/dl,治疗后平均值为219.9mmg/dl,下降60.4mmg/dl,差异非常显著($P<0.001$),其中显效者30例(17例降至正常值以下),有效者8例,无效者10例,总有效率为79.2%。60例中治疗前三酰甘油升高者47例,平均为226.2mmg/dl,治疗后平均为161.9mmg/dl下降64.3mmg/dl,差异非常显著($P<0.001$),其中显效者31例(20例降至正常值以下)有效3例,无效13例,总有效率为72.3%。本组病例服药均无不良反应。少数患者有便次增多的现象,这对于肥胖兼高脂血症,伴有便秘的患者更为有利。

【例5】

姓名: 徐某,**性别:** 女,**年龄:** 70岁,齐齐哈尔市车辆厂一工人。就诊日期:1980年9月。

证治 患者病后,先到某医院求诊,诊为慢性粒细胞白血病,并用西药治疗,病情稍有缓和后回到齐市服用中药治疗,接诊时,患者除有血象改变外,仍有明显的贫血表现,自感心悸气短,动则汗出,乏力,头晕目眩,睡眠多梦,月经量少,腰酸腿软,体质瘦弱,说话语声低微,面色㿠白,舌质淡白;脉细弱。处方:沙参100克,当归20克,白芍50克,黄精30克,生地30克,丹参25克,菟丝子30克,阿胶20克,天冬20克,龟甲胶10克,鹿角胶10克,黄芪50克,生龙骨20克,生牡蛎20克,何首乌30克,女贞子30克,旱莲草30克,可酌加山茱萸、怀山药,乳香珠20克,没药20克,土鳖虫3克,水煎服。另用青黛50克,蒲黄50克,公丁香5克,研极细末装入胶囊,配合汤药服用。

连续服药一年,病情稳定,后又继续上班工作,但每逢感到身体不适时即来服用中药,如此连续治疗十余年,坚持工作直到退休,病情得以控制。

讨论: 慢性粒细胞白血病在其出现贫血症状时,其治疗原则为育阴扶阳,补气生血。方中沙参养阴润肺,益胃生津为主药;当归、白芍、生地、丹参、何首乌、阿胶、龟甲胶、补血;黄芪、黄精、菟丝子、鹿角胶补气温阳;女贞子、旱莲草、天冬滋补肝肾,又能凉血止血；生龙骨、生牡蛎软坚散结，宁心安神可酌加山茱萸、怀山药，乳香珠 20 克，没药 20 克，土鳖虫 3 克，补肾健脾、活血化瘀；古人曾教导："善补阴者，必于阳中求阴，善补阳者必于阴中求阳。"又说："有形之血难以速生，无形之气所当急固。"意在说明，贫血患者治疗宜气血双补，阴阳兼顾，本方对白血病之治疗，即为育阴扶阳，气血双补，通过扶正来提高机体的免疫力，达到祛邪之目的。

【例6】

姓名：李某，性别：男，年龄：22 岁，学生。就诊日期：1988 年。

证治　因患"急性粒细胞性白血病"在某医院血液科住院治疗已 3 月余，病情仍不见好转，依靠输血维持生命，故请陈老会诊，患者素体较壮偏肥胖，但面色土黄，晦暗无光泽，肌肉松懈不实，唇舌淡白，牙龈肿胀，有出血痕迹，牙齿枯槁色灰暗，并有牙龈出血、皮肤紫癜、心悸、气短、乏力、睡眠多梦、多汗、头晕等诸多不适，脉沉细无力。处方：当归 25 克，白芍 50 克，乳香 20 克，没药 20 克，生龙骨 20 克，生牡蛎 20 克，生地 50 克，黄芪 50 克，石菖蒲 15 克，柴胡 20 克，党参 20 克，丹参 20 克，龙葵 50 克，玉竹 50 克，鹿角胶 10 克，天冬 15 克，菟丝子 15 克，山茱萸 20 克。予以疗急白方加减（增加三七、白及、牡丹皮等）治疗月余，以前未用中药治疗，故初用效果很好，症状明显改善，精神好转，自己体会，输血与中药结合治疗效果较好，化疗反应较大（该患在治疗一年后，因感染，病情加重，而后大出血死亡）。

讨论：急性白血病以发热、出血、贫血、感染等为主要表现。一般患者多经西医检查诊治，中药主要作为辅助治疗，其治疗原则以补气血、逐瘀血、生新血及解热排毒为主。因此，疗急白方中当归、白芍、生地、丹参为生血之四物汤，因有形之血难以速生，故用黄芪、党参补气药以助生血；用鹿角胶、菟丝子助阳温肾生血，山茱萸、玉竹、天冬滋补肾阴以生血；乳香、没药、丹参逐瘀通经以助生新血，柴胡、龙葵、石菖蒲清热排毒，祛邪外出，生龙骨、生牡蛎皆能镇惊安神，收敛固涩，软坚散结，不但可治疗心悸、多汗，其所含钙离子还能促进血液凝固，减少血管通透性而止血；诸药合用，补气生血，大补元阴元阳，逐瘀攻毒，对急性白血病有较好的辅助治疗作用，方中所用药物和剂量均可根据病情加减应用，如在其有毒热时，还可服用青黛、蒲黄、公丁香粉胶囊，以清热解毒，加强祛邪之功能。

临床实践证明，肾病不但有虚证，亦有实证，如结石、水肿、肿瘤等。仔细思索，其实证多为标，肾虚是基本，乃为实中有虚，虚中有实，多为虚实夹杂证。如水肿，系属肾功不足，不能蒸水化气，致使水液潴留，水道瘀阻，不得通利而发生。临床中还可以出现水气冲胃而恶心呕吐（尿毒症）；水气冲心（又称水气凌心）而心悸、气短；水气冲肺而咳嗽气喘，以致肾不纳气而张口抬肩之哮喘等。治疗关键在于补益肾气，疏通水道，排出蓄积在体内的毒素即体内多余的水、血、痰湿等。肾主藏精，精能生血。若精不能生血，则会导致出现血液病如再障、白血病等。因此治疗血液病又多从补肾入手，补血生精、大补元阴元阳、育阴扶阳、攻逐瘀毒等。

经多年的临床实践，陈老总结出，治疗肾病应以补虚为主，清利排毒为辅，重在疏通肾气，佐以活血化瘀。概括为，辨清寒热虚实，分清治疗主次，标本兼顾，通利于补，治异法活，方能收到满意效果。

类 案

【例1】

姓名：刘某，性别：男，年龄：35岁。就诊日期：1997年5月8日。

证治 潜在性克山病，每年发作一次，发作后头痛，恶心，呕吐，头晕，心区不适。舌苔薄白，边缘有齿痕；脉沉缓无力。处方：太子参30克，黄芪30克，白芍20克，当归20克，萆薢15克，石菖蒲30克，茯神20克，附子5克，茯苓30克，白术20克，藿香15克，竹茹20克，枳实20克。7剂，水煎服。

二诊 1997年5月15日。证治：潜在性克山病，服药后诸症减轻。舌苔薄白，边缘有齿痕；脉沉缓无力。处方：同上方。7剂，水煎服。

【例2】

姓名：黄某，性别：女，年龄：54岁。就诊日期：2000年6月1日。

证治 干燥综合征，口干涩，乏津。舌质暗紫；脉弦滑。处方：干地40克，麦冬40克，葛根20克，决明子30克，女贞子40克，山茱萸20克，黄柏40克，肉桂10克，知母40克，沙参50克，玉竹30克。7剂，水煎服。

二诊 2000年6月21日。证治：干燥综合征，服药后症减，苔薄白；脉弦缓。处方：天花粉100克，白术10克，麦冬30克，干地40克，麻黄4克，石斛30克，黄柏50克，当归20克，肉桂10克，通草10克，升麻5克。7剂，水煎服。

【例3】

姓名：候某，性别：男，年龄：75岁。就诊日期：2000年7月3日。

证治 多发性肝囊肿，无明显不适。舌苔白浊；脉弦缓。处方：柴胡50克，当归20克，昆布10克，板蓝根50克，蜂房10克，甲珠10克，黄药子10克，海藻10克，丹参15克，茯苓100克，薏苡仁70克，石斛30克。7剂，水煎服。

二诊 2000年7月10日。证治：自觉无症状。舌苔白浊；脉弦缓有力。处方：柴胡30克，昆布15克，海藻10克，茯苓50克，黄连15克，甲珠10克，蜂房10克，浙贝20克，重楼20克，连翘50克，瓜蒌30克，石斛30克。7剂，水煎服。

三诊 2000年7月16日。证治：舌苔薄白；脉弦缓有力。处方：柴胡50克，当归20克，昆布10克，板蓝根50克，蜂房10克，甲珠10克，黄药子10克，海藻10克，丹参15克，茯苓100克，薏苡仁70克，石斛30克。7剂，水煎服。

【例4】

姓名：陶某，性别：女，年龄：28岁。就诊日期：1996年3月15日。

证治 狐惑病，外阴溃疡，低热。舌苔白浊；脉弦细。处方：太子参20克，鸡血藤50克，当归20克，连翘30克，黄芪30克，柴胡30克，黄芩30克，知母20克，黄柏

15 克，甘草 20 克。7 剂，水煎服。

二诊 1996 年 4 月 2 日。证治：服药后症减。舌苔白浊；脉弦疾有力。处方：当归 20 克，丹参 20 克，连翘 50 克，金银花 30 克，生地 30 克，白芍 30 克，茯苓 20 克，白术 15 克，鸡血藤 20 克，青风藤 20 克，龙胆草 10 克，苍术 15 克，牛膝 15 克。7 剂，水煎服。

三诊 1996 年 5 月 6 日。证治：现舌头溃疡。舌苔白浊；脉弦滑。处方：豨莶草 50 克，防风 20 克，当归 20 克，丹参 20 克，乳香 10 克，没药 10 克，附子 5 克，肉桂 10 克，黄柏 20 克，生石膏 20 克，知母 40 克，牛膝 15 克。7 剂，水煎服。

四诊 1996 年 5 月 13 日。证治：白塞综合征，现已明显好转。舌苔白浊；脉沉弦。处方：鸡血藤 30 克，豨莶草 30 克，防风 20 克，附子 5 克，淫羊藿 20 克，何首乌 50 克，甘草 15 克，神曲 15 克，威灵仙 20 克，羌活 20 克，地龙 15 克，赤芍 20 克。7 剂，水煎服。

五诊 1996 年 5 月 20 日。证治：诸症好转。舌苔薄白；脉弦缓。处方：鸡血藤 50 克，独活 20 克，当归 20 克，白术 30 克，海风藤 20 克，附子 5 克，桂枝 10 克，苍术 15 克，黄柏 20 克，知母 20 克，丹参 30 克，赤芍 20 克。7 剂，水煎服。

六诊 1996 年 5 月 27 日。证治：时有脚肿，腿疼痛。苔白浊；脉弦缓。处方：鸡血藤 50 克，防风 20 克，当归 20 克，丹参 20 克，淫羊藿 30 克，附子 5 克，干姜 10 克，伸筋草 20 克，川牛膝 15 克，砂仁 10 克，桃仁 10 克，红花 5 克。7 剂，水煎服。

七诊 1996 年 6 月 4 日。证治：症减。苔薄白，舌下静脉瘀怒；脉沉缓。处方：鸡血藤 50 克，独活 20 克，附子 7 克，防风 20 克，海风藤 20 克，伸筋草 20 克，甘草 15 克，夜交藤 30 克，青风藤 15 克，连翘 40 克，紫草 10 克，当归 20 克，黄柏 15 克。7 剂，水煎服。

八诊 1996 年 6 月 11 日。证治：溃疡已无，腿仍有硬结。舌苔薄白；脉弦细。处方：鸡血藤 50 克，独活 20 克，防风 20 克，淫羊藿 20 克，豨莶草 50 克，赤芍 30 克，丹参 20 克，海风藤 30 克，茺蔚子 20 克，地龙 15 克，附子 5 克。7 剂，水煎服。

九诊 1996 年 6 月 18 日。证治：已大见好转。苔薄白；脉弦缓。处方：鸡血藤 50 克，独活 20 克，豨莶草 50 克，防风 20 克，伸筋草 20 克，附子 7 克，玉竹 30 克，淫羊藿 30 克，海风藤 15 克，薏苡仁 40 克，儿茶 5 克。7 剂，水煎服。

十诊 1996 年 6 月 25 日。证治：双膝关节痛，溃疡已愈合。苔白浊；脉弦缓。处方：鸡血藤 50 克，独活 20 克，防风 20 克，附子 7 克，豨莶草 50 克，何首乌 50 克，赤芍 20 克，黄柏 10 克，青风藤 20 克，蜈蚣 1 条，甘草 15 克，薏苡仁 50 克。7 剂，水煎服。

十一诊 1996 年 7 月 2 日。证治：白塞综合征，现乏力，溃疡消失。苔薄白；脉弦细。处方：十诊方加砂仁 10 克，黄芪 20 克，太子参 20 克。7 剂，水煎服。

【例 5】

姓名：何某，**性别：**男，**年龄：**49 岁。**就诊日期：**1998 年 2 月 9 日。

证治 丙肝，肝硬化，肝区硬，周身不适。苔薄白；脉弦滑。处方：金钱草 50 克，丹参 20 克，当归 20 克，白芍 30 克，白花蛇舌草 50 克，半枝莲 15 克，生地 20 克，牛蒡子20克，甘草15克，紫草15克，连翘50克，金银花20克，重楼15克，败酱草20克，砂仁10克，大黄5克。7剂，水煎服。

二诊　1998年2月23日。证治：服药后肝区紧胀感较前减。苔薄白；脉沉缓。处方：前方投药。6剂，水煎服。

三诊　1998年3月2日。证治：服药后症减。舌苔白浊；脉沉缓。处方：楮实子30克，党参20克，太子参30克，女贞子20克，墨旱莲20克，生牡蛎50克，夏枯草20克，鸡内金10克，砂仁10克，鳖甲10克，土鳖虫5克，板蓝根50克，败酱草30克，茯苓30克，神曲15克，白花蛇舌草20克。7剂，水煎服。

四诊　1998年3月16日。证治：周身不适，腹胀。舌苔根部白浊，舌质微青；脉沉缓。处方：羚羊角5克，连翘30克，紫草15克，紫花地丁20克，柴胡30克，丹参30克，没药5克，楮实子20克，土鳖虫5克，甲珠10克，蜂房5克，公丁香10克，白芍40克，厚朴20克。7剂，水煎服。

五诊　1998年3月24日。证治：肝区不适，腹胀。舌苔薄白；脉弦缓。处方：板蓝根50克，连翘50克，紫草15克，紫花地丁20克，败酱草20克，重楼15克，甘草15克，当归20克，山豆根20克，白芍40克，川芎20克，砂仁10克，楮实子20克，太子参30克。7剂，水煎服。

六诊　1998年4月6日。证治：肝区不适，腹胀减轻。脉弦缓。处方：太子参30克，楮实子20克，土鳖虫5克，柴胡30克，白芍50克，厚朴20克，鸡内金10克，金钱草50克，白花蛇舌草20克，连翘50克，紫草15克，紫花地丁20克，板蓝根50克，重楼20克，山豆根15克，延胡索15克。7剂，水煎服。

七诊　1998年4月13日。证治：腹胀进一步减轻。舌苔薄白；脉弦缓。处方：太子参30克，茯苓30克，白术20克，甘草15克，鳖甲30克，土鳖虫5克，甲珠10克，菟丝子10克，萆薢20克，党参20克，黄芪30克，山药20克。7剂，水煎服。

【例6】

姓名：刘某，性别：女，年龄：60岁。就诊日期：1997年5月12日。

证治　脑鸣，乏力。舌苔薄白；脉沉缓。处方：川芎30克，薤白10克，石菖蒲30克，茯神20克，半夏15克，蝉蜕15克，橘红20克，枳实20克，青皮15克，郁金20克，降香10克，甘草15克。7剂，水煎服。

二诊　1997年5月19日。证治：脑鸣减轻，颈部发硬。苔白浊；脉沉缓。处方：石菖蒲50克，柴胡20克，太子参30克，白芍30克，香附15克，川芎30克，防风20克，蝉蜕30克，骨碎补30克，石斛20克，金樱子10克。7剂，水煎服。

三诊　1997年5月26日。证治：脑鸣减轻，偶尔发作，周身较前有力。苔薄白；脉弦缓。处方：石菖蒲50克，柴胡20克，太子参30克，白芍30克，香附15克，川芎30克，防风20克，蝉蜕30克，骨碎补30克，石斛20克，金樱子10克。7剂，水煎服。

四诊　1997年6月2日。证治：脑鸣减轻，晨起加重。舌苔薄白；脉弦缓。处方：川芎30克，香附15克，石菖蒲30克，蝉蜕20克，磁石30克，神曲15克，骨碎补20克，僵蚕10克，紫石英15克。7剂，水煎服。

五诊 1997年6月10日。证治：脑鸣，时重时轻，舌苔白浊；脉沉缓。处方：香附15克，柴胡30克，黄芩30克，川芎35克，焦栀子15克，夜交藤50克，当归20克，生地30克，白薇20克，合欢皮15克，黄连10克，炒酸枣仁30克，蝉蜕30克，石菖蒲30克，生龙骨20克，生牡蛎20克。7剂，水煎服。

　　六诊 1997年6月17日。证治：脑鸣近日未发，时有心脏不舒。舌苔薄白；脉弦滑。处方：萆薢20克，石菖蒲30克，益智仁15克，蝉蜕20克，紫石英20克，神曲15克，骨碎补20克，泽兰20克，葛根20克，生地30克，青皮15克，枳壳15克。7剂，水煎服。

【例7】

　　姓名：杨某，性别：男，年龄：19岁。就诊日期：2000年5月25日。

　　证治　急性淋巴细胞白血病，胸骨柄痛，尾骨、骶骨痛，乏力。舌苔白浊；脉弦疾。处方：沙参50克，干地50克，女贞子20克，墨旱莲30克，党参30克，黄芪60克，当归20克，丹参20克，没药15克，乳香10克，生牡蛎30克，菟丝子20克，白花蛇舌草30克，五加皮15克，石斛30克。7剂，水煎服。

　　二诊 2000年6月1日。证治：服药后骨痛已愈，食欲差，乏力。舌苔白浊；脉弦缓有力。处方：神曲10克，焦山楂10克，沙参50克，干地40克，女贞子20克，墨旱莲30克，党参30克，黄芪60克，当归20克，丹参20克，没药15克，乳香10克，生牡蛎30克，菟丝子20克，白花蛇舌草30克。7剂，水煎服。

【例8】

　　姓名：张某，性别：女，年龄：67岁。就诊日期：2003年2月27日。

　　证治　巨幼细胞贫血，乏力，咳嗽。舌苔白浊；脉沉缓。处方：沙参50克，当归30克，白芍40克，菟丝子30克，女贞子20克，墨旱莲20克，丹参20克，没药20克，锁阳50克，芡实20克，太子参30克，甘草20克，石斛30克，川芎25克，生地30克，黄精30克，黄芪40克。7剂，水煎服。

　　二诊 2003年3月10日。证治：巨幼细胞贫血，乏力减轻。舌苔中心微黄；脉沉缓。处方：沙参50克，太子参40克，当归20克，白芍40克，锁阳30克，女贞子30克，墨旱莲30克，没药15克，丹参20克，石斛30克，芡实20克，天冬20克，生山药50克，龟板10克，菟丝子20克。7剂，水煎服。

【例9】

　　姓名：朱某，性别：女，年龄：34岁。就诊日期：1997年7月28日。

　　证治　巨脾症，腹胀半月余，纳差。舌苔薄白；脉弦缓。处方：柴胡30克，白芍40克，楮实子20克，土鳖虫5克，鳖甲30克，三棱10克，莪术10克，半枝莲10克，生牡蛎50克，夏枯草15克，鸡内金10克。7剂，水煎服。

　　二诊 1997年8月4日。证治：服药后腹胀减轻。舌苔白浊；脉沉弦。处方：前方投药 6 剂。

三诊 1997 年 8 月 12 日。证治：现食欲增加，舌苔白浊；脉弦缓。处方：二诊方生牡蛎加至 100 克。7 剂，水煎服。

四诊 1997 年 8 月 22 日。证治：近日发热。舌苔薄白；脉弦疾。处方：柴胡 30 克，白芍 40 克，楮实子 30 克，土鳖虫 7 克，鳖甲 30 克，茯苓 30 克，三棱 10 克，莪术 10 克，海藻 10 克，连翘 30 克，夏枯草 10 克，生牡蛎 50 克。7 剂，水煎服。

五诊 1997 年 9 月 8 日。证治：症减，发热已好。舌苔白浊；脉沉弦。处方：黄芪 30 克，鳖甲 20 克，土鳖虫 7 克，三棱 10 克，莪术 10 克，连翘 50 克，夏枯草 15 克，浙贝 10 克，重楼 10 克，没药 10 克，白芍 50 克，鸡内金 10 克。7 剂，水煎服。

2. 面痛

【例 1】

姓名：贾某，性别：女，年龄：60 岁。就诊日期：1998 年 9 月 1 日。

证治 右侧面部麻木，连及头后麻木，两月余，食欲及二便正常。舌苔薄白；脉弦滑。处方：葛根 20 克，泽兰 30 克，益母草 50 克，红花 5 克，川芎 40 克，白芍 50 克，丹参 20 克，延胡索 10 克，全蝎 10 克，蜈蚣 1 条，黄芪 50 克，地龙 20 克，桂枝 10 克。7 剂，水煎服。

二诊 1998 年 9 月 15 日。证治：右侧面麻减轻。舌苔薄白，舌质暗红，舌下静脉瘀怒；脉沉缓。处方：黄芪 50 克，赤芍 20 克，川芎 30 克，当归 20 克，地龙 20 克，桃仁 10 克，红花 5 克，太子参 30 克，何首乌 40 克，益母草 50 克，甲珠 5 克，天麻 10 克，白术 30 克，半夏 15 克。7 剂，水煎服。

三诊 1998 年 9 月 21 日。证治：面及后脑麻均减轻。舌苔薄白，舌质暗红；脉沉缓。处方：防风 20 克，薄荷 15 克，黄芩 30 克，黄芪 40 克，当归 20 克，地龙 20 克，桃仁 10 克，益母草 50 克，川芎 40 克，天麻 10 克，天竺黄 10 克，赤芍 15 克，红花 5 克，女贞子 20 克，墨旱莲 20 克。7 剂，水煎服。

【例 2】

姓名：侯某，性别：男，年龄：75 岁。就诊日期：2000 年 4 月 18 日。

证治 三叉神经痛五年余，疼痛难忍，面部变形。舌苔黑褐；脉沉缓而细。处方：干地 40 克，女贞子 40 克，酒大黄 10 克，甘草 20 克，香附 15 克，陈皮 20 克，厚朴 20 克，苍术 20 克，砂仁 15 克，麦芽 30 克，神曲 15 克，焦山楂 50 克。7 剂，水煎服。

二诊 2000 年 4 月 24 日。证治：三叉神经痛 5 年，口喎斜，乏力，厌食，服药后症减。舌苔薄白；脉沉弦。处方：草果仁 10 克，生地 40 克，女贞子 40 克，酒大黄 10 克，甘草 20 克，香附 15 克，陈皮 20 克，厚朴 20 克，苍术 20 克，砂仁 15 克，麦芽 30 克，神曲 15 克，焦山楂 50 克。7 剂，水煎服。

三诊 2000 年 5 月 8 日。证治：服药后症减。舌苔白浊；脉沉缓。处方：川芎 70 克，草果仁 10 克，生地 40 克，女贞子 40 克，酒大黄 10 克，甘草 20 克，香附 15 克，陈皮 20

克,厚朴20克,苍术20克,砂仁15克,麦芽30克,神曲15克,焦山楂50克。7剂,水煎服。

四诊 2000年5月22日。证治:服药后疼痛明显减轻,发作间隔延长。舌苔薄白;脉沉弦。处方:川芎70克,草果仁10克,干地40克,女贞子40克,酒大黄10克,甘草20克,香附15克,陈皮20克,厚朴20克,苍术20克,砂仁15克,麦芽30克,神曲15克,焦山楂50克。7剂,水煎服。

3. 面瘫

【例1】

姓名:刘某,性别:男,年龄:90岁。就诊日期:1996年4月19日。

证治 右侧面瘫,左肢不用,左眼上直肌麻痹。舌苔边白,中心黄燥;脉沉缓。处方:川芎40克,决明子20克,石决明20克,白芍30克,黄芪30克,珍珠母30克,谷精草20克,连翘30克,大黄5克,黄柏20克,知母30克,茺蔚子20克,密蒙花10克,青皮20克。7剂,水煎服。

二诊 1996年5月2日。证治:服药后症状减轻,眼睑轻度下垂。舌苔微黄而燥,舌下静脉微怒;脉沉缓。处方:川芎40克,益母草50克,茺蔚子20克,青葙子10克,黄芪30克,赤芍20克,甘草15克,决明子20克,珍珠母30克,密蒙花10克,石决明20克,没药10克,丹参20克,地龙20克,生地20克。7剂,水煎服。

【例2】

姓名:李某,性别:男,年龄:30岁。就诊日期:1998年6月1日。

证治 面瘫三年余,患病及时针灸治疗,现面瘫较轻。舌苔白浊,舌下静脉微怒;脉沉缓。处方:白附子15克,僵蚕20克,全蝎15克,蜈蚣1条,天南星5克,甘草10克,当归20克,白芍30克,生地30克,苍术20克,瓜蒌30克,降香10克。7剂,水煎服。

二诊 1998年6月8日。证治:舌苔薄白;脉弦滑有力。处方:白附子10克,全蝎10克,蜈蚣1条,僵蚕20克,黄芪20克,地龙20克,川芎30克,当归20克,天南星5克,枳壳20克。7剂,水煎服。

三诊 1998年6月15日。证治:舌苔薄白;脉弦滑有力。处方:全蝎10克,蜈蚣1条,白附子10克,黄柏30克,知母20克,连翘30克,紫草10克,紫花地丁20克,女贞子20克,墨旱莲20克,太子参30克,生地40克。7剂,水煎服。

【例3】

姓名:姜某,性别:男,年龄:60岁。就诊日期:1998年4月28日。

证治 面瘫三天,口㖞眼斜。苔白浊;脉沉弦。处方:全蝎10克,僵蚕15克,天南星5克,天竺黄15克,蜈蚣1条,防风20克,黄芩30克,连翘30克,紫草10克,水牛角10克,生地20克,牡丹皮10克。7剂,水煎服。

二诊 1998年5月12日。证治：口干涩，乏力。舌苔白浊；脉弦缓。处方：僵蚕30克，全蝎15克，蜈蚣1条，白附子10克，天竺黄10克，磁石30克，神曲15克，钩藤20克，水牛角10克，薄荷15克，砂仁10克，甘草15克。7剂，水煎服。

【例4】

姓名：周某，性别：女，年龄：55岁。就诊日期：2001年2月23日。

证治 面瘫两月余，有糖尿病史两年。高血压，冠心病病史。腰、腿疼痛。舌苔白浊而厚；脉沉缓。处方：杜仲20克，黄芩30克，葛根20克，白附子10克，胆南星20克，全蝎10克，土鳖虫5克，石斛30克，防风20克，独活15克，当归20克，柴胡15克，赤芍10克，沉香15克。7剂，水煎服。

二、外 科

（一）疮疡

1. 疔

【例1】

姓名： 王某，**性别：** 女，**年龄：** 60岁。**就诊日期：** 1998年3月30日。

证治 手指起疔毒后窜于头部，现头痒，乏力，心脏不舒。舌质青，苔薄白；脉沉缓无力。处方：蒲公英50克，连翘30克，紫草10克，紫花地丁20克，党参20克，黄芪30克，生地20克，黄连10克，瓜蒌30克，薤白15克，半夏15克，川芎30克，白芍40克，郁金20克，降香10克，泽兰30克，葛根15克。7剂，水煎服。

二诊 1998年4月6日。证治：手指疔毒，窜至颜面部。舌苔薄白；脉沉缓。处方：连翘50克，金银花20克，紫草15克，蒲公英50克，羌活15克，防风20克，党参30克，川芎20克，桂枝10克，白芷10克，僵蚕15克，蝉蜕30克，蒺藜20克，厚朴15克，藿香15克，甘草10克。7剂，水煎服。

【例2】

姓名： 陈某，**性别：** 男，**年龄：** 37岁。**就诊日期：** 2001年2月20日。

证治 多发疖疮，红肿。舌苔薄白；脉沉缓。处方：地黄40克，连翘50克，金银花50克，蒲公英70克，败酱草20克，防风20克，黄连20克，皂刺15克，白芷10克，没药15克，乳香10克，当归50克。7剂，水煎服。

2. 痈

【例1】

姓名： 石某，**性别：** 女，**年龄：** 32岁。**就诊日期：** 1998年6月22日。

证治 淋巴结肿大，胸闷。舌苔淡白；脉弦缓。处方：连翘50克，夏枯草20克，生牡蛎50克，浙贝20克，海藻10克，黄柏20克，青皮20克，木香10克，厚朴20克，乌药10克，砂仁10克，神曲15克，知母30克。7剂，水煎服。

二诊　1998年6月26日。证治：胸闷明显好转，淋巴结肿大。舌苔淡白；脉弦缓。处方：夏枯草20克，连翘50克，生地30克，黄柏20克，焦栀子20克，牡丹皮10克，青皮20克，当归20克，丹参20克，乳香10克，没药10克，重楼15克，板蓝根50克，白茅根30克。7剂，水煎服。

三诊　1998年7月3日。证治：胸口及咽喉部憋闷，淋巴结渐软。苔白浊；脉沉缓。处方：生牡蛎50克，昆布10克，连翘50克，夏枯草20克，柴胡30克，白芍40克，黄芩20克，青皮20克，枳壳20克，瓜蒌50克，甘草10克。7剂，水煎服。

四诊　1998年7月10日。证治：喉中仍有不适，淋巴结见消，舌苔淡白；脉沉滑。处方：连翘30克，夏枯草20克，浙贝15克，生牡蛎50克，黄芩20克，白花蛇舌草20克，玄参10克，丹参20克，当归20克，黄柏15克，知母20克，猫爪草20克。7剂，水煎服。

五诊　1998年7月16日。证治：颈部淋巴结仍肿，不适，麻木。苔薄白；脉沉弦。处方：侧柏叶50克，连翘50克，夏枯草20克，黄芩20克，炙百部15克，天冬20克，甘草25克，生牡蛎50克，浙贝10克，紫草10克。7剂，水煎服。

六诊　1998年7月23日。证治：淋巴结肿渐消。古苔薄白；脉弦缓。处方：生牡蛎50克，连翘30克，瓜蒌30克，当归20克，鹿角霜20克，佛手30克，浙贝15克，青皮15克，延胡索20克，木香10克，黄柏30克，知母20克。7剂，水煎服。

【例2】

姓名：唐某，性别：女，年龄：14岁。就诊日期：1995年1月27日。

证治　右颔下淋巴结肿大，微痛。苔白浊；脉弦滑。处方：连翘40克，紫花地丁20克，蒲公英30克，金银花15克，夏枯草10克，败酱草10克，山豆根5克，射干5克，生地20克，猫爪草30克，炙百部5克，生牡蛎30克。7剂，水煎服。

【例3】

姓名：关某，性别：女，年龄：33岁。就诊日期：1995年1月27日。

证治　右颔下淋巴结肿大，后背疼痛。舌苔薄白，舌下静脉瘀怒；脉沉细。处方：川芎50克，羌活15克，防风20克，葛根15克，薄荷15克，白芷10克，夏枯草10克，连翘50克，败酱草30克，昆布5克，大蓟30克。7剂，水煎服。

【例4】

姓名：张某，性别：男，年龄：47岁。就诊日期：1995年1月27日。

证治　全身性慢性淋巴结炎。舌苔薄白；脉弦数。处方：板蓝根50克，生地30克，大蓟30克，连翘50克，猫爪草50克，生牡蛎30克，夏枯草10克，浙贝10克，败酱草20克，紫花地丁20克，蒲公英50克。7剂，水煎服。

（二）乳房疾病

1. 乳痈

【例】

姓名：潘某，性别：女，年龄：25岁。就诊日期：1998年12月1日。

证治　右乳红肿，疼痛，发热，时轻时重，七月余。舌苔白浊；脉弦数。处方：金银花50克，连翘50克，紫草10克，蒲公英50克，鹿角霜30克，瓜蒌30克，浙贝20克，重楼15克，败酱草20克，延胡索20克，川楝子10克，皂角刺20克，防风20克，黄连20克。7剂，水煎服。

二诊　1998年12月7日。证治：右乳红痛减轻，痒。舌苔白浊；脉弦缓有力。处方：鹿角霜30克，瓜蒌30克，连翘40克，金银花40克，蒲公英50克，黄芩30克，浙贝20克，没药15克，生地30克，黄芪40克，石斛30克，甘草20克，甲珠15克。7剂，水煎服。

2. 乳核

精选验案与探讨

【例】

姓名：汤某，性别：女，年龄：23岁。就诊日期：2000年3月。

证治　发现右乳外上方有一肿物，柔软，无明显不适，两月余。经西医检查诊为乳腺小叶囊性增生，因尚未结婚，定期检查即可，动态观察。患者家长不放心，要求服用中药治疗。处方：鹿角霜20克，生牡蛎15克，乳香20克，没药20克，川芎10克，香橼20克，郁金10克，白芍30克，甘草10克，浙贝15克，瓜蒌20克。服用30余剂后，囊肿消失，病告治愈。

煎法：诸药洗净放入容器内，加水过药面约一指，浸泡1小时，即行煎煮，剩药液约100毫升为宜，再加水适量煎煮第二次，再留药液100毫升左右，两次药液混合一起，分两次温服之。

讨论：乳腺小叶囊性增生及乳腺纤维瘤等临床十分常见，特别有些未婚女子也时有发生，月经前常有疼痛和不适，凡不能手术者，采用中药治疗患者无痛苦，效果令人满意，是值得应用的方法之一。乳核肿痛，多见于现代医学的乳腺增生。中医辨证多为肝气郁滞，肝脾不和，气滞血瘀而致乳核脉络不通。方中鹿角霜，味咸，入血软坚，性温通络、消肿、止痛，又善治恶疮为主药；辅以牡蛎增强其软坚散结之效；郁金、香橼，芳香理气，但香橼，辛散之力有余，酸敛不足，故配芍药、甘草，酸甘化阴，柔润肝体而平肝气；香橼、白芍味酸同气相求，其入肝能平肝气，入脾又能通壅善解木土之郁；乳香通窍宣络以理气，没药化瘀以理血，川芎与之合用，共奏活瘀止痛之功；瓜蒌与浙贝，均有宽胸散结消痈之效；诸药合用，理气活血，软坚散结，消瘀止痛，为治乳核肿痛之良方。陈老命本方为消瘀散结汤，其歌诀为：消瘀散结治痈疡，乳腺增生服之良；鹿角浙贝蒌芍草，乳没香橼功倍强。外敷局部鲜生地，记取通气配木香；临证变通须加减，权衡用药是妙方。

类　案

【例1】

姓名：李某，性别：女，年龄：38岁。就诊日期：1992年12月1日。

证治　两乳生有结块，疼痛，曾服乳癖消1000余片，天冬素400片，不见好转，现腿痛。苔薄白，舌边缘有齿痕；脉沉弦。处方：鸡血藤50克，鹿角霜30克，浙贝20克，当归20克，丹参20克，乳香20克，没药20克，香橼30克，青皮20克，土鳖虫5克，甲珠10克。7剂，水煎服。

按：双乳腺增生、乳核（气滞血瘀）。鹿角霜为驯鹿角温补但量大，以助活血逐瘀、化痰散结之力。

【例2】

姓名：王某，性别：女，年龄：43岁。就诊日期：1993年1月8日。

证治　左乳有结节，口干苦，咽痛，目赤，易感冒，苔薄白；脉弦缓微滑。处方：鹿角霜30克，丹参20克，乳香20克，没药20克，当归20克，青皮20克，甲珠7克，瓜蒌30克。7剂。水煎服。

按：证由气滞血瘀，病久痰浊内生，痰浊瘀血交阻发为乳核。治用活血逐瘀、化痰清核法。加鹿角霜意在温运脾胃，以杜痰湿之流。

【例3】

姓名：张某，性别：女，年龄：24岁。就诊日期：1992年7月21日。

证治　胸痛，乳腺结节，月经前胀痛甚，腋下结节。舌苔薄白，舌下静脉微怒；脉弦缓。处方：鹿角霜20克，甲珠5克，当归20克，乳香10克，没药10克，丹参20克，香橼15克，青皮15克，栀子10克，枳壳15克。7剂，水煎服。

按：该患者因善生气，渐至气滞血瘀，药用理气活血止痛法治之。

【例4】

姓名：李某，性别：男，年龄：53岁。就诊日期：1998年4月21日。

证治　双乳房肿块，服"乳癖消"后乳核软散，但现周身疼痛。舌苔薄白；脉弦缓。处方：鹿角霜30克，瓜蒌30克，海藻10克，生牡蛎50克，夏枯草20克，连翘30克，三棱5克，莪术5克，延胡索20克，川楝子10克。7剂，水煎服。

二诊　1998年5月21日。证治：乳核，已消退。舌苔薄白；脉弦疾。处方：鹿角霜

30克，瓜蒌30克，浙贝10克，木香10克，生牡蛎50克，当归20克，丹参20克，乳香10克，夏枯草20克，没药10克，延胡索20克，生地30克，黄柏30克，知母30克，香附15克，木香5克。7剂，水煎服。

三诊　1998年5月28日。证治：乳核、乳房及乳头痛，连至腋下痛重。舌苔薄白；脉沉弦。处方：鹿角霜30克，白芥子10克，当归20克，丹参20克，瓜蒌30克，连翘30克，夏枯草20克，乳香15克，没药15克，延胡索20克，重楼20克，金银花30克，黄柏15克，知母30克。7剂，水煎服。

四诊　1998年6月4日。证治：乳核、乳头轻微疼痛。舌苔薄白；脉弦缓。处方：鹿角霜30克，连翘30克，海藻10克，生牡蛎50克，夏枯草15克，三棱10克，莪术10克，瓜蒌30克，浙贝10克，枳壳20克，木香10克，生地30克，当归20克，丹参20克，没药10克。7剂，水煎服。

【例5】

姓名：马某，性别：女，年龄：30岁。就诊日期：2001年10月25日。

证治　双乳房纤维瘤，乳腺小叶增生，经期疼痛。舌苔薄白；脉弦细。处方：柴胡40克，白芍40克，黄连10克，夜交藤50克，焦栀子10克，青皮20克，生地30克，炒酸枣仁30克，生龙骨20克，生牡蛎20克，香附20克，合欢皮25克，甘草20克，砂仁15克。7剂，水煎服。

二诊　2001年12月21日。证治：乳腺纤维瘤，服药后疼痛减轻，包块渐软。舌苔无异常，舌质暗红；脉弦滑。处方：当归20克，丹参20克，没药20克，夏枯草30克，海藻30克，瓜蒌30克，浙贝20克，鹿角霜30克，王不留行20克，鳖甲20克。7剂，水煎服。

3. 乳癖

【例1】

姓名：李某，性别：女，年龄：40岁。就诊日期：1996年3月8日。

证治　左乳房乳腺小叶增生，肿块疼痛，月经不调，腰、腹痛，舌暗紫。舌苔薄白；脉弦滑。处方：鹿角霜30克，当归20克，丹参20克，乳香10克，没药10克，连翘30克，夏枯草10克，浙贝20克，瓜蒌30克，生牡蛎50克，茯苓20克，川芎30克，土鳖虫5克。7剂，水煎服。

二诊　1996年3月18日。证治：左乳腺小叶增生、肿块痛。舌苔薄白；脉沉缓无力。处方：鹿角霜30克，瓜蒌30克，当归20克，丹参20克，乳香10克，没药10克，连翘50克，金银花20克，浙贝15克，青皮20克，枳壳20克，延胡索20克。7剂，水煎服。

三诊　1996年4月1日。证治：左乳腺小叶增生症减、肿块疼痛减。舌质青，苔薄白；脉弦缓。处方：二诊方投药6剂，水煎服。

四诊　1996年4月12日。证治：左乳腺小叶增生，服药后增生缩小。舌苔薄白；脉弦缓。处方：鹿角霜 50 克，瓜蒌 30 克，乳香 10 克，没药 15 克，浙贝 20 克，连翘 50 克，金银花 30 克，生牡蛎 50 克，夏枯草 10 克，甲珠 10 克，土鳖虫 5 克，白芍 30 克，枳壳 20 克，青皮 20 克。7 剂，水煎服。

五诊　1996 年 4 月 2 日。证治：左乳腺小叶增生，服药后增生缩小。舌苔薄白；脉弦缓。处方：鹿角霜 50 克，瓜蒌 30 克，乳香 10 克，没药 15 克，浙贝 20 克，连翘 50 克，金银花 30 克，生牡蛎 50 克，夏枯草 10 克，甲珠 10 克，土鳖虫 5 克，白芍 30 克，枳壳 20 克，青皮 20 克。7 剂，水煎服。

【例 2】

姓名：王某，性别：女，年龄：30 岁。就诊日期：1998 年 4 月 16 日。

证治　乳腺小叶增生，现乳房疼痛。舌苔白浊；脉弦缓有力。处方：鹿角霜 30 克，瓜蒌 30 克，浙贝 20 克，当归 20 克，丹参 20 克，乳香 10 克，没药 10 克，生牡蛎 50 克，黄柏 20 克，重楼 15 克，川芎 15 克，白芍 30 克，连翘 50 克，金银花 30 克，延胡索 20 克，甘草 15 克。7 剂，水煎服。

二诊　1998 年 5 月 14 日。证治：乳腺小叶增生明显好转。舌苔薄白；脉沉缓。处方：鹿角霜 30 克，瓜蒌 30 克，浙贝 20 克，青皮 20 克，生牡蛎 50 克，当归 20 克，丹参 20 克，乳香 10 克，没药 10 克，延胡索 20 克，生地 30 克，黄柏 30 克，砂仁 10 克，炮姜 10 克，巴戟天 15 克。7 剂，水煎服。

三诊　1998 年 6 月 2 日。证治：乳腺小叶增生症，已明显好转，增生已无。舌苔薄白；脉弦缓。处方：鹿角霜 30 克，瓜蒌 30 克，青皮 20 克，当归 20 克，丹参 20 克，生牡蛎 50 克，乳香 10 克，没药 10 克，浙贝 20 克，延胡索 20 克，生地 30 克，黄柏 30 克，砂仁 10 克，炮姜 10 克，巴戟天 15 克。7 剂，水煎服。

四诊　1998 年 6 月 16 日。证治：乳腺增生已痊愈，现小腹胀，带下多。舌苔白浊，舌下静脉瘀怒；脉两尺弱，关滑。处方：萆薢 50 克，白术 30 克，茯苓 20 克，菟丝子 20 克，金樱子 15 克，苍术 20 克，乌梅 10 克，女贞子 20 克，墨旱莲 20 克，砂仁 10 克，巴戟天 20 克，土鳖虫 5 克，当归 20 克，白芍 40 克。7 剂，水煎服。

（三）瘿

【例 1】

姓名：李某，性别：女，年龄：35 岁。就诊日期：1999 年 8 月 10 日。

证治　甲亢，气短，心烦，自汗，眼球突出，甲状腺肥大，两年余。舌苔薄白；脉沉弦有力。处方：夏枯草 30 克，连翘 30 克，浙贝 15 克，鹿角霜 20 克，瓜蒌 30 克，白芍 40 克，木香 10 克，干地 30 克，重楼 15 克，黄药子 10 克，石斛 20 克，青皮 15 克。7 剂，水煎服。

二诊　1999 年 8 月 19 日。证治：气短、心烦、自汗，较前减轻，大便次数增多。舌苔薄白；脉沉滑。处方：夏枯草 30 克，连翘 30 克，浙贝 15 克，鹿角霜 20 克，瓜蒌 30

克，白芍 40 克，木香 10 克，干地 30 克，重楼 15 克，黄药子 10 克，石斛 20 克，青皮 15 克。7 剂，水煎服。

三诊 1999 年 9 月 2 日。证治：心烦减轻，已不自汗、心慌。苔薄白；脉弦滑而疾。处方：连翘 50 克，海藻 15 克，昆布 10 克，夏枯草 25 克，重楼 20 克，浙贝 15 克，鹿角霜 15 克，黄药子 10 克，石斛 15 克。7 剂，水煎服。

【例 2】

姓名：张某，性别：女，年龄：39 岁。就诊日期：1997 年 11 月 13 日。

证治 患甲亢 3 年余，现肢体麻木，乏力，胆小易惊。舌苔薄白；脉弦缓。处方：太子参 30 克，葛根 20 克，泽兰 30 克，夏枯草 15 克，黄精 30 克，石斛 20 克，紫石英 20 克，磁石 30 克，神曲 15 克，生地 30 克，山药 20 克，茯苓 30 克，石菖蒲 30 克。7 剂，水煎服。

二诊 1997 年 12 月 2 日。证治：心悸减轻，心烦好转。舌苔薄白；脉弦细而疾。处方：葛根 20 克，泽兰 30 克，川芎 40 克，白芍 50 克，瓜蒌 30 克，半夏 15 克，郁金 15 克，降香 5 克，太子参 30 克，黄芪 50 克，何首乌 50 克，黄精 30 克，砂仁 10 克，神曲 15 克，生龙骨 20 克，生牡蛎 20 克。7 剂，水煎服。

【例 3】

姓名：史某，性别：男，年龄：40 岁。就诊日期：2001 年 2 月 22 日。

证治 甲状腺囊肿，甲状腺肿大，肿块硬。舌苔薄白；脉弦滑。处方：瓜蒌 30 克，连翘 50 克，千年健 20 克，夏枯草 30 克，海藻 30 克，生牡蛎 50 克，五加皮 30 克，三棱 10 克，莪术 10 克，当归 20 克，佛手 15 克，青皮 20 克，王不留行 20 克。7 剂，水煎服。

二诊 2001 年 3 月 13 日。证治：甲状腺肿大，肿块硬。舌苔薄白；脉弱缓。处方：黄药子 10 克，连翘 50 克，当归 30 克，夏枯草 30 克，生牡蛎 70 克，浙贝 15 克，没药 20 克，鹿角霜 20 克，石斛 20 克，香附 15 克，甲珠 15 克，三棱 5 克，莪术 5 克。7 剂，水煎服。

三诊 2001 年 3 月 22 日。证治：甲状腺肿大，无明显不适。舌苔薄白；脉弦滑。一诊方加重楼 20 克。7 剂，水煎服。

四诊 2001 年 3 月 29 日。证治：服药后甲状腺肿块变软。舌苔薄白；脉沉缓。处方：王不留行 40 克，夏枯草 30 克，连翘 30 克，重楼 20 克，瓜蒌 30 克，海藻 20 克，鹿角霜 20 克，千年健 20 克，甲珠 10 克。7 剂，水煎服。

五诊 2001 年 4 月 5 日。证治：肿块明显变软。舌苔薄白，脉弱缓。处方：四诊方投药 10 剂。

六诊 2001 年 4 月 20 日。证治：现肿块较前肿硬渐消肿。舌苔薄白，脉弱缓。处方：四诊方投药 7 剂。

【例4】

姓名：李某，**性别**：女，**年龄**：45岁。**就诊日期**：2000年12月19日。

证治 某医院诊断为甲减，心烦乱，乏力，易怒。处方：党参30克，麦冬30克，黄精50克，黄芪30克，柴胡30克，白芍50克，当归20克，丹参20克，没药15克，赤芍15克，附子10克，干姜5克，石斛30克。7剂，水煎服。

（四）痰核

精选验案与探讨

【例1】

姓名：潘某，**性别**：男，**年龄**：57岁，某厂职工。**就诊日期**：1970年2月20日。

证治 大腿起包块已3个月。1969年11月初，发觉两大腿内侧及小腿前侧出现较硬的疙瘩，大小不一，日渐增大，渐发展到大腿外侧及小腿后侧，串连成片，但不大痛楚，因既往有慢性风湿病史，自以为是风湿病发作，到某医院诊治，该院检查印象为：①脂肪瘤？②脂膜炎？③慢性风湿性颈脊关节及肩关节炎。治疗不效。来我院请中医治疗。既往无服溴、碘类药物史。

检查 体格中等，营养良好，头颈部正常。心肺正常，腹部平坦，肝脾扪不到。两下肢股内外均有硬包块，呈隆起不红肿，大小不一，串连成片（股内侧较多），胫前也有少量的包块，直径大者约3厘米，小者约1厘米，较大的包块有轻度压痛。各关节外观均无异常，仅颈部及肩关节活动受限。舌苔薄白而腻；脉沉弦。

诊断 中医诊断为痰核兼痹证。本证因风痰而得，血瘀气滞，痰凝成核，结于皮下，据其脉沉弦主里主饮。舌苔白腻主痰湿，又素有风湿痹证，当以祛风湿、涤痰、活血化瘀法治之。处方：何首乌、鸡血藤各15克，菟丝子12克，桃仁、乳香各6克，桑寄生21克，千年健、秦艽各9克。7剂，水煎服。

二诊 同年3月7日。颈及肩关节的活动受限情况有所改进，改用下方。常山3克，草果仁、槟榔各9克，甘草、陈皮、青皮各6克，乌梅18克。7剂，水煎服。

03月10日前后取组织做两次病理检查。病理报告（标本号：6097）为"镜下观察，切片部分为脂肪组织，脂肪细胞中间有较多的成纤维细胞，附近有多量的淋巴细胞、浆细胞、单核细胞，还见到较多的不典型的泡沫细胞。结合临床所见，诊断为脂膜炎第Ⅱ至Ⅲ期"。

三诊 同年3月15日。股内、外，胫前、后的包块大部消退。处方：何首乌、鸡血藤各15克，桃仁、乳香各6克，菟丝子12克，红花9克。7剂，水煎服。

四诊 同年3月25日。包块及结节全部消退，嘱继服前药以巩固疗效。以后和患者经常取得联系，进行随访。随访至1978年5月（已7年）从未反复，亦无发热。

讨论：回归发热结节性非化脓性脂膜炎，为一反复发作皮下脂肪层的炎症包块或结节性的少见疾病。本病原因不明，可能是变态反应性疾病，本案所用处方分析：

化脂消瘤汤（共三方）之一方：组成为何首乌15克，鸡血藤15克，菟丝子12克，桃仁6克，红花9克，乳香6克，桑寄生20克，秦艽9克，千年健10克。功效：祛风湿、涤痰、活血化瘀、化脂消瘤。

主治：脂膜炎，脂肪瘤（西医诊断）。中医诊断为痰核兼痹证。症状特点：除关节痛外，大腿内侧及小腿前侧皮下出现大小不一、串连成片的皮色不变的隆起的较硬的肿块，直径为1~3厘米，较大肿块有轻压痛。病理检查提示切片部分为脂肪组织，脂肪细胞中间有较多的成纤维细胞，附近有较多的淋巴细胞、浆细胞、单核细胞，以及较多的不典型的泡沫细胞。结合临床病理诊断为脂膜炎Ⅱ~Ⅲ期。方解：本方主要针对脂膜炎兼有风湿痹痛者，方中药物鸡血藤、桃仁、红花、乳香活血通经、祛瘀止痛，桑寄生、秦艽、千年健祛风湿、强筋骨、活络止痛，何首乌、菟丝子补肝肾、壮筋骨以扶正逐邪，共同起到治疗风湿痹痛的良好作用。本例脂膜炎患者同时患有风湿痹证，其痛明显，故治疗时先以祛风除湿活血止痛为主，继之再治疗脂膜炎。

化脂消瘤汤之二方：组成为常山3克，草果仁9克，槟榔片9克，青皮6克，陈皮6克，乌梅18克，甘草6克。

功效：理气化痰、化脂消瘤。

主治：脂膜炎。方解：脂膜炎辨证属中医之痰核，因此，治疗以理气化痰为主；方中常山，辛开苦泄，宣可去壅，善开痰结，为本方中劫痰之要药，因其能引吐，故用量较少，仅用3克；所辅草果仁为辛温之药，也有燥湿除痰之功，配常山、槟榔片增强其祛痰之力；佐青皮、陈皮理气化痰；乌梅为酸涩收敛之药，《本草求真》有"乌梅酸涩而温……入肺则收，入肠则涩，入于死肌恶肉则除，无不因其收敛之性"，故用乌梅重要的作用在于化去痰核，而甘草则是调和诸药，以消除诸药之毒性。

化脂消瘤汤之三方：组成为何首乌15克，鸡血藤15克，桃仁6克，乳香6克，菟丝子12克，红花9克。

功效：补肾活血，化瘀通络。主治：脂膜炎善后，巩固疗效用。方解：方中何首乌、菟丝子补肝肾、益精血；鸡血藤补血活血，桃仁、乳香、红花活血化瘀、通经活络，共同起到补肾活血、化瘀通络之功效，以防血瘀痰凝再次形成痰核，故有预防之功。

脂膜炎系由血瘀痰凝所致，故称其为痰核；痰湿血瘀是其发病基础，故陈老治疗该案将其分为三步，首先，治疗其风湿，铲除其形成痰核的基础，或者是构成痰核的主要邪气；继之，化痰散结消瘤，用了常山、槟榔片和乌梅等药力较强之药，使之很快奏效；再之，补肝肾、益精血，化瘀通络以巩固疗效，思路清晰，药味简单，功专力强，收效迅速。脂肪瘤临床中较多见，只是因无大妨碍多不治，如果给予适当治疗，定会奏效。

【例2】

姓名：鲁某，性别：女，年龄：22岁。齐市梅里斯区大修厂工人。就诊日期：1978年3月27日。

证治 自述于七年前发病，从头部至小腹部起疙瘩，大小不等，散在生长，且逐年增多，现已延及四肢，生长密集，致使汗出不能，无痛痒感。在本市几家医院均诊为扁平疣。1976年11月经北京某医院检查，诊断同前。用中西药治疗数月罔效。于1977年5月3日经市第一医院做病理切片，诊为汗腺管瘤。

查体 头面颈胸腹及四肢均见丘疹状疙瘩，呈密集丛生，大如豆粒，小如粟，皮肤本色，按之无痛。舌苔薄白脉沉弦。分析本证因汗出当风，毛窍闭塞，水湿内停，瘀于肌肤，卫气失调，营阴不润，气血交结于肤表而生是病。拟宣散伏邪，透发湿毒，助气行血，疏通络脉法。处方：羌活20克，防风25克，荆芥20克，川芎35克，红花10克，乳香10克，没药10克，党参35克，茯苓25克，水煎服。

二诊 药进9剂，周身所起之疙瘩，微见发蔫。唯于昨日午后，周身突发风团状扁平之红色疹块，痒不可忍，身发热。舌苔薄白，中心微黄；脉弦数。诊为复发痦瘟。由复感风邪所致。前方减乳香、没药，加蝉蜕50克，蒺藜15克，水煎服。外用洗药：防风50克，艾叶50克，透骨草50克，食盐一碗，每日晚一剂，煎水洗周身。

三诊 内服外洗药各用6剂，痦瘟风块消退，而周身汗腺管瘤亦部分消散，大部分可见萎缩。仍守上方（停外洗药）。

四诊 时继见好转，四肢部位汗腺管瘤呈苍老状。按三诊方加僵蚕25克。

五诊至七诊 1978年5月3日，头部及躯干能微微汗出。额部汗腺管瘤亦大部分萎缩，躯体部分瘤体已变平，皮肤留有色素沉着，效不更方。

八诊至十诊 1978年5月22日，额部凸起之疙瘩已减少。舌质淡红。苔薄白；脉沉缓。七诊方加琥珀1.5克。

十一诊至十四诊 1978年7月11日，述周身皆能出汗，躯干及四肢部汗腺管瘤均已脱落。只头额、颈部有少许。仍服前药嘱回家调治。随访三年呈静止状态，再未复发。

讨论：汗腺管瘤为一少见之病，目前西医尚无理想疗法。本病临床体征，近乎祖国医学鼠疮或疣瘊类，但形不具备，症不全同。陈老运用辨证施治的原则治疗，取得了较好的效果。中医对瘤病的认识，早在几千年前就有文字记载，根据发病部位的不同，命名也不一致，如颈部有瘿瘤，唇有茧唇，乳有乳岩等。而皮肤所生是瘤，与疣瘊亦不同，故在诊断上仍守现代医学病名。

此汗腺管瘤的成因，陈老认为：外因风邪使然，如《灵枢·九针论》说："……四时八风之客于经络之中，为瘤病者也。"而水湿、瘀血则是感受风邪后，由于毛窍闭塞，汗液被劫，水湿内停，酿而为毒，与气血交结于肤表所致。陈遵经书：必伏其所主而先其所因作为辨证施治的基点，而选方议药。立法：首当散风祛湿，佐以助气活血通络。方中羌活、防风、荆芥散风透发湿毒，得茯苓渗透之功，启脾气健运之力，开鬼门，洁净府，内得清，外得散，使水湿生之无源；川芎、红花、乳香、没药化瘀通络，配党参助气活血，使血脉通行无阻，营阴得运，与卫气和谐，而瘀结消。湿气化，汗腺得通，管瘤消退。其后视病情虽有加减一两味药时，也是用散风活血之品。共服药七十八剂，殆近痊愈，后无复发。

透邪散结汤分析：

组成：羌活20克，防风25克，荆芥20克，川芎35克，红花10克，乳香6克，没药10克，党参35克，茯苓25克，蝉蜕50克，蒺藜15克，僵蚕25克，琥珀15克，煎水内服，外用防风、艾叶、透骨草各50克煎水加盐适量洗周身，每晚一次。

功效：宣散伏邪，透发湿毒，理气行血，疏经通络。

主治：汗腺管瘤。症状特点：头部、躯干及四肢皮肤逐渐长满粟粒或豆粒大小的本皮本色的稍有突起的瘤状物，无痛痒，影响机体不能出汗，多家医院诊为扁平疣，但病理检查诊为汗腺管瘤。

方解：羌活、防风、荆芥、蝉蜕、蒺藜皆为散风邪、透发湿毒之品，得茯苓渗透之功启脾气健运之力，开鬼门，洁净府，内得清，外得散，使水湿生之无源；川芎、红花、乳香、没药化瘀通络，琥珀活瘀利水，配党参助气行血，使血脉通行无阻，营阴得运，与卫气和谐，而瘀结得消。湿气化，汗腺得通，瘤体消退。

（五）皮肤病

1. 癣

【例1】

姓名：宋某，性别：女，年龄：30岁。就诊日期：1996年1月29日。

证治　双手发红，痒疼痛一月余，有红色圆斑。舌苔薄白，舌下瘀怒；脉弦缓。处方：鸡血藤30克，独活20克，豨莶草50克，伸筋草20克，何首乌50克，桂枝10克，牛膝15克，千年健30克，附子5克，没药10克，当归20克，甘草10克。7剂，水煎服。

【例2】

姓名：张某，性别：女，年龄：41岁。就诊日期：2008年3月16日。

证治　双手手癣，色红，痒重。处方：外洗：地肤子50克，蛇床子50克，白鲜皮40克，蒺藜40克，苦参60克，白矾5克，全蝎15克，蜈蚣4克，五倍子7克，鹤虱30克，龙胆草30克，败酱草40克，僵蚕20克，蝉蜕30克。

内服：连翘40克，金银花40克，丹参20克，重楼20克，紫草10克，当归30克，川芎40克，生牡蛎50克，山豆根30克，败酱草50克，金钱草30克，紫花地丁40克，地锦草15克，车前草20克，射干15克。7剂，水煎服。

2. 带状疱疹

精选验案与探讨

【例】

姓名：程某，性别：女，年龄：68岁。就诊时间：1995年5月15日。

证治　一年前患带状疱疹，以头颈部为主，经住院治疗疱疹消失，但留下左头颞前部针刺样疼痛，连及奇痒难忍，经多方治疗不效，前来求治于中医。查左前颞部无异常，只自感痒痛，影响睡眠，时时搔抓。舌淡苔白；脉细弱。

诊断　疱疹后遗症，以头痛和肌肤痒痛为主。

辨证　为气血虚弱，余毒未尽，血热生风兼有气滞血瘀，络脉阻滞。

治则　宜凉血解毒，疏风止痒。

处方 板蓝根20克，紫草30克，牡丹皮10克，黄芩20克，防风10克，白蒺藜30克，白鲜皮30克，柴胡20克，丹参15克，川芎20克，桃仁10克，细辛5克，土鳖虫5克，全蝎10克，地龙15克，蝉蜕10克，僵蚕20克，党参30克，延胡索20克，外用云南白药酒调和，外敷连续治疗3个月病告痊愈。

病患在未用云南白药酒调和外敷前仅内服中药，有效，但总是留有一点儿痒痛，加上云南白药酒调和外敷后，仅仅3周彻底治愈。说明内外治结合，疗效显著，值得推广。

讨论：老年带状疱疹患者有两个突出特点，一是体质虚弱、正气衰微；二是疼痛。其后遗神经痛是治疗中最棘手的问题，常经久不愈，疼痛难忍。如何解决这一难题？陈老经多年临床实践体会认为，老年带状疱疹后遗神经疼痛之治疗应着眼于体质虚弱、正气衰微，还要注意其有痒痛，应疏风凉血和行气活血、通络化瘀相结合；还要注意运用内外治相结合；自拟清带汤方疗效满意，可供借鉴。方中板蓝根、紫草、牡丹皮、黄芩为凉血解毒之品清带状疱疹后之余毒；防风、白蒺藜、白鲜皮、蝉蜕、僵蚕疏风止痒；柴胡、丹参、川芎、桃仁、细辛、土鳖虫、全蝎、延胡索、地龙通经活络，活血化瘀而止痛；党参一味补气扶正，使之攻邪而不伤正；诸药合用，共奏凉血解毒、疏风止痒、活血定痛之功。

类 案

【例1】

姓名：李某，性别：男，年龄：60岁。就诊日期：1992年5月15日。

证治 蛇盘疮。舌苔薄白；脉弦缓。处方：连翘50克，蒲公英50克，紫花地丁20克，黄芩30克，甘草15克，牵牛子10克，玄参15克，板蓝根50克。外敷两味拔毒散100克，雄黄、白矾以醋调服。

【例2】

姓名：仲某，性别：女，年龄：68岁。就诊日期：1995年2月17日。

证治 腰部带状疱疹两个月，现腰内外均疼痛。舌苔白浊，根部微黄；脉沉缓。处方：板蓝根50克，连翘50克，当归20克，丹参20克，乳香10克，没药10克，延胡索20克，生地20克。7剂，水煎服。

二诊 1995年2月24日。证治：腰部带状疱疹，疼痛小减。舌苔白浊，质微青；脉沉缓。处方：连翘50克，金银花30克，板蓝根50克，大蓟20克，党参20克，沙参50克，麦冬20克，生地15克，白茅根30克，延胡索20克，全蝎10克，甘草15克。7剂，水煎服。

【例3】

姓名：安某，性别：女，年龄：34岁。就诊日期：2000年10月26日。

证治 胁间带状疱疹，水疱，疼痛十余天。舌苔薄白；脉沉滑。处方：防风30克，连翘50克，金银花30克，黄芩30克，蒲公英50克，重楼30克，佛手15克，白术20克，浮萍15克。7剂，水煎服。

3. 风疹

【例1】

姓名：车某，性别：女，年龄：28岁。就诊日期：1995年10月6日。

证治 四肢皮肤起散在红色或白色丘疹，高起于皮肤表面，瘙痒，多年。近一周因洗澡感受风寒病情加重，丘疹连成大片或成大块隆起，瘙痒难忍，伴有恶寒、头痛、恶心、食少，二便正常。舌苔薄白；脉弦滑。诊为过敏性荨麻疹，治以祛风散寒，活血止痒，用加味消风散治疗。处方：羌活20克，防风20克，荆芥10克，党参15克，川芎20克，厚朴20克，茯苓20克，陈皮15克，甘草20克，僵蚕20克，蝉蜕40克，白蒺藜20克。7剂，水煎服。

二诊 1995年10月12日。证治：瘙痒减轻，遇风寒红色丘疹不加重，恶心减轻，二便正常，但四肢皮肤仍有少量的红色丘疹。舌苔薄白；脉弦缓。处方：前方投药，蝉蜕减为30克。7剂，水煎服。

三诊 1995年10月19日。证治：服药后四肢皮肤丘疹已消退，有轻微的瘙痒，遇风寒后四肢皮肤不再起丘疹，一般状况好，无明显不适。舌苔薄白；脉弦缓。处方：前方投药，蝉蜕减为20克，去荆芥。7剂，水煎服。

按：本例治疗蝉蜕用量较大，曾用到50克。后来，根据病情每次减量，在临床中，用药如用兵，个药用量大小，宜根据病情灵活掌握。

【例2】

姓名：邢某，性别：男，年龄：57岁。就诊日期：1993年1月29日。

证治 皮肤干裂、瘙痒两个月，下肢浮肿。舌苔薄白；脉弦缓。处方：羌活20克，防风20克，荆芥15克，川芎30克，厚朴20克，党参35克，茯苓20克，陈皮10克，僵蚕20克，蝉蜕70克，蒺藜50克，蛇蜕30克。外用药：防风、艾叶、透骨草各100克，蛇床子30克，地肤子20克。

按：证由大风疠毒侵袭肌肤营卫失和，皮肤失养所致。

【例3】

姓名：朱某，性别：男，年龄：35岁。就诊日期：1993年1月5日。

证治 两手、面部肿痒，有环形斑块，在某医院治疗，用抗过敏药过程中亦发作。伴有大便干、眠浅。舌苔白浊；脉弦缓。处方：羌活20克，防风20克，荆芥15克，川芎30克，白芷10克，薄荷20克，甘草15克，党参25克，白蒺藜15克，茯苓20克，陈皮15克，蝉蜕50克，僵蚕10克。7剂，水煎服。

按：法用疏风止痒、健脾除湿之法。

二诊 1993年1月15日。证治：未发作，面部发紧。脉弦缓。处方：前方投药。7剂，水煎服。

【例4】

姓名：李某，性别：女，年龄：30岁。就诊日期：1996年7月30日。

证治　周身起疹，时好时犯，瘙痒一年余。舌苔薄白；脉弦缓。处方：羌活15克，防风20克，蒺藜20克，荆芥10克，蝉蜕50克，僵蚕15克，党参20克，伏苓30克，厚朴20克，陈皮15克，甘草20克。7剂，水煎服。

二诊　1996年08月05日。证治：周身疹已消，时有散在红点。苔薄白；脉弦缓。处方：羌活15克，防风20克，党参20克，厚朴20克，茯苓50克，陈皮15克，甘草20克，僵蚕15克，蝉蜕30克，藿香20克，蒺藜20克，泽兰30克。7剂，水煎服。

【例5】

姓名：丁某，性别：女，年龄：32岁。就诊日期：1997年2月14日。

证治　过敏性荨麻疹，每逢春季发作，十余年。舌苔薄白；脉弦缓。处方：羌活20克，防风20克，党参30克，厚朴20克，茯苓30克，陈皮15克，甘草20克，僵蚕15克，蝉蜕50克，蒺藜20克，藿香15克。7剂，水煎服。

二诊　1997年2月21日。证治：服药后症减。舌苔无异常；脉沉缓。处方：防风20克，羌活20克，党参30克，厚朴20克，陈皮15克，甘草20克，僵蚕15克，蝉蜕50克，蒺藜20克，蛇蜕5克。4剂，水煎服。

二诊　1997年2月25日。证治：服药后疹、痒减轻。舌苔薄白；脉弦缓。处方：羌活20克，防风20克，党参30克，黄芪30克，太子参20克，蒺藜20克，僵蚕10克，蝉蜕50克，淫羊藿20克，威灵仙15克。7剂，水煎服。

四诊　1997年3月6日。证治：症进一步减轻。舌苔薄白；脉沉缓。处方：羌活20克，防风20克，党参30克，川芎20克，厚朴20克，茯苓30克，陈皮15克，甘草30克，僵蚕15克，蝉蜕50克，蒺藜20克，蛇蜕10克。7剂，水煎服。

五诊　1997年3月13日。证治：过敏性荨麻疹，服药后已明显好转。舌苔薄白；脉弦缓。处方：羌活20克，防风20克，党参30克，紫草15克，茯苓30克，川芎20克，厚朴20克，苍术15克，陈皮15克，甘草20克，僵蚕10克，蝉蜕50克，蒺藜20克。7剂，水煎服。

六诊　1997年3月20日。证治：症状明显减轻，已无不适。舌苔薄白；脉沉缓。处方：羌活15克，防风20克，连翘30克，紫草15克，党参20克，厚朴10克，白术20克，山药15克，蒺藜20克，蝉蜕30克，藿香15克，甘草10克。7剂，水煎服。

4. 瘙痒症

【例1】

姓名：王某，性别：女，年龄：46岁。就诊日期：1992年11月20日。

证治　瘙痒症。舌苔白腻；脉沉缓。处方：羌活15克，防风20克，川芎25克，厚朴15克，党参25克，荆芥穗20克，茯苓20克，甘草15克，僵蚕10克，蝉蜕50克，藿香15克，蒺藜15克。7剂，水煎服。

按：风热入血之血风疮，治用疏风透邪止痒法。

二诊 1992年11月27日。证治：舌苔薄白，边缘有齿痕；脉弦缓。处方：前方加蛇蜕10克，以祛风止痒。7剂，水煎服。

【例2】

姓名：何某，性别：女，年龄：68岁。就诊日期：1996年3月14日。

证治 周身瘙痒，发热，语言不利，周身窜痛。舌苔薄白，舌下静脉瘀怒；脉弦滑有力。处方：瓜蒌20克，薤白10克，半夏10克，川芎20克，白芍30克，郁金20克，降香5克，黄芩30克，怀牛膝15克，葛根20克，益母草30克，牡丹皮10克。7剂，水煎服。

5. 痤疮

【例1】

姓名：韩某，性别：女，年龄：30岁。就诊日期：1996年1月4日。

证治 额头痤疮，气短，月经延后。舌苔薄白；脉沉缓。处方：当归20克，板蓝根50克，皂矾2克，生地30克，佛手40克，砂仁10克，甘草15克，丹参20克。7剂，水煎服。

二诊 1996年1月11日。证治：额部痤疮已减，未见复发。舌苔薄白；脉沉缓。处方：生地30克，板蓝根50克，黑矾20克，甘草15克，连翘30克，丝瓜络15克，白术20克，茯苓20克，神曲15克，麦芽30克。7剂，水煎服。

【例2】

姓名：贾某，性别：女，年龄：50岁。就诊日期：1996年6月25日。

证治 面部痤疮一年余。舌苔白浊；脉沉缓。处方：羌活20克，防风20克，党参25克，川芎30克，厚朴20克，茯苓30克，陈皮15克，甘草20克，僵蚕15克，蝉蜕50克，蒺藜20克，藿香20克。7剂，水煎服。

二诊 1996年7月1日。证治：面部痤疮，服药后症减。舌苔薄白，舌下静脉曲张；脉沉缓。处方：苦参10克，苍术20克，黄芩30克，黄柏20克，知母20克，僵蚕15克，蝉蜕20克，柴胡30克，半夏10克，党参20克，甘草15克，独活20克。7剂，水煎服。

三诊 1996年7月8日。证治：面部痤疮已明显好转，痤疮已退。脉弦缓无力。处方：防风20克，羌活15克，党参20克，荆芥15克，蝉蜕50克，僵蚕15克，厚朴20克，蒺藜20克，藿香20克，茯苓30克。7剂，水煎服。

四诊 1996年7月23日。证治：面部痤疮进一步好转。舌苔薄白；脉弦缓。处方：苦参30克，白鲜皮10克，防风20克，蝉蜕40克，僵蚕10克，蒺藜20克，厚朴20克，党参15克，藿香20克，甘草15克。7剂，水煎服。

五诊　1996年7月30日。证治：痤疮已好，未再新发。舌苔薄白；脉弦缓。处方：生地40克，水牛角10克，白芍40克，牡丹皮10克，黄柏20克，知母30克，麦冬20克，黄芩20克，板蓝根40克，甘草15克。7剂，水煎服。

【例3】

姓名：苏某，性别：女，年龄：17岁。就诊日期：1997年1月9日。

证治　面部痤疮三年余。舌苔白浊；脉沉缓。处方：连翘20克，金银花20克，板蓝根50克，生地30克，当归20克，川芎20克，甘草15克，皂矾5克，赤芍10克，茜草5克，黄柏20克，益母草50克。7剂，水煎服。

二诊　1997年1月17日。证治：面部痤疮，服药后症减。舌苔薄白；脉弦缓。按前方服6剂，水煎服。

三诊　1997年1月28日。证治：面部痤疮，现明显好转，无再生。舌苔薄白，脉弦缓。处方：当归30克，川芎20克，生地30克，板蓝根50克，连翘50克，赤芍20克，皂矾5克，紫草10克，白茅根15克，黄芩20克，盐黄柏20克，甘草15克。5剂，水煎服。

四诊　1997年2月2日。证治：近日痤疮加重。舌苔薄白；脉弦缓。处方：连翘50克，紫草30克，紫花地丁20克，板蓝根50克，生地30克，盐黄柏30克，知母20克，金银花20克，皂刺10克，防风20克，重楼20克。7剂，水煎服。

【例4】

姓名：苏某，性别：女，年龄：23岁。就诊日期：1997年1月28日。

证治　月经延后，面部痤疮，伴有色素沉着。舌苔薄白；脉沉弦。处方：生地40克，当归30克，白芍30克，川芎25克，板蓝根50克，皂矾5克，连翘30克，紫草20克，紫花地丁20克，蒲公英50克。7剂，水煎服。

二诊　1997年2月14日。证治：面部痤疮见消，色素斑又加重。舌苔薄白；脉沉缓。处方：当归20克，川芎30克，紫草20克，黄柏30克，生地40克，皂矾5克，白芍30克，黄芩30克，板蓝根50克，紫花地丁20克，连翘50克，皂角刺10克。7剂，水煎服。

三诊　1997年3月3日。证治：面部痤疮，时轻时重。舌苔薄白；脉沉弦。处方：生地30克，连翘50克，紫草15克，紫花地丁20克，重楼15克，蒲公英50克，金银花20克，板蓝根20克，皂角刺10克，黄柏15克，知母20克，生石膏20克。7剂，水煎服。

四诊　1997年3月13日。证治：面部痤疮已明显好转。舌苔薄白；脉弦缓。处方：生地40克，当归20克，川芎20克，板蓝根50克，连翘50克，紫草10克，重楼10克，皂矾5克，甘草15克，金钱草50克，仙鹤草10克。7剂，水煎服。

五诊　1997年3月21日。证治：症减。舌苔薄白；脉弦滑。处方：生地40克，紫草20克，重楼20克，牡丹皮10克，连翘50克，黄柏30克，知母30克，山药20克，板蓝根50克，山豆根15克，青皮20克，枳壳20克，天花粉30克。7剂，水煎服。

六诊　1997年3月28日。证治：面部痤疮，零星单发。舌苔薄白；脉弦滑。处方：五诊方加白鲜皮20克，桑白皮20克。7剂，水煎服。

【例5】

姓名：王某，**性别**：女，**年龄**：37岁。**就诊日期**：1998年9月3日。

证治 面部起痤疮，月经期前后加重，近半年余。舌苔薄白；脉弦滑。处方：连翘50克，板蓝根50克，生地40克，黄芩20克，黄柏30克，女贞子20克，墨旱莲20克，甘草15克，香附15克，青皮20克，白芍40克，木香10克，郁金20克，莱菔子30克。7剂，水煎服。

二诊 1998年9月10日。证治：服药后症减，舌苔薄白；脉弦缓。处方：香附15克，高良姜10克，萆薢20克，连翘50克，白芍50克，当归20克，乌药15克，厚朴20克，砂仁10克，莱菔子40克，黄柏30克，知母30克，金银花20克，生地30克。7剂，水煎服。

【例6】

姓名：袁某，**性别**：女，**年龄**：19岁。**就诊日期**：2001年7月19日。

证治 面部起痤疮一年余，时有减轻。舌苔薄白；脉弦缓。处方：生地30克，板蓝根50克，连翘40克，金银花30克，仙茅20克，黄芩30克，知母40克，甘草15克，生石膏30克，砂仁10克，黄连10克。7剂，水煎服。

【例7】

姓名：付某，**性别**：女，**年龄**：18岁。**就诊日期**：1997年4月24日。

证治 面部起痤疮两年余，时有情志不舒。舌苔薄白；脉弦缓。处方：青皮20克，枳壳20克，厚朴20克，香附15克，槟榔片15克，沉香10克，白芍30克，砂仁10克，半夏15克，藿香20克。7剂，水煎服。

6. 红斑狼疮

精选验案与探讨

【例】

姓名：姜某，**性别**：女，**年龄**：25岁。**就诊日期**：1965年7月。

证治 该患为小学教师，适年初夏带领学生外出郊游回来后，发现脸上（两颊部）及上肢皮肤出现紫褐色斑，还伴有乏力、肌肉酸痛等，未介意，但多日不愈，始去医院诊治，后经北京某医院诊为皮肤型红斑狼疮，回齐市后，曾到外科、皮肤科诊治未效，因是本院职工家属，故转来请陈老用中药诊治。

查体 患者脸上及上肢暴露处皮肤均可见盘状红斑，色红紫，有灼热感，伴心烦、胸闷、嗳气、善太息，大便秘结，关节疼痛。舌质红，苔白干；脉弦细。

证治 柴胡疏肝汤、桃红四物汤、活血效灵丹三方加减化裁治疗。处方：柴胡30克，川芎25克，郁金10克，香附10克，枳壳10克，陈皮10克，生地30克，牡丹皮20克，当归20克，甘草10克，羚羊角5克，桃仁10克，红花10克，丹参20克，黄芩20克，紫花地丁30克，升麻10克，大黄5克，连翘15克，蝉蜕15克，乳香7克，没药15克。7剂，水煎服。

二诊 病情无明显变化，但也无明显不适，继服10剂。

三诊 症状减轻，大便通畅，全身清爽，自感好转；系属热象已缓解，减大黄、羚羊角、香附、乳香等药，加白芷继服一个月，红斑明显消退，再继服两个月，诸证好转，改为芳香化浊、活血通络、扶正养颜、清热解毒的治疗原则。处方：白芷10克，辛夷10克，大蓟20克，生地30克，赤、白芍各20克，丹参30克，当归30克，乳香20克，没药20克，川芎30克，连翘50克，板蓝根50克，黄精50克，党参40克，柴胡30克，牡丹皮20克，以上诸药研成药粉，每次3克，连服4个月，病告治愈，再未复发。

讨论：陈老依其当时的临床表现分析该患是在劳累基础上，感受热毒，导致阴阳气血失衡而发病，因日久未效，着急上火酿成肝郁化火，肝火上犯，气机失调，气滞血瘀，经络阻滞而成此证；热毒之邪损伤血络，血热外溢，凝滞于肌肤则见红斑；热毒凝滞，阻滞于经络，则见关节肌肉疼痛；热邪伤及心阴，则心烦，胸闷；肝郁犯胃，胃气上逆则嗳气；肝气不舒则善太息；内热伤阴则大便秘结，舌质红、脉弦细等；治以疏肝解郁，调和血脉，清热解毒，活血通络。

类　案

【例】

姓名：王某，性别：女，年龄：40岁。就诊日期：1998年4月2日。

证治 面部粟粒狼疮，散布一年余，时重时轻。舌苔白浊，中心微黄；脉沉缓。处方：羌活20克，防风20克，党参30克，川芎20克，厚朴20克，茯苓30克，陈皮10克，甘草20克，僵蚕20克，蝉蜕50克，蒺藜20克，当归20克。7剂，水煎服。

二诊 1998年4月9日。证治：症状有所改善。舌苔白浊；脉沉缓有力。处方：当归20克，丹参20克，羌活20克，防风20克，川芎30克，厚朴20克，党参20克，没药10克，生地40克，重楼15克，败酱草20克，连翘50克，金银花20克，皂角刺10克，浙贝10克。7剂，水煎服。

三诊 1998年4月16日。证治：舌苔薄白；脉弦缓。处方：羌活20克，防风20克，党参25克，厚朴20克，陈皮15克，茯苓50克，白术20克，甘草20克，僵蚕15克，蝉蜕50克，蒺藜20克，藿香10克，连翘30克，水牛角15克，生地20克。7剂，水煎服。

7. 湿疹

精选验案与探讨

【例】

姓名：谭某，性别：女，年龄：35岁。就诊日期：2001年5月27日。

证治 患者于3年前曾脑梗死发作，右半身活动不利，经治疗好转，但活动较前明显减少，病后消瘦，经常便秘，饮食少，皮肤干燥，最近一年来经常发生皮肤瘙痒，而且逐渐加重，因瘙痒不断抓挠，致使皮肤抓破，血迹与瘢痕连成片，成为中医所说的血风疮，尤以双下肢为重，检查见患者身体瘦弱。舌质瘦薄，苔少；脉弦细。

辨证　系属血虚风燥，治以养血祛风，润燥止痒，内服加味消风散。

处方　防风10克，羌活10克，荆芥10克，川芎15克，厚朴10克，生地30克，党参20克，茯苓20克，陈皮10克，甘草10克，白蒺藜30克，牡丹皮20克，白芍50克。7剂，水煎服。

外用防艾透骨洗剂熏洗，处方为防风50克，艾叶50克，透骨草50克，苦参100克，红花10克，加水适量，大火煎开后，慢火继煎10分钟左右，加盐200克，待融化后稍凉，趁热熏洗痒处。

经一周治疗，痒止，皮肤逐渐恢复原来状况，也较为光滑，患者心情好转，但此患因年老气血不足，肌肤失养，容易复发，继续给予养血祛风中药内服两周，以巩固疗效。并建议经常服用一些养血润燥之中药调补。

功效　活血祛风，脱敏止痒。

讨论：本方系消风散加减加白蒺藜构成，其组成为羌活15克，防风20克，荆芥10克，川芎15克，党参25克，茯苓20克，陈皮15克，甘草30克，蝉蜕50克，僵蚕10克，藿香10克，厚朴10克，白蒺藜20克。临床中应用其治疗血风疮、风疹块、急慢性荨麻疹等过敏性皮肤疾病，疗效甚为满意，故又名为脱敏消风散。方中羌活、防风、荆芥、川芎活血祛风，白蒺藜散风止痒，五药合用，不仅能去头目项背之风，且能祛风止痒；僵蚕、蝉蜕散皮肤咽膈之风，与上药同用增强其散风止痒的功效；藿香、厚朴芳香化浊，除湿散满；党参、茯苓、陈皮、甘草扶正调中；对正气不足，感受风邪所致皮肤瘙痒或急慢性荨麻疹、风疹或瘾疹都有很好的疗效。

类　案

【例1】

姓名：顾某，性别：男，年龄：52岁。就诊日期：1996年6月17日。

证治　湿疹，双腿散发，食鱼后严重，痒重，心烦，急躁易怒，时有鼻衄。苔薄白；脉沉缓无力。处方：生地30克，水牛角15克，板蓝根50克，连翘20克，白芍40克，牡丹皮15克，黄柏10克，黄芩20克，当归20克，丹参20克，乳香10克，没药10克，生龙骨20克，苍术20克。7剂，水煎服。

二诊　1996年8月1日。证治：湿疹，服药后症状好转。舌苔薄白；脉弦缓。处方：前方加蛇蜕5克。7剂，水煎服。

【例2】

姓名：李某，性别：女，年龄：11岁。就诊日期：2000年7月14日。

证治　湿疹，四肢弯曲处尤为严重，瘙痒明显。处方：蛇床子50克，地肤子50克，白鲜皮50克，蒺藜40克，白矾5克，五倍子10克，苦参60克，败酱草50克，紫花地丁 50 克，紫草 20 克，金钱草 30 克，金银花 40 克，全蝎 20 克，蜈蚣 4 克。水煎，外洗。

8. 紫癜

精选验案与探讨

【例】

姓名：李某，性别：女，年龄：14 岁。就诊日期：1996 年 12 月。

证治　时值冬季天冷，进食涮羊肉及虾蟹等食物后发病，出现皮肤瘙痒，双小腿有散在紫红色斑疹，奇痒，腹痛、黑便，近两天腰痛并发现尿色暗红，经实验室检查显示，尿中有红细胞（++），蛋白（+），大便潜血呈强阳性。舌质红，苔微黄；脉滑数。分析其发病，考虑其为食物过敏所致。

诊断　过敏性紫癜性肾炎。

处方　用脱敏固肾方加黄连、白及、地榆炭、仙鹤草各适量，服药七天，大便正常，尿色变浅，诸证减轻，再继续服药三周，化验显示一切正常，病告痊愈，嘱不要再进食涮羊肉或虾蟹等食物，以保证身体健康。

讨论：脱敏固肾方为水牛角 60 克，熟地 20 克，牡丹皮 20 克，白芍 30 克，牛蒡子 10 克，黄芪 30 克，萹蓄 30 克，瞿麦 20 克，白茅根 30 克，益母草 20 克，女贞子 20 克，墨旱莲 20 克，红花 3 克。过敏性紫癜性肾炎主要表现为血尿及蛋白尿，尤以血尿多见，可为肉眼或镜下血尿，也可有不同程度的蛋白尿，但尿蛋白定量多低于每日 2 克。本方用原犀角地黄汤（犀角改为水牛角）凉血止血，主要治疗血尿；加入牛蒡子、黄芪、女贞子、墨旱莲予以补气养阴，固肾脱敏，既可固摄尿蛋白又可加强止血之功效；萹蓄、瞿麦、白茅根、益母草、红花清热利水，活血通经，减轻过敏性肾炎和因肾炎引起的水肿；方中还可加用白及、乌梅炭、生椿皮等止血药，以增强止血功效。

类　案

【例 1】

姓名：谢某，性别：女，年龄：41 岁。就诊日期：1991 年 12 月 6 日。

证治　周身散在出血点，反复发作一个月。下肢浮肿，不痒，乏力，严重时周身成片。舌苔薄白；脉沉缓。处方：生地 50 克，白芍 50 克，丹参 15 克，当归 20 克，乳香 10 克，没药 10 克，生龙骨 20 克，生牡蛎 20 克，牡丹皮 5 克。6 剂，水煎服。

【例 2】

姓名：孙某，性别：男，年龄：42 岁。就诊日期：1992 年 6 月 9 日。

证治　下肢轻度浮肿，有陈旧性散在出血点，腹胀痛，便血，日七八次，曾按过敏性紫癜治疗好转，口渴多饮。舌苔白腻，根部黄燥；脉弦大有力。处方：杏仁 15 克，薏苡仁 30 克，黄芩 35 克，知母 20 克，茯苓 25 克，白蔻仁 20 克，厚朴 20 克，半夏 15 克，白术 10 克，乳香 15 克，没药 15 克。7 剂，水煎服。

按：该证湿热之毒结聚于肠胃，热毒伤于阳络而发，用清湿热之毒法治之。

二诊 1992年9月8日。证治：症好转，尿由黄转白。面时厚肿。尿化验：蛋白（+），红细胞12～15/HP，白细胞0～2/HP。舌苔白浊，舌下静脉瘀怒；脉弦缓。处方：前方减乳香、没药至10克，加连翘50克。

按：取乳、没意在祛瘀生新，瘀不祛，则新不生。

【例3】

姓名：徐某，**性别**：女，**年龄**：12岁。**就诊日期**：1992年5月13日。

证治 过敏性紫癜，下肢散出血点。舌苔白浊；脉弦缓。处方：生地30克，牡丹皮7克，白芍50克，水牛角10克，柴胡10克，龙骨20克，板蓝根50克，黄芩15克，甘草10克，连翘20克。7剂，水煎服。

【例4】

姓名：代某，**性别**：女，**年龄**：50岁。**就诊日期**：1992年8月11日。

证治 过敏性紫癜。舌苔白浊边缘有齿痕，质微青；脉沉缓。处方：连翘50克，板蓝根50克，生地40克，黄芩15克，玄参10克，柴胡10克，水牛角20克，白芍50克，怀牛膝20克，牡丹皮5克。7剂，水煎服。

按：用清热解毒凉血之法治之。

【例5】

姓名：吕某，**性别**：女，**年龄**：22岁。**就诊日期**：1996年2月16日。

证治 七岁时患呕吐，甚则呕出胆汁，继则发生唇红干裂，近2个月又患过敏性紫癜，月经4个月未来。舌苔白浊，舌下静脉瘀怒；脉沉滑。处方：生地15克，板蓝根30克，黄芩20克，水牛角15克，白芍50克，牡丹皮7克，芒硝10克，神曲10克，甘草10克。

按：此证由脾经郁热上扰所致。

【例6】

姓名：李某，**性别**：女，**年龄**：52岁。**就诊日期**：1997年5月30日。

证治 过敏性紫癜，双下肢散在出血点，劳累后加重，时有浮肿，下肢疼痛，两年余。舌苔薄白；脉沉缓。处方：水牛角15克，生地50克，白芍50克，牡丹皮10克，当归20克，丹参10克，没药5克，龙骨20克，牡蛎20克，乳香5克。7剂，水煎服。

二诊 1997年6月5日。证治：浮肿、疼痛等症减。舌苔薄白；脉弦细。处方：水牛角15克，生地40克，白芍50克，牡丹皮10克，生龙骨20克，生牡蛎20克，当归20克，乳香10克，没药10克，丹参10克。7剂，水煎服。

三诊 1997年6月13日。证治：双下肢过敏性紫癜，服药后症减，斑点逐步消退。舌苔薄白，舌下静脉瘀怒；脉沉缓。处方：生地40克，白芍50克，牡丹皮10克，水牛角 15 克，当归 20 克，丹参 15 克，乳香 5 克，没药 5 克，生龙骨 20 克，生牡蛎 20 克。7 剂，水煎服。

四诊 1997 年 6 月 20 日。证治：症进一步减轻。舌苔薄白；脉弦缓。处方：生地 50 克，水牛角 10 克，白芍 40 克，牡丹皮 10 克，板蓝根 50 克，连翘 40 克，金银花 10 克，紫草 10 克，紫花地丁 10 克，黄芩 30 克，甘草 20 克。7 剂，水煎服。

【例 7】

姓名：刘某，性别：女，年龄：45 岁。就诊日期：1998 年 8 月 25 日。

证治 过敏性紫癜，紫癜性肾炎，三月余。腰膝酸软，乏力。舌苔薄白；脉沉缓。处方：生地 30 克，白芍 40 克，牡丹皮 10 克，菟丝子 20 克，女贞子 20 克，连翘 30 克，板蓝根 50 克，水牛角 15 克，黄芪 30 克，萹蓄 50 克，瞿麦 20 克，二丑各 20 克，麦芽 50 克，大黄 5 克，附子 5 克，甘草 20 克，泽泻 5 克，灯心草 0.3 克。7 剂，水煎服。

二诊 1998 年 8 月 31 日。证治：服药后诸症减轻。舌苔薄白；脉沉缓。处方：萹蓄 50 克，瞿麦 20 克，甘草 50 克，红花 5 克，二丑各 20 克，麦芽 50 克，大黄 10 克，附子 10 克，黄芪 30 克，泽泻 10 克，灯心草 0.3 克，菟丝子 15 克，知母 30 克，女贞子 20 克。7 剂，水煎服。

三诊 1998 年 9 月 7 日。证治：诸症已明显好转。舌苔薄白。处方：生地 30 克，水牛角 20 克，牡丹皮 10 克，板蓝根 50 克，连翘 30 克，紫草 10 克，干姜 10 克，附子 10 克，肉桂 10 克，大黄 5 克，甘草 15 克，砂仁 10 克，白芍 50 克，黄芪 30 克，灯心草 0.3 克，泽泻 5 克，泽兰 30 克，佩兰 20 克。7 剂，水煎服。

四诊 1998 年 9 月 18 日。证治：进一步好转。舌苔薄白；脉沉缓。处方：生地 40 克，水牛角 15 克，白芍 50 克，牡丹皮 10 克，板蓝根 50 克，连翘 30 克，黄芩 30 克，牛蒡子 10 克，黄芪 50 克，太子参 30 克，砂仁 10 克，神曲 15 克，黄柏 15 克，知母 20 克。7 剂，水煎服。

【例 8】

姓名：马某，性别：女，年龄：30 岁。就诊日期：2001 年 2 月 16 日。

证治 紫癜，现乏力，尿中蛋白（++），白细胞 3～5 个，伴腰部疼痛。舌苔薄白；脉弱缓无力。处方：何首乌 30 克，石斛 30 克，黄精 50 克，黄芪 30 克，生地 10 克，泽泻 5 克，灯心草 0.5 克，石斛 30 克，板蓝根 50 克，连翘 30 克，金银花 30 克。7 剂，水煎服。

二诊 2001 年 2 月 23 日。证治：腰酸乏力。舌苔白浊；脉沉缓。处方：水牛角 20 克，当归 30 克，白芍 50 克，牡丹皮 10 克，板蓝根 50 克，蒲公英 30 克，败酱草 20 克，黄芩 20 克，黄连 15 克，牛蒡子 10 克，玄参 10 克，石菖蒲 30 克，黄芪 50 克，石斛 30 克，土鳖虫 5 克。7 剂，水煎服。

三诊 2001 年 3 月 6 日。证治：现已无明显不适，尿中红细胞微量，蛋白（+）。苔白浊；脉沉弱。处方：何首乌 30 克，石斛 30 克，黄精 40 克，黄芪 60 克，板蓝根 50 克，蒲公英 50 克，连翘 30 克，金银花 30 克，白术 20 克，灯心草 0.5 克，泽泻 3 克。7 剂，水煎服。

四诊 2001年4月9日。证治：已明显好转。舌苔薄白；脉弱缓。处方：何首乌30克，石斛30克，黄精50克，黄芪30克，二丑各20克，麦芽50克，大黄7克，泽泻5克，白及10克，灯心草0.5克，益母草30克，红花5克，生地40克，板蓝根50克，水牛角20克。7剂，水煎服。

9. 脱发

精选验案与探讨

【例】

姓名：邵某，**性别**：女，**年龄**：36岁。齐齐哈尔市无线电一厂工人。就诊时间：1974年7月。

主诉 左眼眉毛脱落，伴烦躁易怒三个月。患者近三个月来，无明显诱因感全身无力，不能食，消瘦，急躁易怒，伴心悸出汗，月经逐渐减少，似有似无，并开始眉毛脱落，左侧尤为明显，从眉梢渐渐脱落至眉中，至眉毛完全脱落，故前来求治于中医。经询问，患者既往健康，无大出血等病史。

查体 见患者体质瘦弱，左眼眉毛脱落，甲状腺稍肿大。舌质淡红，舌苔薄白；脉弦细数而无力。

处方 黄芪25克，党参20克，当归25克，丹参20克，三棱15克，莪术15克，乳香10克，没药10克，同时服用五海丸（海藻、昆布、牡蛎等药制成的中成药）治疗甲状腺肿大。

服药30余剂，眉毛长好如初，病告痊愈。半年以后，即1975年夏，病又复发，又在前药的基础上加用了川芎、赤芍、生地、桃仁、枳壳、柴胡、桔梗、桂枝等药，再服一个月余病告彻底治愈，经随访证实未再复发。

讨论：该患所病属少见病，仔细分析该病例有身无力、不能食、消瘦、心悸、出汗、经量减少等脾虚的表现，又有急躁易怒之肝郁的表现，可见肝郁脾虚是其发病之本。脾胃为人体的后天之本，气血生化之源，今脾虚，气血生化之源不足；毛发为血之余，又是气血充足与否的外在表现。气血来源不足，毛发失气血之濡养，犹如草木失养而枯萎脱落，脾虚失运，气血津液不能上行润泽眉毛，故导致眉毛脱落；其甲状腺稍肿大，西医诊为单纯性甲状腺肿，中医认为乃肝气郁滞之象征。因而治宜补气活血、消瘀散结法。

眉毛脱落属临床少见，但分析其发病，并不复杂，实属气血之源不足所致。补足气血，犹如雨露滋润禾苗壮盛，毛发丛生，因之治愈。

类 案

【例1】

姓名：苗某，**性别**：女，**年龄**：23岁。就诊日期：1996年1月4日。

证治 血虚脱发，巅顶痛，项颈疼痛。舌苔薄白；脉弦滑。处方：防风20克，吴茱萸10克，太子参20克，川芎35克，藁本15克，蔓荆子20克，甘草15克，延胡索20克，葛根15克，桂枝10克，白芍30克。7剂，水煎服。

【例2】

姓名：全某，性别：男，年龄：24岁。就诊日期：1998年2月3日。

证治　脱发三年余。舌苔薄白；脉弦细而滑。处方：当归20克，白芍30克，生地40克，何首乌50克，菟丝子10克，川芎15克，沙参30克，白术30克，山药30克，甘草15克，山茱萸30克，牡丹皮10克。7剂，水煎服。

【例3】

姓名：石某，性别：女，年龄：28岁。就诊日期：1998年3月30日。

证治　脂溢性脱发两年余，食欲、二便正常，新发生长后仍脱落。舌苔薄白；脉沉缓。处方：当归20克，白芍40克，生地50克，菟丝子15克，何首乌50克，鹿角霜20克，肉苁蓉10克，川芎30克，沙参40克，龙骨20克，牡蛎20克，女贞子20克，墨旱莲20克，蝉蜕20克。7剂，水煎服。

【例4】

姓名：李某，性别：男，年龄：25岁。就诊日期：1998年4月28日。

证治　脱发七年余，腰痛两年。舌苔薄白；脉沉缓。处方：熟地15克，砂仁10克，山茱萸30克，菟丝子20克，山药15克，黄柏20克，知母30克，白芍40克，金樱子20克，紫梢花30克，何首乌50克，鹿角霜20克，五倍子10克，甘草15克。7剂，水煎服。

【例5】

姓名：于某，性别：女，年龄：23岁。就诊日期：1999年10月25日。

证治　脂溢性脱发两年余。舌苔白浊；脉沉缓。处方：干地30克，山茱萸20克，白术30克，柴胡20克，焦栀子20克，青皮15克，白芍30克，夜交藤50克，石斛20克，苍术20克，益母草30克，炒酸枣仁30克，当归20克，丹参20克，龙骨20克，合欢皮15克。7剂，水煎服。

【例6】

姓名：陈某，性别：女，年龄：40岁。就诊日期：2001年4月13日。

证治　脱发，周身乏力，疲倦一年余。舌苔薄白，质暗红；脉沉缓。处方：柴胡30克，白芍40克，黄柏30克，知母20克，当归20克，川芎25克，茯苓40克，决明子30克，何首乌30克，砂仁15克，甘草20克，神曲15克。7剂，水煎服。

【例7】

姓名：张某，性别：男，年龄：34岁。就诊日期：2003年12月30日。

证治　肾虚脱发。处方：党参30克，黄芪60克，当归30克，白芍50克，生地30

克，砂仁20克，山药20克，山茱萸30克，茯苓20克，牡丹皮10克，川芎20克，白术30克，莲子肉20克。7剂，水煎服。

【例8】

姓名：林某，性别：男，年龄：29岁。就诊日期：1995年2月10日。

证治 斑秃。处方：当归20克，丹参20克，何首乌40克，生地30克，黄芩20克，神曲10克，白芍40克，甘草10克，代赭石5克，女贞子20克，墨旱莲20克，砂仁10克。7剂，水煎服。

【例9】

姓名：张某，性别：女，年龄：45岁。就诊日期：1999年3月25日。

证治 脱发三月余，食欲尚可，二便正常。舌苔白浊；脉弦滑。处方：当归30克，白芍50克，何首乌30克，菟丝子20克，石斛20克，生地30克，女贞子20克，墨旱莲20克，没药10克，赤芍10克，甘草20克，熟地20克，砂仁10克。7剂，水煎服。

10. 斑证

精选验案与探讨

【例】

姓名：闫某，性别：女，年龄：38岁。就诊时间：1998年6月。

证治 面部黄褐斑，眼圈暗黑一年余，无自觉不适，饮食及二便均正常。苔薄白；脉沉弦。处方：板蓝根50克，连翘15克，白芷15克，苍术15克，茯苓30克，太子参20克，生地30克，丹参20克，白芍40克，当归10克，皂矾（黑矾）5克。

本患连续服药近一年，服药两周后，眼圈暗黑减轻，服药一个月后眼圈暗黑消失，黄褐斑变浅，服药4个月后，黄褐斑已明显变浅，约服药9个月后，黄褐斑消退，但为了巩固疗效，又服药近2个月，病告痊愈。一年的治疗，主要在祛斑养颜汤的基础上加减用药，在凉血排毒方面除原方的药物外，还依据症状及舌、脉的变化加减应用了金银花、重楼、败酱草、防风、桂枝、蝉蜕、夏枯草、柴胡、葛根、知母、黄柏、芒硝、藿香、草薢、水牛角；在补气活血养正方面还加减应用了泽兰、牡丹皮、川芎、石斛、黄芪、砂仁、法半夏、陈皮、沉香、淫羊藿等药物。对黄褐斑治疗有的从疏肝、补肾入手，本例治疗也是一种思路，可供参考。

讨论：颜面皮肤黄褐斑、黑变病病因尚未十分清楚，陈老用祛斑养颜汤治疗收到了很好的效果，是否与病毒感染有关，尚不得而知，希望在今后的临床中进一步研究。方中板蓝根、连翘清热凉血解毒，现代研究报道板蓝根对病毒性皮肤病有显著疗效；白芷气温力厚，通窍行表，祛风止痒，既可减轻板蓝根、连翘之寒性，又可引领诸药达到皮肤以发挥药效。苍术、茯苓、太子参健脾除湿；生地、丹参、白芍、当归为生四物汤，补血活血；皂矾（黑矾）为含水硫酸亚铁，主要功效在于补血，以增强前四味药之功效；纵观本方之组成，主要包含两个方面药物，一是凉血解毒，一是补气血兼以活血；诸药合用，共奏凉血排毒、益气调血、消除皮肤黄褐斑、治疗黑变病之功效。

纵观陈老所治许多病例，有些是疑难杂症，有些也并非疑难，只是久治不愈或是急危重症，可是陈老却治疗有效，关键就是他善于运用中医理论来辨证施治，治病求本，他善于运用西医的诊断，但从不放松或放弃中医理论的辨证，他学习中医，相信中医，运用中医，对中医理论通熟并可谓学活、用活，有少数医生给某些疑难患者治疗一段时间在未产生效果时便开始对自己的理论产生怀疑，没有了信心，而陈老则对别的医生未治好的疾病，深思熟虑，从本立论，如对脱髓鞘病、汗腺管瘤等仔细研究，探微索隐，于别的医生治疗中忽略的地方，认真加以辨证，而找到恰当的治疗方法，常常收到意想不到的疗效。所以，陈老愿意治疗疑难杂症，更愿意治疗别人治不好或不愿意治疗的疾病，在解除这些患者的痛苦中，得到极大的欣慰。

类　案

【例1】

姓名：宿某，**性别**：女，**年龄**：20岁。**就诊日期**：1992年9月4日。

证治　面部黑斑，腰痛，月经后期，量少，头痛心烦。舌苔薄白；脉弦缓。处方：生地35克，板蓝根50克，黑矾5克，青皮15克，益母草50克，桂枝10克，干姜10克，当归30克，丹参20克。18剂，水煎服。

按：拟温经活血，佐以清热凉血法。

二诊　1992年9月29日。证治：服用18剂中药，症状减轻。处方：前方加党参20克。

三诊　1992年10月9日。证治：腰痛减轻，有精神，面色好转。舌苔薄白，脉弦缓。处方：二诊方加茯苓30克。7剂，水煎服。

四诊　1992年10月23日。证治：头痛，腰痛，上火后失眠。舌苔薄黄；脉弦缓。处方：前方加金银花20克。7剂，水煎服。

五诊　1992年11月27日。证治：面部局部色素沉着。舌苔薄白；脉弦缓。处方：同初诊方。7剂，水煎服。

六诊　1993年1月5日。证治：面部黑斑大减，已近痊愈，精神抑郁，现咳嗽，咽部化脓，疼痛。舌苔薄白；脉弦滑。处方：当归20克，白芍35克，柴胡20克，黄芩20克，连翘50克，甘草10克，牡丹皮10克，栀子15克，薄荷10克，生地15克，沉香5克。7剂，水煎服。

按：法用清热解毒，其面部黑斑由肾气不足、肾水上泛所致，加沉香不但温补脾肾降其逆气，亦可用于肺气上逆、痰浊壅阻者。

【例2】

姓名：王某，**性别**：女，**年龄**：36岁。**就诊日期**：1997年11月25日。

证治　面部色素斑两年，夏季加重。舌苔薄白；脉沉缓微滑。处方：泽兰30克，白及15克，浙贝10克，当归20克，川芎25克，白芍30克，赤芍15克，生地40克，皂矾 5 克，板蓝根 50 克，白茅根 30 克，甘草 15 克。7 剂，水煎服。

二诊　1997 年 12 月 1 日。证治：症状同上。舌苔薄白，舌质暗红，舌下静脉瘀怒；脉沉缓无力。处方：生地 40 克，板蓝根 50 克，当归 20 克，川芎 30 克，佩兰 40 克，白及 15 克，皂矾 5 克，甘草 15 克，白术 20 克，泽兰 30 克，泽泻 5 克，砂仁 5 克。7 剂，水煎服。

三诊　1997 年 12 月 9 日。证治：面部黑色素斑颜色渐轻。舌苔薄白，脉弦缓。处方：当归 30 克，白芍 40 克，苍术 20 克，甘草 15 克，白及 20 克，山药 20 克，生地 30 克，板蓝根 50 克，连翘 30 克，皂矾 5 克。7 剂，水煎服。

四诊　1997 年 12 月 23 日。证治：本周黑色素斑已减退大半。舌苔薄白；脉沉缓。处方：当归 20 克，白芍 40 克，川芎 30 克，生地 50 克，板蓝根 50 克，皂矾 5 克，紫草 10 克，连翘 30 克，紫花地丁 20 克，白及 15 克，重楼 10 克。7 剂，水煎服。

五诊　1997 年 12 月 30 日。证治：面部色素斑，已基本减退。舌苔薄白；脉弦缓。处方：当归 20 克，川芎 15 克，生地 40 克，赤芍 15 克，板蓝根 50 克，紫草 10 克，白及 15 克，皂矾 5 克，砂仁 10 克，甘草 15 克，茯苓 30 克，白术 15 克。7 剂，水煎服。

六诊　1998 年 1 月 5 日。证治：面部色素斑，已基本全消。舌苔薄白；脉弦缓。处方：当归 30 克，生地 40 克，白芍 50 克，川芎 20 克，白及 15 克，板蓝根 50 克，紫草 10 克，皂矾 5 克，丹参 15 克，茯苓 20 克，白芷 5 克，山药 20 克。7 剂，水煎服。

【例 3】

姓名：郁某，性别：女，年龄：43 岁。就诊日期：1997 年 6 月 17 日。

证治　面部色斑。舌苔薄白；脉沉缓。处方：当归 20 克，丹参 20 克，川芎 15 克，白芍 30 克，黄芩 30 克，黄柏 20 克，生地 40 克，连翘 50 克，重楼 10 克，甘草 15 克，大黄 10 克，麦冬 20 克。7 剂，水煎服。

二诊　1997 年 6 月 24 日。证治：面部色斑，明显减轻。苔白浊；脉弦缓。处方：当归 30 克，川芎 20 克，赤芍 20 克，连翘 50 克，紫草 20 克，牡丹皮 10 克，青皮 20 克，枳壳 20 克，板蓝根 50 克，皂矾 5 克，甘草 10 克，重楼 10 克，紫花地丁 10 克。7 剂，水煎服。

【例 4】

姓名：路某，性别：女，年龄：35 岁。就诊日期：1997 年 12 月 8 日。

证治　面部黑斑。舌苔薄白；脉沉缓。处方：连翘 30 克，紫草 15 克，板蓝根 50 克，生地 40 克，皂矾 5 克，当归 20 克，川芎 25 克，白芍 50 克，佩兰 20 克，石韦 10 克，甘草 15 克。7 剂，水煎服。

二诊　1997 年 12 月 15 日。证治：面斑黑色渐淡。舌苔薄；脉沉缓。处方：板蓝根 50 克，生地 50 克，川芎 30 克，当归 20 克，佩兰 15 克，泽兰 30 克，皂矾 5 克，白芍 20 克，白及 20 克。7 剂，水煎服。

三诊　1997 年 12 月 22 日。证治：黑斑已减轻。苔薄白；脉弦缓。处方：连翘 30 克，紫草10克，紫花地丁15克，板蓝根50克，当归20克，白芍40克，川芎15克，生地30克，皂矾5克，甘草10克。7剂，水煎服。

四诊 1997年12月29日。证治：黑斑已明显减轻。舌苔薄白，脉沉缓。处方：连翘30克，紫草10克，紫花地丁15克，板蓝根50克，当归20克，败酱草20克，白芍40克，川芎15克，生地30克，皂矾5克，甘草10克。7剂，水煎服。

【例5】

姓名：张某，性别：女，年龄：34岁。就诊日期：2008年7月15日。

证治 黄褐斑。处方：当归30克，白芍40克，川芎30克，生地30克，赤芍20克，益母草50克，椿皮40克，刘寄奴40克，桃仁15克，红花10克，黑矾7克，甘草15克。7剂，水煎服。

【例6】

姓名：孙某，性别：女，年龄：40岁，就诊日期：2009年3月20日。

证治 黄褐斑。处方：当归30克，鸡血藤40克，石菖蒲30克，益母草50克，桃仁15克，红花10克，椿皮40克，黑矾10克，刘寄奴40克，丹参20克，何首乌30克，石斛30克，柴胡40克，枳壳20克，香附20克，青皮20克。7剂，水煎服。

（六）肛直肠疾病

1. 肛门息肉

【例】

姓名：徐某，性别：男，年龄：45岁。就诊日期：1995年2月23日。

证治 肛门息肉，时有心悸。处方：党参20克，黄芪50克，升麻10克，当归20克，白芍50克，五倍子10克，山茱萸30克，山药20克，肉桂10克，干姜10克，甘草15克。7剂，水煎服。

2. 肛痈

【例】

姓名：谭某，性别：男，年龄：35岁。就诊日期：1996年7月9日。

证治 肛门脓肿，现高热4天。舌苔白浊，舌下静脉怒张；脉弦数。处方：党参20克，黄芪30克，柴胡50克，黄芩50克，连翘50克，金银花30克，大蓟20克，黄连20克，甘草15克，白芍40克。7剂，水煎服。

3. 脱肛

【例】

姓名：赵某，性别：男，年龄：35岁。就诊日期：1997年11月6日。

证治　脱肛两年余（习惯性脱肛）。舌苔薄白，舌下静脉瘀怒；脉弦缓。处方：升麻20克，当归20克，黄芪100克，赤芍15克，黄连20克，生地40克，龙骨30克，牡蛎50克，砂仁10克，太子参30克，五倍子15克，赤石脂30克。7剂，水煎服。

4. 阑尾炎

【例1】

姓名：郭某，性别：男，年龄：18岁。就诊日期：1998年3月24日。

证治　右小腹处疼痛，右胁痛，有酸楚感，便稀一年余。舌苔薄白；脉沉缓。处方：党参20克，附子7克，干姜10克，甘草15克，当归20克，苍术30克，茯苓40克，防风20克，羌活10克，黄芪30克，半夏10克，神曲15克，麦芽30克，莲子肉15克。7剂，水煎服。

【例2】

姓名：蔡某，性别：男，年龄：15岁。就诊日期：2001年4月17日。

证治　阑尾炎，少腹右侧痛三天。舌苔白浊；脉弦疾。处方：党参20克，附子10克，大黄10克，甘草20克，芒硝10克，干姜5克，没药10克，乳香10克，王不留行20克，石斛20克。7剂，水煎服。

（七）男科疾病

1. 男性前阴病

精选验案与探讨

【例】

姓名：侯某，性别：男，年龄：59岁。就诊时间：1978年5月26日。

证治　二十五年前肾囊（阴囊）部起小疙瘩瘙痒，搔之痒不止，逐年加重，阴囊肿大，抓破后流血水，痒亦不止，近一年加重，奇痒难忍，苦不堪言。经某医院皮肤科诊为神经性皮炎、象皮肿等，曾多方治疗罔效。

查体　阴囊肿大，如大碗口状，皮苍厚，色紫黑，表面抓痕结痂，粘连破溃，扪之坚硬，波及两大腿根部及尾骶骨至膝盖处均有抓痕，走路不便。舌苔白浊；脉弦缓有力。此乃"肾囊风"由风湿侵于阴部表皮，发为皮疹作痒，治多不效，致使久病气血虚弱，当以补虚祛风燥湿之剂治之。

处方　党参25克，茯苓25克，羌活10克，防风25克，蒺藜25克，蝉蜕50克，僵蚕25克，甘草25克。9剂，水煎服。

二诊　1978年6月12日。服药9剂，阴囊肿大明显缩小，已如中碗口大，痒已减轻，破溃处稍见愈合，表面皮疹亦明显减少，痒已减轻，破溃处稍见愈合。舌苔薄白；脉弦硬有力，仍遵前方服药；配以外用药：轻粉15克，白矾10克，儿茶10克，铜绿5克，冰片1.5克，乳香10克，没药10克，共为极细面，以老醋调膏敷局部。

三诊　1978年7月10日，经服前方20付，并敷外用药，阴囊肿消变软，外形如拳大，表皮抓痕全部消失，并嘱其继服前方及外敷药十日，以善其后。随访三年未复发。

讨论：肾囊风又名绣球风，为一少见之痼疾，本患经二十余年的治疗无效，导致正虚邪实，用消风散内外兼治，扶正祛邪，兼外用芳香透络、燥湿杀虫止痒之品，共奏补虚散风、活血消肿敛疮之效。

陈老对治慢性病和奇病颇多研究，处方用药，法"七方十剂"别创新意，能法外求法，方外求方，如对治疗各年宿疾头痛，有的一汗而解；有的活血化瘀立效；治疗皮肤瘙以鼠妇、薏苡仁、鲜小蓟捣膏敷之渐可消失；阴阳双补以兔脑为主剂治疗男性病变等。他常谓："从学者，医者必须医理精通，通晓药物的性味功能，经方、时方、专方并重，临证化裁，治疗宿疾重病，可收理想之效。"

类　案

【例1】

姓名：毛某，性别：男，年龄：40岁。就诊日期：1996年3月14日。

证治　腰痛，睾丸寒凉，潮湿，睾丸有小粒大小结节。舌苔薄白；脉弦缓。处方：巴戟天20克，菟丝子20克，土鳖虫5克，全蝎10克，甘草15克，黄芪20克，吴茱萸10克，当归20克，丹参20克，没药10克。7剂，水煎服。

【例2】

姓名：岳某，性别：男，年龄：35岁。就诊日期：1996年3月22日。

证治　睾丸炎两月余，睾丸有硬结。舌质红；脉弦缓。处方：连翘50克，金银花30克，浙贝10克，甲珠10克，当归20克，防风20克，乳香10克，没药10克，黄连20克，甘草20克，荔枝核15克，橘核20克，川楝子10克。7剂，水煎服。

【例3】

姓名：窦某，性别：男，年龄：25岁。就诊日期：1996年12月17日。

证治　会阴部坠胀感，小便淋漓不尽，时有遗精盗汗三月余。舌苔薄白，边缘有齿痕；脉弦缓。处方：当归20克，丹参20克，延胡索20克，甘草15克，黄柏20克，知母30克，肉桂10克，附子5克，山药20克，砂仁10克，天冬15克。7剂，水煎服。

【例4】

姓名：张某，性别：男，年龄：38岁。就诊日期：1999年3月22日。

证治 阴囊潮湿，双足凉，心慌两月余。舌苔薄白；脉弦缓。处方：巴戟天20克，土鳖虫7克，淫羊藿30克，黄精20克，桂枝10克，苍术30克，茯苓40克，甘草20克，怀牛膝15克，熟地20克，砂仁10克，石斛20克，鸡血藤50克，防风20克。7剂，水煎服。

二诊 1999年3月30日。证治：阴囊潮湿减轻，双足仍凉。舌苔薄白；脉弦缓。处方：巴戟天20克，土鳖虫5克，淫羊藿30克，黄精20克，桂枝10克，苍术30克，茯苓40克，甘草20克，熟地20克，砂仁10克，石斛20克，鸡血藤50克，防风20克，怀牛膝15克。7剂，水煎服。

【例5】

姓名：孙某，性别：男，年龄：18岁。就诊日期：2000年4月11日。

证治 三个月前患腮腺炎后，继而睾丸炎发作，现睾丸疼痛、萎缩。舌质暗红，苔薄白；脉弦数。处方：板蓝根50克，干地30克，连翘50克，蒲公英50克，败酱草30克，延胡索20克，牡丹皮10克，紫草10克，全蝎10克，石斛30克，丹参20克，赤芍10克，荔枝核15克，甘草20克。7剂，水煎服。

【例6】

姓名：许某，性别：男，年龄：36岁。就诊日期：1995年12月29日。

证治 前列腺炎，尿白浊，阳痿。舌苔薄白；脉沉缓。处方：钟乳石20克，锁阳50克，莲须20克，蒺藜20克，肉苁蓉10克，鹿角胶10克，苍术20克，益母草30克，生龙骨30克，煅牡蛎20克，延胡索15克，肉桂10克，附子5克，甘草15克，砂仁10克，黄柏15克。7剂，水煎服。

二诊 1996年2月15日。证治：前列腺炎，症较前减轻，腰疼痛。脉弦缓。处方：骨碎补30克，巴戟天20克，土鳖虫5克，山茱萸30克，山药20克，生龙骨20克，生牡蛎20克，黄柏20克，五倍子15克，锁阳30克，莲须20克，鹿角霜20克，浙贝10克，砂仁10克。7剂，水煎服。

【例7】

姓名：宋某，性别：男，年龄：30岁。就诊日期：1999年4月29日。

证治 前列腺炎，尿化验示白细胞满视野，无明显不适症状。舌苔薄白；脉沉缓。处方：黄柏30克，益母草50克，红花5克，重楼15克，金银花30克，连翘30克，败酱草20克，生地30克，石韦20克，石斛20克，白芍40克，甘草20克。7剂，水煎服。

二诊 1999年5月6日。证治：前列腺炎。舌苔薄白；脉弦疾。处方：黄柏30克，知母40克，黄连15克，淡竹叶10克，生地30克，木通5克，甘草20克，女贞子20克，墨旱莲 20 克，石斛 20 克，砂仁 10 克。7 剂，水煎服。

三诊　1999 年 5 月 13 日。证治：前列腺炎，服药后症减。舌苔薄白；脉弦疾有力。处方：龙胆草 20 克，栀子 15 克，黄芩 30 克，柴胡 20 克，生地 20 克，车前子 30 克，泽泻 5 克，石斛 20 克，白术 30 克，苍术 20 克，甘草 15 克，黄柏 20 克，知母 30 克。7 剂，水煎服。

【例 8】

姓名：王某，性别：男，年龄：61 岁。就诊日期：1993 年 1 月 19 日。

证治　一个月前，尿黏液有块。夜间尿血两日。B 超示膀胱后壁有病变。舌质红；脉弦硬。处方：小蓟 50 克，蒲黄 10 克，藕节 30 克，乳香 10 克，没药 10 克，龙骨 20 克，牡蛎 20 克。7 剂，水煎服。

【例 9】

姓名：刘某，性别：男，年龄：34 岁。就诊日期：1997 年 3 月 3 日。

证治　急性睾丸炎，左侧睾丸肿大疼痛三天。舌苔薄白；脉弦缓。处方：川楝子 10 克，延胡索 20 克，丹参 20 克，连翘 50 克，蒲公英 50 克，重楼 10 克，没药 10 克，乳香 10 克，当归 20 克，甘草 15 克，甲珠 5 克。7 剂，水煎服。

二诊　1997 年 3 月 10 日。证治：睾丸肿胀，疼痛。舌苔白浊；脉沉紧。处方：当归 20 克，丹参 20 克，乳香 10 克，没药 10 克，白芷 10 克，生地 20 克，黄柏 30 克，黄连 15 克，川楝子 10 克，延胡索 15 克，甘草 15 克，重楼 15 克。7 剂，水煎服。

三诊　1997 年 3 月 17 日。证治：现服药后痛减，仍有肿胀。舌苔白浊；脉弦缓。处方：黄柏 30 克，知母 30 克，黄连 15 克，甘草 20 克，重楼 15 克，连翘 50 克，金银花 30 克，皂角刺 10 克，延胡索 20 克，防风 20 克，紫草 10 克，紫花地丁 15 克。7 剂，水煎服。

四诊　1997 年 3 月 24 日。证治：肿胀已消，疼痛明显减轻。舌苔白浊；脉弦缓。处方：金银花 30 克，连翘 50 克，紫草 15 克，重楼 15 克，蒲公英 50 克，紫花地丁 20 克，板蓝根 50 克，黄芩 20 克，黄连 15 克，知母 20 克，天花粉 30 克。7 剂，水煎服。

【例 10】

姓名：李某，性别：男，年龄：37 岁。就诊日期：1995 年 1 月 3 日。

证治　附睾炎，疼痛重。脉沉弦。处方：猫爪草 70 克，炙百部 15 克，辛夷 5 克，白芷 10 克，乳香 15 克，没药 15 克，当归 20 克，丹参 20 克，甲珠 10 克，小茴香 5 克。7 剂，水煎服。

二诊　1995 年 1 月 16 日。证治：附睾炎好转，疼痛减轻。舌苔薄白，边缘有齿痕；脉弦缓。处方：紫花地丁 10 克，延胡索 10 克，猫爪草 50 克，连翘 50 克，夏枯草 10 克，板蓝根 50 克，炙百部 10 克，桂枝 10 克，大蓟 30 克，黄芩 20 克，甘草 15 克，荔枝核 10 克，黄连 10 克。7 剂，水煎服。

【例11】

姓名：常某，性别：男，年龄：38岁。就诊日期：1996年4月29日。

证治　双侧睾丸疼痛，连至小腹及腰腿疼痛一年余。舌苔白浊，舌下静脉瘀怒；脉沉弦。处方：荔枝核20克，橘核15克，川楝子15克，小茴香10克，巴戟天20克，延胡索20克，当归30克，白芍50克，女贞子20克，墨旱莲20克，猫爪草50克，牡蛎20克。7剂，水煎服。

【例12】

姓名：张某，性别：男，年龄：30岁。就诊日期：1996年12月17日。

证治　右侧睾丸牵引小腹痛，腰痛十年余，经治疗无效。舌苔薄白，中心微黄；脉沉弦。处方：川楝子20克，当归20克，木香10克，吴茱萸10克，延胡索20克，土鳖虫5克，丹参20克，川芎20克，白芍50克，连翘30克，夏枯草10克，砂仁10克，天冬20克，生地20克，黄柏15克。7剂，水煎服。

二诊　1997年1月23日。证治：症减，睾丸肿胀。苔薄白；脉弦缓。处方：前方黄柏增至20克。

【例13】

姓名：张某，性别：男，年龄：45岁。就诊日期：1998年5月25日。

证治　睾丸痛重，右侧少腹痛重。舌苔薄白中心黄；脉沉缓。处方：当归20克，三七10克，甲珠10克，土鳖虫5克，延胡索20克，五灵脂5克，蒲黄5克，川芎30克，丹参15克，乳香10克，没药10克，吴茱萸10克。7剂，水煎服。

【例14】

姓名：林某，性别：男，年龄：38岁。就诊日期：2003年2月10日。

证治　睾丸疼痛，脚隐汗，下肢冷。舌苔薄白；脉弦缓。处方：香附20克，高良姜7克，厚朴30克，草果仁20克，枳实30克，焦山楂30克，槟榔片10克，姜黄15克，砂仁20克，神曲15克，莱菔子30克，苏梗30克。7剂，水煎服。

2. 不育

【例1】

姓名：孟某，性别：男，年龄：27岁。就诊日期：1998年4月17日。

证治　不育症。舌苔薄白；脉弦缓。处方：生地30克，何首乌40克，菟丝子20克，金樱子15克，益智仁15克，党参10克，白芍30克，淫羊藿20克，黄柏15克，知母30克，女贞子20克，墨旱莲20克，山茱萸30克，牡丹皮10克，茯苓20克，生山药30克。

7剂，水煎服。

【例2】

姓名：于某，性别：男，年龄：25岁。就诊日期：1998年7月2日。

证治 不育，无精子。舌苔淡白；脉弦缓。处方：熟地15克，砂仁10克，金樱子20克，何首乌30克，菟丝子20克，桑椹30克，山药20克，锁阳20克，芡实20克，莲须15克，石斛30克，山茱萸30克。7剂，水煎服。

3. 疝气

【例1】

姓名：纪某，性别：男，年龄：59岁。就诊日期：1996年10月22日。

证治 小肠疝气，疼痛两月余。舌苔薄白；脉弦缓有力。处方：小茴香10克，川楝子10克，木香10克，甘草15克，黄芪30克，白术20克，延胡索15克，没药10克，砂仁10克，红花5克。7剂，水煎服。

二诊 1996年11月4日。证治：服药后症明显好转，痛减。舌苔薄白，脉弦滑有力。处方：黄芪30克，当归20克，川芎10克，生地20克，白芍30克，川楝子15克，甘草15克，小茴香15克，木香10克，山药20克，延胡索15克。7剂，水煎服。

三诊 1996年11月11日。证治：疝气已好转，已不疼痛。舌苔薄白，脉弦缓有力。处方：黄芪50克，当归20克，白芍20克，茯苓30克，丹参20克，川楝子10克，甘草15克，白术20克，小茴香10克，木香10克，吴茱萸10克，生地20克，没药10克。7剂，水煎服。

【例2】

姓名：何某，性别：男，年龄：35岁。就诊日期：1993年2月2日。

证治 睾丸、股内及腰痛八天。舌苔薄白，舌下静脉微怒；脉弦缓。处方：小茴香10克，川楝子10克，肉桂10克，延胡索15克，赤芍15克，甘草10克，当归20克，红花5克。7剂，水煎服。

按：证由败精而滞及着凉所致之寒疝。

（八）周围血管病

精选验案与探讨

【例】

姓名：王某，性别：女，年龄：68岁。就诊时间：2002年6月15日。

病史 自觉左下肢冷痛1年余，行走后即出现症状加重，而且出现疼痛，休息后可缓解。曾于多家医院就诊，诊断为风湿病，予口服中药及解热镇痛抗炎药治疗，每于服药时疼痛略缓解，但行走一段距离后即复加重，于左足及小腿出现疼痛、酸胀感。静止状态则觉左下肢发凉而不疼痛。今来我院就诊，刻下患者间歇性跛行距离约20米，休息2～3分钟后可缓解。

查体 双下肢无浮肿，皮色、皮温正常，指压后无凹痕。左足趾背毳毛未见，趾甲略增厚，左足背动脉搏动未触及，胫后动脉搏动弱，肢体位置试验阳性。右下肢足背动脉及胫后动脉搏动正常，肢体位置试验阴性。舌质暗淡，苔薄白；脉沉缓而细。

检查 左下肢动脉彩色多普勒示左下肢动脉内壁不光滑，左下肢腘动脉狭窄，左胫前动脉内见斑块状强回声光团，血液流速变缓，血流量减少。

诊断 动脉硬化左下肢肢端闭塞证。

中医诊断 脱疽，血脉瘀阻。

辨证分析 老年患者，女性，年老体弱，气血不足，气血两虚，气虚则鼓动无力，血虚则脉道滞涩难通。气血运行不畅，血瘀痰凝，脉络滞塞不通，肢端失于濡养，故见左下肢发凉而痛，趺阳脉搏动消失。

治则 治以活血化瘀益气法。

处方 当归100克，丹参100克，玄参100克，地龙25克，牛膝30克，桃仁10克，红花10克，黄芪30克，鸡血藤50克，甲珠10克，嘱服7剂，随诊。

服药1剂后即来电告知，每于服药后约15分钟，即自觉腹中热感，继而热感向左下肢传导，持续约5分钟后，左下肢出现不自觉抖动，无法自主控制。抖动持续约10分钟后自行停止，随即出现冷汗，又10分钟左右，汗出自止。第一次服药因是晚饭后服用，以为偶然出现，故未及时来电告之。次晨起服第一剂之二服后仍出现同样反应，即告知于余。思之必为药直达病所，助正祛邪，正邪交争而致，告知可继续服药。

二诊 2002年6月23日。来诊，左下肢凉感已明显缓解。间歇性跛行减轻，跛行距离约50米，休息后即缓解。前方加甘草10克，继服7剂。

三诊 2002年7月1日。此次服药，已无左下肢抖动，但服药后仍有左下肢热感及出冷汗现象，持续时间缩短。同前方继服7剂。

四诊 2020年7月9日。左下肢凉感已不明显，间歇性跛行距离延长至100余米，此次服药后仍有轻度的热感，但已无出汗现象。上方已连服21天，调整如下：当归70克，丹参70克，玄参100克，地龙25克，牛膝20克，桃仁10克，红花10克，黄芪15克，鸡血藤50克，甲珠10克，泽兰15克，茯苓30克。14剂，水煎服。

五诊 2002年7月23日。左下肢凉感消失，步行500米亦无明显疼痛出现，左下肢亦无酸胀感。查体：左下肢皮色及皮温正常，按之无凹痕，左足背动脉搏动未触及，胫后动脉搏动正常，肢体位置试验阴性。舌质暗淡，苔薄白；脉弦。

嘱继服八珍益母丸9克/次，日两次；大黄䗪虫丸6克/次，日二次。连服1个月。1个月后家属来电告知，病情无反复，目前可自由行动，无间歇性跛行出现，左下肢亦无凉痛麻等不适。1年余后，不意于市偶见此妪，其精神矍铄，行走如常，喜之。

讨论： 此例患者病程较长，发病缓慢，虽经多医诊治，药未对症，故而未效。动脉硬化肢端闭塞者，中医称为"脱疽"，证属血脉瘀阻，西医病理学改变主要为动脉硬化，形成粥样斑块，直接导致动脉管腔狭窄，继而血流方式出现改变，于狭窄处形成湍流，改变正常血液流动的轴流及边流，促使血小板靠近血管边缘，于血管内壁破损处形成血栓，堵塞血管，肢端供血受到影响。但由于其动脉硬化的进程多较缓慢，故患者发病较慢，因而治疗期间需在病情进一步加重之前建立有效的侧支循环。

中医辨证本病属血脉瘀阻之脱疽，当以大剂量活血化瘀药物为主，佐以益气补血之品。所需注意者，不可孟浪用药，过于攻破。曾见此类病例于他医处诊治，初诊之时，尚痛不剧，跛行距离亦较长，然用药后，突现疼痛加剧、痛不可忍，且肢端冰冷，其色青紫，甚者趾端变黑而硬，已现坏疽之象。细察其方，药中见大剂破血逐瘀之品，如水蛭、土鳖虫之辈，思之可能为破血逐瘀太过，尤其水蛭的应用，其用量宜掌握合适。否则会导致原有粥样斑块脱落，形成栓子，再次栓塞于动脉狭窄处，发生急性动脉栓塞，而致肢端坏疽。故在此类病例治疗中不同于急性血栓之形成，当思之、慎之，不可操之过急，当收全功。

类　案

【例】

姓名：刘某，性别：女，年龄：35 岁。就诊日期：1992 年 5 月 12 日。

证治　血栓静脉炎，左下肢小腿硬，色深。脉数而有力。处方：土鳖虫 5 克，茯苓 50 克，丹参 25 克，牛膝 20 克，白芍 50 克，甲珠 10 克，山柰 5 克，木香 5 克，玉竹 50 克，生地 30 克，连翘 50 克。7 剂，水煎服。

二诊　1992 年 5 月 19 日。证治：左下肢小腿色变浅，硬度亦减轻。舌苔白浊；脉弦大有力。处方：同前方。7 剂，水煎服。

三诊　1992 年 7 月 3 日。证治：血栓静脉炎，项强（风湿）。苔黄白，舌边缘有瘀斑；脉弦疾有力。处方：同前方。6 剂，水煎服。

四诊　1992 年 10 月 13 日。证治：左小腿色褐变浅，肌肉变软，大见好转。舌苔白浊，舌下静脉瘀怒；脉沉缓。处方：三诊方加乳香 10 克，没药 10 克，蜈蚣 1 条。7 剂，水煎服。

三、妇 科

（一）月经病

1. 月经先期

【例1】

姓名：刘某，性别：女，年龄：42岁。就诊日期：1992年7月28日。

证治　骑车不慎摔倒后，月经提前七八天，平素月经色鲜红，时有心烦。舌苔薄白；脉沉缓。处方：当归20克，丹参10克，续断30克，杜仲20克，砂仁10克，地榆炭15克，生地25克，龙骨25克，牡蛎20克，没药5克。7剂，水煎服。

按：该证虽由外伤后引起月经先期，但素有月经色鲜红、心烦之血分郁热证，故治宜清热凉血止血，少佐益肾活血之品。活血意在祛瘀生新，而不在活血。

【例2】

姓名：陶某，性别：女，年龄：36岁。就诊日期：1992年8月4日。

证治　月经提前，咯痰成块，量多，胸腰窜痛感，呃逆。舌苔无异常，舌下静脉瘀怒；脉沉滑。处方：柴胡25克，白芍30克，黄芩30克，黄柏15克，益母草50克，知母10克，寒水石20克，桑白皮20克，焦栀子10克，红花5克。7剂，水煎服。

按：该证用柴胡、白芍、益母草、红花疏肝活血，以治胸腹窜痛，并预防肝郁化火，上刑肺金。用芩、柏等诸药清肺热，以杜煎液成痰。该证由性急易怒、内热过盛、煎液成痰所致。

二诊　1992年8月11日。证治：症状减轻，后背如蚁行；舌苔薄白；脉弦滑。处方：前方加苍术20克。7剂，水煎服。

按：健脾燥湿化痰。

【例3】

姓名：王某，性别：女，年龄：34岁。就诊日期：1994年12月26日。

证治　月经提前量少，胸背、腹部均疼痛。舌苔白浊；脉沉弦。处方：川芎40克，羌活15克，白芷10克，薄荷15克，天麻10克，半夏15克，白术20克，延胡索15克，厚朴20克，青皮20克，甘草15克，当归20克，神曲15克。7剂，水煎服。

三、妇 科

【例4】

姓名：陈某，性别：女，年龄：25岁。就诊日期：1995年1月17日。

证治　月经提前。舌苔白浊微黄；脉弦缓。处方：椿皮50克，刘寄奴50克，当归20克，黄柏20克，吴茱萸5克，白芍50克，甘草15克，益母草50克，续断30克，杜仲10克，羌活5克，艾叶30克。7剂，水煎服。

【例5】

姓名：崔某，性别：女，年龄：23岁。就诊日期：1996年3月14日。

证治　月经前期，20天一行经，三月余，周身疼痛，胸背痛，便秘。舌质淡红，苔薄白，边缘有齿痕，舌下静脉瘀怒；脉沉迟。处方：党参20克，黄芪30克，太子参20克，女贞子20克，墨旱莲20克，山茱萸50克，麦冬20克，五味子10克，砂仁10克，青皮20克，枳壳20克，延胡索20克。7剂，水煎服。

【例6】

姓名：王某，性别：女，年龄：17岁。就诊日期：1996年7月30日。

证治　月经前期，半月行经一次，半年。舌苔薄白；脉弦缓。处方：生地50克，当归20克，白芍50克，生龙骨30克，生牡蛎30克，续断30克，杜仲10克，砂仁10克，椿皮30克，刘寄奴20克。7剂，水煎服。

【例7】

姓名：梁某，性别：女，年龄：45岁。就诊日期：1997年12月12日。

证治　月经提前，行经期长，量多，头晕，昏沉，四月余。舌苔白浊，舌下静脉瘀怒；脉弦缓。处方：葛根20克，泽兰30克，黄芩20克，夏枯草30克，杜仲10克，天麻10克，半夏15克，茜草10克，生地30克，石斛30克，玉竹50克，石菖蒲30克，萆薢15克。7剂，水煎服。

【例8】

姓名：曲某，性别：女，年龄：36岁。就诊日期：2001年4月9日。

证治　月经提前，乏力半年余。舌苔薄白；脉沉弱。处方：柴胡30克，白芍40克，香附20克，陈皮10克，白术30克，延胡索20克，川楝子20克，砂仁10克，黄芪40克，党参30克，甘草10克，五味子10克。7剂，水煎服。

【例9】

姓名：李某，性别：女，年龄：38岁。就诊日期：2001年12月21日。

证治　月经期提前一周，经血量尚可，眼干涩。舌苔薄白；脉弦缓有力。处方：当归

30克，生地40克，川芎20克，白芍50克，焦栀子20克，黄芩20克，女贞子20克，香附20克，砂仁15克，青皮20克，椿皮30克，生龙骨30克。7剂，水煎服。

2. 月经后期

【例1】

姓名： 唐某，**性别：** 女，**年龄：** 28岁。**就诊日期：** 1991年11月1日。

证治 婚后流产3次，月经后期，腰及乳房胀，心中不舒，面色萎黄，指甲不荣。舌苔白浊，边缘有齿痕；脉沉缓。处方：当归20克，白芍30克，党参20克，菟丝子30克，续断20克，杜仲15克，巴戟天10克，桑寄生20克，小茴香10克。6剂，水煎服。

【例2】

姓名： 崔某，**性别：** 女，**年龄：** 30岁。**就诊日期：** 1991年11月22日。

证治 月经后期一年余。右侧头痛，心悸出虚汗一个月。大便干，咳嗽，痰黏滞咽部。尿频尿痛。舌苔微黄；脉沉弱。处方：鸡血藤50克，附子15克，椿皮35克，刘寄奴35克，续断20克，桂枝10克，土鳖虫5克，当归20克，小茴香15克，萹蓄50克。6剂，水煎服。

【例3】

姓名： 王某，**性别：** 女，**年龄：** 24岁。**就诊日期：** 1996年1月11日。

证治 晨起眼睑浮肿，月经延后一月余。舌苔薄白；脉沉缓无力。处方：白术20克，山药30克，莲子15克，茯苓40克，鸡内金10克，苍术20克，乌梅5克，菟丝子20克，吴茱萸5克，当归20克，丹参15克，半夏15克。7剂，水煎服。

【例4】

姓名： 任某，**性别：** 女，**年龄：** 34岁。**就诊日期：** 1996年3月14日。

证治 月经延期，腰痛，小腹痛，头痛，经色深。舌苔薄白；脉沉弦。处方：川芎40克，羌活15克，白芷10克，桃仁10克，益母草50克，红花10克，椿皮50克，刘寄奴50克，茜草15克，枳壳20克，青皮20克。7剂，水煎服。

【例5】

姓名： 李某，**性别：** 女，**年龄：** 25岁。**就诊日期：** 1996年3月15日。

证治 月经延期。舌苔薄白；脉弦缓。处方：椿皮50克，刘寄奴50克，苍术20克，茯苓30克，川芎20克，白芍50克，菟丝子20克，甘草15克，当归15克，生龙骨20克，生牡蛎20克。7剂，水煎服。

二诊 1996年4月16日。证治：经行期咯血。舌苔薄白，舌下静脉瘀怒；脉弦缓。

处方：当归30克，椿皮50克，刘寄奴50克，没药10克，赤芍20克，牛膝15克，枳壳20克，青皮20克，卷柏20克，川芎30克，甘草15克。7剂，水煎服。

三诊 1996年5月24日。证治：月经不调已明显好转。舌苔薄白；脉弦缓。处方：当归20克，川芎30克，白芍50克，甘草15克，太子参30克，肉桂10克，吴茱萸5克，牡丹皮10克，阿胶10克，麦冬20克，生龙骨20克，生牡蛎20克。7剂，水煎服。

四诊 1996年9月23日。证治：月经较前好转，腹胀。舌苔薄白；脉弦缓。处方：厚朴20克，青皮15克，枳壳20克，益母草50克，红花5克，炮姜10克，乌药10克，草薢20克，砂仁10克，金樱子15克，山药20克，山茱萸15克，萹蓄50克，瞿麦15克。7剂，水煎服。

【例6】

姓名：翟某，性别：女，年龄：30岁。就诊日期：1997年2月25日。

证治 月经延后，血量少，半年余。舌苔薄白；脉弦滑。处方：当归20克，川芎30克，吴茱萸15克，乌药10克，党参20克，附子5克，干姜10克，大黄5克，甘草15克，白芍20克，肉桂10克，牡丹皮10克，麦冬20克。7剂，水煎服。

3. 月经先后不定期

【例1】

姓名：马某，性别：女，年龄：41岁。就诊日期：1992年9月8日。

证治 月经先后不定期，适来腹剧痛难忍，白带多。B超示子宫内膜肥厚。舌苔白浊；脉沉细。处方：当归15克，益母草50克，丹参20克，杜仲20克，续断20克，砂仁10克，生龙骨20克，生牡蛎20克，小蓟50克，青皮10克，卷柏5克，黄芪30克。7剂，水煎服。

按：由于瘀血不下，月经适来腹剧痛，治用活血化瘀佐以益气养血法。

【例2】

姓名：赵某，性别：女，年龄：43岁。就诊日期：1993年1月19日。

证治 月经不正常5年，适来血块，劳累时头痛、身热，心悸不适，欲哭，胃痛，腰背痛。舌苔白浊；脉沉缓。处方：当归25克，丹参25克，川芎30克，桃仁10克，代赭石20克，红花10克，乳香10克，没药10克，鹿角霜20克，青皮15克。7剂，水煎服。

按：由血分瘀滞所致月经不调。

【例3】

姓名：方某，性别：女，年龄：20岁。就诊日期：1996年5月31日。

证治 月经不定期，近日月经又来潮，失眠，患有神经症。舌苔薄白；脉弦缓。处方：黄芪50克，续断30克，杜仲10克，砂仁10克，生地炭50克，龙骨20克，牡蛎20克，当归 30 克，白芍 50 克，甘草 15 克，阿胶 10 克，半夏 10 克，党参 20 克。7 剂，水煎服。

【例4】

姓名：刘某，性别：女，年龄：20 岁。就诊日期：1996 年 7 月 23 日。

证治　月经期紊乱，或延后，或提前，一年余，烦躁。舌苔薄白；脉弦缓。处方：青皮 20 克，白芍 40 克，厚朴 20 克，枳壳 20 克，砂仁 10 克，吴茱萸 10 克，当归 20 克，川芎 30 克，木香 10 克，郁金 15 克，山药 20 克，生地 20 克。7 剂，水煎服。

【例5】

姓名：张某，性别：女，年龄：29 岁。就诊日期：1996 年 8 月 5 日。

证治　月经不定期，腰腹痛，血量多，一年余。舌苔薄白；脉沉弦而细。处方：椿皮 50 克，刘寄奴 50 克，生地炭 50 克，茜草 10 克，当归 20 克，淫羊藿 30 克，杜仲 10 克，续断 30 克，砂仁 10 克，生龙骨 20 克，生牡蛎 20 克，女贞子 20 克，墨旱莲 20 克，甘草 15 克。7 剂，水煎服。

【例6】

姓名：刘某，性别：女，年龄：17 岁。就诊日期：2001 年 2 月 6 日。

证治　行经不定期，一个月行经两次。舌苔薄白；脉弦滑。处方：当归 25 克，川芎 20 克，续断 30 克，杜仲 15 克，棕榈炭 20 克，山药 40 克，白术 40 克，白芍 50 克，菟丝子 10 克，甘草 20 克，当归 20 克，肉桂 10 克，砂仁 10 克，仙鹤草 15 克。7 剂，水煎服。

【例7】

姓名：张某，性别：女，年龄：25 岁。就诊日期：1996 年 3 月 4 日。

证治　月经不调，经期不定，血压偏高，140/90mmHg。舌苔白腻，边缘有齿痕；脉沉缓。处方：柴胡 20 克，夏枯草 20 克，连翘 30 克，青皮 20 克，枳壳 20 克，薄荷 15 克，天麻 10 克，半夏 15 克，钩藤 30 克，代赭石 20 克，白芍 50 克，白茅根 15 克，黄芩 30 克。7 剂，水煎服。

【例8】

姓名：陈某，性别：女，年龄：25 岁。就诊日期：2002 年 3 月 4 日。

证治　月经不调，行经不定期，不孕。舌苔白浊；脉沉缓。处方：当归 30 克，川芎 40 克，香附 20 克，青皮 25 克，益母草 50 克，桃仁 10 克，红花 10 克，枳壳 20 克，砂仁 15 克，茜草 15 克，苏木 10 克，续断 30 克，菟丝子 20 克，艾叶 5 克。7 剂，水煎服。

【例9】

姓名：李某，性别：女，年龄：46岁。就诊日期：1996年3月19日。

证治　月经不定期，血量多，小腹痛、腰痛、乳房痛三个月。舌苔薄白；脉沉弦无力。处方：党参20克，黄芪50克，麦冬20克，五味子10克，生地炭50克，当归30克，生龙骨20克，生牡蛎20克，青皮20克，枳壳20克，川芎15克，白芍50克，甘草15克，阿胶10克。7剂，水煎服。

【例10】

姓名：刘某，性别：女，年龄：16岁。就诊日期：1996年10月7日。

证治　近半年行经时恶心、呕吐、足凉，小腹痛，月经不定期。舌苔白浊；脉弦滑。处方：半夏15克，砂仁10克，当归20克，川芎30克，代赭石20克，藿香15克，竹茹20克，枳实20克，橘红20克，桃仁10克，红花5克，益母草50克。7剂，水煎服。

【例11】

姓名：张某，性别：女，年龄：34岁。就诊日期：1996年7月18日。

证治　月经期紊乱，每月行经数次，或数月行经一次，月经前脸起痤疮，睡眠欠安，半年余。舌苔白腻，舌下静脉微怒；脉沉涩。处方：椿皮50克，刘寄奴50克，金钱草30克，黄芪20克，当归30克，川芎20克，白花蛇舌草30克，半枝莲10克，生地40克，水牛角20克，生龙骨30克，生牡蛎30克。7剂，水煎服。

【例12】

姓名：钱某，性别：女，年龄：25岁。就诊日期：1996年7月17日。

证治　月经不调，经期紊乱，无规律。舌苔薄白；脉代缓。处方：当归20克，小茴香10克，延胡索20克，五灵脂5克，川芎40克，蒲黄5克，官桂10克，赤芍20克，砂仁10克。7剂，水煎服。

【例13】

姓名：张某，性别：女，年龄：49岁。就诊日期：1996年6月10日。

证治　月经不定期，腰疼痛半年。舌苔根部白浊；脉沉缓。处方：巴戟天20克，仙茅10克，土鳖虫5克，山茱萸30克，当归30克，丹参20克，三七10克，甘草10克，延胡索15克。7剂，水煎服。

【例14】

姓名：陈某，性别：女，年龄：17岁。就诊日期：2002年7月22日。

证治　月经不调，行经不定期，时有月经三个月或半月一次，无明显不适。舌苔薄白；

脉沉缓无力。处方：当归 30 克，瓜蒌 40 克，川芎 40 克，益母草 50 克，红花 10 克，桃仁 15 克，赤芍 30 克，茜草 15 克，没药 20 克，乳香 15 克，王不留行 30 克，土鳖虫 7 克，阿胶 15 克，吴茱萸 10 克，牡丹皮 10 克。7 剂，水煎服。

【例 15】

姓名：刘某，性别：女，年龄：39 岁。就诊日期：1996 年 5 月 21 日。

证治 腰痛，月经期加重，月经不定期，行经时鼻衄，经量多。舌苔薄白，舌下静脉微怒；脉沉缓。处方：当归 40 克，白芍 50 克，川芎 20 克，党参 20 克，肉桂 10 克，黄芪 30 克，巴戟天 20 克，仙茅 10 克，三七 10 克，吴茱萸 5 克，生地炭 50 克，生龙骨 20 克，生牡蛎 20 克。7 剂，水煎服。

【例 16】

姓名：宫某，性别：女，年龄：30 岁。就诊日期：2002 年 10 月 14 日。

证治 月经不调，行经不定期，20 余天一次，血色呈褐色，白带有血丝，手足冷。舌苔薄白；脉沉缓。处方：益母草 50 克，红花 5 克，阿胶 15 克，黄芪 40 克，棕榈炭 10 克，生龙骨 30 克，续断 30 克，巴戟天 20 克，土鳖虫 5 克，苍术 40 克，茯苓 50 克，乌梅 10 克。7 剂，水煎服。

4. 月经量多

【例 1】

姓名：李某，性别：女，年龄：40 岁。就诊日期：1991 年 12 月 3 日。

证治 胸闷胀，腰部周围有带缠绕之感，五六年。月经不调，量多，月经持续时间长。舌苔薄白边缘有齿痕，唇紫暗；脉弦滑。处方：椿皮 50 克，刘寄奴 50 克，黄芪 30 克，白术 20 克，杜仲 20 克，续断 30 克，砂仁 10 克，白芍 50 克，牡蛎 50 克，6 剂，水煎服。

二诊 1991 年 12 月 10 日。证治：药后腹微泻，腰仍如带，缠绕不舒。舌苔薄白；脉沉缓。处方：前方加山药 30 克，香橼 15 克。6 剂，水煎服。

【例 2】

姓名：刘某，性别：女，年龄：29 岁。就诊日期：1992 年 8 月 4 日。

证治 月经前期量多，经行腹痛剧，婚后不孕，消瘦。舌苔白浊而厚，舌下静脉瘀怒；脉弦细。处方：当归 20 克，川芎 20 克，丹参 20 克，桃仁 10 克，枳壳 20 克，红花 5 克，乳没 10 克，生地 10 克，青皮 15 克。7 剂，水煎服。

按：法用理气活血，诸药辛香而燥，少佐甘寒养阴之生地，以防伤阴之弊端。

【例3】

姓名：**李某**，性别：**女**，年龄：**39 岁**。就诊日期：**1996 年 4 月 8 日**。

证治　月经量多两年，经期长，色暗，有血块，腰疼痛，二便正常。舌苔薄白，舌下静脉瘀怒；脉沉缓。处方：椿皮50克，刘寄奴50克，生地炭50克，续断30克，菟丝子20克，白芍50克，当归20克，茯苓20克，生龙骨20克，生牡蛎20克，青皮20克，枳壳20克。7剂，水煎服。

【例4】

姓名：**刘某**，性别：**女**，年龄：**25 岁**。就诊日期：**1996 年 4 月 8 日**。

证治　月经量过多，血量大，三个月，周身疲乏，倦怠。舌苔薄白，舌下静脉瘀怒；脉弦缓。处方：当归20克，白芍50克，续断20克，杜仲10克，砂仁10克，甘草15克，补骨脂10克，川芎15克，黄芪30克，椿皮50克。7剂，水煎服。

【例5】

姓名：**孟某**，性别：**女**，年龄：**30 岁**。就诊日期：**1996 年 4 月 29 日**。

证治　周身乏力，月经提前，血量多。舌苔薄白；脉弦。处方：当归20克，川芎20克，白芍50克，椿皮50克，生地炭50克，甘草15克，党参15克，肉桂10克，吴茱萸5克，牡丹皮10克，半夏10克，麦冬20克，阿胶10克。7剂，水煎服。

【例6】

姓名：**覃某**，性别：**女**，年龄：**35 岁**。就诊日期：**1996 年 10 月 28 日**。

证治　人流术后一个月，月经血量多，血块，气短。舌苔薄白；脉弦细。处方：当归20克，党参20克，黄芪30克，白芍30克，甘草15克，菟丝子30克，续断20克，杜仲10克，生地炭50克，乌梅5克，川芎10克。7剂，水煎服。

【例7】

姓名：**郝某**，性别：**女**，年龄：**38 岁**。就诊日期：**1996 年 9 月 9 日**。

证治　月经量多，色暗，一年余。舌苔薄白；脉弦缓。处方：青皮30克，枳壳20克，龙骨20克，牡蛎20克，白术30克，菟丝子30克，续断30克，椿皮50克，女贞子20克，墨旱莲20克，甘草15克，生地30克，白芍50克。7剂，水煎服。

【例8】

姓名：**万某**，性别：**女**，年龄：**34 岁**。就诊日期：**1998 年 1 月 9 日**。

证治　月经不调，经量多，经期长一年余，周身不适、乏力、疼痛。舌苔薄白；脉沉弦无力。处方：石菖蒲30克，茯神20克，远志10克，何首乌50克，玉竹50克，白芍

40 克，山药 20 克，甘草 15 克，砂仁 10 克，生龙骨 20 克，生牡蛎 20 克，丹参 20 克。7 剂，水煎服。

【例 9】

姓名：李某，性别：女，年龄：28 岁。就诊日期：1995 年 1 月 17 日。

证治　低热半年余，乳腺纤维瘤单发，服药后月经量多，头痛。舌苔白浊；脉弦数。处方：生地 50 克，水牛角 10 克，白芍 50 克，黄芩 50 克，柴胡 50 克，连翘 30 克，大蓟 20 克，蒲公英 50 克，青蒿 5 克，地骨皮 20 克，黄芪 30 克，党参 20 克。7 剂，水煎服。

【例 10】

姓名：郑某，性别：女，年龄：44 岁。就诊日期：1996 年 1 月 12 日。

证治　月经不尽，小腹痛 10 余天，行经量多，血块。舌苔白浊，边缘有齿痕；脉沉缓。处方：椿皮 50 克，刘寄奴 50 克，续断 30 克，杜仲 10 克，白芍 40 克，当归 20 克，黄芪 30 克，白术 20 克，菟丝子 15 克，阿胶 10 克。7 剂，水煎服。

5. 月经量少

【例 1】

姓名：付某，性别：女，年龄：24 岁。就诊日期：1992 年 8 月 11 日。

证治　月经较少，恶心，饮食尚可。舌苔薄白；左脉弦细，右脉弦滑。处方：当归 20 克，川芎 15 克，白术 20 克，黄芩 25 克，生地 15 克，砂仁 10 克，藿香 15 克，枇杷叶 10 克。7 剂，水煎服。

按：该患者左脉弦细为肝血不足，故月经不多，甚则经闭，右脉弦滑，为肺胃有热，湿热中阻，胃气上逆故恶心，用当归、川芎、生地养血补血，用白术、砂仁、藿香、黄芩引气和中降逆，配枇杷叶泻肺化痰，兼能和胃降逆。

【例 2】

姓名：寇某，性别：女，年龄：30 岁。就诊日期：1994 年 12 月 29 日。

证治　口服避孕药数年，现月经量少，行经一两天。舌苔薄白；脉沉弦。处方：当归 30 克，丹参 20 克，益母草 50 克，桃仁 10 克，红花 10 克，川芎 30 克，炮姜 10 克，茜草 10 克，卷柏 10 克，生地 20 克。7 剂，水煎服。

【例 3】

姓名：安某，性别：女，年龄：42 岁。就诊日期：1995 年 2 月 17 日。

证治　痛经，月经量少。舌苔薄白；脉弦长。处方：椿皮 50 克，刘寄奴 50 克，枳实 20 克，黄连 15 克，香附 20 克，鹿角霜 20 克，佛手 50 克，延胡索 20 克，丹参 20 克，乳香 10 克，没药 10 克。7 剂，水煎服。

【例 4】

姓名：张某，性别：女，年龄：38 岁。就诊日期：1995 年 2 月 13 日。

证治　胃胀，矢气频，月经量少，身酸痛。舌苔白浊，舌下静脉瘀怒；脉弦滑。处方：当归 50 克，佛手 50 克，丹参 20 克，川芎 30 克，桃仁 10 克，红花 5 克，益母草 50 克，黄芩 20 克，柴胡 30 克，神曲 15 克，青皮 20 克。7 剂，水煎服。

6. 经期延长

【例 1】

姓名：李某，性别：女，年龄：24 岁。就诊日期：1996 年 5 月 7 日。

证治　经期愆期，淋漓不尽，行经期长。舌苔薄白，舌体胖大，边缘有齿痕；脉沉弦。处方：椿皮 50 克，刘寄奴 50 克，生地炭 50 克，龙骨 20 克，牡蛎 20 克，当归 30 克，山药 30 克，山茱萸 20 克，黄芪 30 克，甘草 15 克，神曲 15 克。7 剂，水煎服。

二诊　1996 年 5 月 16 日。证治：服药后血量减，有血块，舌苔薄白；脉沉缓。处方：当归 20 克，川芎 15 克，生地炭 50 克，女贞子 20 克，墨旱莲 20 克，白芍 50 克，甘草 15 克，太子参 30 克，阿胶 10 克，麦冬 20 克。7 剂，水煎服。

【例 2】

姓名：张某，性别：女，年龄：47 岁。就诊日期：1995 年 1 月 6 日。

证治　行经期长，淋漓不尽。舌苔薄白；脉弦缓。处方：当归 20 克，椿皮 15 克，刘寄奴 50 克，白及 10 克，甘草 10 克，生龙骨 20 克，生牡蛎 20 克，女贞子 20 克，墨旱莲 20 克，山药 15 克，续断 30 克，杜仲 10 克，砂仁 10 克。7 剂，水煎服。

【例 3】

姓名：高某，性别：女，年龄：32 岁。就诊日期：1999 年 10 月 21 日。

证治　月经不调，行经不定期，经期长，一月余。舌苔白浊；脉沉缓。处方：黄芪 50 克，续断 30 克，杜仲炭 20 克，砂仁 10 克，石斛 20 克，当归 15 克，白芍 50 克，生地 40 克，牡丹皮 5 克，山药 30 克，菟丝子 20 克，阿胶 15 克。7 剂，水煎服。

【例 4】

姓名：仇某，性别：女，年龄：13 岁。就诊日期：1999 年 11 月 30 日。

证治　月经不调，四月余，行经期长，淋漓不尽，血量多，小腹时有疼痛。舌苔薄白；脉弦滑。处方：当归 20 克，白芍 50 克，干地 30 克，续断 30 克，杜仲 20 克，白及 10 克，三七 10 克，水牛角 20 克，甘草 20 克，石斛 20 克。7 剂，水煎服。

7. 经行鼻衄

【例1】

姓名：孙某，性别：女，年龄：36岁。就诊日期：1996年4月15日。

证治　13岁至今，行经时鼻衄。舌苔薄白，舌下静脉瘀怒；脉沉弦。处方：当归20克，川芎30克，赤芍30克，太子参20克，肉桂10克，吴茱萸10克，牡丹皮10克，阿胶10克，半夏10克，麦冬30克，砂仁10克，黄柏20克。7剂，水煎服。

【例2】

姓名：张某，性别：女，年龄：26岁。就诊日期：1996年6月7日。

证治　行经前鼻衄，半年余。苔薄白，边缘有齿痕；脉弦滑。处方：生地50克，当归20克，川芎15克，白芍50克，生龙骨30克，生牡蛎50克，骨碎补20克，甘草15克，水牛角10克，牡丹皮10克，沙参20克。7剂，水煎服。

8. 经行头痛

【例1】

姓名：詹某，性别：女，年龄：38岁。就诊日期：1998年5月12日。

证治　行经时头痛，且逐渐加重，不时头晕乏力，经期长，有十余年病史。舌苔薄白；脉弦滑。处方：羌活20克，防风20克，川芎40克，白芷10克，藁本10克，蔓荆子10克，沙参50克，丹参20克，女贞子20克，墨旱莲20克，黄精30克。7剂，水煎服。

【例2】

姓名：钟某，性别：女，年龄：40岁。就诊日期：1997年3月27日。

证治　行经头晕，头痛，腰腹痛，手足凉。舌苔薄白；脉弦缓无力。处方：葛根20克，川芎35克，杜仲15克，续断20克，砂仁10克，青皮20克，神曲15克，椿皮50克，刘寄奴30克，甘草15克，山药20克。7剂，水煎服。

9. 闭经

【例1】

姓名：张某，性别：女，年龄：26岁。就诊日期：1993年2月2日。

证治　月经一年余来潮一次，腰痛，心中不舒，心电图示偶发期前收缩。舌苔白浊而燥；脉沉涩。处方：当归20克，赤芍15克，桃仁10克，红花5克，枳壳15克，牛膝10克，生地 20 克, 甘草 10 克, 川芎 25 克, 杜仲 10 克, 续断 20 克, 砂仁 10 克。7 剂, 水煎服。

【例 2】

姓名：王某，性别：女，年龄：50 岁。就诊日期：1997 年 12 月 9 日。

证治 月经三月未来潮，白带多，腰腹酸痛，半年余。舌苔薄白；脉沉缓无力。处方：乌梅 10 克, 菟丝子 20 克, 巴戟天 20 克, 当归 20 克, 苍术 30 克, 白术 20 克, 茯苓 50 克, 炮姜 10 克, 石菖蒲 30 克, 萆薢 20 克, 吴茱萸 10 克, 半夏 15 克, 白芍 50 克, 黄芪 30 克。7 剂, 水煎服。

【例 3】

姓名：付某，性别：女，年龄：21 岁。就诊日期：1991 年 12 月 6 日。

证治 今夏月经适来两日，淋雨后月经一直未来潮，腹鸣窜，呃逆，大便 2～3 日一引。心悸，烦热，寐而不实，今日鼻衄。舌苔薄白，中心微黄；脉弦滑。处方：柴胡 15 克, 白芍 25 克, 香附 20 克, 枳实 15 克, 芒硝 10 克, 川芎 20 克, 当归 20 克, 桃仁 10 克, 红花 10 克。6 剂, 水煎服。

【例 4】

姓名：崔某，性别：女，年龄：30 岁。就诊日期：1988 年 1 月 6 日。

证治 闭经，月经延后，注射黄体酮后即来潮，三年余。舌苔白浊，舌下静脉瘀怒；脉沉缓。处方：小茴香 10 克, 炮姜 10 克, 延胡索 20 克, 巴戟天 20 克, 没药 10 克, 川芎 30 克, 当归 30 克, 官桂 10 克, 蒲黄 5 克, 五灵脂 5 克, 砂仁 10 克, 山茱萸 20 克。7 剂, 水煎服。

二诊 1988 年 1 月 12 日。证治：服药后月经来潮。舌苔白浊；脉弦缓。处方：巴戟天 20 克, 土鳖虫 5 克, 仙茅 15 克, 葫芦巴 20 克, 小茴香 10 克, 炮姜 10 克, 延胡索 20 克, 川芎 20 克, 当归 20 克, 三七 10 克。7 剂, 水煎服。

【例 5】

姓名：桑某，性别：女，年龄：40 岁。就诊日期：1998 年 1 月 13 日。

证治 闭经五月余，心烦易怒。舌苔薄白；脉弦缓。处方：当归 20 克, 小茴香 10 克, 炮姜 10 克, 延胡索 20 克, 川芎 40 克, 酒大黄 5 克, 官桂 10 克, 五灵脂 5 克, 赤芍 30 克, 羌活 10 克, 藁本 10 克, 青皮 20 克, 香附 15 克。7 剂, 水煎服。

【例 6】

姓名：刘某，性别：女，年龄：40 岁。就诊日期：1996 年 7 月 29 日。

证治 月经期受惊吓后停经，现闭经 40 余天。舌苔薄白；脉弦滑。处方：当归 20 克, 川芎 30 克, 白芍 30 克, 甘草 15 克, 桂枝 10 克, 吴茱萸 10 克, 益母草 50 克, 桃仁 10

克，红花10克，麦冬20克，没药10克。7剂，水煎服。

【例7】

姓名：张某，性别：女，年龄：34岁。就诊日期：1996年9月17日。

证治　闭经一年余，食欲尚可。舌苔薄白；脉弦滑。处方：川芎50克，羌活10克，白芷10克，香附20克，延胡索20克，川楝子10克，青皮20克，厚朴20克，枳壳20克，郁金20克，木香10克，砂仁10克，蜈蚣1条，全蝎10克。7剂，水煎服。

【例8】

姓名：沈某，性别：女，年龄：31岁。就诊日期：1997年11月10日。

证治　闭经两年余，自觉无症状。舌苔薄白；脉弦滑。处方：青皮30克，谷精草30克，石决明20克，没药10克，川芎15克，白芍40克，枳壳20克，木蝴蝶20克，白术40克，黄芩30克，知母20克，龙胆草15克。7剂，水煎服。

【例9】

姓名：秦某，性别：女，年龄：40岁。就诊日期：1997年11月28日。

证治　结肠癌术后五年，化疗后近一年闭经。舌苔薄白，舌质淡红；脉沉缓无力。处方：当归30克，白芍40克，川芎35克，生地40克，女贞子20克，墨旱莲20克，甘草15克，沙参50克，太子参30克，茯苓30克，桃仁10克，益母草50克，红花5克，黄精30克，何首乌50克。7剂，水煎服。

二诊　1997年12月9日。证治：舌苔薄白；脉弦缓。处方：椿皮50克，刘寄奴50克，黄精30克，石斛20克，黄芪50克，沙参50克，女贞子20克，墨旱莲20克，茜草10克，生地20克，生龙骨20克，生牡蛎20克，党参20克。7剂，水煎服。

【例10】

姓名：嵇某，性别：女，年龄：25岁。就诊日期：1997年12月2日。

证治　闭经一年余，乳头时有溢液。舌苔薄白；脉沉缓。处方：椿皮50克，刘寄奴50克，当归20克，川芎30克，赤芍30克，茜草20克，吴茱萸10克，肉桂10克，补骨脂15克，桃仁10克，红花10克，益母草30克。7剂，水煎服。

二诊　1997年12月23日。证治：近日尿频。舌苔薄白；脉弦缓。处方：萆薢50克，瞿麦20克，小茴香10克，益母草30克，红花10克，大黄5克，黄柏20克，泽兰30克，木通5克，甘草15克，灯心草0.3克。7剂，水煎服。

【例11】

姓名：桑某，性别：女，年龄：24岁。就诊日期：2000年4月25日。

证治　闭经两年余，腰痛，小腹时有疼痛。舌苔薄白；脉弦长而滑。处方：当归20

克，白芍 40 克，柴胡 30 克，茯苓 40 克，白术 30 克，焦栀子 20 克，牡丹皮 10 克，薄荷 15 克，吴茱萸 15 克，甘草 20 克，青皮 20 克，佛手 40 克，木香 10 克，砂仁 15 克，神曲 10 克。7 剂，水煎服。

【例 12】

姓名：刘某，性别：女，年龄：46 岁。就诊日期：2000 年 11 月 28 日。

证治　闭经两年余，两胁及后背疼痛，失眠，浮肿。舌苔薄白；脉沉弦。处方：柴胡 50 克，白芍 50 克，黄芩 50 克，夜交藤 50 克，焦栀子 20 克，黄连 20 克，当归 20 克，草果仁 50 克，干地 30 克，龙骨 20 克，牡蛎 20 克，合欢皮 20 克，佛手 15 克，木蝴蝶 20 克。7 剂，水煎服。

【例 13】

姓名：张某，性别：女，年龄：37 岁。就诊日期：2008 年 7 月 21 日。

证治　闭经，月经半年未行。处方：当归 30 克，川芎 40 克，白芍 50 克，生地 30 克，赤芍 30 克，益母草 50 克，椿皮 30 克，刘寄奴 30 克，续断 30 克，桃仁 15 克，红花 10 克，赤木 10 克，茜草 10 克，乳香 15 克，没药 20 克，五灵脂 7 克，蒲黄 7 克。7 剂，水煎服。

【例 14】

姓名：任某，性别：女，年龄：47 岁。就诊日期：2008 年 7 月 21 日。

证治　闭经，平素心烦，情志不舒。处方：当归 30 克，白芍 40 克，生地 30 克，川芎 40 克，赤芍 20 克，益母草 50 克，椿皮 30 克，刘寄奴 30 克，五灵脂 5 克，蒲黄 5 克，山药 40 克，山茱萸 30 克，桃仁 10 克，红花 10 克，续断 30 克，香附 20 克，青皮 30 克。7 剂，水煎服。

【例 15】

姓名：王某，性别：女，年龄：18 岁。就诊日期：2008 年 8 月 17 日。

证治　闭经，腰酸，胃时有不适。处方：焦山楂 20 克，麦芽 30 克，神曲 20 克，甘草 15 克，山茱萸 20 克，龙眼肉 7 克，益母草 50 克，椿皮 40 克，刘寄奴 40 克，桃仁 15 克，红花 10 克。7 剂，水煎服。

【例 16】

姓名：陈某，性别：女，年龄：40 岁。就诊日期：2008 年 9 月 10 日。

证治　停经三个月，腰腹不适。处方：赤芍 20 克，桃仁 15 克，当归 30 克，生地 30 克，甘草 15 克，红花 10 克，枳壳 20 克，川芎 40 克，桔梗 20 克，牛膝 20 克，椿皮 30 克，刘寄奴 30 克，续断 40 克，石斛 30 克，黄精 40 克。7 剂，水煎服。

【例17】

姓名：孙某，性别：女，年龄：22岁。就诊日期：2008年3月28日。

证治 闭经，头脑不清，寐而不实。处方：小茴香10克，炮姜10克，延胡索30克，枳壳20克，五灵脂7克，蒲黄7克，没药20克，川芎50克，当归30克，益母草50克，椿皮40克，刘寄奴40克，桃仁15克，红花10克，石决明20克，磁石15克。7剂，水煎服。

10. 崩漏

精选验案与探讨

【例】

姓名：张某，性别：女，年龄：32岁。就诊日期：1990年3月7日。

证治 患月经不调多年，月经提前，行经时间长，前三天经量多，继后淋漓不断，每月行经约十余天，经血色淡，伴腰痛，心悸，气短，乏力，睡眠不实，经后头痛，此次经来已一周，因症状明显，前来就诊。查舌质淡白，舌苔薄白；脉细无力。证属脾肾不足，固摄无力之经漏证。处方：生椿皮50克，刘寄奴9克，艾叶炭5克，党参15克，阿胶12克，当归12克，白芍15克，怀山药15克，续断9克，菟丝子15克，熟地15克，何首乌30克，黄芪15克，升麻10克，柴胡20克，续断10克，杜仲20克。7剂，水煎服。

药服7剂，血止，诸症减轻，再服归脾丸和六味地黄丸一周以善后。嘱月经前一周继续服药，连服半年，未再复发。

讨论： 月经淋漓不断，临床十分常见，尤其多见于一些上环的妇女。由于反复出血，导致血虚，脾肾不足；脾肾不足，固摄无力，又加重月经淋漓不断，如此形成恶性循环。因此，治疗此证首当健脾滋肾，补血止漏。陈老命名本方为健脾止漏方，用生椿皮、刘寄奴、艾叶炭止血去瘀，党参、当归、白芍、怀山药、阿胶健脾补益气血；续断、菟丝子、熟地、何首乌补肾填精；脾肾强壮，气血充足，固摄有力，月经淋漓自止。当然，用炭类止血药，用艾叶炭还是用杜仲炭或是用其他炭类要视患者体质寒热而定；依据病情还可适当加减应用其他健脾补肾药物，如桑寄生、黄芩、白术、龙骨等。

类 案

【例1】

姓名：吕某，性别：女，年龄：34岁。就诊日期：2003年6月10日。

证治 月经不调，经期提前，一般半个月一行，血色鲜红，经血量多，已半年余。伴有头晕、心悸、全身乏力，食欲差，二便正常。查体：面色㿠白，唇舌淡白，语声低弱，舌苔白；脉沉细稍数而无力。此证系属血虚有热；予以补虚凉血止血。处方：生地40克，白芍 50 克，当归 20 克，牡丹皮 10 克，山药 30 克，白术 20 克，黄芪 60 克，黄精 30 克，茯苓 30 克，杜仲 20 克，棕榈炭 20 克，艾叶炭 5 克，阿胶 15 克，生龙骨 20 克，生牡蛎 20 克，没药 15 克。7 剂，水煎服。

按：方中当归、白芍、生地、牡丹皮、阿胶补血凉血；山药、白术、黄芪、黄精、茯苓、杜仲补益脾肾；棕榈炭、艾叶炭止血；生龙骨、生牡蛎收敛，助止血药发挥效力；没药活血止痛又能消瘀血，以防止血后形成瘀血，诸药合用，共同起到补虚凉血、调经止漏的作用。

二诊 2003 年 6 月 19 日。证治：服药后月经量明显减少，色淡，仍有头晕、心悸、全身乏力，食欲差，二便正常。舌苔白；脉弦缓。处方：前方加党参 30 克，肉桂 10 克，吴茱萸 10 克，减艾叶炭加仙鹤草 15 克，再加石斛 30 克，麦冬 30 克，以补气养阴并佐以温暖下元之品以调经止漏。7 剂，水煎服。

三诊 2003 年 6 月 26 日。证治：服药后月经已行完，无血，但仍有头晕、心悸、全身乏力。食欲尚可，二便正常。舌苔薄白；脉弦缓。治以补虚调经。处方：当归 20 克，杜仲 20 克，黄芪 60 克，太子参 30 克，黄精 30 克，石斛 30 克，生地 40 克，白芍 50 克，炮姜 5 克，吴茱萸 5 克，益母草 10 克。7 剂，水煎服。

四诊 2003 年 7 月 10 日。证治：月经又行，现经血较前量少，色鲜红，小腹隐痛，身软无力，二便正常。舌苔白浊；脉弦缓。治以补虚凉血止血。处方：黄芪 50 克，党参 20 克，当归 30 克，白芍 50 克，生地 40 克，川芎 15 克，阿胶 15 克，甘草 20 克，山药 30 克，白术 40 克，龙眼肉 10 克，棕榈炭 20 克，艾叶炭 10 克，延胡索 20 克，菟丝子 30 克，女贞子 30 克，锁阳 30 克，芡实 20 克，赤石脂 20 克。7 剂，水煎服。

五诊 2003 年 8 月 6 日。证治：月经又行，血量正常，轻微腹胀腹痛。舌苔薄白；脉弦滑。治以理气活血。处方：柴胡 30 克，黄芩 30 克，香附 20 克，青皮 25 克，益母草 50 克，续断 30 克，杜仲 20 克，乌梅 10 克，棕榈炭 20 克，石斛 30 克，白芍 40 克，甘草 20 克，党参 30 克，肉桂 10 克，吴茱萸 10 克，丹皮 10 克，生龙骨 40 克。10 剂，水煎服。

六诊 2003 年 9 月 4 日。证治：此次行经一切正常，无自觉不适，饮食及二便正常。舌苔薄白；脉沉缓。予以健脾补肾调经，以善其后。处方：当归 20 克，白芍 60 克，党参 30 克，山药 40 克，莲子 30 克，杜仲 20 克，续断 20 克，石斛 30 克，棕榈炭 25 克，芡实 20 克，锁阳 40 克，肉桂 10 克，吴茱萸 10 克，牡丹皮 10 克，甘草 20 克。7 剂，水煎服。

按：病告痊愈，为防复发嘱以后每月行经前服药 7 剂，适候调服，至半年后停药，经随访未再复发。

【例 2】

姓名：白某，性别：女，年龄：30 岁。就诊日期：1991 年 11 月 15 日。

证治 月经淋漓不断，血量不多，易怒。舌苔薄白；脉沉滑。处方：椿皮 50 克，刘寄奴 50 克，生龙骨 20 克，当归 20 克，白术 15 克，龙眼肉 10 克，山茱萸 10 克，香附 20 克，香橼 20 克。6 剂，水煎服。

【例3】

姓名：葛某，性别：女，年龄：19岁。就诊日期：1992年5月12日。

证治　不欲食，月经淋漓不净，有时乏力。舌苔薄白，舌下静脉微瘀怒；脉沉缓。处方：党参20克，黄芪20克，当归15克，丹参20克，乳香10克，没药10克，枳壳15克，神曲20克，龙骨25克，牡蛎20克，续断30克，卷柏5克。7剂，水煎服。

【例4】

姓名：李某，性别：女，年龄：53岁。就诊日期：1991年11月26日。

证治　月经来时不止，需用止血药，骨质增生。舌苔白浊；脉沉细而弦。处方：鸡血藤50克，独活15克，菟丝子20克，钻地风25克，附子15克，细辛5克，千年健30克，土鳖虫5克。6剂，水煎服。

【例5】

姓名：王某，性别：女，年龄：16岁。就诊日期：1996年3月11日。

证治　月经淋漓不尽，血量多，两个月。舌苔白；脉弦疾有力。处方：柴胡20克，白芍50克，青皮20克，枳壳20克，续断30克，杜仲15克，砂仁10克，生龙骨30克，生地榆炭50克，牡丹皮5克，栀子10克，甘草15克。7剂，水煎服。

二诊　1996年3月21日。证治：月经淋漓不尽，服药后明显好转。舌苔薄白；脉弦疾。处方：前方加肉桂10克，延胡索5克。7剂，水煎服。

【例6】

姓名：吴某，性别：女，年龄：23岁。就诊日期：1997年11月24日。

证治　近四个月月经淋漓不尽，乳腺增生。舌苔薄白；脉沉缓。处方：山茱萸20克，椿皮50克，刘寄奴50克，瓜蒌30克，鹿角霜20克，浙贝10克，乳香10克，没药10克，甘草15克，生牡蛎50克，白芍50克，续断30克，生地30克。7剂，水煎服。

【例7】

姓名：李某，性别：女，年龄：17岁。就诊日期：1998年7月27日。

证治　月经淋漓不尽一年余，月经量较多，乏力。舌苔薄白；脉弦滑。处方：杜仲15克，续断30克，砂仁10克，萆薢30克，石菖蒲35克，益智仁15克，山药30克，山茱萸30克，生地40克，当归20克，益母草50克，党参20克，黄芪50克，白术30克，白芍50克，佛手20克，龙骨20克，牡蛎20克。7剂，水煎服。

二诊　1998年8月3日。证治：月经淋漓不尽，量减少。苔薄白；脉弦缓。处方：石菖蒲30克，茯神20克，龙骨20克，牡蛎20克，珍珠母30克，续断30克，杜仲15克，白芍50克，砂仁10克，当归20克，焦栀子15克，知母30克。7剂，水煎服。

【例8】

姓名：杨某，性别：女，年龄：16岁。就诊日期：1995年2月24日。

证治　月经淋漓不尽半年余。舌苔薄白；脉沉缓。处方：椿皮50克，刘寄奴50克，党参15克，黄芪20克，地榆炭15克，女贞子20克，墨旱莲20克，生龙骨20克，生牡蛎20克，山茱萸15克，山药20克，杜仲10克，砂仁10克。7剂，水煎服。

【例9】

姓名：方某，性别：女，年龄：20岁。就诊日期：1996年5月13日。

证治　月经淋漓不尽，三年余，血量多，时有月经不定期。舌苔薄白；脉弦长，出于寸口。处方：椿皮50克，刘寄奴50克，生地炭50克，黄柏20克，当归20克，川芎20克，沉香10克，郁金20克，木香10克，香橼20克，香附15克，龙骨20克，牡蛎30克。7剂，水煎服。

【例10】

姓名：陈某，性别：女，年龄：30岁。就诊日期：1997年2月14日。

证治　月经期受惊吓后血流不止三天。舌苔薄白；脉弦滑无力。处方：当归20克，丹参20克，川芎15克，生龙骨30克，生牡蛎50克，磁石30克，神曲15克，椿皮30克，刘寄奴20克，续断30克，杜仲10克。7剂，水煎服。

【例11】

姓名：吕某，性别：女，年龄：28岁。就诊日期：1999年10月13日。

证治　全身乏力，牙龈出血，月经不尽，眼睑苍白，颜面萎黄，半年余。舌苔薄白，舌质淡红；脉沉弦。处方：党参20克，沙参50克，当归20克，白芍40克，墨旱莲50克，水牛角20克，生地30克，苍术20克，白术30克，黄精30克，菟丝子20克，巴戟天20克，土鳖虫3克，山药30克，萆薢20克，龟板30克。7剂，水煎服。

二诊　2003年11月10日。证治：舌苔薄白；脉弦疾有力。处方：益母草50克，红花5克，柴胡30克，黄芩30克，香附20克，青皮25克，生龙骨40克，续断30克，生杜仲20克，乌梅10克，棕榈炭20克，桑寄生30克，石斛30克。7剂，水煎服。

11. 痛经

【例1】

姓名：陈某，性别：女，年龄：18岁。就诊日期：1992年9月29日。

证治　痛经三年，食少，乏力，夜寐多，月经量少，行经时有血块。舌苔薄白；脉沉细。处方：白芍50克，当归30克，干姜10克，桂枝10克，甘草15克，党参20克，黄芪 20 克，生地 15 克。7 剂，水煎服。

按：用当、芍、参、芪，养血补气，桂枝、干姜温经散寒，用生地以反佐，寓阴中求阳，防燥热伤血，更重用芍药、甘草缓急止痛。

二诊 1992 年 10 月 6 日。证治：症减，苔薄白；脉弦细。处方：前方黄芪加至 50 克。

【例 2】

姓名：陈某，**性别**：女，**年龄**：22 岁。**就诊日期**：1992 年 5 月 19 日。

证治 纳差，恶心，头晕，乏力，月经不调，有血块。结婚一年流产两次，时有头晕。舌苔白浊；脉沉微。处方：公丁香 10 克，木香 5 克，藿香 10 克，莲子 20 克，砂仁 10 克，厚朴 10 克，神曲 20 克，川芎 5 克，太子参 20 克。7 剂，水煎服。

二诊 1992 年 5 月 26 日。证治：不能食，呃逆，背痛，月经适来腹痛。舌脉同前。处方：前方加陈皮 15 克，半夏 10 克。7 剂，水煎服。

【例 3】

姓名：吕某，**性别**：女，**年龄**：52 岁。**就诊日期**：1992 年 8 月 4 日。

证治 小腹痛，腰痛，月经适来量多，足跟痛，心中不舒，十年余。舌苔薄白；脉沉细。处方：小茴香 15 克，炮姜 10 克，没药 15 克，乳香 10 克，桃仁 5 克，益母草 50 克，延胡索 10 克，五灵脂 3 克，当归 20 克，肉桂 10 克。7 剂，水煎服。

按：该证由寒邪内袭，瘀血阻滞，加之肝气郁结所致。恶血不下，攻冲作痛。药用温中散寒、活血化瘀法治之。

二诊 1992 年 8 月 11 日。证治：腰痛，背痛，头痛，以拳击之较舒，胃胀，月经量多。舌苔薄白，微黄；脉沉缓。处方：巴戟天 10 克，续断 20 克，砂仁 5 克，山药 20 克，菟丝子 20 克，甘草 5 克，白术 15 克，杜仲 10 克。7 剂，水煎服。

按：药后月经量多，是瘀血下引之象，今予温补脾胃，祛风寒，温法治之。

【例 4】

姓名：王某，**性别**：女，**年龄**：30 岁。**就诊日期**：1996 年 1 月 26 日。

证治 行经腰痛、腹胀四年余，时手脚凉。脉沉弦。处方：党参 20 克，黄芪 30 克，附子 7 克，干姜 10 克，桂枝 10 克，白术 15 克，砂仁 10 克，牛膝 10 克，当归 30 克，丹参 20 克。7 剂，水煎服。

二诊 1996 年 2 月 5 日。证治：行经期腹痛减轻，腰酸痛，手脚仍凉。舌苔薄白；脉弦细。处方：巴戟天 20 克，淫羊藿 30 克，丹参 20 克，甲珠 10 克，土鳖虫 5 克，五灵脂 5 克，当归 20 克，桂枝 10 克，牛膝 10 克，菟丝子 20 克，山药 30 克，白术 20 克。7 剂，水煎服。

【例 5】

姓名：马某，**性别**：女，**年龄**：20 岁。**就诊日期**：1997 年 11 月 14 日。

证治 痛经，经来腹痛，鼻衄，恶心。舌苔薄白；脉弦缓。处方：当归 20 克，川芎

25克，白芍40克，生地40克，桃仁10克，红花10克，牛膝15克，没药10克，炮姜7克，赤芍20克，枳壳30克，延胡索20克。7剂，水煎服。

二诊 1997年11月20日。证治：痛经，服药后症减。舌苔薄白；脉弦滑。处方：当归20克，川芎40克，白芍50克，生地15克，桃仁10克，红花10克，益母草50克，延胡索20克，吴茱萸10克，茴香10克，炮姜10克，甘草15克。7剂，水煎服。

三诊 1997年11月25日。证治：症减，近日感冒。舌苔薄白；脉弦疾有力。处方：鱼腥草50克，防风20克，紫苏15克，杏仁10克，柴胡30克，黄芩40克，桔梗20克，甘草15克，炙百部10克，连翘30克，金银花20克，牛蒡子15克。7剂，水煎服。

【例6】

姓名：宿某，性别：女，年龄：31岁。就诊日期：1996年3月14日。

证治 痛经6年。舌苔白浊；脉弦缓。处方：当归20克，白芍30克，川芎30克，党参20克，桂枝15克，吴茱萸10克，丹参10克，阿胶10克，麦冬20克，甘草15克，椿皮30克，刘寄奴15克。7剂，水煎服。

二诊 1996年3月21日。证治：行经期腹痛明显减轻。舌苔白浊；脉弦缓。处方：按前方投药6剂，水煎服。

三诊 1996年4月4日。证治：服药后腹痛进一步减轻。舌苔薄白；脉弦缓。处方：柴胡30克，白芍40克，甘草20克，砂仁10克，青皮20克，枳壳20克，香橼15克，香附15克，沉香10克，茯苓20克，白术20克。7剂，水煎服。

（二）带下病

【例1】

姓名：常某，性别：女，年龄：45岁。就诊日期：1993年2月12日。

证治 头晕昏蒙不清，白带多黏。舌苔微黄；脉弦缓。处方：当归20克，川芎35克，白芍40克，苍术15克，夏枯草10克，菟丝子15克，陈皮10克，钩藤50克。7剂，水煎服。

按： 肝郁上亢兼带下。白芍、夏枯草、钩藤养阴清心平肝以治头晕，菟丝子、陈皮、苍术温肾健脾燥湿，以治带下，归芎调气血，气血调畅，百病易愈。

【例2】

姓名：宋某，性别：女，年龄：42岁。就诊日期：1993年1月19日。

证治 白带如水，腰痛腿软冬天加重，十余年，夜间时有耳鸣，气短。舌苔薄白，舌下静脉微怒；脉沉涩。处方：补骨脂20克，续断20克，杜仲15克，砂仁10克，生地20克，党参20克，茯苓15克，甘草10克，鸡血藤30克，独活10克。

按：补骨脂可补肾阳，固下元，暖脾肾，止泄泻。续断可补肝肾，强筋骨，通血脉，利关节，安胎。杜仲能补肝肾，强筋骨，益腰膝，并能安胎。全方共奏活血温补脾肾，健脾利湿，止带之功。

【例3】

姓名：于某，性别：女，年龄：52岁。就诊日期：1992年8月7日。

证治　月经量多带下色白，心慌、心悸，心烦失眠，厌油腻，小腹痛，乏力。舌苔薄白，舌下静脉瘀怒；脉沉弦。处方：当归20克，白芍50克，菟丝子30克，白术25克，香橼20克，杜仲20克，苍术20克，茯苓35克，防风20克。7剂，水煎服。

按：用益肾健脾升阳法以防白带过多之带下症，少佐理气养肝之品以治失眠。

【例4】

姓名：王某，性别：女，年龄：20岁。就诊日期：1996年2月15日。

证治　带下症。舌苔薄白；脉弦疾。处方：当归20克，苍术20克，乌梅5克，菟丝子20克，茯苓30克，白术15克，甘草20克，吴茱萸5克，砂仁10克，山药30克，杜仲10克，续断20克。7剂，水煎服。

二诊　1996年2月26日。证治：带下症已好转。舌苔薄白；脉弦缓。处方：当归20克，白芍40克，菟丝子20克，乌梅5克，苍术30克，白术20克，茯苓30克，桑寄生10克，巴戟天10克，甘草15克。7剂，水煎服。

【例5】

姓名：关某，性别：女，年龄：23岁。就诊日期：1996年8月30日。

证治　白带中带血半年余，近一个月加重。舌苔薄白；脉弦数。处方：乌梅10克，苍术30克，白术20克，菟丝子15克，茯苓30克，当归20克，白芍40克，甘草15克，薏苡仁50克，苦参10克。7剂，水煎服。

【例6】

姓名：菅某，性别：女，年龄：35岁。就诊日期：1996年9月16日。

证治　腰痛，腹部痛，月经前期，白带多，一年余。舌苔薄白；脉沉弦。处方：巴戟天20克，仙茅10克，土鳖虫5克，续断30克，苍术30克，薏苡仁50克，茯苓20克，延胡索20克，青皮15克，枳壳10克，菟丝子30克，白术20克，乌梅10克。7剂，水煎服。

【例7】

姓名：孙某，性别：女，年龄：24岁。就诊日期：1996年10月8日。

证治　带下黄色，有时腰疼。舌苔薄白；脉弦细。处方：苍术30克，白术20克，当归 20 克，川芎 20 克，乌梅 5 克，茯苓 30 克，菟丝子 20 克，大黄 5 克，甘草 15 克，女贞子 20 克，墨旱莲 20 克。7 剂，水煎服。

【例 8】

姓名：张某，性别：女，年龄：25 岁。就诊日期：1996 年 11 月 8 日。

证治　带下异常，小腹痛。舌苔薄白；脉沉缓。处方：当归 20 克，白术 30 克，苍术 20 克，菟丝子 20 克，阿胶珠 10 克，川芎 20 克，乌梅 5 克，茯苓 30 克，吴茱萸 10 克，甘草 15 克，党参 20 克，肉桂 10 克。7 剂，水煎服。

【例 9】

姓名：李某，性别：女，年龄：30 岁。就诊日期：1997 年 7 月 30 日。

证治　白带多，小腹坠痛，尿频，尿急，尿痛，尿少，两周余。舌苔白浊；脉弦滑。处方：萹蓄 50 克，瞿麦 20 克，黄柏 40 克，木通 5 克，车前子 15 克，大黄 7 克，甘草 10 克，小茴香 10 克，灯心草 0.5 克，石斛 20 克。7 剂，水煎服。

【例 10】

姓名：王某，性别：女，年龄：35 岁。就诊日期：2002 年 2 月 22 日。

证治　白带异常，量多，有异味，西医诊断为宫颈糜烂，时有、心悸。舌苔薄白；脉沉缓微滑。处方：白术 40 克，苍术 30 克，茯苓 20 克，土茯苓 30 克，连翘 40 克，金银花 40 克，乌梅 10 克，菟丝子 20 克，穿心莲 30 克，没药 15 克，浙贝 20 克，薏苡仁 30 克。7 剂，水煎服。

【例 11】

姓名：吴某，性别：女，年龄：30 岁。就诊日期：1999 年 2 月 26 日。

证治　习惯性流产三次，白带多，腰痛，周身关节痛。舌苔薄白；脉沉缓。处方：当归 20 克，白芍 40 克，茯苓 30 克，白术 30 克，苍术 30 克，乌梅 5 克，菟丝子 20 克，续断 30 克，砂仁 15 克，黄芩 20 克，甘草 15 克，萆薢 30 克，石菖蒲 20 克，龙骨 20 克，牡蛎 20 克。7 剂，水煎服。

【例 12】

姓名：刘某，性别：女，年龄：32 岁。就诊日期：2003 年 6 月 9 日。

证治　畸胎瘤术后，带下异常，现乏力，食欲差。舌苔薄白；脉弦缓。处方：何首乌 30 克，石斛 30 克，黄芪 50 克，党参 30 克，白花蛇舌草 50 克，半枝莲 30 克，当归 20 克，丹参 30 克，没药 15 克，乳香 10 克，黄精 30 克，香附 15 克。7 剂，水煎服。

（三）产后病

1. 产后发热

精选验案与探讨

【例】

姓名：王某，性别：女，年龄：28岁。就诊日期：1993年4月15日。

证治 产后3天开始发热，体温39℃，伴周身不适，厌食微呕，头晕乏力，经静脉滴注消炎药7天，热不退，诸症不减，伴口苦、便结，前来就诊中医。

查体 舌苔薄黄，舌质红；脉弦数无力。陈老依其脉证，辨为妇人热入血室。给予加味小柴胡汤，重用黄芩、柴胡。

处方 柴胡50克，黄芩50克，板蓝根15克，党参15克，白术20克，法半夏10克，甘草10克，大枣7枚，3剂，水煎服。三天后二诊，热退大半，体温37.5℃，诸症减轻，上药加减，再服3剂，药后热退身凉，病告痊愈。

讨论：陈老运用加味小柴胡汤（加味小柴胡汤即小柴胡汤加白术20克；本方更加板蓝根15克）治疗高热长期不退，患者体温达38～40℃时，一般皆重用黄芩、柴胡达50克，均有效；若外感病后，低热日久不退者，可用小柴胡汤加沙参、麦冬、生地。

2. 产后少乳

精选验案与探讨

【例】

姓名：李某，性别：女，年龄：26岁。就诊日期：1959年12月。

证治 产后5天，乳房虽胀痛，但奶水不多，小孩儿吃不饱，哭闹，产妇休息不佳。处方：王不留行20克，路路通15克，漏芦15克，甲珠5克，当归15克，川芎10克，木通20克，丹参15克，党参15克，黄芪20克，瓜蒌20克。5剂，水煎服。并嘱家人帮助产妇将肿胀的奶核揉开，很快奶水充足。

讨论：多年来，应用此方治疗奶水少者许多例，疗效均满意；但经多年观察，奶汁多少与母亲体质、食欲有密切关系，有的产妇为防止体胖，保持体态，不肯吃喝，或者因病不能吃喝，也有其他原因影响营养补充的，也会导致奶汁少，这就需要综合治疗。本方王不留行的特性是走而不守，其入肝经血分，具有活血通经下乳之功，故为下乳通经之要药，是本方的主药；产后乳腺管肿胀，气血流通不畅，因而疼痛并影响乳汁排出，所以奶少，因此，配合应用路路通、漏芦、甲珠、当归、川芎、木通、丹参等药，活血通经以增强王不留行通经下乳的功效，同时也促进产后恶露的外排；党参、黄芪为补气药，产后产妇体弱气血亏虚，故用两药补虚扶正，活血通经而不伤正气；瓜蒌具有宽胸利气散结之效，与上药同用，既可散结促进乳汁分泌，又可宽胸利气，减轻乳腺肿胀所致的疼痛，故本方是下乳通经的一张良方。临床中可视产妇的情况加减用药，不一定应用这么多味药，如依此方改为食疗方，仅用王不留行、当归、党参、黄芪适量，煲猪脚也有良好的下乳功效。

3. 产后浮肿

【例】

姓名：庞某，性别：女，年龄：25 岁。就诊日期：1992 年 7 月 3 日。

证治　孕期面肢浮肿，产后浮肿未消，手足麻，四十余日，腰痛。苔薄白，舌下静脉瘀怒；脉沉缓。处方：茯苓 100 克，桑白皮 30 克，泽泻 15 克，木香 10 克，木瓜 10 克，大腹皮 30 克，白术 20 克，肉桂 3 克。7 剂，水煎服。

按　妊娠时面肢浮肿，称为子肿，如由胎气壅阻、气化不利所致之子肿，产后自消。现已产后四十余天，浮肿仍未消退。据脉舌症系属脾肾阳虚，水湿不运，膀胱气化不利所致，白术、肉桂温补脾肾以化气利水，用茯苓等药利其水气。产后阴血不足，血引不利，水湿停聚，久则气滞血瘀。故加木香、木瓜理气舒筋通络，以利于消除水湿。此为子肿后遗症颇为难治。

二诊　1992 年 7 月 10 日。证治：足跟刺痛，足背胀痛。舌脉同前。处方：防风 20 克，黄芪 30 克，附子 10 克，茯苓 30 克，当归 20 克，知母 20 克，白芍 50 克，鸡血藤 50 克，生地 20 克。7 剂，水煎服。

按　治用养血活血、益气祛风法。该证浮肿不重，因风湿，血行不畅所致。

三诊　1992 年 10 月 16 日。证治：浮肿小减，产后手指、足趾、背痛，怕凉。舌苔黄燥；脉沉缓。处方：麻黄 6 克，薏苡仁 40 克，桂枝 10 克，牛膝 10 克，黄芪 35 克，附子 10 克，防风 20 克，羌活 20 克，白芍 50 克，知母 20 克，千年健 30 克，钻地风 20 克。7 剂，水煎服。

4. 产后恶露

【例】

姓名：刘某，性别：女，年龄：25 岁。就诊日期：1995 年 12 月 5 日。

证治　产后一个月，恶露不尽，双侧附件炎。舌苔薄白；脉弦疾有力。处方：当归 30 克，川芎 30 克，丹参 20 克，桃仁 10 克，红花 5 克，炮姜 10 克，官桂 10 克，延胡索 15 克，没药 10 克，黄柏 30 克，知母 40 克。7 剂，水煎服。

5. 产后精神病

【例】

姓名：李某，性别：女，年龄：25 岁。就诊日期：1997 年 4 月 11 日。

证治　产后恶露不尽，精神不正常，神志不清，时有躁狂、时有抑郁。舌苔薄白；脉弦缓。处方：当归20克，川芎30克，丹参20克，桃仁10克，红花10克，炮姜10克，合欢皮15克，白薇15克，黄连10克，生地20克，炒酸枣仁30克，龙骨20克，牡蛎20克。7剂，水煎服。

二诊　1997年4月17日。证治：产后精神病，败血上冲，现症减，神志清。舌苔白浊；脉弦滑。处方：当归20克，川芎30克，丹参20克，桃仁10克，红花10克，炮姜10克，酒大黄5克，黄柏20克，黄连20克，木香10克，焦栀子15克。7剂，水煎服。

三诊　1997年4月29日。证治：精神状态已明显好转，腰痛，有下坠感，失眠。舌苔白浊；脉沉弦。处方：柴胡30克，黄芩30克，焦栀子15克，夜交藤50克，当归20克，丹参20克，乳香10克，没药10克，巴戟天20克，土鳖虫7克，生地30克，炒酸枣仁30克。7剂，水煎服。

四诊　1997年5月5日。证治：精神转佳，已明显好转。舌苔薄白；脉弦缓。处方：柴胡30克，黄芩30克，夜交藤50克，合欢皮20克，当归20克，黄连15克，焦栀子15克，甘草15克，生地30克，炒酸枣仁30克，龙骨20克，牡蛎20克，磁石30克，神曲15克。7剂，水煎服。

6. 产后大便难

【例】

姓名：马某，性别：女，年龄：25岁。就诊日期：1996年7月15日。

证治　产后便秘三月余。舌苔薄白；脉沉弦。处方：厚朴20克，枳实20克，当归30克，桃仁10克，郁李仁10克，酒大黄10克，芒硝5克，甘草15克，生地50克，玄参20克，麦冬30克。7剂，水煎服。

7. 产后风湿

【例1】

姓名：刘某，性别：女，年龄：29岁。就诊日期：1997年11月7日。

证治　产后风湿三月余，周身关节疼痛，窜痛。舌苔白浊；脉弦疾。处方：鸡血藤15克，豨莶草50克，威灵仙40克，防风20克，伸筋草30克，海风藤20克，木瓜15克，牛膝10克，何首乌50克，千年健20克，钻地风15克，当归20克，穿山龙20克。7剂，水煎服。

二诊　1997年12月1日。证治：关节疼痛不适，服药后症状减轻。舌苔薄白；脉弦缓。处方：鸡血藤50克，防风20克，威灵仙40克，白芍60克，伸筋草50克，木瓜20克，狗脊20克，何首乌50克，海风藤20克，苍术20克，延胡索15克，甘草15克，穿山龙15克。7剂，水煎服。

三诊　1997年12月25日。证治：关节疼痛进一步减轻。舌苔薄白；脉弦缓。处方：鸡血藤50克，防风20克，威灵仙40克，当归20克，伸筋草50克，桂枝10克，木瓜20克，牛膝15克，延胡索20克，附子10克，黄芪50克。7剂，水煎服。

【例2】

姓名：侯某，性别：女，年龄：42岁。就诊日期：1998年3月30日。

证治 产后风湿症，周身疼痛，尤以关节及后背痛重。舌苔薄白；脉沉缓无力。处方：鸡血藤50克，防风20克，威灵仙40克，白芍60克，伸筋草40克，木瓜20克，牛膝20克，桂枝15克，桑寄生15克，狗脊15克，附子10克，白术20克，黄芪30克。7剂，水煎服。

二诊 1998年4月7日。证治：关节疼痛略减。舌苔白浊；脉沉滑。处方：鸡血藤50克，狗脊20克，防风20克，威灵仙40克，白芍60克，附子10克，桂枝10克，知母30克，黄芪40克，全蝎10克，蜈蚣1条。7剂，水煎服。

三诊 1998年4月16日。证治：关节及背部疼痛进一步减轻。舌苔白浊；脉弦滑。处方：黄柏20克，知母30克，鸡血藤50克，狗脊20克，防风20克，威灵仙40克，白芍60克，附子10克，桂枝10克，知母30克，黄芪40克，全蝎10克，蜈蚣1条。7剂，水煎服。

【例3】

姓名：孙某，性别：女，年龄：27岁。就诊日期：1997年12月25日。

证治 产后风湿，近日关节痛。舌苔薄白；脉沉细。处方：鸡血藤30克，防风20克，威灵仙40克，当归20克，伸筋草30克，桂枝10克，附子10克，白芍40克，豨莶草50克，狗脊30克，木瓜15克，牛膝15克。7剂，水煎服。

二诊 1998年1月5日。证治：周身关节仍痛。舌苔薄白；脉沉缓。处方：鸡血藤30克，防风20克，威灵仙40克，白芍60克，伸筋草30克，何首乌50克，钻地风20克，千年健20克，豨莶草50克，狗脊10克，延胡索20克，桂枝10克，丹参20克。7剂，水煎服。

三诊 1998年1月15日。证治：产后风湿，服药后症减。舌苔薄白；脉弦疾有力。处方：黄芪50克，附子10克，白芍60克，知母30克，黄柏15克，麻黄6克，防风20克，全蝎10克，蜈蚣1条，伸筋草50克，威灵仙30克。7剂，水煎服。

四诊 1998年2月17日。证治：时有关节疼痛。舌苔薄白；脉沉缓。处方：鸡血藤50克，防风20克，附子10克，桂枝10克，伸筋草30克，淫羊藿30克，白芍40克，黄芪30克，豨莶草50克，知母30克，黄柏15克。7剂，水煎服。

（四）妇科杂病

1. 癥瘕

【例1】

姓名：包某，性别：女，年龄：35岁。就诊日期：1992年10月16日。

证治 间断月经淋漓不止两年（子宫肌瘤），舌苔白腻；脉沉涩。处方：续断30克，杜仲20克，砂仁10克，当归10克，茜草5克，侧柏叶50克，地榆10克，党参10克。7剂，水煎服。

二诊 1992年11月27日。证治：舌苔薄白；脉弦缓。处方：黄芪20克，续断30克，菟丝子20克，阿胶10克，地榆炭25克，砂仁10克，当归20克，甘草5克，白芍50克。7剂，水煎服。

【例2】

姓名：白某，性别：女，年龄：38岁。就诊日期：1991年12月3日。

证治 左侧附件囊肿，小腹胀，有不适感。舌苔白；脉弦缓。处方：当归20克，甲珠10克，蜂房10克，海藻10克，黄芪20克，白术15克，泽兰15克。6剂，水煎服。

二诊 1991年12月10日。证治：左侧附件囊肿，2.3cm×3.3cm。舌质红，舌苔薄白；脉弦缓。处方：前方加连翘50克。6剂，水煎服。

三诊 1992年5月12日。证治：卵巢囊肿缩小。下肢麻，足尖痛。处方：二诊方加浙贝10克。6剂，水煎服。

【例3】

姓名：吴某，性别：女，年龄：40岁。就诊日期：1996年12月17日。

证治 腰痛，卵巢囊肿。舌苔薄白；脉沉缓。处方：连翘50克，夏枯草15克，海藻10克，昆布10克，三棱10克，莪术10克，黄芪30克，牡蛎20克，白花蛇舌草20克，当归20克，白芍30克。7剂，水煎服。

【例4】

姓名：张某，性别：女，年龄：42岁。就诊日期：2001年8月27日。

证治 左侧乳腺癌术后九年（扫荡），现转移，子宫肌瘤。舌苔白腻，中心微黄；脉沉细。处方：夏枯草30克，连翘50克，金银花50克，白花蛇舌草50克，半枝莲30克，千年健20克，瓜蒌30克，重楼20克，甲珠10克，蜂房10克，海藻30克。7剂，水煎服。

【例5】

姓名：何某，性别：女，年龄：45岁。就诊日期：2003年3月25日。

证治 卵巢囊肿，瘢痕体质。舌苔薄白；脉弦缓。处方：瓜蒌40克，重楼20克，浙贝20克，夏枯草30克，海藻20克，三棱10克，莪术10克，鹿角霜30克，没药20克，石斛30克，党参30克。7剂，水煎服。

【例6】

姓名：刘某，性别：女，年龄：43岁。就诊日期：1995年11月30日。

证治 经血过多，子宫肌瘤、心脏病（风心痛）。舌苔薄白；脉弦缓有力。处方：椿皮50克，刘寄奴50克，鸡血藤10克，独活20克，何首乌50克，附子5克，玉竹50克，地枫皮20克，千年健20克，青风藤20克，当归20克，白芍50克，生龙骨20克，生牡蛎20克，阿胶10克。7剂，水煎服。

【例7】

姓名：杨某，性别：女，年龄：41岁。就诊日期：2008年5月26日。

证治　子宫肌瘤。舌苔薄白，舌下静脉瘀怒；脉弦。处方：香附20克，青皮30克，郁金20克，木香10克，三棱15克，莪术20克，香橼20克，益母草50克，当归30克，续断40克，椿皮40克，刘寄奴40克，桃仁7克，棕榈炭15克，杜仲炭15克，黄芩20克，黄柏15克，夏枯草30克，地骨皮30克，青蒿7克。7剂，水煎服。

【例8】

姓名：杨某，性别：女，年龄：26岁。就诊日期：2009年1月8日。

证治　宫颈多发囊肿，盆腔积液。处方：吴茱萸30克，当归30克，肉桂7克，附子7克，厚朴20克，竹茹30克，枳实30克，香橼20克，佛手30克，白豆蔻15克，干姜5克，山药30克，怀牛膝10克。7剂，水煎服。

2. 不孕

【例1】

姓名：吴某，性别：女，年龄：26岁。就诊日期：1996年2月13日。

证治　结婚一年余未受孕，月经正常。舌苔薄白；脉沉缓。处方：当归20克，川芎30克，白芍30克，甘草15克，党参20克，肉桂10克，吴茱萸10克，牡丹皮10克，阿胶10克，半夏10克，麦冬20克。7剂，水煎服。

【例2】

姓名：郭某，性别：女，年龄：24岁。就诊日期：1997年11月20日。

证治　不孕症。舌苔白浊；脉沉缓无力。处方：何首乌50克，女贞子20克，墨旱莲20克，生地30克，熟地20克，砂仁10克，当归20克，黑芝麻10克，侧柏叶50克，黄精30克，金樱子15克，甘草15克，山茱萸30克。7剂，水煎服。

【例3】

姓名：滕某，性别：女，年龄：31岁。就诊日期：2008年7月7日。

证治　不孕症。处方：当归30克，川芎40克，生地30克，白芍40克，赤芍30克，益母草50克，椿皮30克，刘寄奴30克，桃仁10克，红花10克，海藻30克，昆布20

克，夏枯草30克，乳香10克，没药20克，香橼30克，土鳖虫5克，萆薢30克，石决明20克。7剂，水煎服。

【例4】

姓名：潘某，性别：女，年龄：27岁。就诊日期：2008年10月7日。

证治 不孕症，时有小腹寒凉。处方：当归30克，小茴香10克，炮姜10克，延胡索20克，川楝子20克，五灵脂5克，蒲黄5克，没药20克，何首乌30克，石斛30克，黄精40克，黄芪40克。7剂，水煎服。

【例5】

姓名：王某，性别：女，年龄：27岁。就诊日期：2008年11月7日。

证治 不孕症，时有腰痛。处方：桑寄生60克，巴戟天20克，土鳖虫5克，当归30克，白芍40克，甘草10克，淫羊藿15克，木瓜10克，威灵仙15克，益母草50克，椿皮30克，刘寄奴30克，桃仁10克，红花10克。7剂，水煎服。

【例6】

姓名：赵某，性别：女，年龄：32岁。就诊日期：2009年1月9日。

证治 不孕症。处方：薏苡仁30克，赤小豆20克，何首乌30克，石斛30克，黄精30克，黄芪40克，当归30克，小茴香10克，炮姜10克，延胡索20克，枳壳20克，五灵脂5克，蒲黄5克，没药20克，官桂10克，赤芍15克。7剂，水煎服。

【例7】

姓名：张某，性别：女，年龄：30岁。就诊日期：2009年5月18日。

证治 不孕症，情志不舒。处方：三棱15克，代赭石30克，香附20克，青皮30克，郁金20克，木香10克，白术30克，茯苓30克，夏枯草30克，旋覆花20克，柴胡40克，黄芩15克，五灵脂7克，蒲黄7克，小茴香10克，炮姜7克，地龙20克，葛根30克。7剂，水煎服。

3. 盆腔结核

【例】

姓名：曹某，性别：女，年龄：17岁。就诊日期：2003年4月14日。

证治 盆腔结核，乏力。舌苔薄白；脉弦缓。处方：侧柏叶50克，猫爪草100克，天冬20克，炙百部15克，地骨皮20克，青蒿10克，夏枯草30克，生牡蛎70克，黄芪50克，败酱草50克，土茯苓50克，石斛30克，甘草15克，浙贝20克。7剂，水煎服。

4. 盆腔炎

【例1】

姓名：王某，性别：女，年龄：31岁。就诊日期：1999年6月21日。

证治　盆腔炎，带下量多。舌苔薄黄；脉沉缓。处方：乌梅10克，当归20克，白芍40克，苍术30克，白术30克，石斛20克，菟丝子30克，山药20克，萆薢30克，石菖蒲30克，黄柏20克。7剂，水煎服。

【例2】

姓名：王某，性别：女，年龄：27岁。就诊日期：1995年2月28日。

证治　盆腔炎，时有小腹不适。舌苔薄白；脉弦缓。处方：椿皮50克，刘寄奴50克，狗脊15克，豨莶草50克，鸡血藤30克，独活20克，何首乌50克，柴胡10克，青皮15克，枳壳10克。7剂，水煎服。

二诊　1995年3月10日。证治：症状好转。舌苔薄白；脉弦缓。处方：上方加连翘50克，紫花地丁20克。7剂，水煎服。

三诊　1995年3月17日。证治：感冒后症状加重。舌苔薄白；脉弦缓。处方：当归20克，川芎15克，菟丝子20克，乌梅5克，苍术10克，白术20克，山药20克，黄芩30克，生地30克，白芍50克，桂枝10克，炙甘草10克，椿皮30克。7剂，水煎服。

四诊　1995年3月24日。证治：已不腹痛，盆腔炎症状好转。舌苔薄白；脉弦缓。处方：白术30克，当归20克，菟丝子30克，苍术10克，茯苓30克，乌梅5克，炙甘草10克，柴胡20克，枳实15克，延胡索20克，桂枝10克，白芍50克。7剂，水煎服。

5. 阴痒

【例1】

姓名：刘某，性别：女，年龄：60岁。就诊日期：1991年11月26日。

证治　阴道瘙痒一年，遇热加重，每天凌晨三点严重。臀部有麻木感，外用紫药水。舌苔薄白；脉沉缓。处方：雄黄10克，白矾10克，寒水石20克，防风50克，艾叶50克，地肤子20克，蛇床子15克，3剂，煎水，外洗。

【例2】

姓名：张某，性别：女，年龄：25岁。就诊日期：1996年7月25日。

证治　阴唇及阴道发疹，两月余，痒痛，分泌物多。苔薄白；脉弦缓。处方：当归20克，白术40克，山药20克，茯苓30克，乌梅10克，甘草15克，菟丝子20克，苍术20克，黄芩20克，黄柏20克，连翘50克，重楼20克。7剂，水煎服。

四、儿 科

（一）肺系病证

1. 感冒

【例1】

姓名：张某，**性别**：女，**年龄**：9岁。**就诊日期**：1992年9月15日。

证治 感冒发热，现热已退，汗出，寐而不实。舌苔质红，苔薄白；脉弦缓。处方：柴胡10克，黄芩20克，连翘25克，使君子30克，槟榔10克，神曲10克，大黄2克，甘草5克。7剂，水煎服。

按：该证系外感发热，经治热退，但舌质尚红，余邪未净，以柴胡、黄芩、连翘清其余热，小儿睡眠不实多为脾虚失调，饮食不化，或虫积所致，故以使君子配合诸药，健脾消食杀虫，以冀效期。

【例2】

姓名：刘某，**性别**：男，**年龄**：14岁。**就诊日期**：1995年2月27日。

证治 高热10余日，咳嗽。舌苔白浊；脉浮缓。处方：麻黄15克，杏仁10克，生石膏20克，甘草10克，桂枝7克，白芍30克，细辛4克，半夏10克，竹茹20克，枳实15克，五味子10克，神曲10克，苍术15克。7剂，水煎服。

二诊 1995年3月6日。证治：高热好转，现咳嗽。舌苔薄白；脉弦滑。处方：鱼腥草30克，黄芩20克，生地20克，桔梗10克，白薇10克，紫菀5克，款冬花10克，前胡10克，杏仁5克，枇杷叶15，生石膏30克，牡丹皮5克。7剂，水煎服。

【例3】

姓名：董某，**性别**：女，**年龄**：12岁。**就诊日期**：2000年5月22日。

证治 高热三天，经静脉滴注后高热已退，现低热半月余。舌苔薄白；脉沉缓。处方：柴胡30克，黄芩30克，党参20克，甘草20克，干地20克，石斛20克，板蓝根50克，水牛角10克，牡丹皮5克。7剂，水煎服。

【例4】

姓名：申某，性别：男，年龄：10岁。就诊日期：2003年11月24日。

证治 发热，咳嗽，大便燥结，3~4日一行。舌苔薄白；脉弦数。处方：羚羊角5克，桔梗7克，杏仁7克，麻黄4克，甘草7克，生石膏30克，黄芩20克，橘红7克，枇杷叶10克，紫菀5克，款冬花10克，白薇5克，鱼腥草25克。7剂，水煎服。

【例5】

姓名：于某，性别：女，年龄：8岁。就诊日期：1996年4月8日。

证治 感冒，口唇四周起水疱（黄水疮），咽部不适。脉弦缓。处方：太子参20克，黄芪15克，当归10克，白芍10克，牡丹皮5克，生地10克，甘草15克，茯苓20克，连翘15克，板蓝根30克，白茅根10克。7剂，水煎服。

【例6】

姓名：陈某，性别：男，年龄：14岁。就诊日期：1996年4月8日。

证治 反复感冒，感冒后即高热，周身无明显症状。舌苔薄白；脉弦缓有力。处方：太子参20克，黄芪20克，防风10克，白术15克，甘草15克，茯苓20克，丹参10克，白茅根10克，神曲10克。7剂，水煎服。

【例7】

姓名：史某，性别：男，年龄：15岁。就诊日期：1999年8月19日。

证治 感冒，周身疼痛，太阳穴痛。舌苔薄白；脉弦滑。处方：防风20克，荆芥穗10克，薄荷15克，鱼腥草50克，桔梗20克，杏仁10克，橘红20克，炙桑白皮30克，白花蛇舌草30克，天冬20克，紫菀15克，款冬花20克，枇杷叶20克，沙参40克，白薇15克，前胡20克。7剂，水煎服。

二诊 1999年8月31日。证治：感冒已愈，头痛明显减轻，手足心汗出。舌质红，舌苔薄白；脉弦缓，处方：前方减荆芥穗、防风，加生石膏30克。7剂，水煎服。

【例8】

姓名：张某，性别：男，年龄：2岁。就诊日期：1995年3月7日。

证治 感冒，发热，咳嗽。处方：鱼腥草10克，杏仁5克，桔梗5克，前胡5克，炙百部3克，枇杷叶7克，白薇5克，紫菀3克，天冬5克，橘红5克，半夏3克。7剂，水煎服。

【例9】

姓名：李某，性别：男，年龄：8岁。就诊日期：1995年6月6日。

证治 高热头痛，不欲食两天。舌苔薄白；脉弦缓。处方：沙参20克，柴胡20克，黄芩20克，神曲10克，麦芽10克，焦山楂10克，焦栀子10克，炙甘草15克，砂仁10

克，生地10克。7剂，水煎服。

【例10】

姓名：佟某，性别：男，年龄：8岁。就诊日期：1995年2月27日。

证治 高热，咳喘。脉弦滑。处方：鱼腥草30克，黄芩30克，柴胡30克，沙参15克，甘草10克，神曲10克，陈皮10克，麦芽15克，香附5克，枳壳5克，杏仁5克，枇杷叶10克，生地10克。7剂，水煎服。

【例11】

姓名：高某，性别：女，年龄：3岁。就诊日期：1995年3月1日。

证治 高热不退，心率快。处方：柴胡10克，黄芩10克，麻黄1克，杏仁3克，板蓝根15克，连翘10克，金银花5克，甘草10克，神曲5克，麦芽5克，紫花地丁5克。7剂，水煎服。

【例12】

姓名：王某，性别：男，年龄：3岁。就诊日期：1995年4月17日。

证治 感冒发热，平素不欲食。舌苔薄白；脉浮滑。处方：连翘15克，金银花15克，薄荷15克，生地10克，芦根10克，荆芥穗5克，黄芩20克，炙甘草10克，大蓟10克，苏叶10克，青蒿3克，鸡内金10克。7剂，水煎服。

【例13】

姓名：唐某，性别：女，年龄：15岁。就诊日期：1995年10月12日。

证治 发热已退一周，现周身无力。舌苔薄黄，舌质红；脉弦缓。处方：柴胡40克，黄芩40克，党参20克，炙甘草15克，青蒿10克，地骨皮20克，牡丹皮10克，当归20克，生地30克，黄芪30克。7剂，水煎服。

【例14】

姓名：董某，性别：男，年龄：5岁。就诊日期：1995年10月3日。

证治 易感冒，发热，口腔溃疡。舌苔白浊；脉弦滑。处方：柴胡20克，黄芩20克，连翘15克，金银花10克，神曲10克，砂仁5克，沙参30克，太子参10克，焦山楂10克，麦芽15克，香附10克，炙甘草5克。7剂，水煎服。

2. 咳嗽

【例1】

姓名：邱某，性别：男，年龄：11岁。就诊日期：1996年10月21日。

证治 干咳无痰，每年秋冬季节发作，四年余。舌苔薄白；脉细数。处方：鱼腥草50克，桔梗 20 克，桂枝 10 克，白芍 30 克，麻黄 4 克，甘草 10 克，干姜 7 克，细辛 5 克，半夏 10 克，五味子 10 克，桑白皮 20 克，地骨皮 10 克，知母 15 克，生石膏 20 克。7 剂，水煎服。

二诊　1996 年 10 月 28 日。证治：服药后咳嗽减轻。舌苔薄白；脉弦缓。处方：桑白皮 20 克，地骨皮 10 克，党参 10 克，甘草 15 克，知母 20 克，苏子 10 克，橘红 15 克，半夏 10 克，天冬 15 克，枇杷叶 15 克，黄芩 10 克。7 剂，水煎服。

【例 2】

姓名：李某，性别：男，年龄：9 岁。就诊日期：1997 年 12 月 9 日。

证治　咳嗽一年余，时重时轻，无痰。舌苔薄白；脉弦滑。处方：沙参 20 克，桑白皮 15 克，杏仁 5 克，黑芝麻 5 克，炙百部 5 克，桔梗 10 克，生石膏 15 克，生地 15 克，枇杷叶 10 克，橘红 10 克，紫菀 5 克，款冬花 15 克，鱼腥草 50 克，酒大黄 5 克，甘草 10 克，黄芩 10 克。7 剂，水煎服。

二诊　1997 年 12 月 23 日。证治：肺燥咳痰，服药后症减。苔白浊；脉弦滑。处方：鱼腥草 30 克，桔梗 10 克，杏仁 15 克，黄芩 15 克，炙百部 10 克，天冬 10 克，紫菀 10 克，款冬花 15 克，枇杷叶 15 克，前胡 10 克，橘红 15 克，白前 10 克，7 剂，水煎服。

【例 3】

姓名：李某，性别：男，年龄：8 岁。就诊日期：1996 年 7 月 18 日。

证治　咳嗽，听诊有痰鸣音七年余，感冒后加重。舌苔薄白；脉弦数。处方：鱼腥草 30 克，桔梗 10 克，橘红 10 克，白薇 10 克，炙百部 7 克，杏仁 7 克，前胡 5 克，紫菀 5 克，枇杷叶 10 克，侧柏叶 15 克，黄芩 10 克，麦冬 15 克。7 剂，水煎服。

二诊　1996 年 7 月 26 日。证治：咳嗽减轻，近日着凉又加重。舌苔无异常；脉弦缓。处方：鱼腥草 30 克，桔梗 10 克，防风 10 克，荆芥穗 5 克，炙百部 5 克，杏仁 7 克，紫菀 5 克，款冬花 10 克，枇杷叶 10 克，橘红 15 克，牛蒡子 10 克，甘草 10 克。7 剂，水煎服。

【例 4】

姓名：庞某，性别：女，年龄：15 岁。就诊日期：1996 年 2 月 27 日。

证治　咳嗽痰多两月余。舌苔薄白；脉弦细。处方：鱼腥草 50 克，桔梗 15 克，紫菀 10 克，款冬花 20 克，炙百部 10 克，猫爪草 20 克，白薇 15 克，杏仁 10 克，枇杷叶 15 克，侧柏叶 30 克，甘草 10 克。7 剂，水煎服。

二诊　1996 年 3 月 11 日。证治：晨起咳嗽减轻，食欲好转。舌苔薄白；脉弦缓。处方：鱼腥草 50 克，桔梗 20 克，杏仁 10 克，黄芩 20 克，炙百部 10 克，紫菀 10 克，款冬花 20 克，前胡 15 克，枇杷叶 20 克，甘草 15 克，黑芝麻 5 克，桑白皮 15 克。7 剂，水煎服。

【例 5】

姓名：吴某，性别：女，年龄：7 岁。就诊日期：1996 年 3 月 19 日。

证治　感冒后咳喘，颈部淋巴结肿大。舌苔薄白；脉弦缓。处方：连翘 15 克，夏枯草 5 克，生牡蛎 30 克，鱼腥草 30 克，桔梗 10 克，杏仁 5 克，橘红 50 克，前胡 5 克，枇杷叶 10 克，黑芝麻 3 克，桑叶 15 克，麦冬 10 克，知母 10 克。7 剂，水煎服。

【例 6】

姓名：郑某，性别：女，年龄：9 岁。就诊日期：1996 年 11 月 7 日。

证治　咳嗽、喘、咯吐黄痰四天。舌苔白浊；脉弦数。处方：麻黄 5 克，杏仁 10 克，生石膏 20 克，桂枝 5 克，细辛 2 克，五味子 5 克，鱼腥草 30 克，桔梗 10 克，紫菀 5 克，前胡 10 克，黄芩 10 克，甘草 10 克。7 剂，水煎服。

【例 7】

姓名：崔某，性别：男，年龄：15 岁。就诊日期：1996 年 11 月 26 日。

证治　阵发性干咳三年余。舌苔白浊；脉弦滑。处方：侧柏叶 50 克，紫菀 10 克，款冬花 20 克，前胡 20 克，炙百部 15 克，天冬 20 克，杏仁 10 克，白薇 15 克，枇杷叶 20 克，黄芩 30 克，枳壳 20 克，细辛 5 克。7 剂，水煎服。

【例 8】

姓名：潘某，性别：女，年龄：6 岁。就诊日期：1995 年 3 月 20 日。

证治　咳嗽。处方：鱼腥草 10 克，桔梗 5 克，白薇 5 克，杏仁 5 克，前胡 10 克，薄荷 5 克，甘草 5 克，防风 5 克，黄芩 10 克，神曲 5 克，麦芽 10 克，焦山楂 10 克，麦冬 10 克，枇杷叶 5 克。7 剂，水煎服。

【例 9】

姓名：刘某，性别：女，年龄：8 岁。就诊日期：1995 年 5 月 12 日。

证治　咳嗽两月余，便秘。舌苔薄白；脉弦滑。处方：鱼腥草 30 克，前胡 7 克，杏仁 5 克，紫菀 5 克，款冬花 10 克，橘红 5 克，枇杷叶 15 克，白薇 10 克，半夏 5 克，细辛 3 克，炙甘草 5 克，五味子 5 克，黄芪 10 克，大黄 5 克，芒硝 5 克。7 剂，水煎服。

【例 10】

姓名：牛某，性别：女，年龄：12 岁。就诊日期：1995 年 12 月 5 日。

证治　咳嗽，喉痒 4 天。舌苔薄白；脉弦缓。处方：鱼腥草 30 克，牛蒡子 10 克，白薇 10 克，桔梗 20 克，枇杷叶 20 克，紫菀 5 克，款冬花 10 克，前胡 14 克，杏仁 10 克，川贝 5 克，炙甘草 10 克，黄芩 20 克。7 剂，水煎服。

【例 11】

姓名：李某，性别：女，年龄：10 岁。就诊日期：1995 年 6 月 4 日。

证治　喘，咳嗽，夜晚加重，时轻时重两年余。西医诊断为支气管炎，肺气肿。舌苔薄白；脉弦缓。处方：苏子10克，白芥子10克，莱菔子15克，白果15克，桂枝5克，细辛3克，干姜5克，五味子5克，款冬花10克，半夏5克，白芍20克，炙甘草10克，神曲10克，黄芪30克。7剂，水煎服。

【例12】

姓名：徐某，性别：女，年龄：4岁。就诊日期：1995年6月8日。

证治 咳嗽，颈部淋巴结肿大，鼻炎，流鼻涕。舌苔薄白；脉弦滑。处方：鱼腥草20克，桔梗5克，橘红5克，杏仁5克，炙百部5克，麦冬10克，白薇5克，前胡10克，枇杷叶10克，辛夷3克，细辛2克。7剂，水煎服。

【例13】

姓名：白某，性别：男，年龄：9岁。就诊日期：1995年10月11日。

证治 咳嗽、痰多两月余。舌苔白浊；脉弦滑。处方：鱼腥草40克，黄芩15克，桔梗10克，紫菀5克，白薇10克，橘红10克，前胡5克，杏仁7克，枇杷叶10克，生石膏30克，炙甘草10克。7剂，水煎服。

【例14】

姓名：何某，性别：女，年龄：7岁。就诊日期：1995年10月12日。

证治 反复咳嗽近六年，遇风、寒加重，既往患有支气管肺炎。舌苔薄白；脉弦滑。处方：鱼腥草30克，桔梗10克，麻黄3克，桂枝5克，细辛3克，五味子5克，橘红10克，紫菀5克，干姜5克，白芍20克，炙甘草10克，半夏5克。7剂，水煎服。

【例15】

姓名：王某，性别：男，年龄：12岁。就诊日期：1995年11月20日。

证治 咳嗽，每年冬季加重。舌苔薄白；脉缓。处方：侧柏叶30克，鱼腥草30克，桔梗20克，枇杷叶20克，炙百部10克，前胡15克，杏仁10克，橘红20克，蜜款冬花20克，紫菀10克，桑枝20克。7剂，水煎服。

【例16】

姓名：郑某，性别：男，年龄：9岁。就诊日期：1995年11月23日。

证治 咳嗽两月余，经静脉滴注无效后来诊，现不欲食，消化不良，毛发稀疏。舌苔薄白；脉弦缓。处方：鱼腥草30克，杏仁10克，桔梗15克，前胡10克，炙百部10克，天冬15克，橘红10克，紫菀10克，枇杷叶15克，款冬花10克，半夏7克。7剂，水煎服。

3. 喘证

【例1】

姓名：李某，性别：女，年龄：12岁。就诊日期：1995年7月11日。

证治　支气管哮喘，咳嗽。舌苔薄白；脉弦疾。处方：白果10克，苏叶5克，款冬花10克，紫菀5克，桔梗10克，鱼腥草30克，白薇10克，前胡10克，杏仁5克，枇杷叶15克，苏子10克，白芥子5克，莱菔子10克，黄芪10克。7剂，水煎服。

【例2】

姓名：李某，性别：女，年龄：10岁。就诊日期：1995年11月24日。

证治　哮喘，咳嗽（风寒袭肺而致）。舌苔薄白；脉弦滑。处方：麻黄5克，白芍30克，细辛3克，半夏7克，五味子7克，干姜5克，桂枝10克，鱼腥草20克，桔梗10克，桑白皮10克，黄芪20克。7剂，水煎服。

二诊　1995年12月6日。证治：哮喘、咳嗽已见好转。舌苔白浊；脉弦缓。处方：侧柏叶20克，桔梗10克，紫菀5克，麻黄3克，猫爪草30克，炙百部10克，苏子5克，莱菔子5克，干姜5克，白芍20克，炙甘草10克，五味子5克，细辛3克，半夏5克，杏仁7克。7剂，水煎服。

【例3】

姓名：王某，性别：男，年龄：8岁。就诊日期：1996年4月4日。

证治　哮喘、头痛半年余。舌苔薄白，舌下静脉瘀怒；脉弦滑。处方：川芎20克，羌活5克，二丑各10克，大黄3克，槟榔10克，白胡椒1克，甘草10克，党参10克，丹参10克，地龙10克。7剂，水煎服。

【例4】

姓名：李某，性别：女，年龄：11岁。就诊日期：1996年4月11日。

证治　哮喘。舌苔薄白；脉弦疾。处方：麻黄5克，桂枝10克，细辛3克，半夏10克，白芍30克，五味子7克，生石膏20克，干姜5克，猫爪草30克，炙百部7克，鱼腥草30克，桔梗20克。7剂，水煎服。

（二）脾胃系病证

1. 腹痛

【例1】

姓名：宣某，性别：男，年龄：6岁。就诊日期：1996年2月9日。

证治　腹部疼痛，饭前饭后均痛，饭时疼重加重四月余，大便秘结，便呈羊屎状。舌苔薄白；脉弦滑。处方：槟榔片 10 克，香附 5 克，大黄 5 克，芒硝 5 克，厚朴 10 克，枳实 10 克，甘草 15 克，延胡索 10 克。7 剂，水煎服。

【例 2】

姓名：刘某，性别：男，年龄：12 岁。就诊日期：1996 年 2 月 27 日。

证治　小腹痛，喘，不欲食。舌苔薄白，舌下静脉瘀怒；脉弦滑。处方：板蓝根 30 克，连翘 20 克，茵陈 20 克，大黄 3 克，山豆根 10 克，紫花地丁 5 克，甘草 10 克，砂仁 10 克。7 剂，水煎服。

【例 3】

姓名：乔某，性别：男，年龄：7 岁。就诊日期：2000 年 9 月 11 日。

证治　腹痛三天，阵发性绞痛，脐周疼痛，呕吐。舌苔薄白；脉弦缓。处方：党参 10 克，附子 7 克，干姜 7 克，甘草 10 克，大黄 7 克，芒硝 3 克，莱菔子 20 克，香附 10 克，神曲 10 克，厚朴 10 克，枳壳 10 克，砂仁 10 克。7 剂，水煎服。

【例 4】

姓名：陆某，性别：男，年龄：7 岁。就诊日期：2001 年 7 月 19 日。

证治　腹痛，身热。舌苔薄白；脉弦滑。处方：香附 10 克，陈皮 10 克，厚朴 10 克，苍术 10 克，砂仁 5 克，麦芽 15 克，焦山楂 10 克，神曲 10 克，甘草 5 克。7 剂，水煎服。

【例 5】

姓名：李某，性别：女，年龄：14 岁。就诊日期：2001 年 12 月 24 日。

证治　脐周隐隐作痛三年余。舌苔薄白；脉弦滑。处方：党参 20 克，附子 10 克，干姜 10 克，甘草 15 克，当归 20 克，大黄 10 克，芒硝 3 克，香附 15 克，砂仁 15 克。7 剂，水煎服。

【例 6】

姓名：孙某，性别：女，年龄：14 岁。就诊日期：1995 年 2 月 9 日。

证治　胃炎两年余，现轻微腹痛，浮肿。舌苔薄白；脉弦缓。处方：萹蓄 50 克，瞿麦 20 克，益母草 50 克，红花 5 克，猪苓 5 克，木通 5 克，泽泻 5 克，巴戟天 10 克，女贞子 20 克，墨旱莲 20 克，白及 5 克。7 剂，水煎服。

2. 胃痛

【例 1】

姓名：于某，性别：男，年龄：9 岁。就诊日期：1995 年 2 月 23 日。

证治　胃胀痛，遗尿。舌苔无异常；脉弦缓。处方：桑螵蛸 15 克，党参 5 克，生龙骨 20 克，生牡蛎20克，生地15克，黄芩20克，益智仁10克，山药10克，神曲10克。7剂，水煎服。

【例2】

姓名：李某，**性别**：女，**年龄**：13岁。**就诊日期**：1996年5月7日。

证治 胃痛，食欲差。舌苔薄白；脉弦疾。处方：香附15克，高良姜10克，延胡索15克，川楝子10克，郁金20克，木香10克，砂仁10克，五灵脂5克，蒲黄5克，石菖蒲20克，板蓝根30克。7剂，水煎服。

【例3】

姓名：曾某，**性别**：男，**年龄**：10岁。**就诊日期**：1996年12月3日。

证治 进食寒凉食物后胃疼痛两日。舌苔薄白；脉弦滑。处方：香附15克，高良姜5克，陈皮10克，苍术10克，厚朴10克，神曲10克，麦芽30克，焦山楂15克，延胡索15克，槟榔片5克，砂仁5克。7剂，水煎服。

【例4】

姓名：郭某，**性别**：女，**年龄**：13岁。**就诊日期**：1997年2月17日。

证治 反复胃痛、半年余。舌苔白浊；脉弦滑。处方：香附15克，高良姜10克，延胡索20克，川楝子10克，郁金20克，木香10克，灵芝5克，蒲黄5克，砂仁10克，甘草10克。7剂，水煎服。

【例5】

姓名：张某，**性别**：男，**年龄**：13岁。**就诊日期**：1998年12月17日。

证治 胃不适，食后痛重，四月余。舌苔薄白；脉弦滑。处方：海螵蛸30克，甘草20克，黄连20克，神曲15克，白术30克，砂仁10克，延胡索20克，川楝子10克，郁金15克，降香15克，香附10克，石斛15克。7剂，水煎服。

【例6】

姓名：王某，**性别**：男，**年龄**：14岁。**就诊日期**：2000年5月26日。

证治 食管裂孔疝、十二指肠炎及十二指肠球炎一年余，近两月胃不适加重，胃痛恶心，呕吐。舌苔薄白；脉弦缓有力。处方：香附20克，高良姜10克，延胡索20克，川楝子15克，砂仁10克，草薢20克，郁金20克，木香10克，五灵脂5克，蒲黄5克，厚朴15克，砂仁10克。7剂，水煎服。

【例7】

姓名：张某，**性别**：男，**年龄**：14岁。**就诊日期**：2001年2月22日。

证治 胃疼痛。舌苔薄白，舌质暗红；脉弦缓。处方：香附15克，高良姜5克，延胡索 20 克，川楝子 15 克，郁金 20 克，木香 10 克，砂仁 15 克，萆薢 20 克，五灵脂 5 克，蒲黄 5 克，黄芪 30 克，防风 10 克，白芍 20 克，柴胡 10 克，白术 30 克。7 剂，水煎服。

【例 8】

姓名：**李某**，性别：**女**，年龄：**13 岁**。就诊日期：**2001 年 4 月 9 日**。

证治 胃疼痛，反酸，饥饱后均疼痛，五年余，不欲食。舌苔薄白；脉沉弱。处方：海螵蛸 30 克，黄连 20 克，厚朴 25 克，乌药 15 克，草果仁 20 克，香附 20 克，高良姜 5 克，延胡索 20 克，川楝子 15 克，砂仁 10 克，五灵脂 5 克，蒲黄 5 克。7 剂，水煎服。

3. 呕吐

【例 1】

姓名：**付某**，性别：**女**，年龄：**10 岁**。就诊日期：**1996 年 2 月 5 日**。

证治 经常呕吐，不知饥饱，颜面萎黄。舌苔薄白；脉弦缓。处方：山药 30 克，公丁香 5 克，干姜 10 克，党参 20 克，黄芪 30 克，橘红 20 克，半夏 15 克，竹茹 20 克，代赭石 15 克，甘草 15 克，砂仁 10 克，延胡索 15 克。7 剂，水煎服。

【例 2】

姓名：**张某**，性别：**女**，年龄：**16 岁**。就诊日期：**1997 年 9 月 29 日**。

证治 近一年不能食，食后即吐。现体虚，乏力，便秘，时有呃逆。舌苔白浊，质微青；脉弦细。处方：青皮 15 克，白芍 30 克，砂仁 10 克，公丁香 7 克，柿蒂 30 克，干姜 10 克，党参 20 克，神曲 15 克，麦芽 30 克，焦山楂 20 克，厚朴 5 克，白术 15 克，酒大黄 7 克。7 剂，水煎服。

4. 厌食

【例 1】

姓名：**刘某**，性别：**女**，年龄：**4 岁**。就诊日期：**1995 年 1 月 24 日**。

证治 不欲食，哭闹，腹胀，食积。处方：香附 10 克，苍术 5 克，陈皮 5 克，厚朴 7 克，神曲 10 克，麦芽 20 克，焦山楂 15 克，砂仁 10 克，甘草 5 克。7 剂，水煎服。

【例 2】

姓名：**李某**，性别：**女**，年龄：**12 岁**。就诊日期：**1995 年 2 月 9 日**。

证治 偏食，不欲食，耳鸣，腹痛。舌苔白腻；脉弦滑。处方：香附 15 克，陈皮 10 克，苍术 10 克，神曲 15 克，砂仁 10 克，槟榔片 10 克，麦芽 30 克，厚朴 10 克，甘草 5 克，白芍 25 克，干姜 5 克，桂枝 5 克，大黄 2 克。7 剂，水煎服。

【例3】

姓名：王某，性别：男，年龄：13岁。就诊日期：1995年2月10日。

证治　不欲食（脾积）。舌苔白浊；脉弦滑。处方：香附15克，苍术10克，神曲15克，焦山楂20克，麦芽15克，槟榔片10克，甘草10克，陈皮10克，鸡内金10克。7剂，水煎服。

【例4】

姓名：王某，性别：女，年龄：8岁。就诊日期：1996年1月8日。

证治　不欲饮食，胸疼痛，时有口腔溃疡。舌苔薄白；脉弦缓。处方：厚朴10克，陈皮10克，神曲10克，麦芽10克，焦山楂15克，砂仁10克，香附15克，延胡索5克，川楝子5克，郁金10克，木香5克，大黄5克。7剂，水煎服。

【例5】

姓名：张某，性别：男，年龄：11岁。就诊日期：1996年1月8日。

证治　周身乏力，不欲饮食，厌恶油腻，一年余。舌苔薄白；脉弦滑。处方：香附10克，陈皮15克，厚朴10克，神曲10克，麦芽20克，焦山楂10克，苍术10克，甘草10克，二丑各5克。7剂，水煎服。

【例6】

姓名：王某，性别：女，年龄：15岁。就诊日期：1996年7月23日。

证治　不欲食、乏力、消瘦三个月，胃纳呆滞。舌苔薄白；脉弦缓。处方：砂仁10克，藿香15克，竹茹20克，黄芩20克，枳壳20克，青皮15克，鸡内金10克，麦芽30克，神曲15克，焦山楂30克。7剂，水煎服。

【例7】

姓名：张某，性别：女，年龄：14岁。就诊日期：2002年2月7日。

证治　不欲食，面色萎黄，脾胃不和。舌苔薄白。舌质暗红；脉沉弦。处方：柴胡30克，白芍40克，川芎20克，枳实30克，苏梗30克，莱菔子30克，砂仁15克，厚朴30克，草果仁20克，香附20克，高良姜5克。7剂，水煎服。

【例8】

姓名：吴某，性别：男，年龄：13岁。就诊日期：2002年4月23日。

证治　不欲食，乏力，心烦一月余。舌苔白浊；脉弦滑有力。处方：香附15克，陈皮10克，厚朴15克，苍术15克，麦芽30克，神曲15克，焦山楂25克，甘草10克，砂仁15克，酒大黄5克。7剂，水煎服。

【例9】

姓名：李某，性别：女，年龄：4岁。就诊日期：2003年9月29日。

证治 不欲食，便燥结，手心热，半年余。舌苔薄白；脉弦缓。处方：生地15克，麦冬20克，郁李仁5克，当归7克，大黄5克，芒硝10克，甘草5克，枳实10克，厚朴7克，石斛15克，茯苓5克。7剂，水煎服。

5. 便秘

【例1】

姓名：战某，性别：女，年龄：11岁。就诊日期：1996年11月28日。

证治 便秘，腹胀。舌苔薄白；脉弦缓。处方：厚朴20克，白芍30克，苍术20克，茯苓30克，青皮20克，枳壳20克，砂仁10克，甘草15克，神曲20克，二丑各20克，麦芽30克。7剂，水煎服。

【例2】

姓名：曲某，性别：男，年龄：13岁。就诊日期：2001年1月16日。

证治 习惯性便秘十余年，现头晕。舌质红；脉弦缓有力。处方：生地50克，麦冬50克，玄参30克，肉苁蓉15克，莱菔子50克，芒硝15克，郁李仁20克，山药30克，菟丝子20克，防风20克，酒大黄5克，石斛30克，桃仁10克，红花5克。7剂，水煎服。

6. 泄泻

【例1】

姓名：尹某，性别：男，年龄：13岁。就诊日期：1996年9月19日。

证治 腹痛，不欲食，腹泻稀便，时有肠鸣。舌苔薄白；脉弦滑。处方：香附20克，陈皮15克，厚朴20克，神曲10克，苍术30克，麦芽50克，焦山楂20克，甘草15克，槟榔片10克，砂仁10克，延胡索20克，川楝子10克。7剂，水煎服。

二诊 1996年10月07日。证治：过敏性结肠炎，服药后症减。舌苔薄白；脉弦滑。处方：苦参15克，紫石英10克，山药20克，桂枝10克，黄柏20克，知母20克，生地30克，麦冬20克，白芍30克，甘草15克，麦芽20克，龙骨20克，牡蛎20克。7剂，水煎服。

【例2】

姓名：付某，性别：女，年龄：10岁。就诊日期：2001年5月31日。

证治 腹痛，腹泻。舌苔薄白；脉弱缓。处方：生地20克，板蓝根30克，连翘20克，水牛角15克，白芍30克，牡丹皮5克，地龙10克，甘草20克，女贞子15克，黄芩 20 克，石斛 20 克。7 剂，水煎服。

（三）肝胆系病证

1. 头痛

【例 1】

姓名：张某，性别：女，年龄：8 岁。就诊日期：1996 年 6 月 3 日。

证治　头疼痛、流黄涕三天。舌苔薄白；脉弦缓。处方：川芎 25 克，羌活 5 克，白芷 5 克，延胡索 10 克，藁本 5 克，连翘 20 克，黄芩 30 克，甘草 15 克，青皮 5 克，枳壳 10 克。7 剂，水煎服。

【例 2】

姓名：韩某，性别：女，年龄：11 岁。就诊日期：1997 年 1 月 17 日。

证治　头晕，时有发作。舌苔薄白；脉弦细。处方：竹茹 20 克，石菖蒲 10 克，橘红 10 克，黄芪 15 克，太子参 10 克，白术 5 克，神曲 10 克，酒大黄 3 克，生地 15 克，香附 5 克。7 剂，水煎服。

【例 3】

姓名：王某，性别：男，年龄：9 岁。就诊日期：1998 年 5 月 22 日。

证治　头痛、目痛两月余，西医诊断为脑血管痉挛。舌苔薄白；脉弦缓。处方：羌活 10 克，川芎 25 克，白芷 5 克，藁本 5 克，延胡索 20 克，茺蔚子 5 克，谷精草 10 克，地龙 5 克，全蝎 5 克，白附子 3 克，甘草 10 克。7 剂，水煎服。

二诊　1998 年 5 月 28 日。证治：头痛减轻，仍目痛。舌苔薄白；脉弦缓。处方：羌活 10 克，茺蔚子 10 克，川芎 30 克，白芷 20 克，谷精草 20 克，菊花 15 克，延胡索 10 克，白芍 15 克，羚羊角 5 克，甘草 10 克，天竺黄 5 克，黄芩 15 克。7 剂，水煎服。

【例 4】

姓名：冀某，性别：男，年龄：12 岁。就诊日期：1998 年 12 月 15 日。

证治　头痛三年余，近日时有发作。舌苔薄白，舌质红；脉弦疾。处方：防风 20 克，川芎 40 克，黄芪 10 克，羚羊角 5 克，柴胡 20 克，板蓝根 30 克，生地 20 克，知母 30 克，牛膝 10 克，甘草 10 克。7 剂，水煎服。

二诊　1998 年 12 月 21 日。证治：头痛未减，头额重痛。舌苔薄白；脉弦缓有力。处方：全蝎 10 克，川芎 20 克，藁本 10 克，蔓荆子 10 克，蝉蜕 15 克，延胡索 20 克，牛膝 10 克，天麻 10 克，白术 20 克，焦栀子 15 克，神曲 10 克，焦山楂 15 克，砂仁 10 克。7 剂，水煎服。

三诊　1998 年 12 月 28 日。证治：头痛减轻，近日感冒。舌苔薄白；脉浮缓。处方：鱼腥草 30 克，桑叶 20 克，杏仁 10 克，薄荷 10 克，炙百部 5 克，天冬 10 克，川芎 25 克，藁本 10 克，枇杷叶 10 克，紫菀 7 克，款冬花 10 克，连翘 10 克，芦根 10 克，牛蒡子 20 克，黄芩 20 克。7 剂，水煎服。

四诊　1999 年 1 月 25 日。证治：头痛减轻，近日又感冒。苔薄白浊；脉浮滑。处方：桑叶 20 克，苏叶 15 克，川芎 35 克，羌活 10 克，白芷 10 克，延胡索 20 克，藁本 10 克，全蝎 5 克，蝉蜕 15 克，砂仁 10 克，甘草 10 克，黄芩 15 克，生地 20 克，女贞子 15 克。7 剂，水煎服。

【例 5】

姓名：辛某，性别：女，年龄：13 岁。就诊日期：1999 年 5 月 6 日。

证治　头痛，呕吐 10 余天，脑电图示中度异常改变。舌质红，苔微黄；脉弦疾。处方：羚羊角 10 克，生龙骨 30 克，知母 20 克，党参 15 克，川芎 20 克，藁本 10 克，羌活 15 克，白芷 5 克，蝉蜕 10 克，连翘 20 克，金银花 20 克，焦栀子 20 克，水牛角 10 克。7 剂，水煎服。

2. 胁痛

【例 1】

姓名：王某，性别：女，年龄：12 岁。就诊日期：1996 年 7 月 9 日。

证治　左侧肋骨缘处疼痛一年余。舌苔白浊，中心黄；脉沉缓。处方：香附 15 克，高良姜 10 克，郁金 20 克，木香 10 克，延胡索 20 克，川楝子 10 克，砂仁 10 克，青皮 20 克，五灵脂 5 克，蒲黄 5 克，槟榔片 15 克，厚朴 20 克。7 剂，水煎服。

【例 2】

姓名：曲某，性别：男，年龄：13 岁。就诊日期：1996 年 9 月 16 日。

证治　肝区疼痛半年余。舌苔薄白；脉沉弦。处方：柴胡 20 克，白芍 20 克，延胡索 15 克，川楝子 10 克，青皮 15 克，枳壳 10 克，砂仁 10 克，甘草 15 克，丹参 15 克，连翘 20 克，板蓝根 30 克。7 剂，水煎服。

3. 郁证

【例 1】

姓名：王某，性别：男，年龄：11 岁。就诊日期：1992 年 7 月 31 日。

证治　烦躁，目赤，鼻衄，大便干，阵发性出血。舌苔根薄白，舌下静脉微怒；脉弦疾有力。处方：连翘 30 克，海藻 10 克，昆布 5 克，浙贝 10 克，牡蛎 30 克，夏枯草 10 克，黄芩 10 克，黄柏 5 克，知母 15 克，大黄 2 克。5 剂，水煎服。

按：用清热软坚散结法治之。

二诊　1992 年 8 月 4 日。证治：症有减。舌苔薄白；脉弦疾减。处方：同前方。7 剂，水煎服。

三诊 1993年2月2日。证治：手足心热（脾经郁火）。舌脉同前。处方：升麻5克，黄连10克，当归15克，生地20克，牡丹皮5克，生石膏20克，海藻10克，夏枯草15克，连翘30克，莪术5克。7剂，水煎服。

【例2】

姓名：马某，性别：女，年龄：5岁。就诊日期：1996年2月12日。

证治 喜太息，情志不舒。舌苔薄白；脉弦缓。处方：香附5克，苍术10克，陈皮10克，厚朴10克，枳实5克，白芍10克，麦芽10克，神曲10克，焦山楂10克，甘草5克。7剂，水煎服。

【例3】

姓名：董某，性别：男，年龄：6岁。就诊日期：1996年4月8日。

证治 周身不适，哭闹。脉弦缓。处方：鱼腥草30克，桔梗10克，橘红5克，杏仁5克，炙百部10克，黄连10克，紫菀5克，款冬花10克，猫爪草20克，枇杷叶7克，白薇10克，前胡5克。7剂，水煎服。

【例4】

姓名：郭某，性别：女，年龄：13岁。就诊日期：1996年7月12日。

证治 夜晚睡眠不安，惊叫，走动，心烦乱。舌下静脉瘀怒；脉弦滑。处方：青皮20克，枳壳20克，当归15克，丹参20克，川芎15克，桃仁10克，砂仁10克，厚朴5克，苍术20克，焦栀子15克，甘草10克。7剂，水煎服。

【例5】

姓名：周某，性别：男，年龄：10岁。就诊日期：1999年5月6日。

证治 不自主喊叫一年余，寐而不实，躁动。舌苔薄白，舌下静脉瘀怒；脉沉缓。处方：公丁香7克，柿蒂30克，干姜10克，党参15克，白芍50克，枳实50克，白术20克，甘草15克，水牛角10克，羚羊角5克，磁石20克，神曲10克。7剂，水煎服。

二诊 1999年5月18日。证治：服药后症减。苔薄白；脉沉缓。处方：公丁香7克，白芍50克，枳实30克，干姜5克，党参10克，青皮5克，石斛20克，柿蒂20克。7剂，水煎服。

4. 乙肝

【例1】

姓名：刘某，性别：女，年龄：12岁。就诊日期：1996年1月29日。

证治 有乙肝病史两年，乏力，不欲食，肝区痛。舌苔薄白；脉弦。处方：连翘15克，柴胡10克，山豆根5克，板蓝根20克，延胡索5克，砂仁5克，甘草10克，神曲10克，败酱草10克，紫红地丁10克，蒲公英20克。7剂，水煎服。

四、儿 科

二诊　1996年2月5日。证治：乙肝。舌苔薄白；脉弦缓。处方：板蓝根30克，连翘20克，紫花地丁15克，黄芪20克，太子参10克，黄芩10克，甘草15克，砂仁10克，焦山楂15克，麦芽20克，神曲10克。7剂，水煎服。

三诊　1996年2月12日。证治：乙肝，食欲不振，乏力。舌苔薄白；脉弦缓。处方：连翘30克，紫花地丁10克，板蓝根30克，山豆根10克，当归20克，川芎10克，赤芍10克，生地20克，黄芪20克，太子参20克，神曲15克，麦芽15克，焦山楂10克。7剂，水煎服。

四诊　1996年3月11日。证治：乙肝，症减，食欲尚可。舌苔薄白；脉沉缓。处方：连翘20克，紫花地丁10克，黄芪20克，党参10克，当归15克，川芎15克，生地黄20克，白芍20克，紫草5克，板蓝根50克，山豆根10克，白茅根15克。7剂，水煎服。

五诊　1996年3月28日。证治：乙肝，症状较前好转。舌苔薄白；脉弦缓。处方：连翘30克，黄芪20克，党参10克，川芎15克，当归10克，板蓝根50克，山豆根10克，白茅根20克，紫草5克，大蓟10克，蒲公英30克，紫花地丁20克。7剂，水煎服。

六诊　1996年4月25日。证治：乙肝，服药后症状减轻，周身乏力减轻。舌苔薄白；脉弦缓。处方：连翘20克，紫花地丁10克，重楼10克，甘草10克，金银花10克，大蓟10克，山豆根5克，板蓝根50克，白茅根15克，黄芪20克，党参10克，川芎15克，丹参10克。7剂，水煎服。

【例2】

姓名：杨某，性别：男，年龄：15岁。就诊日期：1996年4月29日。

证治　乙肝，胃痛，时有头痛。舌苔薄白；脉弦。处方：连翘30克，紫花地丁20克，川芎10克，当归15克，生地20克，山豆根15克，紫草10克，白茅根15克，板蓝根50克，砂仁10克，香附10克，陈皮20克。7剂，水煎服。

二诊　1996年5月14日。证治：乙肝，胃痛减轻。苔薄白；脉弦滑有力。处方：连翘30克，紫花地丁20克，大蓟10克，紫草10克，白茅根20克，山豆根10克，板蓝根30克，甘草15克，当归20克，川芎10克，生地15克，黄芪30克。7剂，水煎服。

【例3】

姓名：刘某，性别：男，年龄：5岁。就诊日期：1999年7月6日。

证治　乙肝，肝硬化，肝萎缩，腹水，门静脉高压，乏力。舌苔薄白；脉弦滑有力。处方：楮实子20克，土鳖虫5克，蝉蜕30克，连翘50克，紫草10克，紫花地丁20克，蒲公英50克，败酱草20克，重楼20克，公丁香5克，苍术30克，石斛30克，鳖甲30克，三棱10克，莪术10克。7剂，水煎服。

5. 胆石证

【例】

姓名：郑某，性别：女，年龄：12岁。就诊日期：1996年1月30日。

证治　胆管结石，乏力，不欲食。舌苔白浊，中心黄；脉弦缓。处方：金钱草50克，鸡内金 10 克，琥珀 5 克，芒硝 10 克，海金沙 15 克，黄柏 10 克，冬葵子 10 克，龙胆草 10 克，柴胡 15 克，砂仁 10 克。7 剂，水煎服。

二诊　1996 年 2 月 5 日。证治：胆管结石，服药后好转。舌苔中心微黄；脉弦滑。处方：金钱草 50 克，鸡内金 10 克，琥珀 5 克，冬葵子 10 克，石韦 10 克，海金沙 10 克，柴胡 15 克，郁金 15 克，木香 5 克，三棱 5 克，莪术 5 克。7 剂，水煎服。

三诊　1996 年 2 月 12 日。证治：胆囊结石，服药后症减。舌苔白浊，中心黄；脉弦缓。处方：按前方投药 6 剂。

（四）心系病证

1. 心悸

【例 1】

姓名：宋某，性别：女，年龄：14 岁。就诊日期：1995 年 2 月 21 日。

证治　近一年心悸，时觉心脏不适。舌苔白浊；脉弦缓。处方：板蓝根 30 克，连翘 50 克，紫石英 10 克，神曲 15 克，香附 15 克，高良姜 10 克，延胡索 15 克，川楝子 10 克，五灵脂 5 克，蒲黄 5 克。3 剂，水煎服。

二诊　1995 年 2 月 24 日。证治：症状均好转。苔白浊；脉弦缓。处方：香附 15 克，高良姜 10 克，甘草 10 克，檀香 10 克，藿香 15 克，砂仁 10 克，公丁香 5 克，柿蒂 20 克，神曲 15 克，麦芽 30 克，焦山楂 10 克，莲子肉 10 克。7 剂，水煎服。

【例 2】

姓名：李某，性别：女，年龄：11 岁。就诊日期：1996 年 1 月 11 日。

证治　心肌炎。舌苔薄白；脉弦缓。处方：板蓝根 30 克，连翘 20 克，重楼 10 克，蒲公英 20 克，白茅根 15 克，大蓟 10 克，桂枝 5 克，白芍 20 克，甘草 15 克，紫石英 5 克，神曲 10 克，麦芽 20 克。5 剂，水煎服。

二诊　1996 年 1 月 26 日。证治：心肌炎，乏力，心率快。舌苔薄白；脉弦缓。处方：太子参 15 克，苦参 10 克，玉竹 20 克，沙参 10 克，连翘 10 克，板蓝根 20 克，鸡血藤 5 克，甘草 10 克，麦冬 10 克，五味子 5 克。7 剂，水煎服。

三诊　1996 年 2 月 9 日。证治：心肌炎，症减，仍有心悸。舌苔薄白；脉沉弦。处方：苦参 20 克，紫石英 10 克，太子参 20 克，沙参 20 克，山药 10 克，白术 10 克，神曲 10 克，磁石 10 克，麦冬 15 克，五味子 5 克。7 剂，水煎服。

四诊　1996 年 3 月 8 日。证治：心肌炎，时有乏力，活动后心慌。舌苔薄白；脉弦缓。处方：黄芪 20 克，太子参 10 克，连翘 20 克，白茅根 15 克，生地 15 克，当归 10 克，丹参 10 克，川芎 5 克，紫花地丁 10 克，甘草 10 克，麦冬 10 克，五味子 5 克。7 剂，水煎服。

五诊　1996 年 3 月 15 日。证治：心肌炎，症状好转，时有心率快。舌苔薄白；脉弦数。处方：前方加党参15克，女贞子10克，墨旱莲10克。7剂，水煎服。

六诊 1996年3月22日。证治：心肌炎，乏力好转，仍有心悸。舌苔薄白；脉弦数。处方：太子参20克，生地20克，鸡血藤20克，连翘20克，板蓝根30克，白茅根20克，山豆根5克，苦参5克，甘草15克，女贞子20克，墨旱莲20克。7剂，水煎服。

【例3】

姓名：金某，性别：女，年龄：14岁。就诊日期：1996年2月6日。

证治 病毒性心肌炎。舌苔薄白；脉弦有力。处方：连翘50克，金银花20克，板蓝根50克，山豆根20克，紫草10克，蒲公英50克，太子参20克，麦冬20克，五味子10克，紫石英10克，神曲10克。7剂，水煎服。

二诊 1996年2月27日。证治：心肌炎，症减。舌苔薄白；脉沉缓。处方：板蓝根50克，大青叶5克，连翘30克，大蓟20克，夜交藤30克，生地40克，白茅根30克，甘草15克，瓜蒌20克，黄连10克，枳实10克。7剂，水煎服。

三诊 1996年3月11日。证治：心肌炎，症好转。舌苔薄白，舌下静脉瘀怒；脉弦缓有力。处方：太子参15克，紫石英10克，连翘30克，蒲公英30克，板蓝根50克，山豆根10克，苦参10克，白茅根20克，紫草5克，甘草15克，黄芩15克。7剂，水煎服。

【例4】

姓名：梁某，性别：女，年龄：15岁。就诊日期：1996年4月18日。

证治 感冒后胸闷，气短，半月余。舌苔白浊；脉弦疾，脉结代。处方：板蓝根50克，连翘30克，大蓟20克，白茅根30克，紫石英10克，蒲公英50克，黄芩20克，太子参20克，黄芪20克，郁金20克，降香10克，石菖蒲20克。7剂，水煎服。

二诊 1996年5月9日。证治：病毒性心肌炎，症减。舌苔白浊；脉弦缓。处方：太子参30克，黄芪50克，紫石英10克，神曲15克，生龙骨30克，生牡蛎30克，山药20克，白茅根30克，板蓝根50克，紫草10克，沙参30克，生地20克，女贞子20克，墨旱莲20克。7剂，水煎服。

【例5】

姓名：何某，性别：女，年龄：15岁。就诊日期：1998年12月29日。

证治 病毒性心肌炎两月余，心悸，乏力。舌苔薄白；脉弦疾。处方：苦参30克，石菖蒲30克，茯神20克，生龙骨30克，茯苓20克，板蓝根50克，连翘30克，牡蛎40克，金银花20克，败酱草15克，当归20克，石斛20克。7剂，水煎服。

二诊 1999年1月7日。证治：病毒性心肌炎，失眠，心悸。苔白浊；脉弦疾。处方：板蓝根50克，连翘30克，黄芩20克，太子参30克，败酱草20克，玄参10克，生地20克，麦冬30克，五味子10克，党参20克，石斛20克，甘草15克。7剂，水煎服。

三诊 1999年1月19日。证治：病毒性心肌炎，心悸，失眠，头痛。舌苔薄白；脉弦细。处方：川芎50克，夜交藤50克，柴胡30克，白芍40克，焦栀子20克，神曲15克，砂仁10克，香附15克，炒酸枣仁30克，延胡索20克，川楝子10克，当归20克，生地20克，龙骨20克，牡蛎20克，郁金15克，降香10克。7剂，水煎服。

四诊 1999年1月25日。证治：诸症悉减轻。舌苔薄白；脉弦滑。处方：太子参30克，黄芪30克，川芎50克，夜交藤50克，柴胡30克，白芍40克，焦栀子20克，神曲15克，砂仁10克，香附15克，炒酸枣仁30克，延胡索20克，川楝子10克，当归20克，生地20克，龙骨20克，牡蛎20克，郁金15克，降香10克。7剂，水煎服。

【例6】

姓名：司某，**性别**：女，**年龄**：13岁。**就诊日期：1999年3月16日**。

证治 病毒性心肌炎，心律不齐，期前收缩，半年余。舌苔薄白；脉结。处方：板蓝根30克，石菖蒲20克，白茅根15克，山豆根10克，生地20克，太子参20克，沙参20克，生龙骨20克，生牡蛎20克，茯神10克，石斛20克，白芍30克，甘草20克，五味子10克。7剂，水煎服。

二诊 1999年3月23日。证治：病毒性心肌炎，心律不齐减轻。舌苔薄白；脉弦缓。处方：升麻5克，黄连10克，石菖蒲20克，益智仁10克，牡丹皮5克，当归5克，生石膏20克，生地20克，板蓝根30克，连翘30克，紫草5克，紫花地丁10克，黄芪15克，石斛15克，麦冬10克，白芍15克。7剂，水煎服。

三诊 1999年3月30日。证治：期前收缩频发，无自觉症状。舌苔薄白；脉结脉。处方：板蓝根30克，连翘20克，紫草5克，紫花地丁10克，茯苓20克，桂枝10克，苍术20克，甘草20克，石斛20克，党参20克，麦冬15克，五味子15克。7剂，水煎服。

四诊 1999年4月6日。证治：期前收缩症状减轻，仍有症状。舌苔薄白；脉结。处方：党参20克，茯苓30克，白术30克，桂枝10克，甘草20克，麦冬20克，五味子20克，石菖蒲30克，石斛20克，龙骨20克，牡蛎20克，附子5克。7剂，水煎服。

2. 胸痹

【例】

姓名：李某，**性别**：女，**年龄**：14岁。**就诊日期：2001年7月19日**。

证治 胸前区憋闷，气短一月余。舌苔薄白；脉弦疾有力。处方：石菖蒲50克，茯神30克，连翘40克，板蓝根50克，蒲公英30克，败酱草20克，金银花30克，沙参50克，太子参20克，石斛15克。7剂，水煎服。

二诊 2001年9月18日。证治：服药后症已好转。苔薄白；脉弦缓有力。处方：石菖蒲50克，茯神30克，连翘40克，金银花40克，蒲公英30克，板蓝根50克，败酱草10克，沙参40克，党参20克，丹参20克，麦冬30克，石斛20克，五味子10克。7剂，水煎服。

3. 多寐

【例1】

姓名：许某，性别：女，年龄：14岁。就诊日期：2001年5月24日。

证治　困倦，嗜睡半年余。舌苔薄白；脉沉缓。处方：当归20克，白芍40克，川芎40克，蔓荆子20克，黄芪30克，生地30克，丹参30克，砂仁15克，半夏20克，生酸枣仁20克。7剂，水煎服。

【例2】

姓名：王某，性别：女，年龄：11岁。就诊日期：1998年7月24日。

证治　发作性睡病，困倦，嗜睡，三年余。舌苔薄白，舌质暗红。处方：柴胡20克，萆薢30克，黄芩15克，当归15克，丹参15克，乳香5克，没药5克，桃仁5克，红花5克，川芎15克，羌活5克，焦山楂15克，麦芽10克，神曲10克。7剂，水煎服。

【例3】

姓名：宋某，性别：女，年龄：8岁。就诊日期：1999年3月4日。

证治　困倦，嗜睡，乏力，精力差，注意力不集中，三月余。检查：脑电广泛异常，西医诊断为病毒性脑炎。舌苔为剥脱苔；脉弦缓。处方：川芎15克，白芷5克，羌活5克，防风10克，全蝎5克，土鳖虫3克，蝉蜕5克，羚羊角5克，地龙10克，红花5克。7剂，水煎服。

4. 癫痫

【例1】

姓名：李某，性别：男，年龄：9岁。就诊日期：1997年5月13日。

证治　癫痫，左侧肢体亢进，遗尿。舌苔白浊；脉沉缓。处方：羌活15克，防风10克，全蝎7克，钩藤20克，蜈蚣1条，磁石20克，生龙骨20克，生牡蛎20克，神曲15克，益智仁10克，石菖蒲15克，紫石英10克。7剂，水煎服。

二诊　1997年5月22日。证治：癫痫减轻。舌苔薄黄；脉弦疾。处方：羌活10克，防风10克，党参15克，二丑各20克，槟榔片10克，大黄3克，白胡椒0.1克，全蝎10克，蜈蚣1条，益智仁10克。7剂，水煎服。

三诊　1997年11月25日。证治：现时有心区不适，容貌现激素型肥胖。舌苔白浊；脉弦缓有力。处方：党参10克，二丑各20克，白胡椒0.5克，凌霄花10克，槟榔片10克，大黄5克，泽兰10克，葛根10克，蜈蚣1条，全蝎5克，黄芩10克。7剂，水煎服。

四诊 1997年12月2日。证治：时有头痛，腹痛。舌苔薄白；脉弦疾。处方：凌霄花10克，二丑各20克，全蝎5克，蜈蚣1条，槟榔片7克，香附5克，陈皮10克，厚朴20克，川芎20克，当归20克，白芍30克，龙骨10克，牡蛎10克，白胡椒0.5克。7剂，水煎服。

五诊 1997年12月9日。证治：时有癫痫小发作。舌苔薄白；脉弦滑。处方：羚羊角5克，白芍20克，凌霄花10克，二丑各20克，槟榔片10克，大黄5克，磁石20克，全蝎5克，蜈蚣1条，白术15克，香附10克，白胡椒0.5克。7剂，水煎服。

六诊 1997年12月16日。证治：癫痫症减。舌苔薄白；脉弦缓。处方：天竺黄10克，二丑各20克，白胡椒0.1克，神曲10克，槟榔片15克，钩藤20克，全蝎5克，蜈蚣1条，凌霄花10克，磁石20克。7剂，水煎服。

七诊 1997年12月23日。证治：症同上。舌苔薄白；脉弦滑。处方：党参15克，槟榔片10克，二丑各30克，凌霄花15克，白胡椒0.4克，大黄3克，鸡内金10克，钩藤30克，天竺黄10克，龙骨20克，牡蛎20克。7剂，水煎服。

八诊 1997年12月30日。证治：服药后症减。舌苔白浊；脉弦缓。处方：天竺黄10克，凌霄花10克，二丑各10克，麦芽10克，白胡椒0.2克，槟榔片10克，党参15克，磁石20克，神曲15克，白芍20克，羚羊角5克。7剂，水煎服。

九诊 1998年1月8日。证治：癫痫已无明显发作。处方：羚羊角5克，党参15克，槟榔片10克，二丑各30克，白胡椒0.4克，大黄3克，鸡内金10克，钩藤30克，天竺黄10克，生龙骨10克，生牡蛎20克。7剂，水煎服。

十诊 1998年1月15日。证治：癫痫症，服药后症减。舌苔白浊而厚；脉沉缓。处方：香附15克，陈皮15克，厚朴15克，神曲15克，苍术10克，麦芽30克，二丑各20克，白胡椒0.2克，槟榔片5克，天竺黄10克，羚羊角5克，凌霄花5克。7剂，水煎服。

【例2】

姓名：郭某，性别：女，年龄：10岁。就诊日期：2001年8月13日。

证治 癫痫，时常小发作，腹痛（腹痛型癫痫）。舌苔薄白；脉弦缓。处方：槟榔片5克，大黄3克，二丑各10克，白胡5克，党参15克，全蝎10克，白附子5克，胆南星5克。7剂，水煎服。

二诊 2001年8月20日。证治：癫痫小发作，紧张时发作频。舌苔白浊；脉弦滑。处方：白附子7克，胆南星10克，天竺黄10克，全蝎7克，蜈蚣1条，大黄5克，二丑各10克，白胡椒5克，槟榔片7克。7剂，水煎服。

【例3】

姓名：赵某，性别：女，年龄：14岁。就诊日期：1995年2月17日。

证治 阵发性抽搐三次，每次约一分钟，口吐白沫。舌苔薄白；脉弦滑。处方：椿皮50克，刘寄奴30克，当归20克，白芍40克，续断30克，杜仲10克，砂仁10克，生龙骨20克，生牡蛎20克，甘草15克，干姜10克。7剂，水煎服。

【例4】

姓名：陈某，性别：男，年龄：13岁。就诊日期：2002年8月13日。

证治 抽搐，发作时口吐白沫，病史三年，平均每年发作1~2次，但昨天发作两次。舌苔薄白；脉弦滑。处方：胆南星20克，全蝎10克，蜈蚣1条，天竺黄10克，石斛30克，水牛角20克，磁石30克，神曲15克，钩藤40克，薄荷20克，白芍40克。7剂，水煎服。

【例5】

姓名：顾某，性别：女，年龄：14岁。就诊日期：1996年1月5日。

证治 癫痫复发，但发作时间短。舌苔薄白；脉弦缓。处方：党参20克，槟榔片15克，二丑各30克，白胡椒3克，凌霄花10克，钩藤50克，天麻10克，薄荷15克，珍珠母30克，磁石30克，神曲15克，大黄3克。7剂，水煎服。

二诊 1996年2月6日。证治：癫痫基本痊愈。舌苔薄白；脉弦缓。处方：凌霄花10克，二丑各20克，大黄5克，钩藤30克，南星5克，半夏10克，神曲15克，槟榔片20克，砂仁10克。7剂。水煎服。

5. 儿童多动症

精选验案与探讨

【例】

姓名：李某，性别：女，年龄：13岁。就诊日期：1995年5月12日。

初诊：就诊时家长代诉最近发现孩子不太安宁，出现一些怪异的动作，走路不太正常，腿脚有时出现不自主的运动，先是一只脚，后来发现两只脚都有，走路不如以前利落，有些笨拙，时不时胳膊也动，近日又出现挤眉弄眼，说话时还有吐舌努嘴等以前没有的动作，学习不如以前，做作业精神不集中，考试成绩下降，已有两个多月，曾到齐齐哈尔市医院看病，均诊为小舞蹈症，但治疗不效，前来请中医诊治。查体：患孩身体较瘦弱，面白。舌淡胖，苔白稍厚腻；脉细缓。处方：防风10克，羌活15克，威灵仙20克，独活15克，川芎10克，天竺黄10克，钩藤15克，薄荷5克，全蝎5克。3剂，水煎服。

二诊 1995年5月15日。诸证减轻，再按前方加减继服10剂，病情基本痊愈，各种不自主运动消失，再服用补中益气汤加减7剂，以善其后。

讨论：陈老认为，小舞蹈症属风湿病的一种表现，所出现的不自主运动与其影响到脑有关，故自己辨证称其为脑风湿（西医病理认为其病理变化主要为大脑皮质、基底节、小脑、黑质与丘脑底等处散在的动脉炎和神经细胞变性），治疗用疏风活血、除湿通络法。注意：服第一次药必定令其周身发汗，汗透即可，不可过汗。本病治疗关键是疏风活血除湿通络即抗风湿，药后一定要发汗，但又不可过汗，同时，佐以安神镇静药，方中用了天竺黄，也可根据病情选用其他镇静药。

类 案

【例1】

姓名：罗某，性别：男，年龄：10岁。就诊日期：1999年4月15日。

证治　小舞蹈症两月余。舌苔薄白；脉弦缓。处方：羌活10克，独活10克，防风20克，全蝎10克，川芎20克，藁本10克，赤芍5克，蜈蚣1条，蝉蜕20克，甘草20克。7剂，水煎服。

【例2】

姓名：张某，性别：男，年龄：9岁。就诊日期：2002年2月1日。

证治　小舞蹈症（秽语综合征），鼻子、嘴抽动半年余。舌质红，苔薄白；脉弦缓有力。处方：羌活15克，独活15克，防风20克，板蓝根30克，蒲公英30克，全蝎5克，石斛15克，磁石20克，神曲15克，生龙骨20克。7剂，水煎服。

二诊　2002年2月8日。证治：小舞蹈症，动眼嗤鼻症稍减。舌苔薄白，舌质红；脉弦滑。处方：石菖蒲20克，独活10克，防风10克，威灵仙15克，全蝎10克，蜈蚣1条，天竺黄10克，胆南星7克，甘草10克，僵蚕10克。7剂，水煎服。

三诊　2002年4月23日。证治：口鼻抽动，吐舌，多动。舌苔薄白；脉弦疾有力。处方：羌活15克，独活10克，天麻10克，天竺黄10克，全蝎7克，蜈蚣1条，防风15克，威灵仙15克，甘草10克。7剂，水煎服。

【例3】

姓名：陈某，性别：男，年龄：6岁。就诊日期：1999年8月24日。

证治　身不自主抽动两月余。舌苔薄白；脉弦缓有力。处方：羌活5克，防风10克，全蝎5克，甘草10克，地龙15克，白术20克，石斛10克，白芍15克，苍术10克，板蓝根30克，山豆根10克，龙骨20克，牡蛎20克。7剂，水煎服。

二诊　1999年8月30日。证治：多动症减，消化不良。舌苔薄白；脉弦滑。处方：羌活5克，川芎15克，藁本10克，蝉蜕15克，全蝎7克，磁石10克，神曲15克，生石膏15克，香附10克，麦芽10克，焦山楂15克。7剂，水煎服。

三诊　1999年9月7日。证治：服药后诸症明显好转。舌苔薄白；脉弦缓。处方：防风10克，藁本5克，川芎10克，白茅根10克，天竺黄5克，石斛10克，钩藤15克，全蝎10克，蝉蜕10克，地龙5克，太子参20克。7剂，水煎服。

【例4】

姓名：杜某，性别：男，年龄：12岁。就诊日期：2009年5月17日。

证治　既往有抽鼻、眨眼病史，现好转，6岁时曾患多动症，服用中药治愈，近两月喉中时有异声发出，近5日加重，平素上课注意力不集中，大便2～3日一行，素胆小；

苔薄白，脉沉缓。处方：防风 10 克，羌活 7 克，独活 15 克，枳壳 20 克，白附子 7 克，胆南星 7 克，半夏 10 克，石决明 10 克，地龙 7 克，葛根 10 克，太子参 10 克，枳实 10 克，菟丝子 7 克，柴胡 20 克，黄芩 15 克，夏枯草 10 克，桑白皮 15 克。7 剂，水煎服。

（五）肾系病症

1. 遗尿

【例 1】

姓名：王某，性别：男，年龄：10 岁。就诊日期：1997 年 4 月 1 日。

证治　遗尿十余天。舌苔薄白；脉弦滑。处方：桑螵蛸 20 克，党参 15 克，茯苓 30 克，当归 15 克，龟板 15 克，石菖蒲 15 克，益智仁 10 克，远志 10 克，附子 5 克。7 剂，水煎服。

二诊　1997 年 4 月 8 日。证治：遗尿十余天。舌苔薄白；脉弦缓。处方：羌活 20 克，防风 20 克，党参 30 克，厚朴 20 克，茯苓 30 克，陈皮 15 克，苍术 20 克，僵蚕 15 克，蝉蜕 50 克，蒺藜 20 克，甘草 15 克。7 剂，水煎服。

【例 2】

姓名：李某，性别：男，年龄：8 岁。就诊日期：1997 年 4 月 4 日。

证治　左半身亢进，遗尿，烦躁，困倦。脉弦缓。处方：桑螵蛸 30 克，党参 15 克，茯苓 20 克，生龙骨 30 克，龟板 20 克，石菖蒲 15 克，远志 10 克，益智仁 15 克，当归 15 克，鹿角霜 10 克，浙贝 5 克，没药 5 克。7 剂，水煎服。

二诊　1997 年 4 月 11 日。证治：症减。舌苔白浊；脉弦缓。处方：桑螵蛸 20 克，益智仁 15 克，龙骨 20 克，牡蛎 20 克，太子参 30 克，二丑各 20 克，白胡椒 1 克，槟榔片 10 克，凌霄花 5 克，党参 10 克，龟板 10 克，石菖蒲 10 克，远志 5 克。7 剂，水煎服。

【例 3】

姓名：杨某，性别：男，年龄：12 岁。就诊日期：1999 年 1 月 21 日。

证治　夜间遗尿三年余。舌苔薄白；脉沉细。处方：桑螵蛸 30 克，党参 15 克，茯苓 20 克，生龙骨 30 克，龟板 20 克，石菖蒲 30 克，远志 15 克，当归 20 克，益智仁 15 克。7 剂，水煎服。

【例 4】

姓名：吴某，性别：男，年龄：11 岁，就诊日期：2000 年 2 月 14 日。

证治　夜间尿床十余年，夜尿频。舌苔薄白；脉弦缓。处方：桑螵蛸 30 克，党参 10 克，茯苓 30 克，龙骨 20 克，龟板 15 克，石菖蒲 20 克，益智仁 15 克，干地 20 克，大黄 5 克，甘草 15 克，苍术 20 克，神曲 15 克，焦山楂 20 克。7 剂，水煎服。

二诊　2000 年 2 月 22 日。证治：夜间尿床，服药后症减。舌苔薄白；脉缓。处方：

桑螵蛸30克，党参20克，茯苓30克，龙骨20克，龟板15克，石菖蒲20克，益智仁15克，远志10克，当归20克，附子5克。7剂，水煎服。

【例5】

姓名：李某，性别：女，年龄：9岁。就诊日期：2003年2月10日。

证治　遗尿，昼夜均甚，七年余。舌苔薄白；脉弦缓。处方：桑螵蛸25克，党参20克，茯苓20克，生龙骨20克，龟板15克，石菖蒲15克，当归15克，远志10克，石斛30克，益智仁15克，附子7克。7剂，水煎服。

二诊　2003年2月27日。证治：遗尿症已减轻。舌苔薄白；脉弦滑。处方：桑螵蛸30克，党参10克，茯苓20克，生龙骨20克，龟板10克，石菖蒲10克，益智仁10克，竹叶5克，石斛10克。7剂，水煎服。

2. 肾炎

【例1】

姓名：付某，性别：女，年龄：13岁。就诊日期：2003年6月12日。

证治　紫癜性肾炎，咽部疼痛，下肢散在红斑。舌苔薄白；脉弦疾有力。处方：生地40克，白芍50克，牡丹皮10克，水牛角20克，当归15克，丹参15克，乳香10克，没药10克，龙骨20克，牡蛎20克，板蓝根50克，黄芩30克，石斛30克，甘草15克。7剂，水煎服。

【例2】

姓名：徐某，性别：女，年龄：12岁。就诊日期：1999年1月26日。

证治　急性肾小球肾炎一月余，浮肿，腰痛。舌苔薄白；脉弦缓。处方：萹蓄50克，瞿麦20克，益母草50克，红花5克，二丑各20克，麦芽50克，大黄10克，附子10克，泽泻10克，泽兰20克，砂仁10克，石斛15克，黄芪30克。7剂，水煎服。

二诊　1999年2月9日。证治：急性肾小球肾炎，浮肿，腰痛减轻。苔白浊；脉沉缓。处方：萹蓄50克，瞿麦20克，益母草50克，红花5克，二丑各20克，麦芽50克，大黄5克，附子7克，苍术20克，墨旱莲50克，泽泻7克，灯心草0.5克，黄芪30克，石斛20克。7剂，水煎服。

（六）杂病

1. 虫积

【例】

姓名：秋某，性别：女，年龄：11岁。就诊日期：1996年9月9日。

证治　弓形虫病，腹痛，不欲食。舌苔白浊；脉弦滑。处方：雷丸10克，槟榔片5克，青皮 10 克，榧子 5 克，使君子 30 克，香附 15 克，甘草 10 克，黄连 10 克。7 剂，水煎服。

2. 脑囊虫病

【例】

姓名：李某，性别：男，年龄：8 岁。就诊日期：1997 年 3 月 21 日。

证治　脑囊虫病，时有抽搐。舌苔薄白；脉弦缓。处方：雷丸 10 克，榧子 10 克，使君子 30 克，槟榔片 20 克，天竺黄 5 克，当归 5 克，赤芍 10 克，枳壳 10 克，川芎 15 克，桃仁 5 克，桔梗 5 克，牛膝 5 克。7 剂，水煎服。

二诊　1997 年 3 月 28 日。证治：服药后无抽搐。舌苔薄白；脉弦缓。处方：榧子 10 克，皂角刺 3 克，当归 10 克，槟榔片 10 克，赤芍 10 克，柴胡 10 克，枳壳 10 克，桔梗 5 克，川芎 15 克，牛膝 5 克，生地 10 克，使君子 50 克。7 剂，水煎服。

三诊　1997 年 4 月 4 日。证治：服药后无抽搐。舌苔薄白；脉弦缓。处方：雷丸 10 克，当归 10 克，赤芍 10 克，生地 15 克，枳壳 10 克，榧子 15 克，使君子 50 克，川芎 15 克，槟榔片 15 克，甘草 10 克。7 剂，水煎服。

四诊　1997 年 4 月 11 日。证治：服药后症减。舌苔薄白；脉弦滑。处方：雷丸 10 克，榧子 10 克，使君子 30 克，槟榔片 10 克，赤芍 10 克，川芎 15 克，甘草 10 克，枳壳 10 克，桃仁 5 克，桔梗 10 克，生地 10 克，牛膝 5 克。7 剂，水煎服。

五诊　1997 年 4 月 18 日。证治：现已无症状。舌苔薄白；脉弦滑。处方：雷丸 10 克，榧子 10 克，槟榔片 20 克，使君子 50 克，甘草 10 克，苍术 10 克，当归 10 克，赤芍 10 克，川芎 7 克，枳壳 5 克，桃仁 5 克，红花 5 克，桔梗 10 克。7 剂，水煎服。

六诊　1997 年 4 月 25 日。证治：服药后明显好转。舌苔薄白；脉弦缓。处方：雷丸 10 克，榧子 10 克，使君子 30 克，槟榔片 15 克，当归 10 克，赤芍 7 克，川芎 7 克，甘草 10 克，枳壳 5 克，桃仁 5 克，红花 5 克，桔梗 10 克，生地 15 克，牛膝 5 克。7 剂，水煎服。

3. 进行性肌无力

【例】

姓名：崔某，性别：男，年龄：14 岁。就诊日期：1997 年 12 月 22 日。

证治　进行性肌萎缩 10 年，近两年加重。舌苔白浊而厚，中心微黄；脉沉缓无力。处方：当归 20 克，白术 30 克，白及 30 克，甘草 15 克，山药 20 克，木瓜 15 克，牛膝 15 克，全蝎 10 克，鳖甲 20 克。7 剂，水煎服。

二诊　1988 年 1 月 6 日。证治：进行性重症肌无力症，七年余，乏力，肌萎缩，服药后症状减轻。舌苔白浊，中心微黄；脉沉缓无力。处方：黄芪 30 克，黄柏 20 克，防己 7 克，当归 20 克，草薢 20 克，威灵仙 20 克，白及 30 克，木瓜 15 克，川芎 15 克，生地 20 克，龟板 20 克，全蝎 10 克，秦艽 15 克，苍术 15 克，甘草 15 克。7 剂，水煎服。

三诊　1998 年 2 月 5 日。证治：进行性重症肌无力七年，服药后明显好转。舌苔薄白；脉弦缓。处方：防己 10 克，当归 20 克，草薢 20 克，黄柏 10 克，龟板 30 克，黄芪 50 克，苍术30克，山药20克，砂仁10克，甘草15克，龙骨20克，牡蛎10克。7剂，水煎服。

四诊　1998年3月16日。证治：服药后症大减。舌苔薄白；脉弦缓。处方：防己10克，当归20克，萆薢15克，黄芪30克，鳖甲20克，龟板15克，黄柏20克，秦艽15克，苍术30克，牛膝10克，淫羊藿15克，木瓜10克，白及15克，白芍20克。7剂，水煎服。

五诊　1998年4月13日。证治：现已基本痊愈，自觉周身有力，已能打篮球。舌苔薄白；脉弦缓。处方：防己10克，当归20克，萆薢20克，黄柏15克，黄芪30克，秦艽20克，苍术20克，龟板20克，鳖甲10克，砂仁10克，甘草15克，神曲10克，山药10克。7剂，水煎服。

六诊　1998年5月26日。证治：已无明显症状。舌苔薄白；脉弦缓。处方：沙参30克，女贞子20克，墨旱莲20克，防己5克，龟板15克，黄芪30克，黄柏15克，知母20克，当归15克，砂仁10克，甘草10克，萆薢15克，石菖蒲10克，苍术10克。7剂，水煎服。

4. 脱髓鞘病

【例】

姓名：王某，性别：男，年龄：14岁。就诊日期：1997年2月24日。

证治　脱髓鞘症一年，不能平卧，颈项疼痛，腰痛连及后背疼，头痛，下肢痛，小便不利。舌苔薄黄；脉弦缓。处方：生地20克，桑螵蛸20克，党参10克，茯苓20克，生龙骨20克，生牡蛎20克，没药5克，石决明20克，龟板15克，石菖蒲15克，远志10克，当归15克，狗脊10克，葫芦巴10克，山茱萸15克。4剂，水煎服。

二诊　1997年2月28日。证治：疼痛小减。舌苔薄黄；脉弦缓。处方：沙参20克，生地30克，女贞子20克，墨旱莲20克，当归20克，丹参15克，桑螵蛸20克，生龙骨20克，生牡蛎20克，茯苓15克，龟板10克，石菖蒲20克，全蝎5克，甘草10克。7剂，水煎服。

三诊　1997年3月14日。证治：头部颈椎，至尾骨均痛，尿畅。舌苔白浊；脉弦缓。处方：山茱萸20克，山药15克，生地30克，茯苓30克，牡丹皮10克，金樱子10克，桑螵蛸20克，太子参30克，益智仁10克，生龙骨20克，生牡蛎30克，珍珠母30克，黄芪20克，玉竹30克。7剂，水煎服。

四诊　1997年3月20日。证治：颈项疼痛，头已不痛。舌苔薄白；脉沉缓。处方：生地20克，苍术20克，黄芪30克，金樱子20克，桑螵蛸20克，益智仁15克，山药20克，山茱萸20克，生龙骨20克，生牡蛎20克，茯苓30克，巴戟天10克。7剂，水煎服。

五诊　1997年3月27日。证治：腿痛减，现脚掌痛，后脊柱痛。舌苔根部薄白；脉沉缓。处方：狗脊15克，金樱子20克，益智仁20克，桑螵蛸15克，太子参20克，茯苓30克，生龙骨20克，生牡蛎20克，龟板20克，石菖蒲20克，远志10克，当归20克，土鳖虫5克，全蝎10克，蜈蚣1条。7剂，水煎服。

六诊　1997年4月8日。证治：症减。舌苔薄白；脉弦缓。处方：半夏10克，川芎

35 克，白芷 10 克，佩兰 10 克，羌活 10 克，藁本 10 克，蔓荆子 15 克，桑螵蛸 20 克，狗脊 10 克，菟丝子 15 克，全蝎 10 克，蜈蚣 1 条，黄芪 20 克，甘草 10 克。7 剂，水煎服。

七诊　1997 年 4 月 14 日。证治：症减。舌苔无异常；脉弦缓。处方：太子参 30 克，半夏 10 克，川芎 35 克，白芷 10 克，佩兰 10 克，羌活 10 克，藁本 10 克，蔓荆子 15 克，桑螵蛸 20 克，蜈蚣 1 条，全蝎 10 克，蔓荆子 15 克，狗脊 10 克，黄芪 20 克，甘草 10 克。7 剂，水煎服。

八诊　1997 年 4 月 25 日。证治：症明显好转，时有头晕，头痛。舌苔薄白；脉弦缓。处方：太子参 30 克，黄芪 30 克，何首乌 20 克，山茱萸 15 克，桑螵蛸 15 克，丹参 15 克，延胡索 10 克，川芎 35 克，白芷 10 克，佩兰 10 克，蔓荆子 10 克，菟丝子 10 克，狗脊 20 克，金樱子 10 克，生地 20 克，黄柏 5 克。7 剂，水煎服。

九诊　1997 年 5 月 6 日。证治：脱髓鞘症，近日又有头痛，颈后发凉。舌苔薄白；脉沉缓。处方：太子参 20 克，黄芪 30 克，蜈蚣 1 条，全蝎 10 克，生龙骨 20 克，甲珠 10 克，鹿角霜 10 克，茯苓 20 克，山茱萸 30 克，生牡蛎 20 克，山药 20 克，生地 20 克，金樱子 20 克，桑螵蛸 20 克。7 剂，水煎服。

十诊　1997 年 5 月 20 日。证治：仅双小腿疼痛，余症皆减。苔薄白；脉弦缓有力。处方：生地 30 克，鹿角霜 20 克，太子参 20 克，黄芪 30 克，女贞子 20 克，沙参 30 克，墨旱莲 20 克，全蝎 10 克，甲珠 10 克，蜈蚣 1 条，葛根 10 克，泽兰 10 克。7 剂，水煎服。

十一诊　1997 年 5 月 30 日。证治：双小腿疼，余症皆悉。舌苔白浊；脉弦缓。处方：当归 20 克，丹参 20 克，乳香 5 克，没药 5 克，苍术 10 克，全蝎 10 克，蜈蚣 1 条，甘草 15 克，甲珠 7 克，僵蚕 10 克。7 剂，水煎服。

十二诊　1997 年 6 月 10 日。证治：右侧头时有疼痛。舌苔薄白；脉沉缓。处方：茯苓 30 克，白术 20 克，全蝎 10 克，蜈蚣 1 条，骨碎补 20 克，甲珠 10 克，三七 10 克，生龙骨 20 克，生牡蛎 20 克，太子参 30 克，黄芪 30 克，水牛角 10 克，生地 30 克。7 剂，水煎服。

十三诊　1997 年 6 月 20 日。证治：今日晨起有阵发性头痛。舌苔薄白；脉弦缓。处方：生地 30 克，水牛角 15 克，白芍 40 克，葛根 10 克，川芎 15 克，延胡索 10 克，甲珠 10 克，全蝎 10 克，蜈蚣 1 条，白芷 5 克，钩藤 20 克，天麻 10 克。7 剂，水煎服。

十四诊　1997 年 7 月 7 日。证治：近日感冒，症状又复发，复视，颈项疼痛，胸闷。舌苔白浊；脉弦缓。处方：羚羊角 5 克，川芎 35 克，草决明 15 克，甲珠 10 克，珍珠母 20 克，全蝎 10 克，蜈蚣 1 条，僵蚕 10 克，山茱萸 20 克，生地 30 克，女贞子 20 克，墨旱莲 20 克，泽兰 15 克，钩藤 10 克，谷精草 20 克。7 剂，水煎服。

十五诊　1997 年 7 月 14 日。证治：脱髓鞘症已明显好转。苔薄白；脉沉缓。处方：十四诊方加黄柏 20 克。7 剂，水煎服。

十六诊　1997 年 9 月 1 日。证治：已无明显症状。苔薄白；脉弦缓。处方：羚羊角 10 克，全蝎 10 克，蜈蚣 1 条，龟板 20 克，山茱萸 30 克，生地 30 克，牡丹皮 10 克，茯苓 30 克，泽泻 5 克，金樱子 20 克，鹿角胶 5 克，丹参 20 克，没药 10 克，茜草 10 克，甲珠 10 克。7 剂，水煎服。

十七诊　1997 年 9 月 8 日。证治：已明显好转。苔薄白；脉沉缓。处方：羚羊角 10 克（另包），全蝎 10 克，蜈蚣 1 条，甲珠 10 克，没药 10 克，丹参 20 克，当归 20 克，川芎25克，茜草10克，桃仁5克，土鳖虫5克。7剂，水煎服。

十八诊　1997年9月22日。证治：脱髓鞘症，近日又感冒，头痛，头晕，无力。舌苔薄白；脉弦缓。处方：羚羊角10克，生地30克，水牛角20克，白芍40克，牡丹皮10克，玉竹20克，雷丸10克，天竺黄10克，木蝴蝶15克，生龙骨20克，生牡蛎20克，知母30克，龟板20克（另包）。7剂，水煎服。

十九诊　1997年9月29日。证治：乏力自汗。舌苔白浊；脉弦缓。处方：羚羊角10克，黑芝麻10克，全蝎10克，蜈蚣1条，甲珠10克，桑叶20克，生龙骨20克，生牡蛎30克，黄精20克，黄芪30克，防风20克，白术20克，龟板20克（另包），太子参15克，山茱萸15克。7剂，水煎服。

二十诊　1997年10月6日。证治：周身乏力，时有头晕。舌苔薄白；脉沉弦。处方：羚羊角10克，龟板20克（另包），全蝎10克，蜈蚣1条，天麻10克，白术20克，半夏10克，苍术10克，钩藤10克，土鳖虫5克，地龙10克，甘草15克，没药10克。7剂，水煎服。

二十一诊　1997年10月13日。证治：力增。舌苔白浊；脉弦缓。处方：羚羊角10克，龟板20克，全蝎10克，蜈蚣1条，天麻10克，天竺黄10克，木蝴蝶15克，威灵仙10克，白及10克，木瓜15克，茯苓50克，甘草10克。7剂，水煎服。

二十二诊　1997年10月20日。证治：症状已明显好转。舌苔薄白；脉弦缓。处方：羚羊角10克，当归10克，川芎15克，全蝎10克，蜈蚣1条，龟板20克，白芍30克，甘草15克，萆薢10克，益智仁10克，桑螵蛸10克，石菖蒲15克。7剂，水煎服。

二十三诊　1997年10月30日。证治：已无明显症状，时有半身麻木。舌苔薄白，中心微黄；脉沉缓。处方：羚羊角10克，水牛角15克，生地40克，白芍50克，黄精30克，太子参20克，丹参30克，甘草15克，山茱萸20克，茯苓30克，牡丹皮10克，甲珠10克，桑螵蛸20克，生龙骨20克，生牡蛎20克。7剂，水煎服。

服药加减治疗，调整至1997年12月22日，检查各项指标均为正常，告愈。

五、五官科

(一) 口腔疾病

精选验案与探讨

【例1】

姓名：吴某，性别：女，年龄：35岁。就诊时间：1999年5月9日。

证治　反复发作性口腔黏膜溃疡十余年。月经前期发作较多，或劳累或紧张或休息差时，均会诱发溃疡，疼痛，心烦，影响睡眠，伴有纳差，寐差，大便秘结，月经前期较多，每次发作多自行服用牛黄解毒片等清热药，曾好转过，但后已不效。检查见口内多发溃疡，溃疡面较大，较深，溃疡周围鲜红。舌质红，舌苔微黄；脉滑数。

本证系属胃肾阴虚，同时伴有血热，单纯用清热解毒已不能收效，故予以滋阴清胃、育阴和阳来消除溃疡，用清火消疡汤原方。

处方：升麻6克，黄连6克，当归6克，生地20克，牡丹皮20克，生石膏30克，牛膝10克，知母10克，麦冬15克，干姜6克，附子6克（先煎），玉竹20克，外用肉桂、儿茶粉末与麻油涂抹溃疡面。

服药7剂后，疼痛明显减轻，溃疡面有所收敛，无再发新溃疡。再服7剂，溃疡基本消退，大便通畅，诸证好转。以后，每逢经前即来服药一周，连服三个月，未再复发。

讨论：口腔溃疡临床十分常见，新发者用大量石膏有效，但久病者，单纯清热则无效，本方经验在于附子、干姜的运用，在于育阴和阳的治则。方中知母、麦冬、玉竹、生地、牡丹皮滋阴凉血清热，黄连泻心脾之火，生石膏泻胃火，升麻升清兼引药上行；单纯清热泻火易伤阳气，溃疡更不易愈合，故加干姜、附子以防伤阳，并起到育阴和阳的作用，阴阳调和，溃疡自愈。

【例2】

姓名：许某，性别：男，年龄：54岁。就诊日期：1980年1月5日。

证治　1970年春季起口内不适，咀嚼食物嘴痛，寻医求治，检查原因不明，服药不效，继之口内四周反复出现破溃，又在某医院诊为口腔溃疡，治之不效，于1973年赴沪求医，几家医院均诊为顽固性口腔溃疡，治疗时有好转，停药即发作。之后又去京、津等地治疗不效，返齐后治无转机，口痛重时注射哌替啶等药维持，1978年又患噎膈病，赴京诊为食管癌，准备手术期间，症状自行缓解，改诊为炎症。口腔仍然破溃，终日影响进食，出院后返齐在本厂医院维持治疗，时轻时重，近几个月胃纳不佳，心窝部痛，食后即便，日三四次，有不消化征，兹被介绍来中医院诊治。

检查 头、眼、耳、鼻、心、肺、四肢均正常，唯口腔内广泛性糜烂，新陈交织，口腔破溃处表面鲜红，胃脘区有轻度压痛，腹部柔软无包块。舌质绛红，舌苔薄白；脉沉缓。拟从脾胃阳伤，阴火虚张生热为治。

处方 党参40克，黄芪40克，附子15克，肉桂10克，干姜10克，连翘50克，生地20克，白茅根20克，防风30克，羌活5克。12剂，水煎服。

按语： 服十二剂后来诊，病情大见好转，口腔溃疡大部消失，嘱仍按前方服药。

一个月后因腹痛、腹泻来诊，仍遵前法重在升胃气。处方：党参25克，白芍25克，白术20克，黄连5克。水煎服，因其久病嘱坚持服此方。

二诊 1980年5月30日，口腔溃疡消失已月余，唯仍有腹痛、腹泻，又嘱继服前方两个月后，症状全部消失。追访至今未复发。

讨论： 口腔溃疡，经多年治之不效，反生飧泄，当究东垣所论，脾胃伤，始为热中，末传寒中，阴中火旺上腾，发为口腔溃疡，久而脾胃大虚，不能升浮，为阴火伤其生发之气所致，治以补脾胃泻阴火升阳气法，用升阳益胃汤守方治疗得效。当分阴火、阳火，阳火多实宜泻，阴火多虚当温补。临床辨证，必当慎欤。本病从脾胃论治，陈老认为，脾气宜健、宜补、宜升；而胃病的治疗宜温、宜通、宜降，在用凉药时也时常加些干姜、砂仁、神曲等顾护胃气的药物，因此，疗效倍增。

由此可见，陈老诊察疾病非常细致，四诊合参，周身遍求，尤重问诊与切诊，在问诊方面反复搜索病情，详尽无遗；切诊中以脉体迹象求真，动态至数，求气血经络之虚实，在疾病的复杂多变情况下，不为假象所迷惑，断定从脉从症的取舍。

类　案

【例1】

姓名： 付某，**性别：** 女，**年龄：** 43岁。**就诊日期：** 1995年1月20日。

证治 顽固性口腔溃疡。舌苔薄白；脉沉缓。处方：当归20克，黄芪30克，升麻10克，黄连15克，黄柏10克，肉桂10克，干姜10克，附子5克，儿茶5克，生石膏30克，生地40克，牡丹皮10克。7剂，水煎服。

二诊 1995年2月21日。证治：症好转。舌苔薄白；脉沉缓。处方：升麻10克，当归20克，黄连15克，生地20克，牡丹皮10克，肉桂10克，干姜10克，附子5克，生石膏50克，儿茶5克。7剂，水煎服。

【例2】

姓名： 刘某，**性别：** 女，**年龄：** 54岁。**就诊日期：** 1997年9月25日。

证治 顽固性口腔溃疡20年。舌苔白浊；脉沉缓。处方：黄柏30克，黄连20克，升麻10克，当归20克，生地40克，儿茶5克，生石膏40克，牡丹皮10克，肉桂10克，干姜10克，附子5克，砂仁5克。7剂，水煎服。

二诊　1997年10月6日。证治：服药后症减轻。舌苔白浊；脉沉缓。处方：升麻10克，黄连20克，生地40克，当归20克，牡丹皮10克，干姜10克，肉桂10克，鸡血藤30克，附子5克，生石膏30克，儿茶5克。7剂，水煎服。

【例3】

姓名：孙某，性别：女，年龄：35岁。就诊日期：1998年8月31日。

证治　顽固性口腔溃疡七月余，口舌溃烂。舌苔白浊；脉弦缓。处方：升麻10克，黄连20克，当归20克，生地40克，牡丹皮10克，大黄10克，石膏50克，干姜10克，肉桂10克，儿茶5克，砂仁10克，神曲10克，青皮20克，龙胆草15克。7剂，水煎服。

二诊　1998年9月21日。证治：顽固性口腔溃疡，服药后症减。舌苔薄白；脉弦缓有力。处方：升麻10克，黄连20克，当归20克，生地40克，牡丹皮10克，生石膏50克，干姜10克，肉桂15克，黄柏20克，知母30克，玄参15克，山药20克，儿茶15克，砂仁10克。7剂，水煎服。

【例4】

姓名：杨某，性别：女，年龄：43岁。就诊日期：1992年9月4日。

证治　口腔溃疡，舌下口唇数处溃疡面，周期性发作，大便干燥（长期服用果导片）3～4日一次，月经正常，尿不禁，夜寐多梦，舌苔白浊；脉弦缓。处方：鸡血藤25克，羌活15克，防风20克，连翘30克，何首乌35克，黄芩20克，神曲10克，柴胡20克，生地30克，大黄5克，儿茶10克。7剂。水煎服。

【例5】

姓名：李某，性别：女，年龄：50岁。就诊日期：2003年11月10日。

证治　顽固性口腔溃疡两年，舌溃烂，口疮鲜红，疼痛。舌苔薄白；脉沉缓无力。处方：党参50克，黄芪100克，地龙30克，赤芍20克，当归20克，附子15克，肉桂10克，干姜5克。7剂，水煎服。

二诊　2003年12月1日。证治：服药后症减。舌苔薄白；脉沉缓。处方：当归20克，生地40克，天花粉50克，知母30克，女贞子30克，墨旱莲30克，生石膏50克，党参30克，黄连15克，肉桂10克，干姜10克，儿茶10克（另包），青果15克，石斛20克，黄柏30克。7剂，水煎服。

【例6】

姓名：曲某，性别：女，年龄：50岁。就诊日期：1998年10月27日。

证治　顽固性口腔溃疡五年余，口唇脱皮，胃有烧灼感。舌苔白浊；脉沉细。处方：升麻10克，黄连20克，羚羊角10克，白芍40克，郁金20克，降香15克，当归20克，生地40克，牡丹皮10克，生石膏40克，肉桂10克，黄柏30克，知母20克，龙胆草15克，焦栀子20克，甘草15克。7剂，水煎服。

二诊 1998年11月3日。证治：口唇痒，脱皮。舌苔薄黄；脉沉缓。处方：前方投6剂，水煎服。

三诊 1998年11月12日。证治：口唇脱皮。舌苔白腻；脉沉缓。处方：金果榄10克，麦冬30克，儿茶15克，月石5克，胖大海5克，山豆根20克，升麻10克，黄连20克，白术50克，山药30克，黄柏30克，生石膏30克，肉桂10克，附子10克，干姜10克，石斛20克。7剂，水煎服。

四诊 1998年12月3日。证治：口腔溃疡，症同前。舌苔白浊；脉沉缓无力。处方：升麻10克，黄连20克，当归20克，生地40克，牡丹皮10克，焦栀子20克，肉桂10克，附子10克，干姜10克，女贞子40克，墨旱莲20克，寸冬30克，玉竹50克，金果榄10克。7剂，水煎服。

五诊 1998年12月11日。证治：口疮处，症减。舌苔白浊；脉弦缓无力。处方：山豆根10克，升麻10克，黄连20克，当归20克，生地40克，牡丹皮10克，焦栀子20克，肉桂10克，附子10克，干姜10克，女贞子40克，墨旱莲20克，寸冬30克，玉竹50克，金果榄10克。7剂，水煎服。

六诊 1998年12月25日。证治：口唇脱皮明显好转。舌苔薄白；脉沉缓。处方：金银花30克，连翘30克，黄芩30克，白术30克，板蓝根50克，败酱草20克，重楼20克，黄柏30克，知母40克，石斛20克，甘草15克，枳壳20克，神曲15克。7剂，水煎服。

七诊 1999年1月26日。证治：口唇起皮减轻，上腭发厚。舌苔厚腻；脉沉缓。处方：生地40克，当归20克，白芍40克，甘草20克，肉桂10克，附子10克，干姜10克，生石膏30克，黄连20克，黄柏30克，玄参15克，麦冬30克，女贞子20克，龟板15克。7剂，水煎服。

【例7】

姓名：王某，性别：男，年龄：55岁。就诊日期：1995年2月7日。

证治 口腔溃疡，扁平苔藓，舌苔白浊，舌下静脉瘀怒。边缘有齿痕；脉弦缓。处方：柴胡20克，连翘50克，紫花地丁20克，大蓟20克，黄连15克，儿茶5克，甘草15克，肉桂10克，干姜10克，附子5克，生石膏50克，升麻10克。7剂，水煎服。

【例8】

姓名：赵某，性别：女，年龄：56岁。就诊日期：1995年2月13日。

证治 顽固性口腔溃疡。舌苔白浊；脉沉缓有力。处方：黄连15克，升麻10克，黄柏20克，肉桂10克，干姜10克，附子5克，生石膏50克，当归20克，生地30克，玄参15克。7剂，水煎服。

【例9】

姓名：吴某，性别：女，年龄：52岁。就诊日期：1993年1月29日。

证治 口舌溃疡，硬痛五个月。头痛目干，大便干，2日一行。舌苔薄白，脉沉缓而涩。处方：儿茶10克，连翘30克，黄芩50克，黄连15克，柴胡20克，硼砂3克，丹参20克，干姜10克，大黄10克。7剂，水煎服。

【例10】

姓名：刘某，性别：女，年龄：60岁。就诊日期：1997年11月18日。

证治 口腔溃疡近三年，双腿酸沉无力，后背酸，易怒。舌苔薄白，舌质暗红；脉弦疾有力。处方：瓜蒌30克，木蝴蝶20克，葛根20克，泽兰30克，升麻10克，黄连15克，当归20克，生地40克，牡丹皮15克，生石膏30克，儿茶5克，肉桂10克，黄柏15克，知母20克。7剂，水煎服。

【例11】

姓名：张某，性别：男，年龄：46岁。就诊日期：1997年12月9日。

证治 顽固性口腔溃疡，腰痛。舌苔薄白；脉沉缓。处方：巴戟天20克，土鳖虫7克，仙茅15克，胡芦巴20克，延胡索20克，没药10克，附子10克，金樱子20克，生地30克，当归20克，三七10克，丹参20克，鸡血藤20克。7剂，水煎服。

【例12】

姓名：解某，性别：男，年龄：54岁。就诊日期：1998年2月5日。

证治 口腔溃疡，黏膜脱落，手麻。舌苔薄白，舌质鲜红；脉弦滑。处方：葛根20克，泽兰30克，黄芩30克，白芍40克，青皮20克，佛手30克，桂枝10克，当归20克，丹参30克，杜仲10克，生石膏40克，肉桂10克，干姜10克，黄连20克，生地40克。7剂，水煎服。

【例13】

姓名：孙某，性别：女，年龄：65岁。就诊日期：2003年11月11日。

证治 口腔有溃烂，舌麻木。舌苔白浊；脉弦缓微滑。处方：黄连10克，桑寄生30克，天竺黄15克，钩藤40克，莲子心10克，白茅根60克，薏苡仁20克，赤小豆20克，猪苓7克，车前子10克，石斛30克，生地30克，天花粉30克。7剂，水煎服。

【例14】

姓名：马某，性别：女，年龄：34岁。就诊日期：2003年1月2日。

证治 顽固性口腔溃疡半年余，大便秘结。舌苔薄白；脉沉弦。处方：升麻10克，黄连20克，当归30克，生地40克，牡丹皮10克，肉桂10克，干姜5克，儿茶5克，生石膏30克，砂仁20克。7剂，水煎服。

按语：肝经郁火过盛，胃火上行所致。

【例 15】

姓名：宿某，性别：女，年龄：31 岁。就诊日期：1996 年 9 月 17 日。

证治 舌痛，有裂纹。舌苔白浊；脉弦缓有力。处方：香附 15 克，延胡索 20 克，川楝子 10 克，郁金 20 克，木香 10 克，姜黄 10 克，鸡内金 10 克，黄连 20 克，连翘 30 克，白芍 20 克，青皮 20 克，枳壳 20 克。7 剂，水煎服。

【例 16】

姓名：任某，性别：男，年龄：19 岁。就诊日期：1999 年 12 月 3 日。

证治 口唇裂两年余，反复发作。舌苔薄白；脉弦缓。处方：白术 40 克，石斛 30 克，黄连 20 克，儿茶 5 克，干地 30 克，生石膏 40 克，升麻 10 克，牡丹皮 10 克，玄参 15 克，丹参 20 克。7 剂，水煎服。

【例 17】

姓名：李某，性别：女，年龄：18 岁。就诊日期：2001 年 2 月 16 日。

证治 唇干，裂口起皮，手脚凉。舌苔薄白；脉弦缓有力。处方：升麻 10 克，黄连 20 克，地黄 40 克，当归 30 克，牡丹皮 10 克，焦栀子 20 克，玉竹 50 克，石斛 30 克，生石膏 30 克，青皮 20 克，知母 40 克，盐柏 20 克，麦冬 30 克。7 剂，水煎服。

【例 18】

姓名：曾某，性别：女，年龄：60 岁。就诊日期：1998 年 11 月 23 日。

证治 口腔扁平苔藓两年余。舌苔白腻且有腐苔；脉沉弦。处方：山豆根 15 克，板蓝根 50 克，石斛 20 克，甘草 20 克，金果榄 10 克，麦冬 30 克，肉桂 15 克，干姜 10 克，黄柏 20 克，神曲 15 克，焦山楂 30 克，麦芽 30 克，土鳖虫 5 克，僵蚕 15 克，蝉蜕 30 克，乌梅 10 克，女贞子 40 克。7 剂，水煎服。

【例 19】

姓名：兰某，性别：女，年龄：64 岁。就诊日期：1998 年 9 月 25 日。

证治 夜烦，口腔干燥，口角溃烂，手足热，胃不适两年余。舌苔薄白，舌质暗红；脉弦缓有力。处方：升麻 10 克，黄连 20 克，当归 20 克，生地 40 克，牡丹皮 10 克，生石膏 30 克，儿茶 5 克，女贞子 20 克，墨旱莲 20 克，肉桂 10 克，干姜 5 克，砂仁 10 克，黄柏 20 克，知母 30 克，天冬 20 克。7 剂，水煎服。

【例 20】

姓名：胡某，性别：男，年龄：4 岁。就诊日期：1999 年 8 月 6 日。

证治 舌肿裂半年余，食刺激性食物时疼痛，喜冷饮。舌质红，无苔；脉弦缓有力。

处方：黄连10克，当归20克，生地30克，牡丹皮10克，生石膏50克，知母20克，儿茶5克，石斛20克，甘草20克。7剂，水煎服。

按语： 心经毒火炽盛所致。

二诊 1999年8月13日。证治：症同前，舌苔薄白；脉弦缓。处方：升麻10克，黄连20克，当归20克，干地黄30克，牡丹皮10克，生石膏40克，连翘30克，金银花20克，苍术15克，白术30克，石斛20克，甘草20克。7剂，水煎服。

三诊 1999年8月19日。证治：舌肿裂，服药后症减。舌苔薄白；脉弦缓。处方：儿茶5克，升麻10克，山豆根15克，当归20克，黄连15克，生地30克，生石膏40克，白术30克，肉桂5克，附子5克，甘草20克，石斛20克。7剂，水煎服。

四诊 1999年9月17日。证治：舌痛，有裂纹。舌苔白浊；脉弦缓有力。处方：香附15克，延胡索20克，川楝子10克，郁金20克，木香10克，姜黄10克，鸡内金10克，黄连20克，连翘30克，白芍20克，青皮20克，枳壳20克。7剂，水煎服。

【例21】

姓名： 赵某，**性别：** 男，**年龄：** 43岁。**就诊日期：1998年6月15日。**

证治 剥脱舌两年余，溃烂，疼痛，口腔有异味。舌苔白浊；脉弦滑而疾。处方：草薢30克，使君子50克，天竺黄10克，黄柏30克，知母20克，石菖蒲30克，乌梅10克，干姜10克，附子10克，生石膏30克，牡丹皮10克，地骨皮20克。7剂，水煎服。

【例22】

姓名： 李某，**性别：** 女，**年龄：** 48岁。**就诊日期：1998年10月30日。**

证治 舌麻木两月余，口唇亦时有麻木，手指麻，舌发凉。舌苔白浊微黄；脉沉缓。处方：葛根20克，泽兰30克，益母草50克，红花10克，川芎40克，白芍50克，丹参30克，钩藤50克，天麻10克，半夏15克，白术30克，草薢20克，枳壳15克，全蝎10克，蜈蚣1条。7剂，水煎服。

【例23】

姓名： 闫某，**性别：** 女，**年龄：** 38岁。**就诊日期：1998年11月5日。**

证治 舌硬，天凉加重，面部色黑。舌苔薄白；脉沉缓。处方：生地30克，芒硝5克，板蓝根50克，当归20克，皂矾5克，黄芪50克，石斛30克，淫羊藿30克，草薢20克，黄柏15克，苍术20克。7剂，水煎服。

【例24】

姓名： 丁某，**性别：** 女，**年龄：** 54岁。**就诊日期：1999年8月6日。**

证治 近三月舌麻木，疼痛，食欲二便尚可。舌苔白浊；脉弦滑。处方：党参20克，黄芪40克，葛根20克，石菖蒲30克，黄精30克，天麻10克，白术40克，半夏15克，瓜蒌30克，薤白10克，钩藤50克，远志10克，苍术20克，石斛20克，地龙30克，甘草15克。7剂，水煎服。

按语： 血分瘀滞，血脉循环不畅所致。

【例 25】

姓名： 金某，**性别：** 女，**年龄：** 60 岁。**就诊日期：** 1999 年 11 月 18 日。

证治 舌根硬，言语不便利两月余。舌苔薄白；脉弦疾有力。处方：干地30克，肉桂5克，附子5克，肉苁蓉10克，巴戟天10克，远志10克，山茱萸20克，赤芍20克，地龙30克，石斛20克，全蝎10克，僵蚕15克，茜草15克，黄连15克，五味子7克。7剂，水煎服。

【例 26】

姓名： 赵某，**性别：** 女，**年龄：** 54 岁。**就诊日期：** 1999 年 12 月 17 日。

证治 舌痛两年余，起初从舌尖开始疼痛，现疼痛面积逐渐扩大，舌有肿裂。舌苔薄白；脉弦疾有力。处方：葛根30克，泽兰30克，黄芩20克，夏枯草20克，干地30克，生石膏30克，升麻10克，牡丹皮10克，黄连15克，玄参15克，当归20克，白芍30克，石斛30克，儿茶5克。7剂，水煎服。

按语： 心肾瘀热夹杂胃热所致。

【例 27】

姓名： 张某，**性别：** 女，**年龄：** 35 岁。**就诊日期：** 2001 年 3 月 7 日。

证治 舌有裂纹，表面剥脱，食酸、咸食物时疼痛，已十年余，近两年加重。苔薄白；脉弱缓。处方：黄连20克，升麻10克，当归30克，生地40克，牡丹皮10克，焦栀子20克，生石膏30克，石斛30克，玉竹50克。7剂，水煎服。

【例 28】

姓名： 卢某，**性别：** 女，**年龄：** 60 岁。**就诊日期：** 2001 年 2 月 19 日。

证治 舌痛，有肿裂五年余，感冒后加重。舌苔薄白；脉弦而有力。处方：升麻10克，黄连20克，当归30克，生地40克，牡丹皮10克，生石膏30克，干姜5克，肉桂10克，连翘30克，柴胡30克，石斛30克。7剂，水煎服。

按语： 心肾阴火妄动所致，舌肿裂。

【例 29】

姓名： 闫某，**性别：** 男，**年龄：** 47 岁。**就诊日期：** 1996 年 1 月 5 日。

证治 牙痛十余天。舌苔灰腻；脉弦缓。处方：白豆蔻15克，杏仁10克，薏苡仁20

克，半夏 10 克，通草 10 克，升麻 10 克，酒黄连 15 克，当归 20 克，生地 20 克，生石膏 30 克，牡丹皮 10 克，延胡索 10 克。7 剂，水煎服。

【例 30】

姓名：高某，性别：女，年龄：53 岁。就诊日期：1992 年 7 月 3 日。

证治 发热，左侧牙龈肿痛。舌苔白浊；脉弦疾有力。处方：升麻 15 克，黄芩 15 克，黄连 20 克，当归 25 克，生地 30 克，牡丹皮 10 克，生石膏 50 克。7 剂，水煎服。

按语：该症为胃热性牙痛，以清胃散治之。

【例 31】

姓名：陈某，性别：男，年龄：48 岁。就诊日期：1997 年 1 月 13 日。

证治 牙关紧，耳鸣，眼睑跳三年余。舌苔薄白；脉弦滑而疾。处方：白附子 10 克，僵蚕 15 克，全蝎 10 克，白术 30 克，蝉蜕 15 克，石菖蒲 20 克，川芎 30 克，甘草 10 克，蜈蚣 1 条。7 剂，水煎服。

二诊 1997 年 1 月 20 日。证治：牙关紧减轻，耳鸣。舌苔薄白；脉弦细。处方：葛根 20 克，川芎 35 克，白附子 10 克，天南星 5 克，全蝎 10 克，酒黄连 10 克，焦栀子 20 克，紫石英 15 克，神曲 15 克，蜈蚣 1 条，地龙 15 克，黄芪 20 克。7 剂，水煎服。

三诊 1997 年 1 月 27 日。证治：舌苔薄白；脉弦数。处方：太子参 30 克，玉竹 40 克，石斛 30 克，茯苓 30 克，生地 40 克，水牛角 10 克，紫石英 20 克，石菖蒲 20 克，远志 10 克，地骨皮 10 克，山药 20 克，磁石 30 克，神曲 15 克，黄芪 30 克。7 剂，水煎服。

【例 32】

姓名：郭某，性别：女，年龄：57 岁。就诊日期：1997 年 11 月 7 日。

证治 牙龈红肿，疼痛。舌苔薄白；脉弦缓有力。处方：升麻 15 克，当归 20 克，黄连 15 克，生地 40 克，牡丹皮 10 克，生石膏 50 克，细辛 5 克，玄参 50 克，延胡索 20 克。7 剂，水煎服。

（二）耳科疾病

精选验案与探讨

【例】

姓名：李某，性别：女，年龄：16 岁。2002 年 5 月 5 日。

证治 患者主诉 3 月份患感冒后，有发热、咽痛等不适，继而突然发生耳聋、耳鸣，影响听课，曾到某医院耳鼻喉科住院治疗，静脉滴注抗生素等药物，不效，诊断其为神经性耳聋，令其出院服药治疗约月余，仍不效前来求治中医。其除耳聋、耳鸣外，饮食二便均正常。舌质淡，舌苔白而微黄；脉细稍数。处方：柴胡 20 克，川芎 30 克，香附 10 克，辛夷 5 克，黄芩 20 克，青皮 10 克，木香 10 克，石菖蒲 15 克，生地 30 克，玄参 10 克，神曲10克，磁石20克。7剂，水煎服。

按语：服药一周后，耳聋减轻，再继续服药两周，能接听电话，对方大声讲话可听到，但因耳中鸣响导致听辨力差，有时辨不清说的是什么，改方予以补益肝肾及升提中气又连续服药近3个月，只余有轻微耳鸣，嘱停药，自我康复。

讨论：耳聋、耳鸣是临床中常见病，各年龄段都可发生，且不易治愈；有些患者发生在感冒之后，突然出现耳聋、耳鸣，久治不愈，临床中通过反复实践，我们观察到用理气通窍的方药，称之为开窍通闭汤，收到较好效果。方中柴胡、香附、青皮、木香、石菖蒲、辛夷皆为辛香行气开窍之药，其中柴胡尚能升举阳气，石菖蒲所含挥发油能化痰湿、避秽浊、振清阳；木香除理气止痛之外，还能升降诸气；耳为肾所主，为胆经循环所过之处，柴胡入肝胆经，可引领诸药直达病所，以发挥行气通窍、升清降浊之效；川芎辛香走散，温通血脉，能上行巅顶头目，外彻皮毛，下达血海，行气活血，尚能祛血中之风寒等邪气；黄芩苦寒能清上泄下，走表达里，能清上焦邪热，凉血解毒，助上述各药排除致病之邪毒；生地、玄参滋肾阴，磁石咸寒，入肝心肾经，善能聪耳明目，三药同用滋肾聪耳，有助于开闭通窍疗耳聋之功；神曲消食和胃，因磁石难以消化，用神曲以助消化，兼能调和诸药。本方对于感冒发热伤及阴精后所出现之耳聋、耳鸣效果更好。

类　案

【例1】

姓名：杨某，**性别**：男，**年龄**：52岁。**就诊日期**：1997年4月15日。

证治　左耳鸣20余日，情绪焦躁。舌苔薄白，中心黄；脉弦滑有力。处方：金樱子30克，青皮20克，枳壳20克，蝉蜕20克，石菖蒲30克，生牡蛎50克，龙胆草10克，焦栀子20克，合欢皮10克，白薇10克，生地20克，黄柏10克，知母15克。7剂，水煎服。

二诊　1997年4月21日。证治：左耳鸣减轻，仍有焦虑。舌苔薄白；脉弦缓。处方：生地30克，山茱萸30克，茯苓20克，柴胡30克，川芎20克，香附15克，石菖蒲20克，黄柏15克，知母20克，黄芩30克，生牡蛎50克，太子参20克，骨碎补10克。7剂，水煎服。

三诊　1997年5月2日。证治：左耳鸣又加重。舌苔薄白；脉沉缓。处方：川芎30克，香附15克，防风10克，黄芩30克，石菖蒲20克，蝉蜕15克，生地30克，茯苓20克，金钱草30克，白花蛇舌草20克。7剂，水煎服。

四诊　1997年5月12日。证治：左耳鸣减轻。舌苔薄白；脉弦缓。处方：萆薢25克，石菖蒲30克，益智仁15克，川芎25克，香附10克，蝉蜕20克，骨碎补30克，何首乌20克，辛夷10克，金樱子20克，藿香10克，葛根20克。7剂，水煎服。

【例2】

姓名：李某，**性别**：女，**年龄**：56岁。**就诊日期**：1996年5月27日。

证治　头鸣耳鸣，口唇发麻。苔薄白；脉沉缓。处方：葛根20克，川芎40克，益母草 50 克，红花 7 克，何首乌 50 克，杜仲 10 克，泽泻 5 克，钩藤 50 克，天麻 10 克，白术 20 克，半夏 15 克，薄荷 15 克，地龙 20 克。7 剂，水煎服。

二诊　1996 年 6 月 10 日。证治：头晕耳鸣减轻。舌苔白浊；脉弦缓。处方：川芎 40 克，葛根 20 克，蝉蜕 15 克，骨碎补 20 克，石菖蒲 20 克，黄芩 30 克，生地 30 克，甘草 15 克，益母草 30 克，红花 5 克，泽兰 20 克。7 剂，水煎服。

【例 3】

姓名：李某，性别：女，年龄：63 岁。就诊日期：1991 年 11 月 22 日。

证治　耳鸣，眼花，头麻木，手足热，气短，寐差，不欲食。舌苔白浊，舌下静脉瘀怒；脉沉缓。处方：瓜蒌 50 克，薤白 15 克，半夏 15 克，橘红 20 克，枳实 15 克，川芎 25 克，竹茹 30 克，甘草 10 克，茯苓 35 克。6 剂，水煎服。

二诊　1991 年 12 月 3 日。证治：睡眠等症好转。仍耳鸣，微头晕，有时心悸气短，食欲转佳，眼干。舌苔白浊；脉弦缓，两关旺。处方：前方加菊花 30 克。6 剂，水煎服。

三诊　1991 年 12 月 10 日。证治：头晕耳鸣减轻，心悸未减，白天尚可，夜间重，出汗。舌苔薄白；脉弦缓。处方：瓜蒌 50 克，薤白 15 克，半夏 10 克，玉竹 50 克，郁金 15 克，丹参 20 克，川芎 35 克，当归 15 克，降香 10 克，钩藤 50 克。6 剂，水煎服。

【例 4】

姓名：郑某，性别：男，年龄：48 岁，就诊日期：1992 年 9 月 8 日。

证治　耳鸣。头目不清利，头后部发紧，腿部不适，7 个月，食少，大便正常。舌苔白腻；脉沉弱。处方：党参 20 克，黄芪 20 克，升麻 10 克，苍术 10 克，钩藤 30 克，荷叶 15 克，香附 10 克，川芎 35 克，藿香 15 克，牡皮 5 克。7 剂，水煎服。

按：用益气升阳、益清祛虚热法治之。阳气不能上达，浊阴不能下降。

【例 5】

姓名：张某，性别：男，年龄：26 岁。就诊日期：1998 年 12 月 29 日。

证治　耳鸣两月余，心烦，腹内气窜，身发热。舌苔白浊；脉弦缓有力。处方：香附 20 克，川芎 30 克，当归 20 克，木香 10 克，青皮 20 克，木蝴蝶 20 克，石斛 30 克，甘草 15 克，乌梅 10 克，神曲 15 克，佛手 30 克。7 剂，水煎服。

二诊　1999 年 1 月 4 日。证治：耳鸣减轻，身热减，腹有气窜减轻。苔薄白；脉弦疾。处方：前方加苦参 20 克。3 剂，水煎服。

三诊　1999 年 1 月 7 日。证治：身又发热，腹胀。舌苔薄白；脉弦滑。处方：香附 15 克，连翘 30 克，金银花 30 克，白芍 40 克，白术 30 克，山药 30 克，陈皮 15 克，郁金 20 克，木香 10 克，神曲 15 克，砂仁 10 克，木蝴蝶 20 克，麦芽 30 克，焦山楂 20 克，生地 30 克。5 剂，水煎服。

四诊　1999 年 1 月 12 日。证治：耳鸣减轻，仍有腹胀，阳痿。舌苔薄白；脉弦数。处方：太子参 30 克，黄芪 40 克，磁石 20 克，香附 15 克，连翘 30 克，金银花 30 克，白芎 40 克，白术 30 克，山药 30 克，陈皮 15 克，郁金 20 克，木香 10 克，神曲 15 克，砂仁 10 克，木蝴蝶 20 克，麦芽 30 克，焦山楂 20 克，生地 30 克。7 剂，水煎服。

五诊　1999 年 1 月 21 日。证治：耳鸣减轻，身热已愈。舌苔薄白；脉沉缓。处方：川芎 20 克，蝉蜕 20 克，太子参 30 克，黄芪 40 克，磁石 20 克，香附 15 克，连翘 30 克，金银花 30 克，白芍 40 克，白术 30 克，山药 30 克，陈皮 15 克，郁金 20 克，木香 10 克，神曲 15 克，砂仁 10 克，木蝴蝶 20 克，麦芽 30 克，焦山楂 20 克，生地 30 克。7 剂，水煎服。

六诊　1999 年 1 月 26 日。证治：耳鸣减轻，时有阳痿。舌苔薄白；脉沉缓。处方：黄芪 40 克，党参 20 克，黄柏 30 克，知母 40 克，石斛 30 克，淫羊藿 40 克，巴戟天 20 克，土鳖虫 10 克，生地 30 克，砂仁 10 克，天冬 20 克，甘草 15 克。7 剂，水煎服。

七诊　1999 年 2 月 5 日。证治：时有耳鸣，遗精，滑精。舌苔白浊；脉弦数有力。处方：锁阳 50 克，芡实 30 克，莲须 20 克，龙骨 30 克，山茱萸 40 克，熟地 20 克，砂仁 10 克，天冬 20 克，黄柏 20 克，知母 30 克，石斛 20 克，甘草 15 克。7 剂，水煎服。

八诊　1999 年 2 月 12 日。证治：耳鸣进一步减轻，遗精减轻。舌苔薄白；脉弦滑有力。处方：川芎 15 克，蝉蜕 10 克，锁阳 50 克，芡实 30 克，莲须 20 克，龙骨 30 克，山茱萸 40 克，熟地 20 克，砂仁 10 克，天冬 20 克，黄柏 20 克，知母 30 克，石斛 20 克，甘草 15 克。7 剂，水煎服。

【例 6】

姓名：邵某，性别：男，年龄：54 岁。就诊日期：1995 年 2 月 16 日。

证治　神经性耳聋，后脑发木。舌苔白浊；脉弦缓。处方：川芎 40 克，防风 20 克，羌活 10 克，葛根 20 克，蝉蜕 30 克，僵蚕 10 克，蒺藜 20 克，生地 30 克，白芍 40 克，郁金 15 克，香附 15 克，沉香 10 克，砂仁 10 克。7 剂，水煎服。

【例 7】

姓名：徐某，性别：女，年龄：25 岁。就诊日期：1996 年 11 月 25 日。

证治　耳鸣，失眠。舌苔薄白；脉弦细。处方：葛根 20 克，川芎 35 克，益母草 40 克，泽兰 30 克，红花 5 克，焦栀子 20 克，黄芩 30 克，柴胡 30 克，青皮 20 克，龙骨 20 克，牡蛎 20 克，夜交藤 50 克，合欢皮 15 克，炒酸枣仁 15 克，生地 30 克。7 剂，水煎服。

【例 8】

姓名：周某，性别：男，年龄：49 岁。就诊日期：1997 年 11 月 21 日。

证治　耳鸣五年余，现伴有耳聋，心脏不舒。舌苔薄白；脉沉迟。处方：石菖蒲 30 克，川芎 40 克，白芍 50 克，威灵仙 20 克，骨碎补 30 克，蝉蜕 15 克，细辛 5 克，生地 30 克，金樱子 20 克，菟丝子 15 克，女贞子 20 克，墨旱莲 20 克，覆盆子 15 克，山茱萸 30 克。7 剂，水煎服。

【例9】

姓名：范某，性别：男，年龄：46岁。就诊日期：1998年9月11日。

证治　耳鸣二十余年，近两年腰酸沉，行走多时疼痛加重。舌苔薄白；脉沉滑。处方：淫羊藿60克，石斛30克，石菖蒲30克，肉苁蓉10克，生地20克，砂仁10克，乌药15克，萆薢30克，蝉蜕20克，川芎30克，香附15克，甘草20克，金樱子30克，巴戟天20克，土鳖虫5克，仙茅10克。7剂，水煎服。

按：肾虚性耳鸣。

【例10】

姓名：孙某，性别：男，年龄：54岁。就诊日期：1999年3月26日。

证治　右耳鸣一周余，近两天头痛，周身乏力，不适。舌苔薄白；脉弦缓。处方：川芎30克，香附15克，白芍40克，石斛20克，甘草30克，枳壳20克，全蝎5克，蜈蚣1条，柴胡30克，郁金20克，降香10克。7剂，水煎服。

【例11】

姓名：徐某，性别：女，年龄：58岁。就诊日期：1999年4月27日。

证治　耳鸣，甚时有脑鸣三月余，睡眠差。苔薄黄；脉弦缓无力。处方：葛根60克，蝉蜕30克，川芎40克，香附15克，夜交藤50克，柴胡20克，龙胆草15克，焦栀子15克，炒酸枣仁30克，当归15克，生地20克，石菖蒲30克，合欢皮15克，生龙骨30克，生牡蛎30克。7剂，水煎服。

【例12】

姓名：罗某，性别：男，年龄：50岁。就诊日期：1999年5月20日。

证治　左耳鸣四月余，如蝉鸣。苔薄黄；脉沉细而弱。处方：葛根60克，泽兰30克，川芎25克，香附15克，蝉蜕15克，山茱萸30克，生地30克，白术20克，女贞子20克，石菖蒲30克，茯神20克，党参20克，墨旱莲20克，石斛30克。7剂，水煎服。

【例13】

姓名：王某，性别：女，年龄：45岁。就诊日期：1999年6月12日。

证治　耳鸣两年余，眩晕，重时恶心，呕吐，目不能睁。舌苔薄白；脉沉缓。处方：半夏20克，白术40克，茯苓30克，甘草20克，竹茹20克，枳壳20克，石菖蒲30克，薄荷20克，蝉蜕15克，川芎20克，石斛20克。7剂，水煎服。

按语：耳源性眩晕（痰湿所致）。

【例14】

姓名： 吴某，**性别：** 女，**年龄：** 43岁。**就诊日期：** 1999年10月19日。

证治 双耳神经性耳聋（生气后发生）一年余，小声音听不见，听力明显减退。舌苔薄白；脉弦滑。处方：香附30克，细辛5克，川芎40克，葛根15克，蔓荆子20克，升麻10克，党参15克，黄芪30克，白芍50克，焦栀子20克，黄芩30克，石斛30克。7剂，水煎服。

（三）鼻科疾病

精选验案与探讨

【例1】

姓名： 陈某，**性别：** 男，**年龄：** 23岁。**就诊日期：** 1965年春。

证治 年轻时反复发作过敏性鼻炎、鼻渊多年，以致后来竟长出鼻息肉，鼻塞，曾手术治疗后复发。处方：辛夷15克，白芷15克，川芎25克，薄荷15克，细辛3克，苍耳子6克，黄芩25克，生地25克，石膏15克，黄芪25克。可配合攒竹穴针刺1分或半分深，留针5分钟，勤捻动，通利经气。

讨论： 肺经湿热上蒸于脑，入鼻而生息肉；清阳不升，浊阴上逆，浊气上烁于脑，则鼻流浊涕为渊；方中辛夷散风寒通鼻窍，为治疗鼻渊头痛之良药；辛夷与白芷共引清阳上行于脑；细辛与苍耳子、川芎、白芷、薄荷宣通鼻窍，透脑止涕；石膏、黄柏、生地清热燥湿排毒，治疗鼻渊流涕；一般鼻过敏者，乃与表虚卫外不固有关，故本方加用黄芪以固表，增强机体免疫力，减少过敏；诸药同用，共同起到疏风清热、升清降浊、通窍醒脑而治疗鼻息肉、鼻渊、鼻塞及过敏性鼻炎的作用。肺为娇脏，易受外感，易受内伤，患病容易，变化迅速，治疗不易彻底。因此，治疗肺系疾病，医生应特别认真仔细辨证，用药宜能攻能守，恰当运用寒热温凉。

【例2】

姓名： 莫某，**性别：** 男，**年龄：** 17岁。**就诊日期：** 2000年春诊治。

证治 逢天气变化，或无明显诱因即出现眼、鼻、耳、咽喉痒，干痛不适，鼻塞，打喷嚏，呼吸困难，流泪，声音嘶哑，轻微咳嗽，耳鼻喉科检查提示咽喉充血，鼻黏膜肿胀，扁桃体Ⅰ度肿大，诊为过敏性鼻炎，服用抗生素等药不效，影响学业，求中医调理。处方：辛夷10克，白芷10克，藿香10克，防风15克，炒苍耳6克，细辛6克，牛蒡子15克，炙甘草10克，桔梗15克，青果10克，沙参20克，杏仁10克，茯苓20克，法半夏10克，陈皮10克，诃子6克，乌梅6克。14剂，水煎服。

按： 连续服药2周，诸证悉愈，后每逢该病发作，即服此方，均有效。

讨论： 许多人在冬春季节对气候或花粉过敏，经常遇风就打喷嚏，流眼泪，咽痒，鼻塞，咳嗽，甚至影响发声，导致声音嘶哑，语言不利，从临床中观察，此属风寒过敏者居多，因鼻而影响咽喉，继而出现咳嗽，故治疗鼻咽部过敏是治疗的主要着眼点，鼻敏喉咳方是我们临床多年总结出的经验方，用辛夷、白芷、藿香、防风、细辛、炒苍耳疏风解表、散寒止痛、宣通鼻窍、燥湿止涕；牛蒡子、桔梗、青果利咽喉疏风清热，沙参、乌梅、诃子生津液润喉，收敛肺气而止咳；杏仁、法半夏、陈皮、茯苓宣肺燥湿化痰而止咳，可减少因过敏导致的分泌物过多。诸药合用，起到了疏风解表、脱敏止涕、化痰止咳之效，治疗过敏性鼻、咽、喉炎及气管炎功效良好。

类 案

【例1】

姓名：李某，性别：女，年龄：34岁。就诊日期：1996年9月5日。

证治　鼻炎，鼻塞不通，头痛，晨起流清涕。舌苔白浊；脉弦滑。处方：辛夷15克，白芷10克，苍耳5克，细辛5克，薄荷20克，川芎40克，黄柏50克，知母30克，延胡索10克，竹茹20克，枳实20克，生石膏30克。7剂，水煎服。

二诊　1996年9月12日。证治：鼻炎，服药后减轻。舌苔薄白；脉弦缓。处方：川芎50克，辛夷15克，细辛5克，苍耳5克，白芷10克，黄柏30克，黄连15克，甘草20克，生石膏50克，桑白皮20克，生地30克。7剂，水煎服。

【例2】

姓名：海某，性别：女，年龄：31岁。就诊日期：1995年2月17日。

证治　鼻炎，鼻塞，周身不适。舌苔薄白；脉弦细。处方：辛夷15克，细辛5克，薄荷15克，白芷10克，苍耳3克，黄芩30克，黄连15克，青皮15克，生地20克，沙参30克，枇杷叶15克。7剂，水煎服。

【例3】

姓名：刘某，性别：女，年龄：18岁，就诊日期：1992年8月14日。

证治　头痛，鼻塞流黄涕，鼻衄，胸闷、气短、善太息、乏力。舌苔薄白，舌下静脉瘀怒；脉沉缓。处方：辛夷15克，川芎30克，连翘15克，白芷10克，黄连10克，黄芩20克，生石膏20克，甘草10克，青皮15克，细辛5克，薄荷15克。7剂，水煎服。

按：该证内因由胆经之热上移，外感风寒凝郁而成，以辛夷、白芷、细辛通鼻窍，助以苦寒清热，少佐理气之品。

【例4】

姓名：韩某，性别：男，年龄：42岁，就诊日期：1993年2月12日。

证治　鼻干，鼻塞，一年余，有时头晕，不欲食。舌苔薄白；脉弦缓。处方：辛夷10克，细辛5克，白芷10克，藿香20克，竹茹15克，神曲10克，焦山楂20克，生地15克，焦柏15克，牡丹皮10克。7剂，水煎服。

按：胃中有郁热，胃气上冲所致。

【例5】

姓名：刁某，性别：女，年龄：18岁。就诊日期：1995年2月24日。

证治　鼻炎十年余。舌苔薄白；脉弦滑。处方：辛夷15克，细辛5克，苍耳子3克，白芷10克，薄荷15克，黄柏30克，生石膏30克，桑白皮20克，生地20克，黄芩15克，甘草10克，桂枝10克。7剂，水煎服。

【例6】

姓名：霍某，性别：女，年龄：48岁。就诊日期：1998年8月4日。

证治　鼻炎，鼻塞。舌红舌苔白浊；脉弦疾。处方：辛夷25克，白芷10克，薄荷20克，细辛5克，川芎30克，桑叶30克，生石膏50克，黄柏30克，当归20克，白芍40克，知母30克，砂仁10克。7剂，水煎服。

【例7】

姓名：石某，性别：男，年龄：26岁。就诊日期：1998年8月4日。

证治　鼻炎。舌苔薄白；脉弦滑。处方：桑叶60克，连翘30克，金银花30克，生地30克，辛夷20克，白芷10克，细辛5克，薄荷20克，生石膏40克，黄柏50克，知母20克。7剂，水煎服。

【例8】

姓名：朱某，性别：男，年龄：10岁。就诊日期：2000年7月28日。

证治　鼻塞（夜晚不通气），过敏性鼻炎，虫蝎过敏。舌苔薄白；脉沉缓。处方：干地20克，水牛角10克，白芍20克，牡丹皮5克，苍耳子2克，白芷10克，黄连10克，薄荷10克，石斛15克，黄芪20克。7剂，水煎服。

【例9】

姓名：石某，性别：男，年龄：40岁。就诊日期：1996年4月11日。

证治　鼻咽癌，吞咽困难，舌硬。舌苔白浊，中心黄燥，舌体胖大；脉缓无力。处方：辛夷15克，白芷10克，薄荷15克，黄芪30克，沙参50克，菟丝子20克，牛蒡子15克，石菖蒲30克，太子参20克，女贞子20克，墨旱莲20克，乳香10克，没药10克。7剂，水煎服。

【例10】

姓名：张某，性别：女，年龄：25岁。就诊日期：1996年3月4日。

证治　鼻流清涕两年余，近两月加重，每晚加重，清涕如水样。舌苔中心白腻；脉弦缓。处方：辛夷10克，细辛5克，白芷10克，薄荷20克，生地30克，生石膏20克，防风20克，桑叶30克，苍耳子3克。7剂，水煎服。

【例11】

姓名：王某，性别：女，年龄：45岁。就诊日期：1999年8月17日。

证治 感冒后嗅觉减退，味觉失灵，三月余。舌苔薄白；脉弦缓。处方：辛夷10克，白芷10克，细辛5克，薄荷20克，柴胡15克，石斛20克，柴胡20克，白术40克，郁金20克，木香7克，苍耳子3克。7剂，水煎服。

【例12】

姓名：孟某，性别：男，年龄：34岁。就诊日期：1998年9月14日。

证治 嗅觉失常，味觉失灵，三月余。舌苔薄白；脉弦长有力。处方：辛夷15克，细辛5克，川芎30克，赤芍15克，苍术20克，砂仁10克，白芷10克，羌活15克，薄荷15克，石菖蒲30克，苍耳子3克，桑叶30克，没药10克，蝉蜕20克，僵蚕15克。7剂，水煎服。

（四）咽喉科疾病

精选验案与探讨

【例1】

姓名：傅某，性别：男，年龄：46岁。就诊日期：1986年3月30日。

证治 咽喉干燥多年。甚者咽干连及胸内发干，夜间重，伴咽喉隐痛，西医诊为慢性咽炎，服用诸多消炎药不效，故求治于中医。诊时咽峡部充血发红，舌红少津，无苔，并有纵裂，语音不爽；脉弦有力。处方：山豆根15克，射干10克，黄柏15克，金果榄10克，玄参15克，生地25克，天花粉50克，麦冬30克，柴胡20克，白芍20克。7剂，水煎服。

按语：服用7剂，七天后，二诊时患者诉，服药3剂，咽干大减，口内有津液，但舌纵裂依然存在，继续投药3剂，气津充足，能上济滋润咽喉，则咽干消失，病告痊愈。经随访舌裂逐渐恢复，疗效满意。该患又介绍多名同类患者，均按此方治疗，皆收满意效果，实践证明养阴生津法对治疗咽炎有疗效。

讨论：古有"人年四十而阴气自半"之说，很多四十多岁之人，夜晚易出现口干、咽干，伴咽喉隐隐作痛之感，感冒时加重；但并无糖尿病、甲亢等疾病，西医一般皆诊为慢性咽炎，特点皆为久治不愈。中医认为，随着年龄增长，特别四十岁以后之人，体内腺体分泌减少，气阴不足，加之有内热，咽喉为气道之门，内热熏蒸气道，则出现咽干，语音不爽，甚者口渴、口苦等，本例尚有舌红少津无苔，并有纵裂，其阴虚内热诊断无疑，故治以清热生津，养阴润喉。

陈老经多年临床实践总结出用清热生津法为主的润喉汤来治疗，获得了较满意的效果，故将此方命名为润喉汤。山豆根、射干、金果榄均为苦寒药，能清热解毒，利咽消肿，为治喉症之要药，也为本方之主药；黄柏善清虚热，四药合用，对阴虚火盛之咽干口燥可起到良好的清热作用；元参、生地、天花粉、麦冬、白芍皆有养阴生津之效；柴胡升浮，能升举清阳，又可疗咽干；诸药合用，共奏清热生津、养阴润喉之功效。

【例2】

姓名：林某，**性别**：女，**年龄**：40岁。**就诊日期**：**1990年10月5日**。

证治 因工作性质的原因，经常讲话，工作十余年后，逐渐声音嘶哑，讲话费力，逢讲话多时或休息不好时，或者感冒时，常会出现咽喉干痛，曾到耳鼻喉科检查诊治，认为是声带肥厚所致的慢性咽炎，服用一些消炎药，初服尚感轻松，服久则无效，故前来就诊中医，检查时见其体较瘦。舌红少津，苔薄少，咽喉充血；脉细缓。属久病气阴两虚，阴津不足。处方：桃仁9克，红花9克，当归10克，生地12克，玄参9克，沙参20克，柴胡10克，桔梗15克，甘草20克，金果榄12克，党参30克，黄芪20克，黄精30克。7剂，水煎服。并用金莲花、山楂、麦冬、甘草各适量代茶饮，服用月余，疗效甚佳，后来仅饮茶即可，不再服药。

讨论：许多人因职业原因导致声带肥厚、声带息肉或小结而声音嘶哑，讲话费力。中医认为，系劳伤过度，耗气伤阴，气阴两虚，气不行血，气滞血瘀所致，此乃因虚致实而形成的声带肥厚、息肉、小结；阴虚濡养滋润不足，故咽干或伴有干咳；气虚则讲话无力、费力等。方中桃仁、红花、当归活血，生地、玄参、沙参滋阴润燥，柴胡理气，桔梗、甘草即为桔梗汤，专治少阴病咽痛；金果榄也为清热解毒、利咽止痛之药，党参、黄芪、黄精等补气药则为滋补正气。诸药合用，气阴双补，共奏活血润燥、清热利咽、消肿止痛、益气育音之功。

类　案

【例1】

姓名：宋某，**性别**：女，**年龄**：12岁。**就诊日期**：**1996年7月9日**。

证治 经常扁桃体发炎，红肿，易患感冒。苔薄白；脉弦疾。处方：连翘30克，鱼腥草30克，桔梗15克，牛蒡子10克，紫菀5克，桑白皮15克，地骨皮10克，甘草15克，知母20克，麦冬20克，大黄5克，厚朴10克，枳壳10克，黄芩20克。7剂，水煎服。

二诊 1996年8月9日。证治：服药后咽峡红减轻，仍肿但不痛。苔薄白；脉弦缓。处方：连翘30克，蒲公英40克，金银花15克，麦冬15克，生地15克，黄芩20克，紫草20克，白茅根15克，牛蒡子10克，山豆根5克。7剂，水煎服。

【例2】

姓名：韩某，**性别**：男，**年龄**：36岁。**就诊日期**：**1996年11月21日**。

证治 咽喉部，噎塞感三个月。舌苔薄白；脉弦滑。处方：青皮30克，枳壳20克，木香10克，沉香15克，紫苏20克，法半夏15克，山豆根20克，玄参20克，厚朴20克，金果榄10克，麦冬30克，竹叶5克。7剂，水煎服。

二诊 1996年11月28日。证治：咽部噎塞感，服药后症减。舌苔无异常；脉弦滑。处方：前方加胖大海5克，水煎服。

【例3】

姓名：高某，性别：女，年龄：30岁。就诊日期：1999年11月19日。

证治 分娩后生气而发生喉咙痛五年，时轻时重，咽峡充血，无肿胀。舌苔薄白；脉弦缓。处方：山豆根15克，射干10克，金果榄10克，桂枝15克，麦冬30克，胖大海5克，金银花20克，青皮20克，佛手30克，木蝴蝶20克，石斛20克。7剂，水煎服。

二诊 1999年11月26日。证治：服药后症同前，喉咙痛。苔薄白；脉沉缓。处方：青皮20克，佛手40克，木蝴蝶20克，山豆根10克，射干10克，胖大海5克，金银花30克，竹叶10克，木通5克，石斛30克，甘草20克，延胡索15克，赤芍10克，川芎10克。7剂，水煎服。

【例4】

姓名：马某，性别：女，年龄：25岁。就诊日期：1996年1月4日。

证治 咽喉部痛两月余，扁桃体肥大，咽峡红肿。舌苔薄白；脉沉弦。处方：金银花20克，山豆根10克，射干10克，麦冬30克，金果榄10克，胖大海5克，生地20克，连翘30克，青皮15克，甘草10克。7剂，水煎服。

二诊 1996年1月11日。证治：甲状腺肥大。舌苔薄白；脉沉缓。处方：前方加生地30克，玄参20克。7剂，水煎服。

【例5】

姓名：赵某，性别：男，年龄：28岁。就诊日期：1996年2月5日。

证治 咽喉疼痛，喑哑。舌苔薄白，边缘有齿痕；脉弦缓。处方：郁金20克，降香10克，延胡索20克，丹参20克，当归20克，乳香10克，没药10克，甘草15克。7剂，水煎服。

【例6】

姓名：耿某，性别：女，年龄：52岁。就诊日期：1996年4月8日。

证治 咽干，喑哑，口干无津，尿多，咳嗽带血丝，四个月。舌苔薄白，舌下静脉瘀怒；脉沉缓，时有停跳。处方：天花粉50克，葛根20克，菟丝子10克，鸡内金10克，麦冬30克，生地40克，牡丹皮10克，当归20克，白芍20克，玄参15克，苍术15克，山豆根10克，射干10克。7剂，水煎服。

【例7】

姓名：王某，性别：男，年龄：26 岁。就诊日期：1996 年 6 月 6 日。

证治　咽干，喉咙有阻塞感，口干、口渴。苔薄白，舌根部微黄；脉弦缓有力。处方：龙胆草 10 克，焦栀子 20 克，黄芩 30 克，柴胡 20 克，生地 30 克，连翘 40 克，金银花 20 克，蒲公英 50 克，青皮 20 克，枳壳 20 克，白蔻仁 15 克，薏苡仁 30 克，生石膏 30 克。7 剂，水煎服。

【例8】

姓名：张某，性别：女，年龄：31 岁。就诊日期：1996 年 6 月 10 日。

证治　咽痛，周身不适，胃胀，头晕。舌苔薄白；脉弦细。处方：鱼腥草 50 克，桔梗 20 克，黄芩 30 克，板蓝根 50 克，炙百部 10 克，杏仁 10 克，紫菀 10 克，款冬花 20 克，枇杷叶 15 克，苏叶 15 克，桑叶 20 克，麦冬 20 克，黄柏 20 克，知母 30 克。7 剂，水煎服。

【例9】

姓名：白某，性别：女，年龄：50 岁。就诊日期：1996 年 6 月 18 日。

证治　一周前咽喉部痛，发冷，发热，不欲食。苔薄白；脉沉滑。处方：鱼腥草 50 克，桔梗 20 克，黄连 20 克，橘红 20 克，炙百部 10 克，紫菀 10 克，款冬花 20 克，白薇 20 克，枇杷叶 20 克，杏仁 10 克，前胡 20 克，五味子 10 克，黄芩 50 克。7 剂，水煎服。

【例10】

姓名：于某，性别：女，年龄：34 岁。就诊日期：1996 年 7 月 2 日。

证治　咽喉部疼痛半月余，时重时轻。舌苔白浊；脉弦疾。处方：生地 20 克，金果榄 10 克，胖大海 5 克，麦冬 30 克，竹叶 10 克，黄柏 20 克，黄芩 30 克，连翘 30 克，金银花 20 克，大蓟 15 克，大黄 3 克，甘草 15 克。7 剂，水煎服。

【例11】

姓名：孙某，性别：女，年龄：43 岁。就诊日期：1996 年 7 月 5 日。

证治　咽喉肿痛，有肾结核病史，近两日又发腰痛。舌苔白浊；脉弦缓。处方：连翘 30 克，金银花 30 克，紫草 10 克，黄芩 30 克，佛手 50 克，大蓟 20 克，葛根 30 克，蒲公英 50 克，生地 30 克，茯苓 20 克，甘草 15 克，知母 30 克，牛蒡子 15 克。7 剂，水煎服。

【例12】

姓名：郑某，性别：女，年龄：30 岁。就诊日期：1996 年 9 月 3 日。

证治　自觉喉咙发干，口唇及口腔烧灼感一月余，咽峡发红。舌苔白浊；脉沉缓。处方：黄柏 20 克，山豆根 10 克，射干 10 克，生地 30 克，玄参 20 克，黄芩 15 克，金果榄

10克，麦冬30克，白茅根30克，紫草10克，连翘30克。7剂，水煎服。

【例13】

姓名：郑某，性别：男，年龄：47岁。就诊日期：1996年10月4日。

证治　咽喉部不适，红肿，平卧时有憋闷感，三月余。舌苔薄白，舌质红；脉弦缓有力。处方：山豆根15克，生地40克，黄柏20克，知母30克，麦冬30克，金银花20克，竹叶5克，胖大海5克，射干10克，金果榄10克。7剂，水煎服。

【例14】

姓名：曹某，性别：女，年龄：60岁。就诊日期：1996年10月24日。

证治　咽喉紧，时有疼痛，一年余，周身不适。舌苔薄白；脉弦滑。处方：山豆根20克，射干10克，金果榄15克，麦冬20克，胖大海5克，甘草15克，生地30克，青皮20克，葛根20克，川芎15克，郁金20克，降香10克，酒大黄10克，枳壳20克。7剂，水煎服。

【例15】

姓名：徐某，性别：女，年龄：36岁。就诊日期：1996年11月28日。

证治　咽喉部溃烂两月余，不欲食。苔白浊；脉沉弦而疾。处方：金果榄10克，山豆根15克，射干10克，黄芩20克，黄连15克，升麻5克，生石膏30克，当归20克，生地20克，麦冬50克，大黄5克，甘草10克。7剂，水煎服。

【例16】

姓名：王某，性别：女，年龄：34岁。就诊日期：1996年11月28日。

证治　咽喉部痛半年余。舌苔薄白；脉弦缓。处方：板蓝根50克，山豆根20克，射干10克，金果榄10克，玄参15克，麦冬20克，黄柏20克，知母30克，连翘30克，紫草20克。7剂，水煎服。

【例17】

姓名：仇某，性别：男，年龄：75岁。就诊日期：1997年4月21日。

证治　喉咙干燥二十余年。舌苔薄白；脉弦滑有力。处方：女贞子20克，墨旱莲20克，黄柏30克，知母30克，白芍30克，生地30克，麦冬20克，玄参30克，玉竹50克，龙胆草10克，柴胡15克，郁金10克，焦栀子20克。7剂，水煎服。

【例18】

姓名：姜某，性别：女，年龄：56岁。就诊日期：1998年1月20日。

证治　喉痛，喉中干涩，口渴、脑鸣、心悸。舌苔薄白；脉沉缓无力。处方：天花粉

50克，玉竹50克，石斛30克，羚羊角5克，桑螵蛸10克，黄精20克，苍术15克，佛手30克，青皮20克，厚朴20克，夏枯草15克，生地40克，麦冬30克，地骨皮15克。7剂，水煎服。

【例19】

姓名：刘某，性别：男，年龄：60岁。就诊日期：1998年11月6日。

证治　喑哑半月余，时有痰。舌苔薄白，舌质红；脉沉缓。处方：桑叶60克，苏叶20克，杏仁10克，桔梗20克，黄芩20克，白花蛇舌草30克，菊花20克，麦冬20克，天冬20克，石斛30克，白芍20克，甘草15克。7剂，水煎服。

【例20】

姓名：郎某，性别：女，年龄：36岁。就诊日期：1998年9月7日。

证治　三个月前突然失音，近半月能说话，但喑哑，颠顶痛，喜按。舌苔薄白；脉沉弦。处方：苏叶20克，桑叶50克，防风30克，橘红10克，麦冬20克，金银花20克，生地20克，芦根15克，白芍40克，焦栀子20克，黄柏20克，石斛30克，五味子5克，甘草10克。7剂，水煎服。

【例21】

姓名：石某，性别：女，年龄：50岁。就诊日期：2000年9月15日。

证治　声带息肉，声音沙哑半年余。舌苔薄白；脉沉弦。处方：鱼腥草50克，桔梗20克，杏仁10克，橘红20克，白花蛇舌草30克，半枝莲20克，金银花30克，桑叶40克，枇杷叶20克，焦山楂20克，乌梅10克。7剂，水煎服。

【例22】

姓名：林某，性别：男，年龄：43岁。就诊日期：2001年2月19日。

证治　咽喉疼痛两年余，血压高，头晕，胀痛。舌苔薄白；脉沉缓无力。处方：白芍40克，白术20克，沉香15克，怀牛膝30克，赭石30克，生地40克，黄柏30克，知母30克，女贞子20克，地龙20克，葛根20克，石斛30克，金果榄10克，竹叶5克。7剂，水煎服。

【例23】

姓名：肖某，性别：女，年龄：22岁，就诊日期：1991年11月15日。

证治　咽痛咽干，咽峡发红失音。食后胃胀两年。舌苔薄白，脉弦疾有力，处方：金果榄15克，玄参20克，麦冬20克，胖大海5克，竹叶10克，黄芩20克，连翘15克，山豆根10克，射干10克。6剂，水煎服。

【例24】

姓名：孙某，性别：女，年龄：40岁，就诊日期：1992年11月24日。

证治 口、舌咽干半年，睡醒后更重，曾在老年保健医院及第一医院治疗（葡萄糖酸锌）无效。舌苔薄白；脉弦缓。处方：生地20克，玄参15克，麦冬20克，桑叶25克，甘草10克，连翘20克，茯苓20克，竹叶10克，木通3克，寒水石10克。7剂，水煎服。

按语：证系肾经浮游之火，上蒸喉咙所致。用养阴清热、引火归元法治之。

二诊 1992年12月1日。证治：口干减轻。苔白浊；脉弦缓。处方：前方加青皮10克。7剂，水煎服。

（五）眼科疾病

精选验案与探讨

【例】

姓名：韩某，性别：女，年龄：47岁。就诊日期：1986年7月10日。

证治 全身肌肉不自主地跳动，反复发作，时发时止，十余年。近年加重，每天发作，无有休止。伴有后背冷若负冰及心窝发凉，心中澹澹大动。抑郁不快，食欲不振，月经正常，西医诊断为神经症，亦有诊断为自主神经功能紊乱。因服西药无效，前来就诊于中医。

查体 身体瘦弱，神情抑郁，四肢欠温，舌淡红，苔白滑；脉沉缓。辨证：依其背冷及心窝部发凉，苔白滑；脉沉缓，病十余年。

处方：白术50克，茯苓50克，白芍50克，附子15克（先煎），干姜10克，党参20克，枳实10克，生牡蛎20克，蜈蚣1条。7剂，水煎服。

二诊 服药6剂，肌肉瞤动减轻，后背若负冰消失，食欲增进；脉象和缓，但仍有心中澹澹大动，前方减蜈蚣，再服6剂。

三诊、四诊 肌肉瞤动进一步减轻，仍有心悸，前方加磁石30克。6剂，水煎服。

五诊 诸症消失，因病十余年，要求继续治疗以巩固疗效，按原方再服12剂。五个月后，追访未再复发，病告痊愈。

讨论：从四诊可知其为阳虚之证；其心中澹澹大动，身瞤动，则是真武汤之主证，《伤寒论》82条有"太阳病，发汗太过，阳虚水泛……心下悸，头眩，身瞤动，振振欲擗地，真武汤主之"，故以此两点可诊本病为脾肾阳虚。水之所制在脾，水之所主在肾，肾阳虚则不能化气行水，脾阳虚则不能运化水湿，以致水湿内停，气不蒸化，三焦失运，水道不通利，升降失司。阴盛阳衰，活力不足，故人抑郁不快；水气凌心则心悸，甚者澹澹大动；治以补益脾肾、温阳利水，本方由真武汤加党参、枳实、生牡蛎、蜈蚣组成，故名为加味真武汤。真武汤为补肾温阳利水之名剂，加党参增加其健脾补气运化水湿之功效；更加干姜以增强附子温阳之功，治疗其后背若负冰，心窝发凉等不适；枳实行气，蜈蚣走窜通络，息风止痉；生牡蛎镇惊息风，几药共用，一助白芍敛阴舒筋以止筋惕肉瞤之顽疾；二助诸药以治心悸、心中澹澹大动等不适。

类 案

【例1】

姓名：杜某，性别：男，年龄：58岁。就诊日期：1996年1月26日。

证治　睑缘红赤、溃烂两年。舌苔薄白；脉弦缓。处方：升麻10克，儿茶10克，当归20克，生地40克，黄连20克，肉桂10克，干姜10克，黄柏20克，牡丹皮10克，生石膏20克，薏苡仁30克，砂仁10克，天冬20克。7剂，水煎服。

二诊　1996年2月1日。证治：睑缘炎，服药后好转。舌苔白腻；脉弦缓。处方：前方加龙胆草15克。7剂，水煎服。

【例2】

姓名：冯某，性别：男，年龄：45岁。就诊日期：1996年4月15日。

证治　双眼干涩不适，疲劳两年。舌苔白浊，舌下静脉瘀怒；脉弦。处方：珍珠母20克，石决明30克，谷精草20克，黄柏15克，山茱萸30克，密蒙花20克，茺蔚子30克，木贼10克，青皮50克，枳壳20克。7剂，水煎服。

二诊　1996年4月25日。证治：服药后症状减轻，眼干涩减轻。舌苔薄白。舌下静脉瘀怒；脉沉缓。处方：前方加青葙子20克。7剂，水煎服。

三诊　1996年5月3日。证治：双眼仍有干涩、不适，羞明。舌苔薄白，中心微黄；脉弦缓。处方：草决明20克，青葙子15克，茺蔚子20克，当归20克，川芎15克，白芍50克，栀子10克，龙胆草15克，玄参15克，骨碎补15克，蝉蜕10克，蒺藜20克。7剂，水煎服。

四诊　1996年5月9日。证治：眼不适减轻。舌苔薄白；脉弦缓。处方：青皮20克，当归30克，白芍30克，知母30克，黄柏15克，甘草15克，生地30克，山茱萸20克，牡丹皮10克，谷精草20克，茺蔚子10克，神曲15克，枳壳20克。7剂，水煎服。

【例3】

姓名：段某，性别：男，年龄：74岁。就诊日期：1998年12月24日。

证治　眼底出血（陈旧性）。舌苔白浊；脉弦缓。处方：血竭3克，没药15克，石决明30克，草决明30克，大黄5克，甘草20克，茜草15克，川芎20克，赤芍20克，羚羊角5克，黄柏10克。7剂，水煎服。

二诊　1998年12月31日。证治：舌苔白浊；脉沉弦而疾。处方：血竭2克，没药20克，川芎30克，赤芍15克，茺蔚子20克，石决明30克，草决明30克，龙胆草10克，焦栀子15克，谷精草20克，石斛30克，甘草15克，生地20克，白芍30克。7剂，水煎服。

三诊　1999年1月15日。证治：苔白浊；脉弦滑。处方：血竭0.5克，没药20克，石决明30克，当归20克，黄连15克，橘红20克，杏仁10克，甘草20克，枇杷叶20

克，白薇15克，前胡20克，何首乌20克，茺蔚子15克，墨旱莲20克，石斛10克。7剂，水煎服。

【例4】

姓名：付某，性别：女，年龄：45岁。就诊日期：1997年4月8日。

证治 眼睑水肿，无红无痒。舌苔白浊；脉弦缓。处方：茯苓50克，泽泻10克，防风20克，薄荷15克，桑白皮20克，木香5克，砂仁10克，苍术30克，竹叶10克，黄连10克。7剂，水煎服。

二诊 1997年4月14日。证治：眼睑水肿减轻。舌苔薄白，舌下静脉瘀怒；脉弦缓。处方：苍术30克，白芍40克，青皮20克，枳壳15克，神曲10克，白术20克，茯苓30克，桑白皮15克，山药20克，黄芪30克，佩兰10克，泽泻5克，酒大黄10克，生地30克。7剂，水煎服。

三诊 1997年4月22日。证治：眼睑神经性水肿，服药后减轻，今日又加重。舌苔白浊；脉沉缓。处方：苏叶20克，藿香10克，茯苓30克，泽泻5克，桑白皮20克，木瓜10克，砂仁10克，白术30克，大腹皮15克，甘草15克。7剂，水煎服。

四诊 1997年4月29日。证治：服药后水肿已消，近日未复发。舌苔白浊；脉弦缓。处方：羌活20克，防风20克，党参30克，茯苓30克，苍术20克，蝉蜕50克，僵蚕15克，蒺藜20克，石菖蒲30克，萆薢20克。7剂，水煎服。

【例5】

姓名：马某，性别：男，年龄：68岁。就诊日期：1998年6月25日。

证治 双眼翼状胬肉，目红，充血，视物模糊。舌苔白浊；脉弦缓。处方：菊花20克，当归20克，白芍50克，金银花20克，连翘20克，贯众15克，生地30克，山茱萸20克，五倍子15克，黄柏20克，知母30克，麦冬20克，重楼15克，墨旱莲20克，密蒙花10克。7剂，水煎服。

二诊 1998年7月3日。证治：症状小减。舌苔白浊；脉弦缓。处方：菊花15克，当归15克，石决明15克，密蒙花10克，石菖蒲30克，白芍40克，生龙骨20克，生牡蛎20克，女贞子15克，墨旱莲15克，水牛角5克，陈皮10克。7剂，水煎服。

三诊 1998年7月13日。证治：双眼翼状胬肉渐消，眼部充血减，视物模糊。舌苔白浊；脉弦缓。处方：前方继续服6剂，水煎服。

四诊 1998年7月27日。证治：服药后明显好转，视物渐清，时有腰痛，不欲食。舌苔白浊；脉弦缓有力。处方：青皮20克，木蝴蝶20克，郁金20克，降香15克，白术40克，萆薢30克，龙胆草15克，砂仁10克，焦栀子20克，茺蔚子15克，巴戟天20克，土鳖虫15克，延胡索15克，川楝子15克，密蒙花10克。7剂，水煎服。

五诊 1998年8月3日。证治：双眼胬肉，明显消退。舌质微青；脉弦滑。处方：青皮20克，柴胡30克，白芍40克，黄芩20克，龙胆草10克，黄柏30克，知母30克，甘草15克，女贞子20克，茺蔚子15克，萆薢30克，神曲15克。7剂，水煎服。

【例6】

姓名：姜某，**性别**：女，**年龄**：38岁。**就诊日期**：1999年6月10日。

证治　左眼睑下垂，复视，三月余，经北京各大医院检查，无明确诊断，现左眼轻度内斜，视力减退，右眼：0.6，左眼：0.5，月经期超前，量少，食欲、二便正常，周身近一月酸痛。舌苔薄白；脉沉滑。处方：羚羊角10克，谷精草30克，石斛30克，龟板20克，密蒙花10克，茺蔚子15克，覆盆子20克，车前子20克，柴胡15克，龙胆草15克，焦栀子10克，青皮20克，甘草25克，石决明20克，没药10克。7剂，水煎服。

二诊　1999年6月13日。证治：左眼睑下垂，复视加重，周身关节疼痛。舌苔白浊，舌质淡；脉弦缓无力。处方：羚羊角10克，干地30克，白芍40克，柴胡20克，焦栀子20克，龙胆草20克，女贞子30克，龟板20克，鳖甲20克，石斛20克，全蝎10克，蜈蚣1条，桑螵蛸20克，龙骨20克，白术40克，草薢20克，黄柏15克。7剂，水煎服。

三诊　1999年6月24日。证治：左眼睑下垂，复视症减轻。舌苔白浊；脉沉缓。处方：羚羊角10克，谷精草30克，茺蔚子15克，龟板20克，干地30克，草决明20克，青葙子15克，白芍40克，黄柏15克，黄芪60克，全蝎10克，甘草20克，地龙20克，蝉蜕5克，没药10克。7剂，水煎服。

【例7】

姓名：付某，**性别**：男，**年龄**：25岁。**就诊日期**：1995年2月20日。

证治　双眼红，畏光半年余。舌苔薄白；脉弦缓。处方：草决明15克，谷精草30克，黄芩20克，麦冬30克，板蓝根50克，连翘50克，密蒙花10克，木贼10克，海螵蛸20克，甘草15克，山药30克，苍术20克。7剂，水煎服。

【例8】

姓名：丁某，**性别**：女，**年龄**：8岁。**就诊日期**：1996年2月29日。

证治　双眼先天性青光眼，目胀痛，右侧腋下及肋下疼痛半年余，恶心。舌苔薄白；脉弦滑。处方：青葙子10克，草决明15克，柴胡5克，青皮5克，佛手20克，神曲15克，香附5克，白术10克，陈皮10克，厚朴5克。7剂，水煎服。

【例9】

姓名：漆某，**性别**：男，**年龄**：55岁。**就诊日期**：1996年3月18日。

证治　左眼红，球结膜及睑结膜充血（+++），角膜正常，视力正常，头晕，双手肝掌。舌苔薄白；脉弦缓无力。处方：石决明20克，没药10克，血竭1克，大黄5克，甘草15克，谷精草20克，密蒙花10克，草决明20克，木贼10克，黄芩20克，牛膝10克。7剂，水煎服。

二诊　1996年3月29日。证治：左眼红减轻，已不充血，B超检查示肝弥漫性损伤。

舌苔白腻，边缘有齿痕；脉弦缓。处方：草决明 30 克，石决明 20 克，白芍 40 克，甘草 15 克，女贞子 20 克，墨旱莲 20 克，金钱草 50 克，柴胡 20 克，青皮 20 克，枳壳 20 克，茯苓 30 克，连翘 30 克，金银花 20 克。7 剂，水煎服。

【例 10】

姓名：李某，性别：女，年龄：41 岁。就诊日期：1996 年 4 月 15 日。

证治　双眼疼痛，后头痛三年，左眼外伤性外斜。舌苔薄白；脉沉弦。处方：石决明 20 克，谷精草 20 克，沉香 10 克，青皮 30 克，密蒙花 15 克，草决明 20 克，黄芩 30 克，黄柏 10 克，茺蔚子 15 克，夏枯草 15 克。7 剂，水煎服。

【例 11】

姓名：史某，性别：女，年龄：40 岁。就诊日期：1996 年 5 月 10 日。

证治　眼、耳、喉及上颚发痒两年。舌苔薄白；脉沉缓。处方：羌活 20 克，防风 20 克，荆芥 30 克，川芎 30 克，厚朴 20 克，党参 20 克，茯苓 30 克，陈皮 15 克，甘草 20 克，僵蚕 15 克，蝉蜕 50 克，蒺藜 20 克。7 剂，水煎服。

【例 12】

姓名：程某，性别：女，年龄：38 岁。就诊日期：1997 年 4 月 14 日。

证治　双眶上神经痛十余年，注意力集中时痛甚。舌苔薄白；脉沉缓无力。处方：川芎 40 克，羌活 20 克，防风 20 克，白芷 15 克，全蝎 10 克，蜈蚣 1 条，谷精草 30 克，石决明 20 克，天麻 10 克，太子参 20 克，黄芪 30 克，鹿角霜 15 克，法半夏 10 克。7 剂，水煎服。

【例 13】

姓名：何某，性别：女，年龄：45 岁。就诊日期：1997 年 5 月 19 日。

证治　眼睑神经性水肿，洗澡后加重。舌苔黄腻；脉弦滑。处方：黄芪 50 克，防风 20 克，苍术 20 克，茯苓 30 克，羌活 10 克，党参 20 克，川芎 30 克，厚朴 10 克，茯苓 30 克，草薢 15 克，石菖蒲 20 克，谷精草 30 克。7 剂，水煎服。

【例 14】

姓名：郎某，性别：女，年龄：35 岁。就诊日期：1997 年 12 月 12 日。

证治　眼干涩，耳鸣，口干，烦躁，月经提前，小便淋漓，半年余。舌苔薄白；脉弦长。处方：木蝴蝶 20 克，青皮 20 克，白芍 30 克，枳实 20 克，姜黄 10 克，谷精草 30 克，青葙子 15 克，没药 10 克，桑螵蛸 30 克，益智仁 15 克，砂仁 10 克，黄柏 15 克。7 剂，水煎服。

【例15】

姓名：于某，性别：女，年龄：50岁。就诊日期：1998年6月25日。

证治 周身不适，眼热干涩不适三月余。脉沉缓无力。处方：当归20克，黄芩30克，黄连15克，生地30克，白芍20克，佛手30克，云茯苓30克，萆薢30克，石斛20克，玉竹50克，益智仁15克，菊花20克，泽兰30克，砂仁10克，神曲15克，楮实子20克。7剂，水煎服。

【例16】

姓名：韩某，性别：女，年龄：58岁。就诊日期：1998年9月7日。

证治 右眼底出血两月余，既往患有高血压。舌苔白浊，中心黄，舌下静脉瘀怒；脉沉弦。处方：羚羊角10克，半夏20克，石决明30克，珍珠母30克，白芍50克，没药10克，天竺黄15克，谷精草30克，玉竹50克，黄芩30克，钩藤20克。7剂，水煎服。

【例17】

姓名：王某，性别：女，年龄：30岁。就诊日期：1999年3月16日。

证治 右眼睑一月前有外伤史，近四日上眼睑轻度下垂，四肢乏力。舌苔白浊；脉弦滑。处方：柴胡20克，白芍50克，石斛20克，黄芪40克，菊花15克，当归20克，山药20克，白术30克，沙参30克，黄精30克，没药10克，丹参15克。7剂，水煎服。

【例18】

姓名：李某，性别：男，年龄：28岁。就诊日期：1999年6月18日。

证治 眼干涩三月余，眼泪少。舌苔薄白；脉弦缓无力。处方：柴胡20克，白芍50克，谷精草30克，密蒙花15克，龙胆草15克，女贞子30克，石决明20克，没药15克，黄柏30克，焦栀子20克，麦冬30克，玄参15克，干地30克，石斛30克，甘草15克。7剂，水煎服。

【例19】

姓名：潘某，性别：女，年龄：34岁。就诊日期：1999年6月25日。

证治 眼球痛，干涩，头痛一周余。舌苔薄黄；脉浮滑。处方：柴胡50克，黄芩50克，川芎35克，连翘40克，金银花30克，地节根20克，干地30克，石斛20克，甘草20克，竹茹20克，葛根20克，桂枝10克，白芍30克。7剂，水煎服。

【例20】

姓名：田某，性别：女，年龄：26岁。就诊日期：1999年9月13日。

证治 产后情志不遂，哭泣后目痛，偏头痛。舌苔薄白；脉沉弦。处方：葛根40克，泽兰20克，夏枯草15克，半夏10克，川芎40克，羌活15克，藁本10克，佛手40克，青皮15克，白术30克，神曲15克，郁金20克，木香10克，砂仁10克，莱菔子20克。7剂，水煎服。

【例21】

姓名：陈某，性别：女，年龄：40岁。就诊日期：2000年10月12日。

证治　双眼球痛，左眼较右眼重，三月余，近几日疼痛明显加重。舌苔薄白；脉弦有力。处方：香附20克，青皮20克，佛手30克，延胡索20克，谷精草30克，夏枯草20克，葛根20克，木贼10克，五味子10克，黄连15克，石决明20克，没药15克。7剂，水煎服。